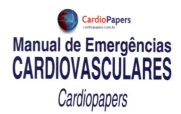

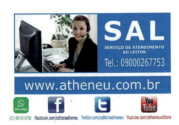

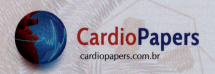

Manual de Emergências
CARDIOVASCULARES
Cardiopapers

Editores

Eduardo Cavalcanti Lapa Santos

Fabio Mastrocola

Editores Associados

Fernando Côrtes Remisio Figuinha

André Gustavo Santos Lima

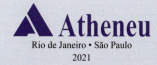

Rio de Janeiro • São Paulo
2021

EDITORA ATHENEU

São Paulo — Rua Avanhandava, 126 - 8º andar
Tel.: (11)2858-8750
E-mail: atheneu@atheneu.com.br

Rio de Janeiro — Rua Bambina, 74
Tel.: (21)3094-1295
E-mail: atheneu@atheneu.com.br

CAPA: Equipe Atheneu

PRODUÇÃO/DIAGRAMAÇÃO: Fernando Palermo

CIP-BRASIL. CATALOGAÇÃO NA PUBLICAÇÃO
SINDICATO NACIONAL DOS EDITORES DE LIVROS, RJ

M251

Manual de emergências cardiovasculares : cardiopapers / editores Eduardo Cavalcanti Lapa Santos, Fabio Mastrocola ; editores associados Fernando Côrtes Remisio Figuinha, André Gustavo Santos Lima ; colaboração Alexandre Jorge Gomes de Lucena ... [et al.]. - 1. ed.- Rio de Janeiro : Atheneu, 2021.
456 p. : il. ; 23 cm.

Inclui bibliografia e índice
ISBN 978-65-5586-039-9

1. Emergências cardiológicas- Manuais, guias, etc. I. Santos, Eduardo Cavalcanti Lapa. II. Mastrocola, Fabio. III. Figuinha, Fernando Côrtes Remisio. IV. Lima, André Gustavo Santos. V. Lucema, Alexandre Jorge Gomes de.

20-66973   CDD: 616.1025
              CDU: 616.12-083.98

Leandra Felix da Cruz Candido- Bibliotecária- CRB-7/6135

08/10/2020   13/10/2020

SANTOS, E. C. L.; MASTROCOLA, F.; FIGUINHA, F. C. R; LIMA, A. G. S.
Manual de Emergências Cardiovasculares – CardioPapers

© *Direitos reservados à EDITORA ATHENEU – Rio de Janeiro, São Paulo, 2021*

Editores

Eduardo Cavalcanti Lapa Santos

Editor-Chefe do site Cardiopapers. Doutor e Mestre pela Universidade Federal de Pernambuco (UFPE). Residência em Cardiologia pelo Instituto do Coração do Hospital das Clínicas da Faculdade de Medicina da Universidade de São Paulo (InCor-HCFMUSP). Especialista em Cardiologia e Ecocardiografia pela Sociedade Brasileira de Cardiologia (SBC). Residência em Clínica Médica pela Universidade Federal de São Paulo (Unifesp). Especialista em Clínica Médica pela Sociedade Brasileira de Clínica Médica (SBCM).

Fabio Mastrocola

Residência em Cardiologia pelo Instituto do Coração do Hospital das Clínicas da Faculdade de Medicina da Universidade de São Paulo (InCor-HCFMUSP). Especialista em Cardiologia pela Sociedade Brasileira de Cardiologia (SBC). Residência em Clínica Médica pelo HCFMUSP. Especialista em Clínica Médica pela Sociedade Brasileira de Clínica Médica (SBCM). Especialista em Terapia Intensiva pela Associação de Medicina Intensiva Brasileira (AMIB). Chefe do Serviço de Cardiologia do Hospital Universitário Onofre Lopes – Universidade Federal do Rio Grande do Norte – Empresa Brasileira de Serviços Hospitalares (HUOL-UFRN-EBSERH). Coordenador da Residência Médica em Cardiologia e Preceptor da Residência em Clínica Médica do HUOL-UFRN.

Editores Associados

Fernando Côrtes Remisio Figuinha

Editor do site Cardiopapers. Cardiologista pelo Instituto do Coração do Hospital das Clínicas da Faculdade de Medicina da Universidade de São Paulo (InCor-HCFMUSP) e pela Sociedade Brasileira de Cardiologia (SBC). Médico Cardiologista do Hospital Dr. Miguel Soeiro – Sorocaba.

André Gustavo Santos Lima

Editor do site Cardiopapers. Residência em Cardiologia pelo Instituto do Coração do Hospital das Clínicas da Faculdade de Medicina da Universidade de São Paulo (InCor-HCFMUSP). Título de Especialista em Cardiologia pela Sociedade Brasileira de Cardiologia (SBC). Especialista em Ecocardiografia pelo InCor-FMUSP e SBC. Título de Especialista em Terapia Intensiva pela Associação de Medicina Intensiva Brasileira (AMIB). Preceptor da Residência de Clínica Médica do Hospital Otávio de Freitas. Preceptor da UTI do Hospital das Clínicas da Universidade Federal de Pernambuco (HC-UFPE).

Colaboradores

Alexandre Jorge Gomes de Lucena
Coordenador da Cardiologia do Hospital São Marcos. Cardiologista da Maternidade de Alto Risco do Hospital Agamenon Magalhães. Diretor Administrativo do Departamento de Cardiologia da Mulher da Sociedade Brasileira de Cardiologia (SBC).

Aline Borges Maciel
Residência em Cardiologia Pediátrica pelo Instituto de Medicina Integral Professor Fernando Figueira (IMIP). Médica Diarista da Enfermaria do Coração (IMIP). Médica do Ambulatório de Cardiopatia Congênita e Cardiopatia Congênita do Adulto (IMIP).

Antonio Correia dos Santos Júnior
Residência Médica em Clínica Médica e Cardiologia pelo Hospital Universitário Onofre Lopes – Universidade Federal do Rio Grande do Norte (HUOL-UFRN). Residência Médica em Ecocardiografia pelo Pronto-Socorro Cardiológico de Pernambuco (PROCAPE-UPE). Título de Especialista em Cardiologia pela Sociedade Brasileira de Cardiologia (SBC).

Carlos Frederico Costa Lopes
Título de Especialista em Cardiologia pela Sociedade Brasileira de Cardiologia (SBC). Preceptor de Clínica Médica do Instituto de Medicina Integrada de Pernambuco Professor Fernando Figueira (IMIP). Cardiologista do Pronto-Socorro Cardiológico da Universidade de Pernambuco (PROCAPE-UPE). Coordenador da Cardiologia do Hospital Santa Joana – Recife.

Cesar Augusto Caporrino Pereira
Médico plantonista da Unidade Coronariana do Hospital Sírio-Libanês. Médico Plantonista da Unidade Coronariana do Hospital das Clínicas da Faculdade de Medicina da Universidade de São Paulo (InCor-HCFMUSP). Médico Assistente da Unidade Coronariana do InCor-HCFMUSP.

Cleusa Cavalcanti Lapa Santos
Formação em Cardiologia no Instituto Dante Pazzanese de Cardiologia (IDPC). Mestre pela Universidade Federal de Pernambuco (UFPE). Coordenadora do Setor de Cardiopediatria do Instituto de Medicina Integrada de Pernambuco Professor Fernando Figueira (IMIP).

Cristiano Guedes Bezerra
Doutorado em Cardiologia pela Faculdade de Medicina da Universidade de São Paulo (FMUSP). Sócio Titular da Sociedade Brasileira de Hemodinâmica e Cardiologia Intervencionista (SBHCI). Especialista em Hemodinâmica e Cardiologia Intervencionista pelo Instituto do Coração do Hospital das Clínicas da Faculdade de Medicina da Universidade de São Paulo (InCor-HCFMUSP) e pela SBHCI. Residência Médica em Cardiologia pelo InCor-FMUSP e em Clínica Médica pela Escola Paulista de Medicina da Universidade Federal de São Paulo (EPM-Unifesp). Cardiologista Intervencionista do Hospital São Rafael e do Hospital Cárdio Pulmonar, Salvador-BA.

Denise Tessariol Hachul
Doutora em Cardiologia pela Faculdade de Medicina da Universidade de São Paulo (FMUSP). Médica Assistente da Unidade de Arritmias e Marca-Passo do Instituto do Coração do Hospital das Clínicas da Faculdade de Medicina da Universidade de São Paulo (InCor-HCFMUSP).

Diana Lamprea Sepulveda
Mestre em Cardiologia pela Universidade de Pernambuco (UPE). Chefe do Setor de Doenças Valvares do Pronto-Socorro Cardiológico de Pernambuco (PROCAPE-UPE). Supervisora da Residência Médica em Cardiologia pelo PROCAPE-UPE. Especialista em Cardiologia pela Sociedade Brasileira de Cardiologia (SBC). Cardiologista do Instituto do Coração de Pernambuco (InCor).

Dirceu Thiago Pessoa de Melo
Doutor em Cardiologia pela Universidade de São Paulo (USP).

Edmilson Cardoso Filho
Cirurgião Cardiovascular do Hospital das Clínicas da Universidade de Federal de Pernambuco (HC-UFPE) e do Instituto do Coração de Pernambuco (InCor). Mestre em Cirurgia pela UFPE. Chefe do Serviço de Cirurgia Torácica do Hospital Otávio de Freitas (SES-PE). Coordenador do Serviço de Cirurgia Cardíaca do HC-UFPE.

Eduardo França Pessoa de Melo
Sócio Titular da Sociedade Brasileira de Hemodinâmica e Cardiologia Intervencionista (SBHCI). Residência Médica em Clínica Médica pela Santa Casa de Misericórdia de São Paulo. Residência Médica em Cardiologia pelo Instituto do Coração do Hospital das Clínicas da Faculdade de Medicina da Universidade de São Paulo (InCor-HCFMUSP). Especialização em Cardiologia Intervencionista pelo InCor-HCFMUSP.

Eduardo Sousa de Melo
Mestre em Neuropsiquiatria e Ciências do Comportamento pela Universidade Federal de Pernambuco (UFPE). Residência Médica em Neurologia e Clínica Médica pelo Hospital das Clínicas da Faculdade de Medicina da Universidade de São Paulo (HCFMUSP). Preceptor das Residências de Neurologia do Hospital das Clínicas da UFPE e Hospital Universitário Oswaldo Cruz da Universidade de Pernambuco (HUOC-UFPE).

Eugenio S. de Albuquerque
Formação em Cardiologia e Ecocardiografia pela Escola Paulista de Medicina da Universidade Federal de São Paulo (EPM-Unifesp). Preceptor da Residência em Ecocardiografia do Pronto-Socorro Cardiológico de Pernambuco/Universidade de Pernambuco (PROCAPE-UPE). Professor de Ecocardiografia da Escola de Ecografia de Pernambuco (ECOPE).

Fabiana Gomes Aragão Magalhães Feitosa

Mestre em Saúde Materno Infantil pelo Instituto de Medicina Integral Professor Fernando Figueira (IMIP). Título de Especialista em Cardiologia Pediátrica pela Sociedade Brasileira de Cardiologia (SBC)/Associação Médica Brasileira (AMB). Título de Especialista em Ecocardiografia pela SBC/AMB. Cardiopediatra e Ecocardiografista do Hospital Universitário Oswaldo Cruz da Universidade de Pernambuco (HUOC-UPE). Cardiopediatra e Ecocardiografista do IMIP.

Fábio Augusto Pinton

Especialista em Cardiologia pelo Instituto do Coração do Hospital das Clínicas da Faculdade de Medicina da Universidade de São Paulo (InCor-HCFMUSP) e pela Sociedade Brasileira de Cardiologia (SBC). Especialista em Hemodinâmica e Cardiologia Intervencionista pelo InCor-HCFMUSP e pela Sociedade Brasileira de Hemodinâmica e Cardiologia Intervencionista (SBHCI). Cardiologista Intervencionista do Hospital Sírio-Libanês, da Santa Casa de São Paulo e do Hospital Samaritano de Campinas.

Fabrício Martins Valois

Pneumologista, Doutor em Ciências Aplicadas à Pneumologia.

Ferdinand Saraiva Maia

Residência em Clínica Médica e Cardiologia pelo Hospital Universitário Onofre Lopes – Universidade Federal do Rio Grande do Norte (HUOL-UFRN). Título de Especialista em Cardiologia para Sociedade Brasileira de Cardiologia (SBC). Professor da Disciplina de Doenças do Sistema Cardiovascular da UFRN. Plantonista da UTI do Hospital Promater.

Fernando Moraes Neto

Professor Livre-Docente em Cirurgia Cardiovascular pela Escola Paulista de Medicina da Universidade Federal de São Paulo (EPM-Unifesp). Chefe da Disciplina de Cirurgia Cardiotorácica da Universidade Federal de Pernambuco (UFPE). Cirurgia Cardiovascular do Instituto do Coração (InCor) – PE.

Francisca Yane Bulcão de Macedo Nagashima

Residência em Clínica Médica pela Universidade Estadual de Campinas (Unicamp). Residência em Cardiologia e Ecocardiografia pela Faculdade de Medicina da Universidade de São Paulo (FMUSP).

Humberto Graner Moreira

Residência de Cardiologia pelo Instituto Dante Pazzanese de Cardiologia (IDPC). Especialista em Cardiologia (SBC) e em Medicina Intensiva (AMIB). Fellow em Coronariopatias Agudas pelo Instituto do Coração do Hospital das Clínicas da Faculdade de Medicina da Universidade de São Paulo (InCor-HCFMUSP). Doutor em Cardiologia pela Universidade de São Paulo (FMUSP). Professor Adjunto da Faculdade de Medicina da Universidade Federal de Goiás (UFG). Professor-Associado do Centro Universitário Anápolis (GO). Membro do Comitê de Classificação de Eventos Clínicos (CEC) do Brazilian Clinical Research Institute (BCRI) – São Paulo. Coordenador da UTI Cardiológica do Hospital do Coração Anis Rassi (GO).

Ícaro Sampaio Inácio

Residência em Endocrinologia e Metabologia no Hospital das Clínicas da Universidade Federal de Pernambuco (HC-UFPE). Título de Especialista pela Sociedade Brasileira de Endocrinologia e Metabologia (SBEM). Professor da Disciplina de Endocrinologia na Faculdade de Medicina de Olinda.

Ivson Cartaxo Braga

Graduação em Medicina pela Universidade Federal da Paraíba (UFPB). Residência em Cardiologia pelo Pronto-Socorro Cardiológico de Pernambuco/Universidade de Pernambuco (PROCAPE-UPE). Especialização em Ecocardiografia pelo PROCAPE-UPE. Especialista em Cardiologia pela Sociedade Brasileira de Cardiologia (SBC). Médico Cardiologista do Hospital Agamenon Magalhães (HAM – Recife-PE). Médico Preceptor do Internado e Professor de Cardiologia da Faculdade de Medicina Nova Esperança (FAMENE – João Pessoa-PB).

Jefferson Luís Vieira

Cardiologista pelo Instituto de Cardiologia do Rio Grande do Sul (ICFUC-RS). Especialista em Insuficiência Cardíaca pelo Instituto do Coração do Hospital das Clínicas da Faculdade de Medicina da Universidade de São Paulo (InCor-HCFMUSP). Doutor em Cardiologia pela Universidade de São Paulo (USP). Posdoctoral Fellow pelo Brigham and Women's Hospital/Harvard Medical School, EUA. Médico Assistente da Unidade de Insuficiência Cardíaca Avançada e Transplante Cardíaco do Hospital do Coração de Messejana/CE.

Leandro Juliasse

Cardiologista Assistente da Empresa Brasileira de Serviços Hospitalares – Universidade Federal do Rio Grande do Norte (Ebserh-UFRN). Preceptor da Residência de Cardiologia e Clínica Médica do Hospital Universitário Onofre Lopes (HUOL-UFRN). Cardiologista Assistente do InCor Natal/Hospital Rio Grande. Representante Regional do Departamento de Hipertensão Arterial da Sociedade Brasileira de Cardiologia (DHA-SBC) para o Rio Grande do Norte.

Marcelo Marinho de Figueiredo

Neurologista, Mestre e Especialista em Doenças Cerebrovasculares pela Escola Paulista de Medicina da Universidade Federal de São Paulo (EPM-Unifesp). Professor de Neurologia da Universidade Federal do Rio Grande do Norte (UFRN).

Marco Túlio Hercos Juliano

Residência em Clínica Médica pelo Instituto de Assistência Médica do Servidor Público Estadual (IAMSPE-HSPE). Residência em Cardiologia pelo Instituto Dante Pazzanese de Cardiologia (IDPC). Especialista em Estimulação Cardíaca Artificial e Arritmias Cardíacas pelo Instituto do Coração do Hospital das Clínicas da Faculdade de Medicina na Universidade de São Paulo (InCor-HCFMUSP). Médico Assistente do Serviço de Cardiologia do Hospital Universitário Presidente Dutra (HUPD) da Universidade Federal do Maranhão (UFMA). Coordenador do Serviço de Cardiologia do UDI Hospital – Rede D`Or São Luiz (São Luís – MA).

Mário Luciano de Mélo Silva Júnior

Residência em Neurologia pelo Hospital das Clínicas da Universidade Federal de Pernambuco (UFPE). Mestre em Neurociências pela Posneuro/UFPE e em Curso de Doutorado em Neurologia. Neurologista da Emergência do Hospital da Restauração. Professor de Neurologia da Uninassau.

Martina Battistini Pinheiro

Médica Especialista em Cardiologia pela Sociedade Brasileira de Cardiologia (SBC). Especialista em Arritmia pela Sociedade Brasileira de Arritmias Cardíacas (SOBRAC).

Nestor Rodrigues de Oliveira Neto
Residência em Clínica Médica e Cardiologia no Hospital Universitário Oswaldo Cruz da Universidade de Pernambuco (HUOC-UPE). Especialização em Estimulação Cardíaca Artificial pelo Instituto do Coração do Hospital das Clínicas da Faculdade de Medicina da Universidade de São Paulo (InCor-HCFMUSP). Título de Especialista em Cardiologia pela Sociedade Brasileira de Cardiologia (SBC). Mestre em Ensino em Saúde pelo Hospital Universitário Onofre Lopes – Universidade Federal do Rio Grande do Norte (HUOL-UFRN). Cardiologista do HUOL-UFRN. Preceptor da Residência Médica em Cardiologia no HUOL-UFRN.

Patrícia Sampaio Gadelha
Especialista em Endocrinologia e Metabologia pela Faculdade de Medicina da Universidade de São Paulo (FMUSP). Mestre pela Universidade Federal de Pernambuco (UFPE). Doutorado em curso pela UFPE. Coordenadora da Residência em Endocrinologia do Hospital das Clínicas da UFPE.

Pedro Veronese
Doutor pelo Instituto do Coração do Hospital das Clínicas da Faculdade de Medicina da Universidade de São Paulo (InCor-HCFMUSP). Médico do Centro de Arritmias Cardíacas do Hospital Alemão Oswaldo Cruz. Médico Assistente do Serviço de Emergência da Irmandade da Santa Casa de Misericórdia de São Paulo (IMSCSP). Professor da Faculdade de Ciências Médicas da Santa Casa de São Paulo. Professor da Faculdade de Medicina UNINOVE.

Remo Furtado Holanda
Cardiologista e Pesquisador do Hospital Israelita Albert Einstein (HIAE). Professor Colaborador da Faculdade de Medicina da Universidade de São Paulo (FMUSP). Pós-Doutorado na Harvard Medical School, EUA. Doutorado pela FMUSP.

Renato Delascio Lopes
Full Professor of Medicine – Division of Cardiology – Duke University Medical Center – North Carolina – EUA. Professor Livre-Docente de Cardiologia da Escola Paulista de Medicina da Universidade Federal de São Paulo (EPM-Unifesp). Diretor e Fundador do Brazilian Clinical Research Institute (BCRI) – São Paulo.

Thiago Midlej Brito
Residência de Clínica Médica na Santa Casa de Misericórdia de Itabuna-BA. Especialista em Cardiologia pelo Instituto do Coração do Hospital das Clínicas da Faculdade de Medicina da Universidade de São Paulo (InCor-HCFMUSP) e pela Sociedade Brasileira de Cardiologia (SBC). Médico Plantonista da Unidade Clínica de Emergência do InCor. Cardiologista do Hospital Alemão Oswaldo Cruz.

Introdução

Lembro que ao entrar na Faculdade de Medicina, a primeira visão que vinha à minha cabeça do que significava ser médico era de uma cena do seriado *Plantão Médico*. Nela, especialistas em emergências entravam correndo numa sala lotada de um pronto-socorro e em poucos minutos manejavam as mais diferentes emergências médicas.

Não via o momento de começar eu mesmo a atender pacientes em emergências. Logo no quinto período, comecei a dar plantão voluntário em uma emergência cardiológica, mesmo antes de saber examinar adequadamente um paciente. Nos semestres seguintes, sucederam-se estágios em UTIs clínicas, emergências cirúrgicas, tudo o que podia fazer para me sentir seguro em uma sala de emergência.

Me formei no final de 2006 e, em fevereiro de 2007, comecei a residência de Clínica Médica na Escola Paulista de Medicina. O primeiro rodízio da residência era justamente... o de Emergência. Após poucas horas, notei que o cenário era bem diferente quando as decisões eram nossas, quando o meu CRM estava em jogo. Surgiam dúvidas simples, mas que faziam toda a diferença na prática:

- Faço o trombolítico junto com o AAS, o clopidogrel e a heparina no IAM com supra? Tudo de uma só vez? Ou tenho que esperar um tempo entre as medicações?
- Qual é mesmo a dose de morfina no edema agudo de pulmão?
- Como faço para ajustar o marca-passo transcutâneo? E o que faço para o paciente não reclamar da dor do estímulo do marca-passo?

A prática como médico era bem diferente do que eu havia estudado para as provas de residência ou visto como estudante, quando sempre havia um preceptor para dar a palavra final e conduzir de fato o paciente.

O ponto de inflexão em relação a emergências de modo geral ocorreu na residência de cardiologia a qual fiz no Instituto do Coração (InCor-HCFMUSP). Após dois anos vendo todos os tipos de emergências cardiovasculares, a experiência insubstituível do beira-leito fez com que conseguisse definir minhas rotinas para o manejo das principais condições cardiovasculares. Seguiram-se mais dez anos de experiência prática, sendo diarista de UTIs cardiológicas e preceptor de residência de hospital universitário. Ficava, contudo, a vontade de poder voltar no tempo e passar todos esses conhecimentos adquiridos a duras penas para o meu "eu passado", o Eduardo recém-formado ou residente de clínica médica/cardiologia. Bem, ainda não inventaram a máquina do tempo, mas surgiu a ideia de transmitir esse conhecimento para a maior quantidade possível de profissionais de saúde.

Daí, surgiu a ideia de fazer o *Manual de Emergências Cardiológicas* – Cardiopapers. Para concretizá-lo, toda a equipe do *Cardiopapers* se juntou para colocar no papel todas as dicas práticas que acumulamos ao longo de mais de uma década de prática clínica. O resultado mostra o poder inestimável do trabalho em equipe e me faz lembrar do provérbio africano, que diz:

"Se quiser ir rápido, vá sozinho. Se quiser ir longe, vá em grupo."

Eduardo Lapa
Editor-Chefe do Cardiopapers

Sumário

1 Investigação de Dor Torácica na Emergência, *1*
Ivson Cartaxo Braga
Eduardo Cavalcanti Lapa Santos
Remo Furtado Holanda
Cesar Augusto Caporrino Pereira

2 Definição Universal de Infarto, *13*
Humberto Graner Moreira
Eduardo Cavalcanti Lapa Santos

3 Síndrome Coronariana Aguda sem Supradesnivelamento do Segmento ST, *21*
Fábio Augusto Pinton
Eduardo França Pessoa de Melo
Cristiano Guedes Bezerra
Cesar Augusto Caporrino Pereira

4 Síndrome Coronariana Aguda com Supradesnivelamento do Segmento ST, *37*
Eduardo França Pessoa de Melo
Cristiano Guedes Bezerra
Fábio Augusto Pinton
Carlos Frederico Costa Lopes

5 Complicações Mecânicas do Infarto Agudo do Miocárdio, *55*
Ivson Cartaxo Braga
Fernando Côrtes Remisio Figuinha

6 MINOCA, *63*
Leandro Juliasse
Fabio Mastrocola

7 Tratamento da Insuficiência Cardíaca Descompensada, *73*
Jefferson Luís Vieira
Fernando Côrtes Remisio Figuinha

8 Choque Cardiogênico, *83*
Jefferson Luís Vieira
Eduardo Cavalcanti Lapa Santos
André Gustavo Santos Lima
Fabio Mastrocola

9 Miocardite, *93*
Dirceu Thiago Pessoa de Melo
Fabio Mastrocola

10 Síndrome de Takotsubo, *101*
Carlos Frederico Costa Lopes
Fabio Mastrocola

11 Introdução às Arritmias Cardíacas, *113*
Eduardo Cavalcanti Lapa Santos

12 Taquicardias de QRS Estreito, *119*
Fabio Mastrocola
Martina Battistini Pinheiro
Eduardo Cavalcanti Lapa Santos
Pedro Veronese

13 Fibrilação Atrial e *Flutter* Atrial, *135*
Pedro Veronese
Fabio Mastrocola
Renato Delascio Lopes
Eduardo Cavalcanti Lapa Santos

14 Taquicardias de QRS Largo, *151*
Martina Battistini Pinheiro
Fabio Mastrocola
Eduardo Cavalcanti Lapa Santos
Pedro Veronese

15 Bradiarritmias, *171*
Ferdinand Saraiva Maia
Nestor Rodrigues de Oliveira Neto

16 Síncope, *185*
Pedro Veronese
Martina Battistini Pinheiro
Denise Tessariol Hachul
Carlos Frederico Costa Lopes

17 Parada Cardiorrespiratória, *197*
Fábio Augusto Pinton
Pedro Gabriel Melo de Barros e Silva
Fabio Mastrocola

18 Pericardite Aguda, *209*
Dirceu Thiago Pessoa de Melo
Fabio Mastrocola

19 Derrame Pericárdico e Tamponamento Cardíaco, *217*
Dirceu Thiago Pessoa de Melo
Fabio Mastrocola

20 Balão Intra-aórtico, *225*
Cristiano Guedes Bezerra
Eduardo França Pessoa de Melo
Fábio Augusto Pinton

21 Marca-passo Provisório, *235*
Marco Túlio Hercos Juliano

22 Cardioversão Elétrica, *245*
Humberto Graner Moreira

23 Sedação e Analgesia na Emergência, *253*
Humberto Graner Moreira
Fabio Mastrocola

24 Acesso venoso central, *267*
Humberto Graner Moreira

25 Pericardiocentese, *277*
Humberto Graner Moreira

26 Valvopatias na Unidade de Emergência, *283*
Diana Lamprea Sepulveda
Fabio Mastrocola

27 Endocardite Infecciosa, *301*
Diana Lamprea Sepulveda
Eugenio S. de Albuquerque
Eduardo Cavalcanti Lapa Santos
Fernando Côrtes Remisio Figuinha
Fabio Mastrocola

28 Síndromes Aórticas Agudas, *325*
Ferdinand Saraiva Maia
Edmilson Cardoso Filho
Fernando Moraes Neto
Fabio Mastrocola

29 Emergências Hipertensivas, *335*
Thiago Midlej Brito
Fabio Mastrocola
Francisca Yane Bulcão de Macedo Nagashima

30 Edema Agudo Pulmonar, *347*
Antônio Correia dos Santos Júnior
Fabio Mastrocola

31 Acidente Vascular Cerebral, *355*
Mário Luciano de Mélo Silva Júnior
Fabio Mastrocola
Eduardo Sousa de Melo
Marcelo Marinho de Figueiredo

32 Tromboembolia Pulmonar Aguda, *369*
Fabrício Martins Valois

33 Emergências Cardiovasculares na Gestação, *377*
Alexandre Jorge Gomes de Lucena

34 Manejo da Hiperglicemia Hospitalar, *383*
Patrícia Sampaio Gadelha
Ícaro Sampaio Inácio

35 Sangramento em Pacientes em Uso de Anticoagulantes e/ou Antiplaquetários, *391*
Carlos Frederico Costa Lopes
Fabio Mastrocola

36 Emergências Cardiológicas em Crianças, *403*
Aline Borges Maciel
Cleusa Cavalcanti Lapa Santos
Fabiana Aragão Feitosa

37 Guia de Administração Intravenosa de Medicamentos Cardioativos, *419*
André Gustavo Santos Lima
Fernando Côrtes Remisio Figuinha

Índice Remissivo, *429*

Capítulo 1

Investigação de Dor Torácica na Emergência

Ivson Cartaxo Braga
Eduardo Cavalcanti Lapa Santos
Remo Furtado Holanda
Cesar Augusto Caporrino Pereira

Introdução

- Cerca de 10% das visitas a pronto-socorros têm como causa a dor torácica aguda.
- Destes pacientes, 10 a 15% terão o diagnóstico de síndrome coronariana aguda (SCA). A dor torácica na emergência possui várias causas, que podem ser vistas na Figura 1.1.

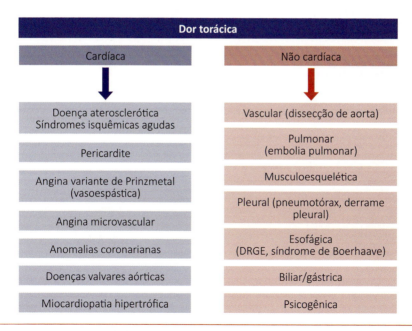

Figura 1.1 – Principais causas de dor torácica cardíaca e não cardíaca na sala de emergência.

- A mortalidade de pacientes com infarto agudo do miocárdio (IAM) que são erroneamente liberados para casa sem diagnóstico chega a ser o dobro em comparação com os que recebem o tratamento adequado no hospital.
- No caso das síndromes isquêmicas agudas, a dor torácica pode ocorrer de forma atípica (33% dos casos) ou ser substituída pelos equivalentes isquêmicos (dispneia, síncope, sudorese, palidez, arritmias).

Quais pacientes têm maior probabilidade de apresentar dor torácica atípica ou equivalentes isquêmicos como manifestação da síndrome coronariana aguda?

- Mulheres.
- Idosos.
- Diabéticos.
- Pacientes com doença renal crônica.
- Pacientes com quadro demencial.

- O receio de não diagnosticar uma SCA faz com que muitos médicos solicitem exames em excesso, mesmo quando estes claramente não estão indicados. Isto gera custos desnecessários para o sistema de saúde e aumenta a lotação das unidades de emergências.
- Neste capítulo, vamos propor uma forma racional de investigar o paciente com dor torácica aguda.

O que tenho que fazer em TODO paciente com dor torácica que chega na emergência?

- Frente ao quadro de dor torácica no pronto atendimento, realizaremos em 100% dos casos a anamnese e o exame físico. Com estas duas etapas podemos formular diagnósticos diferenciais, muitas vezes até chegando ao diagnóstico definitivo, como um quadro de herpes zoster na região do tórax, sendo desnecessário prosseguir com exames complementares adicionais, ou mesmo estimar a probabilidade pré-teste de um paciente que será submetido a algum exame complementar.

Diagnóstico diferencial

- O diagnóstico correto da dor torácica na emergência é um desafio imediato.
- São múltiplas as causas de dor torácica, desde condições benignas a outras potencialmente fatais.
- Apesar dos recentes avanços nos exames por imagem, a história permanece extremamente importante na avaliação inicial de pacientes com dor torácica.
- A definição de dor torácica anginosa é o dado clínico com maior valor preditivo positivo para o diagnóstico das síndromes isquêmicas agudas (ou seja, é um dado bom para confirmar, pois é maior a probabilidade de ser verdadeiro).
- O diagnóstico de dor torácica de causa psicogênica é relativamente comum nas salas de emergência (2,5-9,5%). É um diagnóstico de exclusão, pois não existem exames complementares que o confirmem. Em geral, se apresenta em indivíduos ansiosos, depressivos ou com síndrome do pânico. A dor pode ser opressiva, mas sem outras características tipicamente anginosas.
- As doenças do aparelho gastrointestinal (doença do refluxo gastroesofágico, úlcera péptica, pancreatite, colecistite aguda) e as síndromes isquêmicas agudas podem ser facilmente confundidas. Geralmente uma anamnese e um exame físico cuidadosos são suficientes para confirmar essas condições clínicas. A relação com jejum e alimentação e a presença de alterações no exame físico do abdome são informações que sugerem doenças gastrointestinais.

Capítulo 1 – Investigação de Dor Torácica na Emergência

> **DICA**
>
> - O objetivo maior na sala de emergência é afastar não somente o infarto agudo do miocárdio, como também todas as condições clínicas potencialmente fatais. São cinco os diagnósticos principais de dor torácica ameaçadores à vida: síndromes coronárias agudas, embolia pulmonar, dissecção de aorta, pneumotórax hipertensivo e ruptura de esôfago (Tabela 1.1 e Figura 1.2).

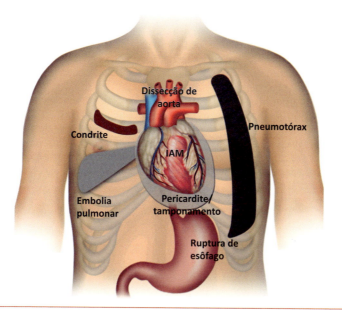

Figura 1.2 – Algumas das principais causas de dor torácica.

Tabela 1.1 – Diagnóstico diferencial de dor torácica

Doença	Características da dor	Peculiaridades
Dissecção de aorta	Súbita, lancinante, irradiação para as costas e de grande intensidade	Pode haver assimetria de pulsos, presença de sopro de insuficiência aórtica, sintomas neurológicos
Pericardite	Aguda, melhora com inclinação do tronco e piora com decúbito dorsal	Eletrocardiograma (ECG) específico – supra ST difuso, infra de PR. Pode haver atrito pericárdico
Tromboembolismo pulmonar	Início súbito, dor pleurítica, dispneia, hemoptise	Fatores de risco para tromboembolismo, sinais de trombose venosa profunda
Pneumotórax	Súbita, unilateral e dispneia	Percussão: hipertimpânico. Ausência de murmúrios unilaterais
Refluxo gastroesofágico	Epigástrica, em queimação e prolongada	Piora após alimentação e melhora com antiácidos
Dor musculoesquelética	Em qualquer região do tórax, bem localizada em pontada	Piora com os movimentos, respiração e palpação
Psicogênicas	Opressão torácica, mas sem qualquer outra característica anginosa	Em indivíduos ansiosos/depressivos, sem qualquer evidência de afecção orgânica. É um diagnóstico de exclusão

3

Caracterização da dor

- Para a caracterização clínica adequada da dor, os seguintes dados da anamnese são fundamentais:
  1. localização e tipo;
  2. irradiação ou sintomas associados;
  3. fatores desencadeantes, de melhora e de piora.
- A dor sugestiva de isquemia miocárdica localiza-se geralmente em região precordial, retroesternal e/ou epigástrica, e o tipo é em aperto, queimação, constrição ou desconforto torácico não adequadamente caracterizado (Figura 1.3).
- Não se recomenda o uso isolado da localização para definição diagnóstica. Várias condições clínicas podem se manifestar com a dor na região torácica (Figura 1.4).
- A irradiação pode ocorrer para o ombro direito, esquerdo ou ambos, mandíbula, região cervical, andar superior do abdome e interescapular.
- Do ponto de vista clínico, as características que aumentam a probabilidade de síndrome isquêmica aguda são: irradiação para os membros superiores e ombro, associada aos esforços; presença de sinais autonômicos (náuseas, vômitos, sudorese). Por outro lado, diminuem a probabilidade a presença de dor tipo pleurítica, reproduzível com a movimentação e/ou palpação, em pontada, de localização inframamária e a não relacionada aos esforços. Dor de duração fugaz (menos de 1 minuto) e dores prolongadas sem isquemia presente nos exames complementares são características que também reduzem probabilidade de SCA (Tabelas 1.2 a 1.4).

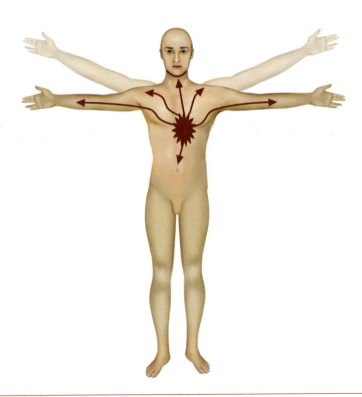

Figura 1.3 – A dor torácica típica pode ocorrer desde a região mandibular até a região do abdome superior. A irradiação pode ocorrer para os dois membros superiores, ombros e para a região cervical.

Capítulo 1 – Investigação de Dor Torácica na Emergência

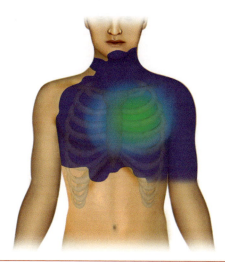

Figura 1.4 – Localização da dor torácica de etiologia isquêmica. Fonte: Bösner et al. BMC Family Practice 2013;14:154.

Tabela 1.2 – Características da dor que aumentam a probabilidade de SCA

Característica	Razão de chance (IC 95%)
Irradiação para braço direito ou ombros	4,7 (1,9-12)
Irradiação para ambos os braços ou ombros	4,1 (2,5-6,5)
Associada ao exercício	2,4 (1,5-3,8)
Irradiação para braço esquerdo	2,3 (1,7-3,1)
Associada à diaforese	2 (1,9-2,2)
Associada a náuseas/vômitos	1,9 (1,7-2,3)
Similar a IAM prévio	1,8 (1,6-2)
Dor em opressão	1,3 (1,2-1,5)

Tabela 1.3 – Características da dor que reduzem a probabilidade de SCA

Característica	Razão de chance (IC 95%)
Dor tipo pleurítica	0,2 (0,1-0,3)
Dor que se altera com a movimentação	0,3 (0,2-0,5)
Dor em pontada	0,3 (0,2-0,5)
Dor reprodutível à palpação	0,3 (0,2-0,4)
Dor em região inframamária	0,8 (0,7-0,9)
Dor não relacionada aos esforços	0,8 (0,6-0,9)

Fonte: Adaptada de Swap et al. (JAMA. 2005;294:2623.)

Tabela 1.4 – Classificação da dor torácica	
Dor torácica tipo A – Definitivamente anginosa	Dor/desconforto retroesternal ou precordial, geralmente precipitados pelo esforço físico, podendo irradiar para ombro, mandíbula ou face interna do braço, com duração de alguns minutos, e aliviada por repouso ou nitrato em menos de 10 minutos
Dor torácica tipo B – Provavelmente anginosa	Tem a maioria, mas não todas as características da dor definitivamente anginosa
Dor torácica tipo C – Provavelmente não anginosa	Tem poucas características da dor definitivamente anginosa
Dor torácica tipo D – Definitivamente não anginosa	Nenhuma característica da dor anginosa, mesmo se localizada na região precordial ou retroesternal

- Os fatores desencadeantes geralmente são esforço, estresse, após refeições copiosas e/ou frio intenso. Repouso e uso de nitratos são considerados fatores de melhora. É essencial lembrar que a dor, muitas vezes, se inicia gradual e insidiosamente.
- **Observação importante:** apesar de a classificação de dor torácica na emergência em A, B, C e D ser ensinada e utilizada há bastante tempo, sabemos através de inúmeros trabalhos que a avaliação das características da dor torácica de forma isolada, ou seja, sem considerar o contexto clínico, tem baixa acurácia para o diagnóstico da insuficiência coronária obstrutiva. Por exemplo, uma mulher de 29 anos, sem comorbidades, com dor tipo A, apresentando ECG e exame físico normais, tem menor probabilidade de ter um quadro de síndrome coronariana aguda do que um homem de 83 anos, diabético, hipertenso, com uma dor torácica tipo B ou C. Portanto, a característica da dor não é definidora, devendo sempre ser considerada em relação a idade, sexo, presença ou não de comorbidades e às alterações no exame físico e ECG. Um escore que auxilia bastante neste tipo de avaliação é o HEART, que será comentado adiante.

Fatores de risco e exame físico

- Após a adequada caracterização da dor é necessário utilizar dados da anamnese, identificando fatores de risco* para doença cardiovascular, bem como a realização do exame físico** que na SCA muitas vezes não se encontra alterado. Nesta investigação é possível coletar dados de uma aterosclerose manifesta.***

ECG

- Após coleta de história, realização de exame físico e ECG****, podemos definir a alocação do paciente no setor de emergência, caso possua alterações que sugiram isquemia.
- Caso esses fatores não consigam definir um diagnóstico, devemos iniciar o protocolo de dor torácica.

---

* Fatores de risco:
- hipertensão arterial sistêmica (HAS);
- idade avançada (> 60 anos);
- dislipidemia;
- tabagismo;
- diabetes *mellitus* (DM).

** Alterações ao exame físico:
- sinais de insuficiência cardíaca aguda;
- hipotensão arterial;
- B3;
- insuficiência mitral nova;
- congestão pulmonar.

*** Aterosclerose manifesta:
- doença cerebrovascular;
- doença aneurismática ou estenótica de aorta abdominal ou seus ramos;
- doença arterial periférica, carotídea ou coronariana prévia;
- hipertensão renovascular (aterosclerose).

**** Alterações eletrocardiográficas:
- supra ou infradesnivelamento do segmento ST;
- bloqueio de ramo novo;
- onda Q;
- plus/minus de onda T na parede anterior;
- supra de aVR e/ou V1 + infra de ST difuso (> 7 derivações);
- alteração dinâmica;
- taquicardia ventricular.

Protocolo de dor torácica

- O paciente que se apresenta no setor de emergência com dor torácica aguda, idealmente, deve ter a possibilidade de SCA confirmada ou descartada no menor tempo possível, com ferramentas de grande acurácia. Fluxogramas atuais exigem menos tempo para a correta alocação do paciente, utilizando-se de recursos, geralmente coletados à admissão ou em até 3 horas da chegada ao pronto atendimento.
- Existem protocolos para o manejo do paciente com dor torácica que se apresenta na emergência, sem evidência de supradesnivelamento de segmento ST no ECG, em que se leva em conta fatores clínicos, alterações laboratoriais e eletrocardiográficas da admissão para a tomada de decisão diagnóstica e terapêutica em curto espaço de tempo com alta acurácia. O escore HEART (Tabela 1.5) é uma ferramenta criada em 2008, que considera cinco pontos-chave, onde a soma leva a três grupos de risco. O uso deste escore já mostrou ser muito custo-efetivo quando comparado ao sistema comum de triagem do paciente com dor torácica na emergência, como visto em publicação holandesa de 2017, evidenciando a potencial economia de 40 milhões de euros para o país.

Tabela 1.5 – Escore HEART

Fator	Características	Pontos
História*	Altamente suspeita de SCA (apenas componentes de dor típica)	2
	Moderadamente suspeita de SCA (com componentes de dor típica e outros de atípica)	1
	Baixa suspeita de SCA (apenas componentes de dor atípica)	0
ECG	Depressão segmento ST	2
	Alteração de repolarização inespecífica**	1
	Normal	0
Idade	≥ 65 anos	2
	45-64 anos	1
	< 45 anos	0
Fatores de risco***	≥ 3 fatores de risco ou história de aterosclerose	2
	1 ou 2 fatores de risco	1
	Nenhum fator de risco	0
Troponina (inicial)	≥ 3× o limite da normalidade	2
	1-3× o limite da normalidade	1
	Dentro do limite da normalidade	0

* Padrão de dor no peito, início e duração, relação com exercício, estresse ou frio, localização da dor, sintomas concomitantes e reação a nitratos sublinguais.
** Sobrecarga ventricular, bloqueio de ramo, efeitos da digoxina, ritmo de marca-passo.
*** Hipercolesterolemia, hipertensão, diabetes mellitus, tabagismo ativo ou abstêmio há menos de 1 mês, história familiar de doença aterosclerótica e obesidade (índice de massa corporal > 30 kg/m^2).
Baixo risco (0-3 pontos): pode ser dada alta precoce da emergência. Risco de eventos cardiovasculares inferior a 1-2% em seguimento de curto/médio prazos (varia nas diferentes coortes estudadas).
Risco intermediário (4-6 pontos): manter em observação, considerar a realização de exames não invasivos × invasivos de forma individualizada, tratamento medicamentoso para SCA.
Alto risco (7-10 pontos): estratificação invasiva precoce (cateterismo cardíaco).

- Diversos fluxogramas recentes estão incluindo essas ferramentas para decisões mais precoces. Citaremos um deles onde, além do escore HEART, há a sugestão de seriar a troponina na admissão e na terceira hora. Neste fluxograma foram considerados escores HEART de baixo risco (≤ 3 pontos) e alto risco (≥ 4 pontos) dos pacientes que tiveram alta precoce e nenhum apresentou eventos cardiovasculares adversos no prazo de 30 dias.

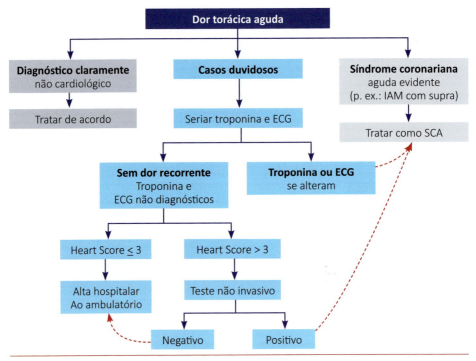

Figura 1.5 – Protocolo de investigação de dor torácica aguda no qual o ECG não revela supradesnivelamento de segmento ST ou outros achados sugestivos de infarto com artéria fechada.

Protocolo de dor torácica
• Observação por, no mínimo, 6 horas do início da dor (para tempo hábil de alteração dos marcadores cardíacos) se disponíveis apenas troponina convencional ou CK-MB. • Exame físico de 3/3 horas ou se houver dor. • ECG de 3/3 horas ou se houver dor. • Marcadores de necrose miocárdica de 3/3 horas (troponina). • Considerar dosagem de CK-MB se ausência de troponina ou se disponibilidade apenas de troponina qualitativa. • Caso a troponina ultrassensível esteja disponível, o protocolo poderá ser abreviado com realização de ECG e Tropo US na chegada e após 1 a 3 horas.

■ Após a aplicação do protocolo de dor torácica, há duas possibilidades:

Protocolo negativo	Protocolo positivo

• Evolui sem dor.
• Sem alteração do exame físico.
• ECG seriados sem alterações.
• Marcadores de necrose miocárdica negativos.
	• Pelo menos uma das seguintes alterações:
	  – exame físico sugestivo de insuficiência cardíaca aguda;
	  – novas alterações no ECG (bloqueio de ramo, alteração do segmento ST);
	  – elevação de marcadores de necrose miocárdica.

Protocolo positivo

■ É confirmada SCA e deve ser iniciado o tratamento adequado, que será abordado no Capítulo 3.

Protocolo negativo

- Não descarta a possibilidade de SCA, porém a de IAM. Mesmo se for SCA, esta não apresenta alto risco de evoluir com IAM ou morte.
- Há duas possibilidades: alta hospitalar e orientação para consulta ambulatorial e programação de teste não invasivo para avaliar isquemia em 72 horas.
- Outra possibilidade é realizar teste não invasivo em ambiente hospitalar no final do protocolo. Esses métodos são úteis para avaliação prognóstica do paciente.
- Se os testes não invasivos forem positivos, especialmente com alterações moderadas ou importantes, os pacientes devem ser tratados como SCA.
- Pacientes com testes não invasivos normais podem receber alta.

 ECG e troponina normais não descartam síndrome coronariana aguda na dor torácica aguda

- Cerca de 6% dos pacientes com SCA sem supra têm ECG completamente normal e outra parcela considerável apresenta alterações inespecíficas. Além do mais, os marcadores de necrose miocárdica são negativos nos casos de angina instável e quando coletados precocemente (lembrar que a troponina convencional costuma demorar pelo menos 4 a 6 horas para começar a apresentar alterações significativas).

 Como fica o protocolo quando a troponina ultrassensível for disponível?

- A troponina ultrassensível (TnUs) é capaz de detectar níveis dez a 100 vezes menores no sangue, aumentando de forma significativa a sensibilidade do método, possibilitando o diagnóstico mais precoce de infarto.
- Permite reduzir o tempo gasto "seriando marcadores", de forma que uma segunda amostra com intervalo de 3 horas consegue uma sensibilidade próxima a 100% para o diagnóstico de infarto do miocárdio (Figura 1.6).

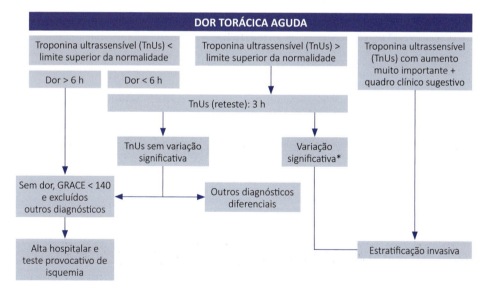

*O que se considera variação significativa varia de teste para teste. Em alguns casos o que conta é a variação absoluta entre uma dosagem e outra. Caso não se saiba o padrão para determinado teste específico, variações relativas superiores a 20% costumam ser consideradas clinicamente relevantes.
Considera-se aumento relevante da troponina inicial quando acima de 5× o limite superior da normalidade.

Figura 1.6 – Protocolo de dor torácica utilizando a troponina ultrassensível (TnUs).

Exames complementares

Eletrocardiograma

- Apesar da sua importância, o ECG tem uma série de limitações, incluindo uma sensibilidade diagnóstica relativamente baixa para SCA, sobretudo para angina instável. As alterações isquêmicas evidentes como supra, infradesnível acima de 0,5 mm estão presentes, na admissão, em aproximadamente 20 a 30% dos pacientes com IAM. ECG realizado e interpretado imediatamente (até 10 min) em todo paciente com dor torácica na sala de emergência.
- Novo ECG obtido, no máximo, em 3 horas em suspeita de SCA, mesmo com ECG inicial normal.
- Aumento de sensibilidade de 95% com eletrocardiogramas seriados 3/3 horas após a admissão (até 12 h).
- ECG inicial normal não descarta o diagnóstico de síndrome coronariana aguda.

Ecocardiograma transtorácico

- Em pacientes com SCA, avalia as contratilidades miocárdicas global e segmentar e ajuda a excluir outras causas de dor torácica [dissecção da aorta, tromboembolismo pulmonar (TEP), tamponamento cardíaco].
- Em casos de dor torácica duvidosa pode ser usado como parte da avaliação inicial. Se houver alteração segmentar, deve-se pensar em SCA; se houver aumento de pressão sistólica de artéria pulmonar (PSAP) com alteração de ventrículo direito, deve-se pensar em TEP; se houver derrame pericárdico, deve-se pensar em pericardite e avaliar tamponamento cardíaco; se houver insuficiência aórtica moderada a importante com aumento relevante de aorta ascendente ou lâmina de dissecção, deve-se pensar em dissecção da aorta.
- Embora o ecocardiograma não defina que a alteração na contratilidade segmentar seja recente ou preexistente, a sua identificação reforça a probabilidade de isquemia e infarto.
- O ecocardiograma na avaliação das síndromes coronarianas agudas tem uma alta sensibilidade, mas uma especificidade relativamente menor.
- Ausência de alteração na contratilidade segmentar tem valor preditivo negativo (VPN) para SCA com supra de ST de até 93%.
- Presença de hipocontratilidade ventricular tem sensibilidade de até 94% para SCA, porém com valor preditivo positivo (VPP) inferior (85%).

Teste ergométrico

- Método de estresse de escolha para fins diagnóstico e/ou prognóstico em pacientes com dor torácica e com baixa/média probabilidade de doença coronária e que tenham capacidade de realizar exercício eficaz (sem limitações ortopédicas, vasculares como DAOP etc.).
- Baixo custo, valor preditivo (VP) negativo de 98%.
- Considerar nos casos em que não houve recorrência da dor, tropo e ECG seriados foram normais e o HEART score fica acima de 3 e menor que 7.

Cintilografia de perfusão miocárdica em repouso

- Investigação de dor torácica em pacientes com suspeita de síndrome coronária aguda (SCA) de baixo risco com eletrocardiograma normal ou não diagnóstico.
- Deve ser realizada idealmente até 3 horas do início da dor.
- Não é útil para pacientes com IAM prévio (alteração segmentar prévia), pois não permite diferenciar área de fibrose de isquemia aguda.

Angiotomografia coronária

- Grau de recomendação I e nível de evidência A nos pacientes com suspeita de síndrome coronária aguda (SCA) de risco baixo/intermediário, eletrocardiograma normal ou não diagnóstico e marcadores de necrose miocárdica negativos.
- Grau de recomendação II, nível de evidência B na investigação de dor torácica aguda pela técnica do descarte triplo (*triple rule-out*), quando a avaliação clínica é incapaz de direcionar a etiologia da dor torácica.
- Limitações: pacientes com escore de cálcio alto.
- Caso positiva, confirma o diagnóstico de doença arterial coronariana (DAC), mas não de SCA.
- No entanto, existe a possibilidade de IAM com coronárias normais.

- Há necessidade de infusão de contraste iodado endovenoso e exposição à radiação.
- Comparada ao protocolo de dor torácica, não altera mortalidade e/ou desfechos combinados [acidente vascular cerebral (AVC), IAM], porém permite alta precoce do paciente do serviço de emergência.

Outros exames complementares

- Radiografia de tórax – avaliação de alargamento mediastinal, presença de pneumotórax, derrame pleural.
- Tomografia de tórax com protocolo para TEP.

Casos clínicos

Caso clínico 1

- Paciente masculino de 60 anos, HAS, DM2, DLP, com dor torácica em aperto com irradiação para membro superior esquerdo que ocorreu há 1 hora. Duração de cerca de 15 minutos. Afirma que nos últimos 2 anos apresenta dor torácica aos esforços moderados, havendo alívio ao repouso. Exame físico cardiovascular e pulmonar sem alterações.
- Realizado ECG em cerca de 8 minutos da entrada no departamento de emergência, avaliado prontamente, apresentando apenas alteração de repolarização ventricular em V5 e V6 secundária à sobrecarga de VE (*strain* de VE), repetido após 3 horas sem novas alterações. Troponina convencional coletada no momento da entrada na emergência e 3 horas após, tendo resultados normal e cinco vezes o valor de normalidade, respectivamente.
- Diagnóstico: IAM sem supra de ST.
- Comentários: paciente com dor torácica sem outros comemorativos que indiquem claramente IAM (p. ex., supra de ST) bem como não apresenta alterações que permitam afastar com certeza a possibilidade de IAM, assim partimos para ECG e troponina seriada, havendo então direcionamento para o fluxo de SCA (neste caso IAM sem supra de ST).

Caso clínico 2

- Paciente sexo feminino de 68 anos, HAS, com dor torácica atípica há 10 minutos de início ao repouso. Exame físico cardiovascular e pulmonar sem alterações.
- Realizado ECG em cerca de 5 minutos da entrada no departamento de emergência, avaliado prontamente, não apresentando qualquer alteração. Troponina ultrassensível coletada no momento da entrada na emergência e 3 horas após, ambas dentro da normalidade.
- Diagnóstico: dor torácica a esclarecer.
- Comentários: paciente com dor torácica sem outros comemorativos que indiquem claramente IAM (p. ex., supra de ST) bem como não apresenta alterações que permitam afastar com certeza a possibilidade de IAM, assim partimos para o uso do escore HEART, que neste caso seria classificado como risco moderado, ou seja, deveria seguir investigação com um teste não invasivo e se apresentar isquemia, indicar cineangiocoronariografia.

Leitura sugerida

- Bösner S, Bönisch K, Haasenritter J, et al. Chest pain in primary care: is the localization of pain diagnostically helpful in the critical evaluation of patients?- A cross sectional study. BMC Family Practice. 2013 Oct 18;14:154. doi: 10.1186/1471-2296-14-154.
- Gräni C, Senn O, Bischof M, et al. Diagnostic performance of reproducible chest wall tenderness to rule out acute coronary syndrome in acute chest pain: a prospective diagnostic study. BMJ Open. 2015;5:e007442.
- Kontos MC, Diercks DB, Kirk JD. Emergency Department and Office-Based Evaluation of Patients with Chest Pain. Mayo Clinic Proceedings. 2010;85(3):284-299.
- Lindsell CJ, Anantharaman V, Diercks D, et al. The Internet Tracking Registry of Acute Coronary Syndromes (i*trACS): a multicenter registry of patients with suspicion of acute coronary syndromes reported using the standardized reporting guidelines for emergency department chest pain studies. Ann Emerg Med. 2006;48:666.
- Pope JH, Aufderheide TP, Ruthazer R, et al. Missed diagnoses of acute cardiac ischemia in the emergency department. N Engl J Med. 2000;342:1163.
- Ringstrom E, Freedman J. Approach to undifferentiated chest pain in the emergency department: a review of recent medical literature and published practice guidelines. Mt Sinai J Med. 2006;73:499.
- Swap CJ, Nagurney JT. Value and limitations of chest pain history in the evaluation of patients with suspected acute coronary syndromes. JAMA. 2005;294:2623-2629.

Capítulo 2

Definição Universal de Infarto

Humberto Graner Moreira
Eduardo Cavalcanti Lapa Santos

Introdução

- Tendo em vista a importância do reconhecimento precoce de pacientes com infarto do miocárdio (IM), além da pressão cada vez maior por metas de qualidade no tratamento destes pacientes, uniformizar aspectos de definição e diagnóstico é fundamental. Estes são os objetivos da força-tarefa encarregada de redigir as definições universais de infarto do miocárdio, cuja revisão mais recente é sua quarta edição.
- A introdução dos testes de troponina cardíaca de alta sensibilidade ampliou o reconhecimento de condições clínicas associadas a níveis elevados deste marcador. Apesar de a injúria miocárdica ser um pré-requisito para o diagnóstico de IM, ela também pode ocorrer em contextos não relacionados à isquemia miocárdica.
- Discernir entre as variadas situações que levam ao aumento de troponina, injúria miocárdica e IM é o grande desafio na aplicação desses conceitos na prática clínica.

Biomarcadores de injúria e infarto do miocárdio

- **Troponina (Tn)** é uma proteína presente no músculo cardíaco. Quando este sofre algum tipo de injúria, os níveis do marcador se elevam no sangue.

Critério para injúria miocárdica
- Elevação de troponina acima do percentil 99 do limite superior de referência (LSR).

- A injúria é considerada aguda se houver padrão de elevação e/ou decréscimo (curva) nos valores de Tn, e crônica se os valores seriados permanecerem estáveis (variação < 20%).
- Apesar de a elevação de Tn estar relacionada a diferentes situações clínicas, o que define IM é a injúria aguda causada por isquemia miocárdica.
- Isquemia miocárdica decorre de um desbalanço entre a oferta e o consumo miocárdico de oxigênio (Figura 2.1). A constatação de isquemia, dentro de algum desses mecanismos de oferta/demanda, é essencial para a diferenciação entre injúria e IM, na presença de troponina elevada.

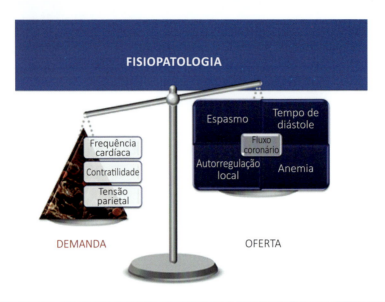

Figura 2.1 – Fatores relacionados à oferta e ao consumo de O_2 miocárdico.

Troponina sensível e ultrassensível

- Em pessoas saudáveis, sem lesão miocárdica:
  - troponina sensível pode ser detectada (< percentil 99 LSR) em até 20 a 50%;
  - troponina ultrassensível detecta algum nível sérico deste marcador em > 50% dos indivíduos.
- A principal vantagem da troponina ultrassensível é permitir realizar ou descartar o diagnóstico de infarto agudo do miocárdio de forma mais precoce (em menos tempo).

- As principais causas de injúria miocárdica não isquêmicas estão descritas na Tabela 2.1.

Tabela 2.1 – Causas de injúria miocárdica de etiologia não isquêmica	
Condições cardíacas	*Condições sistêmicas*
• Insuficiência cardíaca • Miocardite • Crise hipertensiva • Cardiomiopatias • Síndrome de Takotsubo • Choque de desfibrilação/cardioversão • Outros procedimentos cardíacos • Ablação por cateter • Revascularização coronária • Contusão cardíaca	• Sepse e choque séptico • Doença renal crônica • AVC isquêmico/hemorragia subaracnoide • Embolia pulmonar • Doenças infiltrativas (p. ex., amiloidose) • Quimioterapia • Doentes críticos • Exercício extenuante

Resumindo (Figura 2.2)

- Aumento de troponina = injúria miocárdica.
- Injúria miocárdica pode ser aguda ou crônica.
- Injúria miocárdica secundária à isquemia miocárdica = infarto do miocárdio.
- Todo infarto do miocárdio apresenta injúria, mas nem toda injúria é infarto.

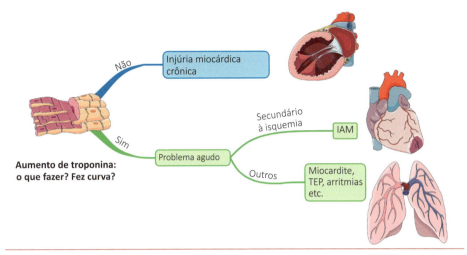

Figura 2.2 – Interpretações para o aumento de troponina acima dos limites de normalidade.

Classificação de IM

- A definição clínica de IM requer a evidência de injúria miocárdica aguda detectada pela elevação de biomarcadores na presença de isquemia miocárdica.
- São cinco os diferentes tipos de IM (Figura 2.3).

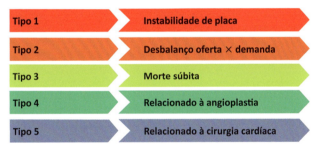

Figura 2.3 – Os diferentes tipos de infarto do miocárdio.

Infarto do miocárdio tipo 1

- Causado por doença coronária aterosclerótica, usualmente precipitada por instabilidade e ruptura ou erosão de placa, com consequente aterotrombose.

Critérios para infarto do miocárdio tipo 1

- Definido quando houver injúria miocárdica aguda na presença de pelo menos um:
  – sintomas de isquemia miocárdica aguda;
  – novas alterações isquêmicas ao ECG (Quadro 2.1);
  – desenvolvimento de ondas Q patológicas;
  – evidência em imagem de perda de miocárdio viável ou nova anormalidade contrátil segmentar compatível com etiologia isquêmica;
  – identificação de um trombo coronário por angiografia ou autópsia.

- Os sintomas compatíveis com isquemia miocárdica aguda são discutidos nos capítulos específicos (dor torácica e síndrome coronariana aguda).

> **QUADRO 2.1**
> **Alterações eletrocardiográficas sugestivas de isquemia miocárdica**
>
> - Supra de ST em 2 derivações contíguas ≥ 1 mm:
>   - no caso de V2 e V3, o ponto de corte é ≥ 2,5 mm em homens < 40 anos; ≥ 2 mm em homens ≥ 40 anos, e ≥ 1,5 mm em mulheres (independentemente da idade)
> - Infra de ST típico ≥ 0,5 mm em 2 derivações contíguas
> - Inversão de onda T > 1 mm com razão R/S > 1. Novo BRE ou BRD (não FC-dependente):
>   - atentar para os critérios (Sgarbossa) que indicam isquemia na vigência de BRE
> - Registrar V7 e V8 em ECG considerados normais quando a clínica for muito sugestiva
> - Supra de ST de aVR associado a infra de ST de várias derivações pode sugerir acometimento multivascular

Infarto do miocárdio tipo 2

- Causado pelo desbalanço entre a oferta e a demanda de oxigênio para o miocárdio. Não há ruptura ou instabilização de placa aterosclerótica.
- Aqui também estão incluídas situações como vasoespasmo, embolia coronária, dissecção aórtica ou coronária.

> **Critérios para infarto do miocárdio tipo 2**
>
> Definido quando houver injúria miocárdica aguda e evidência de desbalanço entre a oferta e a demanda miocárdica de oxigênio, não relacionados à aterotrombose coronária, além de pelo menos um dos seguintes:
> - sintomas de isquemia miocárdica aguda;
> - novas alterações isquêmicas ao ECG;
> - desenvolvimento de novas ondas Q patológicas;
> - evidência por imagem de perda de miocárdio viável ou nova anormalidade contrátil segmentar compatível com etiologia isquêmica.

- O tratamento do infarto tipo 2 deve se concentrar no manejo das causas subjacentes do desequilíbrio oferta/demanda de oxigênio para o miocárdio. Assim, IM tipo 2 é um diagnóstico secundário, pois deriva de uma causa alternativa (primária). O uso da terapia antitrombótica e a indicação de cinecoronariografia devem ser avaliados de forma individualizada.
- Atenção com taquiarritmias! Troponina elevada nesses pacientes é comum e não significa obrigatoriamente IM tipo 2 (mesmo que a FC elevada aumente a demanda de oxigênio pelo miocárdio). Vários estudos revelam que níveis elevados de troponina no contexto de taquiarritmias não foram associados à evidência de isquemia subjacente.
- Em geral, dados revelam que a mortalidade em curto e longo prazos é pior para o IM tipo 2 em comparação com IM tipo 1, embora sejam necessários estudos prospectivos para clarificar essa relação (Figura 2.4).

Infarto do miocárdio tipo 3

- Como já descrito, a definição de IM requer a evidência de injúria miocárdica aguda detectada pela elevação de biomarcadores.
- No entanto, podem ocorrer casos em que o paciente manifesta sintomas sugestivos de isquemia miocárdica, o ECG inicial aponta alterações isquêmicas agudas, mas o paciente morre no ambiente extra-hospitalar, ou logo que chega ao hospital, sem nenhuma informação acerca dos marcadores de necrose miocárdica. Essa é uma circunstância típica para o diagnóstico de IM tipo 3.

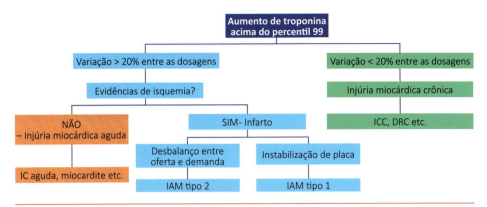

Figura 2.4 – Modelo prático para interpretar elevação de troponina e diferenciar entre injúria miocárdica, IM tipo 1 e IM tipo 2.

Critérios para infarto do miocárdio tipo 3
Pacientes vítimas de morte cardiovascular que apresentaram na véspera: • sintomas de isquemia miocárdica aguda; • novas alterações isquêmicas ao ECG ou fibrilação ventricular. Mas foram a óbito antes da coleta de marcadores de necrose miocárdica.

- O IM tipo 3 difere da morte súbita, cuja definição é mais ampla e inclui etiologias cardíacas não isquêmicas e também não cardíacas.
- Importante! Se a autópsia de um paciente com suposto IM tipo 3 identifica trombose coronária relacionada a IM, este deve ser reclassificado como IM tipo 1.

Infarto do miocárdio relacionado a procedimentos coronarianos (tipos 4 e 5)

- Injúria miocárdica periprocedimento é arbitrariamente definida como aumento da troponina acima do percentil 99 do limite superior de referência em pacientes com valores basais normais (< percentil 99), ou um aumento > 20% naqueles com valores basais acima do percentil 99, quando estáveis ou em queda.
- Geralmente, qualquer procedimento coronariano é capaz de causar infarto do miocárdio.

Infarto do miocárdio tipo 4a (≤ 48 h do procedimento)
O IM relacionado a ICP é arbitrariamente definido pela elevação de troponina > 5x o percentil 99 LSR em pacientes com níveis basais normais, associada a: • novas alterações isquêmicas ao ECG; • desenvolvimento de novas ondas Q patológicas; • evidência por imagem de perda de miocárdio viável ou nova anormalidade contrátil segmentar compatível com etiologia isquêmica; • achados angiográficos de complicações periprocedimento resultando em alterações de fluxo coronariano (dissecção, oclusão de ramos ou de colaterais, embolização distal).

- Em pacientes com troponina pré-procedimento elevada e estável, ou em queda, deve haver uma variação acima de 20%, além dos valores absolutos aumentados em 5x o LSR.

Infarto do miocárdio tipo 4b

Segue os mesmos critérios do infarto tipo 1, mas com documentação angiográfica ou por autópsia de trombose *intrastent* como lesão culpada.

Infarto do miocárdio tipo 4c

Mesmos critérios para IM tipo 1, mas com documentação de reestenose *intrastent* como lesão culpada. Nesse caso, não pode haver evidência de trombo *intrastent* ou relacionado à placa instável.

Infarto do miocárdio tipo 5 (≤ 48 h do procedimento)

O IM relacionado a cirurgia de revascularização miocárdica é arbitrariamente definido como elevação de troponina > 10x o percentil 99 LSR em pacientes com níveis basais normais, associado a:
- desenvolvimento de novas ondas Q patológicas;
- evidência por imagem de perda de miocárdio viável ou nova anormalidade contrátil segmentar compatível com etiologia isquêmica;
- documentação angiográfica de oclusão de enxerto ou oclusão de ramo coronário nativo.

- No caso de novas ondas Q patológicas, este critério é suficiente para definir IM tipo 5, mesmo que a elevação de troponina seja < 10 vezes o percentil 99 LSR.
- Note que o critério "novas alterações ao ECG" não se aplica aqui, pois desvios do segmento ST, assim como inversões na onda T, são comuns após cirurgia (injúria epicárdica) e não significam isquemia miocárdica. No entanto, supra de ST com infra de ST em espelho deve ser valorizado.

Outras situações de infarto do miocárdio

Critérios para infarto do miocárdio prévio ou silencioso

Qualquer um dos seguintes critérios atende ao diagnóstico de IM prévio ou silencioso (não diagnosticado):
- ondas Q patológicas com ou sem sintomas na ausência de causas não isquêmicas;
- evidência de imagem de perda miocárdica viável com padrão compatível com etiologia isquêmica;
- achados patológicos de infarto do miocárdio prévio.

Infarto do miocárdio recorrente e reinfarto

- Reinfarto é aquele que ocorre nos primeiros 28 dias após o primeiro evento. Não é contado como novo evento.
- Por outro lado, aquele que ocorre após 28 dias de um outro IM é considerado infarto recorrente. Atenção deve ser dada para identificar novas alterações ao ECG na vigência de possíveis modificações eletrocardiográficas evolutivas de um infarto recente.
- Ao contrário do que se recomendava anteriormente, a análise da creatinoquinase MB (CKMB) não é imprescindível nem relevante no diagnóstico diferencial de reinfarto quando se tem troponina disponível.

Injúria miocárdica associada a outros procedimentos cardíacos

- Procedimentos como implante percutâneo de válvula aórtica ou ablação podem causar injúria miocárdica. Nesses casos, o diagnóstico de IM é considerado quando há critérios semelhantes ao tipo 5.

Infarto perioperatório de cirurgias não cardíacas

- Injúria miocárdica é uma complicação temida de cirurgias não cardíacas e impacta em pior prognóstico.
- Aqui não há definições claras para IM, pois os mecanismos implicados são mistos: em cerca de 50% dos pacientes o infarto é causado por desbalanço na oferta/demanda de oxigênio ao miocárdico na presença de DAC (tipo 2), e a outra metade apresenta evidências angiográficas de ruptura de placa (tipo 1).
- Recomenda-se monitorar troponina pós-operatória em pacientes de moderado ou alto risco. Por outro lado, ainda é difícil determinar o melhor momento para estratificação invasiva e tratamento antitrombótico em pacientes com IM perioperatório.

Síndrome de Takotsubo

- Deve-se suspeitar quando a elevação de troponina for modesta e desproporcional às manifestações clínicas e extensão das alterações ao ECG, e quando as alterações contráteis do VE não são explicadas por um único ramo coronário.
- Embora a ecocardiografia possa ser útil, a angiografia coronariana e a ventriculografia geralmente são necessárias para confirmar o diagnóstico.
- A distinção entre infarto agudo do miocárdio e Takotsubo pode ser desafiadora, principalmente quando DAC está presente (15% dos pacientes). O prolongamento do intervalo QTc > 500 ms durante a fase aguda e a recuperação da função do VE em 2-4 semanas são úteis no diagnóstico diferencial e sugerem Takotsubo.

Infarto do miocárdio com coronárias sem lesões obstrutivas (MINOCA)

- É definido quando há IM na ausência de DAC obstrutiva (sem lesão ≥ 50%).
- Ocorre em 6 a 8% dos casos de infarto agudo do miocárdio, mais comum em mulheres e pacientes mais jovens.
- O diagnóstico de MINOCA deve excluir outras causas de troponina elevada (p. ex., embolia pulmonar, sepse etc.) e DAC obstrutiva negligenciada (p. ex., estenose distal ou oclusão de pequenos ramos).
- A ruptura de placa é o mecanismo mais comum. Recomenda-se avaliação por meio de tomografia de coerência óptica (OCT) ou ultrassom intracoronário (IVUS) em pacientes com SCA e coronariopatia não obstrutiva.
- Outras causas incluem vasoespasmo, dissecção espontânea de coronária, trombose espontânea ou embolia para coronária.
- Ainda não há o resultado de ensaios clínicos randomizados e de boa qualidade especificamente desenhado para o manejo de MINOCA. O MINOCA BAT trial está em andamento e poderá dar novas orientações. O tratamento visa corrigir e controlar o mecanismo causador, quando adequadamente identificado.

Leitura sugerida

- Chapman AR, Shah ASV, Lee KK, et al. Long term outcomes in patients with type 2 myocardial infarction and myocardial injury. Circulation. 2018;137:1236-45.
- Falk E, Nakano M, Bentzon JF, Finn AV, Virmani R. Update on acute coronary syndromes: The pathologists' view. Eur Heart J. 2013;34:719-28.
- Lyon AR, Bossone E, Schneider B, et al. Current state of knowledge on Takotsubo syndrome: A Position Statement from the Taskforce on Takotsubo Syndrome of the Heart Failure Association of the European Society of Cardiology. Eur J Heart Fail. 2016;18:8-27.
- Ndrepepa G, Colleran R, Braun S, et al. High-sensitivity troponin T and mortality after elective percutaneous coronary intervention. J Am Coll Cardiol. 2016;68:2259-68.
- Puelacher C, Lurati Buse G, Seeberger D, et al. Perioperative myocardial injury after noncardiac surgery: Incidence, mortality, and characterization. Circulation. 2018;137:1221-32.

- Tamis-Holland JE, Jneid H, Reynolds HR, et al. Contemporary Diagnosis and Management of Patients with Myocardial Infarction in the Absence of Obstructive Coronary Artery Disease: A Scientific Statement from the American Heart Association. Circulation. 2019;Mar 27:[Epub ahead of print].
- Thielmann M, Sharma V, Al-Attar N, et al.; ESC Joint Working Groups on Cardiovascular Surgery and the Cellular Biology of the Heart Position Paper: Perioperative myocardial injury and infarction in patients undergoing coronary artery bypass graft surgery. Eur Heart J. 2017;38:2392-407.
- Thygesen K, Alpert JS, Jaffe AS, et al. Fourth Universal Definition of Myocardial Infarction 2018. Eur Heart J. 2018. Disponível em: https://doi.org/10.1093/eurheartj/ehy462.
- Thygesen K, Mair J, Giannitsis E, et al.; Study Group on Biomarkers in Cardiology of the ESC Working Group on Acute Cardiac Care. How to use high-sensitivity cardiac troponins in acute cardiac care. Eur Heart J. 2012;33:2252-7.

Capítulo 3

Síndrome Coronariana Aguda sem Supradesnivelamento do Segmento ST

Fábio Augusto Pinton
Eduardo França Pessoa de Melo
Cristiano Guedes Bezerra
Cesar Augusto Caporrino Pereira

Introdução

- As síndromes coronarianas agudas (SCA) são divididas em: SCA com supradesnivelamento do segmento ST – SCACSST (discutida no Capítulo 4) e SCA sem supradesnivelamento do segmento ST – SCASSST. Esta última se subdivide em angina instável e infarto agudo do miocárdio (IAM) sem supra de ST.

 Qual a diferença entre angina instável e IAM sem supra de ST?

O que diferencia as SCA sem supra de ST é que no IAM sem supra ocorre necrose das células miocárdicas, enquanto na angina instável ocorre isquemia miocárdica, porém sem a necrose dos cardiomiócitos. Ou seja, no IAM há elevação dos marcadores de necrose, como a troponina.

Diagnóstico

Apresentação clínica e exame físico

- A dor anginosa nos pacientes com síndrome coronariana sem supra costuma manifestar-se das seguintes maneiras:
  - dor anginosa prolongada (> 20 min) em repouso;
  - angina CCS III ou IV de início com menos de 2 meses;
  - piora de classe funcional da angina para CCS III ou IV;
  - angina pós-infarto.
- Angina atípica é mais comum em idosos, mulheres, diabéticos, renais crônicos e pacientes com demência.
- Idade avançada, sexo masculino, hipertensão arterial sistêmica (HAS), diabetes *mellitus* (DM), dislipidemia (DLP), história familiar de doença arterial coronariana (DAC), insuficiência renal

crônica (IRC), história de DAC prévia, insuficiência arterial periférica (IAP) ou doença carotídea aumentam a probabilidade de SCA sem supra de ST em pacientes com dor torácica na sala de emergência.
- O exame físico de pacientes com SCA geralmente não apresenta alterações.
- Ele é particularmente útil para avaliar complicações isquêmicas (presença de sopro de regurgitação mitral, estertores pulmonares) ou no diagnóstico diferencial da dor torácica (sopro sistólico de estenose aórtica, diferença de pulso e pressão nos membros na dissecção de aorta, diminuição de murmúrio em pneumotórax etc.).

Eletrocardiograma (ECG)

- Realizar ECG até 10 minutos após a chegada ao hospital em todo paciente com suspeita de síndrome coronariana aguda.

ECG inicial normal descarta SCA?

Não! O exame inicial é normal em mais de 1/3 dos pacientes com SCASSST (síndrome coronariana aguda sem supra de ST). Por isso, é importante realizar exames seriados, principalmente se houver alteração do quadro clínico (retorno da dor, piora da dispneia etc.).

- As principais alterações são infra de ST ou alterações de onda T. Em algumas situações pode ocorrer supra transitório (raro).
- O infra de ST, bem como sua magnitude e número de derivações acometidas, tem correlação com pior prognóstico, ao passo que a inversão de onda T não está associada a pior prognóstico, quando comparados ao ECG sem alterações (Figura 3.1).
- Se o ECG de 12 derivações for inconclusivo e o paciente permanecer com sintomas anginosos, realizar ECG com derivações V7-V9 e V3R e V4R para descartar oclusão de artéria circunflexa ou infarto de VD, respectivamente.

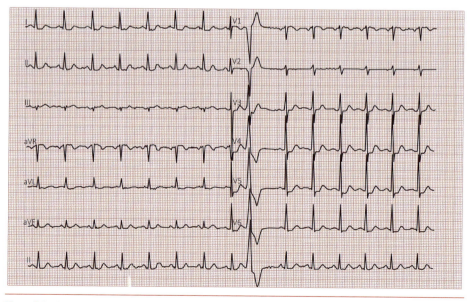

Figura 3.1 – Paciente admitido com dor torácica típica. ECG mostra infra de ST de V3 a V6, DI e aVL associado a supra de ST em aVR. Cateterismo mostrou lesão grave de tronco de coronária esquerda em sua porção distal.

Marcadores de necrose miocárdica

- O exame de escolha para diagnóstico de infarto agudo do miocárdio (IAM) é a troponina.
- Quando a troponina não estiver disponível ou se for apenas na forma qualitativa (positiva ou negativa), deve-se preferir a dosagem de enzima creatinoquinase MB (CK-MB) massa em relação à CK-MB atividade. A CK-MB massa tem maior sensibilidade e especificidade para o diagnóstico de IAM. Quando não estiverem disponíveis a troponina e a CK-MB massa (VR < 5 ng/ml), podemos utilizar a CK-MB atividade (VR< 25 U/L), mas para isto é necessário fazer uma relação com a CK total, CK-MB/CK < 4% sugere lesão muscular; entre 4 e 25%, faixa compatível com IAM; e acima de 25% seria macro-CK.
- Mioglobina – indicação: descartar infarto agudo do miocárdio em paciente que se apresenta no pronto-socorro nas primeiras 4 horas de sintomas. Tem alto valor preditivo negativo, mas encontra-se alterada em várias situações (não serve para diagnosticar infarto); com a disponibilidade da troponina ultrassensível não deverá ser mais utilizada, pois esta tem melhor sensibilidade e especificidade.
- Não usar desidrogenase lática (DHL) nem aspartato aminotransferase (TGO) para diagnóstico de IAM.
- A troponina é um biomarcador de necrose miocárdica amplamente adotado na prática clínica, caracterizando-se como uma ferramenta fundamental de diagnóstico e estratificação de risco nas SCA sem supra de ST.
- Desde 2007, com as Definições Universais de Infarto do Miocárdio, a troponina tornou-se o biomarcador preconizado para o diagnóstico de IAM, utilizando-se o ponto de corte do percentil 99. Além disso, a troponina deverá apresentar ascensão e queda compatíveis com IAM.
- Dosar troponina na admissão. Se inicialmente o resultado for negativo e o paciente estiver com < 6 horas de dor, repetir os marcadores.
- Atualmente já estão disponíveis as dosagens de troponinas I e T com ensaios ultrassensíveis (TnUs), capazes de detectar quantidades dez a 100 vezes menores no sangue. Esta precisão analítica aumentou significativamente a sensibilidade do método, possibilitando o diagnóstico mais precoce, reduzindo a necessidade de "seriar marcadores" ou fazendo isto de uma forma bem mais rápida com protocolos de 0 e 1 h ou de 0 e 3 h. Uma dosagem isolada na admissão do paciente com dor torácica pode alcançar valor preditivo negativo de 95%, semelhante à estratégia de seriar troponina durante 6, 9 e 12 h. Caso o paciente chegue com início da dor muito precocemente, uma segunda amostra com intervalo de 3 horas consegue uma sensibilidade próxima a 100% para IAM.
- As principais vantagens das TnUs são a capacidade de se excluir precocemente o IAM e diagnosticar aqueles pacientes com história e ECG sugestivos e que não seriam detectados como IAM, mesmo com troponinas convencionais seriadas. As TnUs descartam IAM, mas o paciente ainda pode estar apresentando um quadro de angina instável (troponinas negativas). Lembrar que o mais importante na tropo-US não é o valor inicial isoladamente, que pode vir alterado em muitos pacientes, mas sim uma variação significativa entre as dosagens.

 Toda elevação de marcador de necrose significa infarto do miocárdio?

Não! A definição universal do IAM tem como critérios elevação e/ou queda do marcador de necrose miocárdica (preferencialmente troponina) com pelo menos um valor acima do percentil 99 do limite máximo de referência, associado a pelo menos um dos seguintes parâmetros:
- sintomas de isquemia;
- nova alteração de ST, onda T ou BRE novo;
- desenvolvimento de onda Q patológica;
- evidência de nova perda de miocárdio ou nova alteração segmentar em exames de imagem;
- presença de trombo intracoronário visto à angiografia ou necropsia.

Além disso, outras condições podem estar associadas à elevação de marcadores: taquiarritmias, insuficiência cardíaca, miocardite, emergência hipertensiva, sepse, estenose aórtica, síndrome de Takotsubo, dissecção de aorta, TEP, hipertensão pulmonar, AVC/HSA, entre outras. Nesses casos chamamos de injúria miocárdica.

Conceito de injúria miocárdica

Conforme a quarta definição universal de infarto agudo do miocárdio, o termo injúria miocárdica deve ser usado quando houver evidência de valores elevados de troponina cardíaca com pelo menos um valor acima do limite superior de referência (LSR) do percentil 99. A lesão miocárdica é considerada aguda se houver aumento e/ou queda dos valores de troponina cardíaca.

Como interpretar os níveis de troponina ultrassensível em pacientes com suspeita de síndrome coronariana aguda (Figura 3.2)?

A diretriz europeia sobre síndromes coronarianas agudas sem supra de ST de 2020 traz uma abordagem bem prática sobre como utilizar troponina ultrassensível. Antes de mais nada, é necessário saber se a troponina do seu hospital é ou não ultrassensível. Há uma forma simples de se fazer isso: observando a unidade de medida. Se for em micrograma/Litro, é troponina convencional. Já se for em nanograma/L ou picograma/ml, é ultrassensível.

Uma vez definido que a troponina é ultrassensível, é interessante saber se o kit do seu hospital é validado para o protocolo de 0 e 1h. Como assim? Esse protocolo, que será discutido na sequência, usa a dosagem de troponina colhida na admissão (momento 0h) e após 1h para checar se houve variações relevantes dos níveis. Os kits atualmente validados para esse protocolo são os seguintes:

Algoritmos de 0-1 h	Muito baixo	Baixo	Ausência de variação relevante em 1 h	Alto	Variação relevante em 1h
hs-cTn T (Elecsys: Roche)	< 5	< 12	< 3	≥ 52	≥ 5
hs-cTn I (Architect: Abbott)	< 4	< 5	< 2	≥ 64	≥ 6
hs-cTn I (Centaur: Siemens)	< 3	< 6	< 3	≥ 120	≥ 12
hs-cTn I (Access: Beckman Coulter)	< 4	< 5	< 4	≥ 50	≥ 15
hs-cTn I (Clarity: Singulex)	< 1	< 2	< 1	≥ 30	≥ 6
hs-cTn I (Vitros: Clinical Diagnostics)	< 1	< 2	< 1	≥ 40	≥ 4
hs-cTn I (Panthfast: LSI Medience)	< 3	< 4	< 3	≥ 90	≥ 20
hs-cTn I (Triage True: Quidel)	< 4	< 5	< 3	≥ 60	≥ 8
Algoritmo de 0-2 h					
hs-cTn T (Elecsys: Roche)	< 5	< 14	< 4	≥ 52	≥ 10
hs-cTn I (Architect: Abbott)	< 4	< 6	< 2	≥ 64	≥ 15
hs-cTn I (Centaur: Siemens)	< 3	< 8	< 7	≥ 120	≥ 20
hs-cTn I (Access: Beckman Coulter)	< 4	< 5	< 5	≥ 50	≥ 20
hs-cTn I (Clarity: Singulex)	< 1	ND	ND	≥ 30	ND
hs-cTn I (Vitros: Clinical Diagnostics)	< 1	ND	ND	≥ 40	ND
hs-cTn I (Panthfast: LSI Medience)	< 3	ND	ND	≥ 90	ND
hs-cTn I (Triage True: Quidel)	< 4	ND	ND	≥ 60	ND

ND: não definido.

O primeiro passo, então, é checar a dosagem da troponina ultrassensível colhida no momento inicial (0h). Se os níveis forem muito baixos e o paciente tiver tido dor há mais de 3 horas, descarta-se IAM sem necessidade de repetir-se uma segunda dosagem. O paciente iria para a estratégia chamada *rule-out*. Lembrar que ainda assim pode-se tratar de angina instável ou outros diagnósticos diferenciais (p. ex., TEP) então é necessário fazer a abordagem clínica adequada. O que foi descartado foi IAM.

Capítulo 3 – Síndrome Coronariana Aguda sem Supradesnivelamento do Segmento ST

Caso a dosagem inicial de troponina inicial venha com níveis altos, o paciente entra na estratégia *rule-in*. Como a medida foi muito alterada o paciente é classificado como tendo IAM sem supra de ST e deve ser manejado como tal.

Em todo os outros resultados, o paciente irá precisar de uma segunda dosagem de troponina, a qual deve ser idealmente feita após 1h da chegada ao pronto-socorro. O mais importante dessa segunda dosagem será a variação absoluta dos níveis. Caso haja variação relevante entre as duas medidas (ver tabela anterior já que isso muda de kit para kit), o paciente passa para a estratégia *rule-in* (manejo de IAM sem supra de ST). Já se não houver variação relevante e os níveis forem baixos, o paciente passa para a estratégia *rule-out* (IAM descartado). Nos outros casos, faz-se uma terceira dosagem de troponina associada a realização de ecocardiograma. Havendo variação relevante de troponina ou o ecocardiograma mostrando alterações sugestivas de SCA, o paciente passa para o protocolo de *rule-in*.

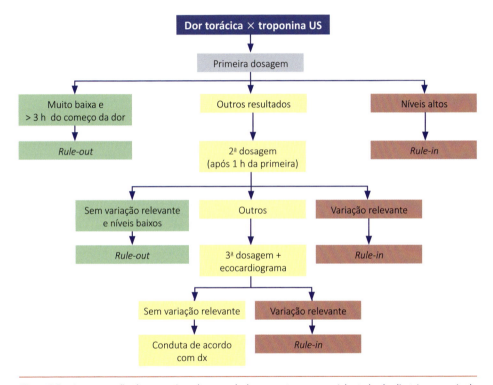

Figura 3.2 – Interpretação de troponina ultrassensível no pronto-socorro. Adaptado da diretriz europeia de síndrome coronariana aguda sem supra de ST 2020.

Como interpretar os níveis de troponina ultrassensível em pacientes com doença renal crônica?

Níveis de TnUs costumam ser mais elevados nesta população, mesmo na ausência de injúria miocárdica aguda. A hipótese mais levantada hoje em dia é que, através de algum mecanismo cardiorrenal ainda não completamente definido, estes pacientes apresentam níveis de inflamação aumentados e isto termina afetando o coração.

Um estudo já observou que para manter a acurácia da troponina na população com ClCr < 60 ml/min seria necessário elevar o *cut-off* do LSN entre 1,9 e 3,4 vezes, a depender do *kit* usado. Ou seja, enquanto na população normal um valor de troponina US de até 0,03 seria considerado normal, em um paciente com ClCr reduzida isto poderia subir para 0,09, por exemplo.

Um valor inicial já muito alterado de TnUs (digamos dez ou vinte vezes o percentil 99) aumenta muito a chance de ser um evento agudo.

Além disso, um fator que não parece ser modificado nesta população é a variação absoluta entre dosagens em intervalos diferentes. Se os níveis de TnUs estiverem aumentados cronicamente pela DRC na ausência de evento agudo, a tendência é que dosagens distantes 1 h ou 3 h sejam bastante similares. Já se houver uma variação relevante entre as duas dosagens (p. ex., sair de três vezes o limite superior da normalidade para seis vezes), há chance maior de ser evento agudo (Figura 3.2).

A TnUs pode ser usada em pacientes com disfunção renal crônica, desde que lembremos que os valores basais nesta população podem ser maiores que na população normal, mesmo na ausência de lesão miocárdica aguda, e de que a variação absoluta entre duas dosagens parece ser um marcador mais confiável de lesão aguda.

Exames de imagem

- Ecocardiograma transtorácico – deve ser realizado precocemente em todos os pacientes com suspeita de síndrome coronariana aguda. Além de ajudar na detecção de diagnósticos diferenciais (p. ex., estenose aórtica, miocardiopatia hipertrófica), o exame ajuda na avaliação prognóstica de pacientes com coronariopatia. Indivíduos com fração de ejeção (FE) < 40% são considerados de risco elevado para eventos cardiovasculares, apresentando benefício com a realização rotineira de cateterismo cardíaco.
- Vários exames podem ser utilizados para a avaliação não invasiva de isquemia:
  □ cintilografia miocárdica;
  □ ecocardiograma sob estresse.
  □ Considerar o uso de angiotomografia de coronárias em pacientes com:
    • probabilidade pré-teste baixa ou moderada de doença arterial coronariana;
    • ECG não diagnóstico;
    • marcadores de necrose miocárdica negativos.
- A angiotomografia de coronárias possui um alto valor preditivo negativo, sendo mais indicada para descartar do que confirmar o diagnóstico de DAC.

Diagnósticos diferenciais

- Entre pacientes que chegam à sala de emergência com dor torácica aguda, a prevalência esperada de IAM com supra é de 5-10%; de IAM sem supra, 15-20%; de angina instável, 10%; de outras causas cardíacas, 15% e de doenças não cardíacas, 50%.
- Os principais diagnósticos diferenciais da SCA no contexto de dor torácica aguda são: miocardiopatias como a hipertrófica, taquiarritmias, miopericardite, emergência hipertensiva, sepse, estenose aórtica, síndrome de Takotsubo, dissecção de aorta, TEP, pneumotórax, esofagite, pancreatite, colecistite, doença musculoesquelética e distúrbios de ansiedade.
- Sempre considerar entre os diagnósticos diferenciais dissecção de aorta, TEP e pneumotórax hipertensivo, pois são causas que potencialmente podem causar óbito se não diagnosticadas e tratadas adequadamente.

Estratificação de risco

- Uma vez dado o diagnóstico de SCASSST, deve-se estratificar o risco de o paciente evoluir de forma desfavorável. Há vários escores para tal fim. Os dois mais conhecidos são os de Braunwald (Escore Pontual – Tabela 3.1) e o TIMI *Risk* (Tabela 3.2). Contudo, o escore com melhor acurácia e menor subjetividade nesse grupo de pacientes é o GRACE (http://www.outcomes-umassmed.org/grace/acs_risk/acs_risk.html).

Tabela 3.1 – Estratificação de risco de eventos adversos em pacientes com SCASSST – Escore Pontual

	Alto	**Moderado**	**Baixo**
Variável prognóstica	Pelo menos uma das características seguintes deve estar presente:	Nenhuma característica de alto risco, mas com alguma das seguintes:	Nenhuma característica de risco intermediário ou alto, mas com alguma das seguintes:
História	• Agravamento dos sintomas nas últimas 48 horas. • Idade > 75 anos	• Idade 70-75 anos • Infarto prévio, doença cerebrovascular ou periférica, diabetes *mellitus*, cirurgia de revascularização, uso prévio de AAS	
Dor precordial	• Dor prolongada (> 20 min) em repouso, presente na admissão	• Angina de repouso > 20 min, resolvida, com probabilidade de DAC moderada a alta. • Angina em repouso ≤ 20 min, com alívio espontâneo com nitrato. • Novo episódio de angina classe III ou IV da CCS nas últimas 2 semanas sem dor prolongada em repouso, mas com moderada ou alta probabilidade de DAC	• Angina provocada por menores esforços. • Angina de início entre 2 semanas e 2 meses da atual avaliação
Exame físico	• Edema pulmonar, piora ou surgimento de sopro de regurgitação mitral, B3, novos estertores, hipotensão, bradicardia ou taquicardia		
Eletrocardiograma	• Infradesnível do segmento ST ≥ 0,5 mm (associado ou não a angina), alteração dinâmica do ST, bloqueio completo de ramo, novo ou presumidamente novo • Taquicardia ventricular sustentada	• Inversão da onda T; • ondas Q patológicas	• Normal ou inalterado durante o episódio de dor
Marcadores séricos de isquemia*	• Acentuadamente elevados	• Discretamente elevados	• Normais

*Troponina I cardíaca (TnIc), troponina T cardíaca (TnTc) ou creatinoquinase MB (CK-MB) (preferencialmente massa) elevados = acima do percentil 99; elevação discreta = acima do nível de detecção e inferior ao percentil 99.

Fonte: Braunwald 11ª edição.

Tabela 3.2 – Estratificação de risco – SCASSST – TIMI Risk
Idade ≥ 65 anos
Três ou mais fatores de risco para DAC (HAS, DM, dislipidemia, tabagismo ativo, história familiar de DAC)
CATE prévio com estenose coronariana ≥ 50%
Elevação de marcadores de necrose miocárdica
Uso de AAS nos últimos 7 dias
Infra de ST ≥ 0,5 mm
Dois ou mais episódios de angina nas últimas 24 horas
Cada item vale 1 ponto 　　　　　0-2 pontos: baixo risco 　　　　　3 ou 4 pontos: risco intermediário 　　　　　5 ou mais pontos: alto risco

Fiz a estratificação de risco isquêmico pelos escores TIMI, GRACE e Braunwald e em dois deles o risco foi intermediário e em um deles o risco foi alto. Qual devo considerar?

- Considerar o pior cenário (o maior risco) para a tomada de decisão. No caso acima, o paciente seria considerado de alto risco.

- Além do risco de eventos trombóticos, a ocorrência de sangramento também está associada a pior prognóstico nos pacientes com SCASSST.
- As diretrizes atuais também preconizam a estimativa do risco de sangramentos em todos os pacientes com SCASSST para auxiliar na estratégia de tratamento. O escore recomendado pela diretriz europeia de SCASSST é o CRUSADE (http://www.crusadebleedingscore.org/).

Estratégia invasiva *vs.* conservadora

- A cinecoronariografia tem um importante papel no manejo de pacientes com SCA sem supra de ST, pois permite:
  - confirmar ou excluir a presença de doença arterial coronariana obstrutiva, guiando o tratamento antitrombótico e evitando exposição desnecessária a estes medicamentos;
  - identificar a lesão culpada;
  - estabelecer a indicação de revascularização e qual a melhor estratégia de acordo com a anatomia coronariana (tratamento percutâneo ou cirúrgico);
  - estratificar o risco do paciente em curto e longo prazos;
- Com base nos estudos randomizados e em metanálises disponíveis até o momento, a estratégia invasiva reduz a ocorrência de óbito, infarto, angina e reospitalizações por angina, quando comparada à estratégia conservadora, principalmente em pacientes de alto risco.
- A decisão entre estratégia invasiva *versus* conservadora e o tempo ideal para sua realização devem se basear na estratificação do risco do paciente pelos escores citados anteriormente. Sugestão deste manual.
- Mesmo que o paciente seja de alto risco, não se deve optar por estratégia invasiva se:
  - houver reduzida expectativa de vida por outras comorbidades (p. ex., câncer avançado com prognóstico reservado);
  - o paciente recusar a realização de métodos de revascularização (cirúrgica ou percutânea).

Capítulo 3 – Síndrome Coronariana Aguda sem Supradesnivelamento do Segmento ST

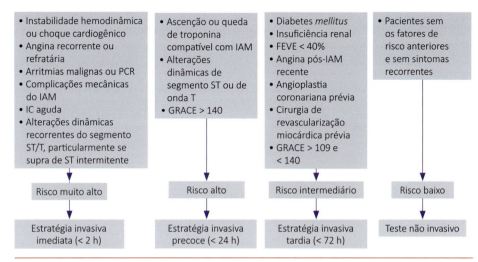

Figura 3.3 – Estratificação do risco do paciente com SCASSST.

Tratamento

Suporte geral

Medidas gerais
• Se houver baixo risco, manter em pronto-socorro ou unidade de dor torácica. Se houver risco intermediário ou alto, deve-se idealmente internar em unidade coronariana (UCO)/UTI. • Monitoração eletrocardiográfica contínua. • Acesso venoso periférico. • Prover O_2 suplementar se saturação < 90%. Iniciar com cateter de O_2 2-4 L/min. • Se dor torácica refratária ao uso de nitratos (ver a seguir), considerar morfina intravenosa (IV), 2 a 4 mg (dose diretriz brasileira). A medicação pode ser repetida a cada 5 a 10 minutos. Evitar em casos de náuseas/vômitos. Ter cuidado nos casos de hipotensão.

Nitratos
• Dinitrato de isossorbida: 5 mg sublingual – fazer até três doses, separadas por 5 minutos. • Nitroglicerina: iniciar com 10 µg/min e ir aumentando até controle dos sintomas/PA. • Indicações: hipertensão, congestão pulmonar, dor anginosa ativa. • Contraindicações: pressão arterial sistólica (PAS) < 100 mmHg, uso de sildenafila nas últimas 24 horas ou tadalafila nas últimas 48 horas.

Antiplaquetários

AAS
• Dose inicial ao chegar ao hospital: 200-300 mg, via oral (VO), macerados. • Após dose inicial, manter em 100 mg/dia, VO. • Usar em todos os casos suspeitos de SCASSST, exceto se contraindicações. • Contraindicações: alergia comprovada, sangramento digestivo ativo.

Clopidogrel

- Dose inicial ao chegar ao hospital – 300 a 600 mg, VO.
- Dose de manutenção: 75 mg/dia.
- A maioria dos serviços inicia essa medicação na sala de emergência. Alguns serviços com disponibilidade de cateterismo em < 24 horas optam por fazer a medicação apenas após ver a anatomia coronariana na cinecoronariografia, pois se porventura o caso for cirúrgico, não haverá necessidade de aguardar-se 5 dias da suspensão do clopidogrel para realizar a cirurgia.
- Associado ao AAS, o clopidogrel diminuiu em 20% a incidência de eventos combinados (reinfarto, AVCI e morte) quando comparado com AAS isolado (estudo CURE).
- Benefício observado independentemente do risco do paciente (baixo, intermediário ou alto).
- É melhor que a ticlopidina, já que tem duração superior, início de ação mais rápido e causa menos efeitos colaterais (p. ex., púrpura trombocitopênica trombótica, neutropenia etc.).
- Caso seja necessária a revascularização cirúrgica, deve-se suspender a medicação pelo menos 5 dias antes. Em situações de emergência, considerar transfusão de plaquetas.
- Após SCASSST, manter a medicação por 12 meses, exceto se risco excessivo de sangramento.

Prasugrel (Effient®)

- Dose inicial: 60 mg, VO.
- Dose de manutenção: 10 mg ao dia, VO.
- Avaliado no estudo TRITON-TIMI-38: em comparação ao clopidogrel, diminuiu eventos combinados (reinfarto, AVCI e morte), principalmente à custa de reinfarto, com maior benefício no subgrupo de diabéticos.
- Redução também de trombose de *stent*.
- Evitar no caso de AVCI prévio, peso < 60 kg ou idade > 75 anos – por causa do risco aumentado de sangramento.
- Nos pacientes do TRITON que possuíam SCASSST, o prasugrel era iniciado apenas após conhecer a anatomia coronariana.
- Em caso de necessidade de revascularização cirúrgica, suspender a medicação pelo menos 7 dias antes da cirurgia.

Ticagrelor (Brilinta®)

- Dose inicial: 180 mg, VO.
- Dose de manutenção: 90 mg, duas vezes ao dia, VO.
- Avaliado no estudo PLATO: mostrou-se superior ao clopidogrel, diminuindo desfechos compostos (morte por causa cardiovascular, AVC e IAM) de 11,7% para 9,8%. Diminuiu mortalidade cardiovascular de 5,1% para 4% (redução de 21%).
- É um inibidor reversível do receptor P2Y12, podendo ser iniciado já na sala de emergência (upstream). Caso a cinecoronariografia mostre posteriormente que o caso é de indicação cirúrgica, suspender a medicação pelo menos 5 dias ou mais antes do procedimento. Se previsão de realização de cateterismo em < 24 horas, considerar a utilização apenas na sala de hemodinâmica.
- Contraindicações: alergia à medicação, passado de acidente vascular cerebral hemorrágico (AVCH), hemorragia ativa, plaquetopenia importante, hepatopatia moderada/grave, pacientes em diálise, pacientes em uso de inibidores potentes CPY3A4 (p. ex., claritromicina, cetoconazol).
- Usar com cautela em pneumopatas (um dos efeitos colaterais da medicação é a dispneia, a qual ocorre com mais frequência neste grupo de pacientes) e em pacientes com risco aumentado de bradicardia (p. ex., doença do nó sinusal sem marca-passo implantado, bloqueio atrioventricular (BAV) de segundo ou terceiro grau) por causa da incidência aumentada de pausas ventriculares.

Capítulo 3 – Síndrome Coronariana Aguda sem Supradesnivelamento do Segmento ST

 Qual a melhor medicação: ticagrelor ou prasugrel?

- Este questionamento foi avaliado no *trial* ISAR REACT 5. Tratou-se de um estudo multicêntrico, randomizado, *open-label*, iniciado por investigadores (não patrocinado por indústria farmacêutica), que tinha como objetivo avaliar se o ticagrelor seria superior ao prasugrel em pacientes com SCA. O ticagrelor e o prasugrel eram comprados pelos pacientes (não eram fornecidos pelos investigadores).
- Foram incluídos pacientes com SCA com ou sem supra de ST e que tinham intenção de realizar estratificação invasiva.
- O ticagrelor era administrado na dose padrão de 180 mg de ataque e 90 mg 12/12 h de manutenção o mais precocemente possível após a randomização, independentemente se SCA com ou sem supra (*upstream*).
- Já o prasugrel era administrado na dose de ataque de 60 mg e 10 mg 1×/dia como dose de manutenção. Se paciente com > 75 anos ou < 60 kg, a dose de manutenção era reduzida para 5 mg 1×/dia (dose aprovada na Europa e não aprovada nos EUA). A dose de ataque era administrada o mais precocemente possível após a randomização nos pacientes com IAM com supra de ST e, diferentemente do ticagrelor, nos pacientes com SCA sem supra de ST o prasugrel era administrado após o resultado da cinecoronariografia e antes da angioplastia (*downstream*), com base nos achados do estudo ACCOAST.
- Diferentemente do que era esperado pelos pesquisadores, o grupo prasugrel apresentou menos eventos cardiovasculares do que o grupo ticagrelor (6,9% × 9,3%; p = 0,006; NNT = 42). Essa diferença ocorreu principalmente devido a menores taxas de IAM no grupo prasugrel (3,0% × 4,8%), especialmente *infarto tipo 1, tipos 4a e 4b*. Embora numericamente inferior no grupo prasugrel, não houve diferença estatisticamente significante em relação a mortalidade, AVC, trombose de *stent* e sangramento entre os grupos.
- O estudo, contudo, tem várias limitações relevantes. Não era duplo-cego, as medicações não eram cedidas pelos pesquisadores, o seguimento era feito através de contato telefônico e não por consulta presencial, as taxas de eventos no grupo prasugrel foram bem menores do que as previstas, e mais pacientes no grupo ticagrelor descontinuaram a medicação.
- Assim, a evidência adicionada pelo ISAR REACT 5 está longe de ser a resposta cientificamente ideal para a pergunta de qual a melhor medicação entre os dois antiplaquetários.
- A diretriz europeia (ESC) de 2020 sugere que o prasugrel seja a medicação de escolha na SCA sem supra de ST tratada com angioplastia, exceto em pacientes de alto risco de sangramento (clopidogrel).

 Antagonistas dos receptores glicoproteicos IIb/IIIa

- Cada vez mais o uso de antagonistas dos receptores glicoproteicos IIb/IIIa tem sido iniciado apenas na sala de hemodinâmica em casos específicos. Os pacientes que apresentam maior benefício com esse grupo de medicações são os que serão submetidos à angioplastia e que:
  - possuem troponina alterada; e/ou
  - possuem trombos evidenciados pela angiografia.
- Tirofiban (Agrastat®): dose inicial – 0,4 µg/kg/min por 30 minutos. Manutenção – 0,1 µg/kg/min por 48-96 h. Se iniciado na sala de hemodinâmica, dose inicial – 10 µg/kg, IV, ao longo de 3 minutos. Manutenção – 0,15 µg/kg/min por 12-24 h.
- Abciximab (Reopro®) e Eptifibatide: atualmente não disponíveis no Brasil.

 Em quais pacientes com dupla antiagregação plaquetária devo usar o inibidor de bomba de prótons?

Recomenda-se em pacientes com história de hemorragia ou úlcera gastrointestinal, em uso de anticoagulante, uso crônico de AINE ou corticoide ou com duas ou mais das seguintes características:
- idade ≥ 65 anos;
- dispepsia;
- DRGE;
- infecção por *H. pylori*;
- uso crônico de álcool.

Antitrombóticos

Heparinas

- Heparina não fracionada (HNF): dose inicial de 60 UI/kg (máximo de 4.000 UI) e manutenção de 12 UI/kg (infusão inicial máxima de 1.000 UI/h). Após isso, fazer TTPA de 6/6 h objetivando manter TTPA entre 50 a 70 s. Nos casos que serão encaminhados precocemente ao cateterismo com intenção de realização de angioplastia no mesmo procedimento, doses maiores são recomendadas: 70 a 100 U/kg (máximo de 7.000 UI) para manter TTPA entre 250-300 s.
- Enoxaparina: dose – 1 mg/kg, de 12/12 h. Se > 75 anos – 0,75 mg/kg, de 12/12 h. Se ClCr < 30 ml/min – 1 mg/kg, uma vez ao dia.
- Os antitrombóticos (heparinas ou fondaparinux) devem ser usados em todos os pacientes com diagnóstico de SCASSST, salvo quando houver contraindicações.
- Contraindicações: sangramento ativo, plaquetopenia importante, história de plaquetopenia induzida por heparina, coagulopatia.
- De modo geral, a enoxaparina mostrou-se superior à HNF. Preferir a HNF se: pacientes com *clearance* de creatinina < 20 ml/min e em pacientes dialíticos (a *Food and Drug Administration* – FDA – não liberou o uso da enoxaparina nesses casos); na possibilidade de cirurgia de emergência (tempo de meia-vida menor que a enoxaparina, além de ser inteiramente revertida pelo uso da protamina).
- Pacientes em uso de enoxaparina que vão realizar angioplastia: caso a última dose tenha sido administrada há menos de 8 horas, não é necessária dose adicional. Se entre 8 e 12 horas, dar 0,3 mg/kg, IV, em *bolus*. Se > 12 horas, repetir dose plena de Clexane®. Evitar uso combinado de enoxaparina e HNF (*crossover*).

Inibidores diretos da trombina

- Bivalirudina: não disponível no Brasil.

Inibidor seletivo do fator Xa

- Fondaparinux: dose – 2,5 mg, SC, uma vez ao dia.
Medicação antitrombótica de escolha de acordo com a diretriz europeia de SCASST em pacientes que não serão submetidos ao cateterismo em < 24h ou que serão mantidos em tratamento clínico.
- Vantagens em relação à heparina:
  - não precisa de ajuste de dose de acordo com o peso do paciente;
  - uma aplicação por dia, ao contrário da HBPM, que é usada duas vezes ao dia;
  - não precisa de correção em casos de insuficiência renal (evitar, contudo, em pacientes com ClCr < 20 ml/min).
- Caso o paciente seja submetido a ICP, fazer 50-60 UI/kg de HNF em *bolus* antes da angioplastia. No estudo OASIS-5, foi visto que pacientes que usavam fondaparinux e não recebiam *bolus* de HNF na sala de hemodinâmica apresentaram incidência maior de trombose de cateter.
- No estudo OASIS-5, a medicação mostrou-se tão eficaz quanto a enoxaparina em relação à diminuição de eventos (IAM, óbito, isquemia refratária), com a vantagem de causar menos sangramentos importantes (4% no grupo enoxaparina e 2,1% no grupo fondaparinux).

Anti-isquêmicos

Betabloqueadores

- Exemplos: propranolol – dose inicial – 10 mg, VO, de 12/12 h ou de 8/8 h ou Atenolol – dose inicial – 25 mg, VO, de 12/12 h ou Carvedilol – dose inicial – 3,125 a 6,25 mg, VO, de 12/12 h.
- Início precoce dos betabloqueadores é recomendado em pacientes com sintomas de isquemia em andamento ou pacientes com FE ≤ 40%, a não ser que haja contraindicações ou sinais de insuficiência cardíaca francamente descompensada.
- Contraindicações: PR > 0,24 s, BAV de segundo ou terceiro grau sem marca-passo implantado, frequência cardíaca (FC) < 50 batimentos por minuto (bpm), PAS < 90 mmHg, congestão pulmonar evidente, broncoespasmo ativo, doença arterial periférica com isquemia crítica de membros.

- A história pregressa de broncoespasmo ou doença pulmonar obstrutiva crônica (DPOC) não é contraindicação absoluta ao betabloqueador. Nesses casos, pode-se optar por um agente beta-1 seletivo em doses menores que as habituais e observar a reação do paciente com a medicação (p. ex., bisoprolol 1,25 mg uma vez ao dia).
- O uso do betabloqueador intravenoso deve ser desencorajado, pois no estudo COMMIT, que englobava basicamente pacientes com IAM com supra de ST, houve aumento na incidência de choque cardiogênico com o uso rotineiro de metoprolol IV. Nesse estudo, os principais fatores de risco para o desenvolvimento de choque cardiogênico após o início do betabloqueador foram: idade > 70 anos, PAS < 100 mmHg, FC > 110 bpm ou < 60 bpm, tempo prolongado entre o início dos sintomas e o atendimento hospitalar.
- Reservar o uso IV para situações de dor refratária às medidas iniciais (como utilização de nitratos), taquicardia mantida não compensatória e hipertensão arterial sistêmica.
- Nos casos de disfunção ventricular esquerda compensada, priorizar o uso de succinato de metoprolol, carvedilol ou bisoprolol.
- Independentemente da droga escolhida, deve-se sempre objetivar manter a FC ao redor de 60 bpm, a não ser que haja efeitos secundários limitantes (p. ex., hipotensão).

Antagonistas dos canais de cálcio

- Exemplos: diltiazem – dose inicial – 30 mg, VO, de 8/8 h ou verapamil – dose inicial – 80 mg, VO, de 8/8 h.
- Usar nos casos em que haja contraindicação específica para o betabloqueador (broncoespasmo, isquemia crítica de membros, etc.).
- Contraindicações: PR > 0,24 s, BAV de segundo ou terceiro grau sem marca-passo implantado, FC < 50 bpm, PAS < 90 mmHg, sinais de disfunção de ventrículo esquerdo.

Inibição do sistema renina-angiotensina-aldosterona

Inibidores da enzima de conversão da angiotensina (IECA)

- Exemplos: captopril – dose inicial – 12,5 mg, VO, de 8/8 h ou enalapril – dose inicial – 2,5 mg, VO, de 12/12 h.
- Iniciar o uso nas primeiras 24 horas, a não ser que haja contraindicações específicas.
- Contraindicações: hipercalemia, estenose de artéria renal bilateral ou unilateral em rim único, piora importante da função renal, história de alergia à medicação, PAS < 100 mmHg.
- O benefício da medicação é maior nos pacientes com disfunção ventricular esquerda (FE < 40%), diabetes ou hipertensão.

Bloqueadores dos receptores da angiotensina

- Exemplo: losartana – dose inicial – 25 mg, VO, uma vez ao dia, Valsartana 80 mg.
- Usar nos casos em que houver intolerância ao IECA (p. ex., tosse seca, angioedema/urticária). Excetuando-se tais situações, as contraindicações são as mesmas dos IECA (hipercalemia, piora importante da função renal basal, etc.).

Antagonistas da aldosterona

- Exemplos: espironolactona – dose inicial – 25 a 50 mg VO, uma vez ao dia.
- Eplerenona – não disponível no Brasil.
- Deve ser usada se FE ≤ 40% e presença de diabetes ou sintomas de ICC, desde que não haja contraindicações.
- Contraindicações: Cr > 2,5 em homens ou > 2 em mulheres, ClCr < 30 ml/min, K > 5 mEq/L.
- O estudo que mostrou benefício dos antagonistas da aldosterona no período pós-IAM foi o EPHESUS, que utilizou a medicação eplerenona. Contudo, como ela não se encontra disponível no Brasil, termina-se utilizando a espironolactona nesse cenário. Ela já foi estudada na insuficiência cardíaca crônica (estudo RALES), tendo mostrado resultados similares em relação à diminuição de desfechos.

Hipolipemiantes

Estatinas

- Estatinas de alta intensidade (redução > 50% do valor de LDL): atorvastatina – 40 a 80 mg ao dia, rosuvastatina 20 a 40 mg ao dia ou sinvastatina 40 mg + ezetimibe 10 mg ao dia.
- As estatinas de alta intensidade devem ser prescritas a todos os pacientes com SCASSST, a não ser que haja contraindicações ou intolerância.
- Contraindicações: hepatopatia descompensada, alergia à medicação, gestação, amamentação.
- A sugestão do alvo de LDL em paciente com evento coronariano agudo prévio é < 50 mg/dL. Sabe-se que 5 mg de rosuvastatina equivalem a 10 mg de atorvastatina e a 20 mg de sinvastatina. Essa dose é capaz de reduzir em 30 a 40% a LDL basal. Após isso, a cada vez que se dobrar a dose da medicação haverá um decréscimo adicional de aproximadamente 6% no valor de LDL. Se um paciente possuir LDL de 110 mg/dL, provavelmente uma estatina de alta intensidade já será suficiente para colocá-lo na meta. Já se a LDL inicial for de 170, provavelmente esse paciente necessitará de dose máxima da medicação, podendo, mesmo assim, não atingir o alvo esperado. Isto é apenas uma regra geral. Há pacientes que com 10 mg de atorvastatina apresentam queda da LDL de 180 mg/dL para 90 mg/dL, por exemplo.
- O estudo PROVE-IT TIMI-22 comparou atorvastatina 80 mg ao dia com pravastatina 40 mg ao dia no paciente agudo. Observou-se que com a dose máxima de atorvastatina houve redução de desfechos (IAM + morte + angina instável com necessidade de internação + revascularização) em 16%. Alguns serviços, baseados nessa evidência, utilizam atorvastatina 80 mg ao dia para todos os pacientes com síndrome coronariana aguda.

Exemplo de prescrição

- Paciente masculino de 73 anos de idade, 60 kg, DM2, apresentou angina há 5 horas com duração de 1 hora iniciada ao repouso e o término se deu ao repouso também. Faz uso prévio de AAS e estatina. Chega ao pronto atendimento em Killip I, PA 110 × 60 mmHg, FC 90 bpm. ECG revela infra de ST em parede inferior. Troponina de 30 ng/L (normal < 14 ng/L) e creatinina de 1,5 mg/dL. Cateterismo realizado há 3 anos apresentava artéria coronária direita com 60% de lesão em terço médio.
- Paciente apresenta: Grace 146 pontos (alto risco), devendo ser encaminhado em até 24 horas para a hemodinâmica, pois trata-se de paciente de alto risco.

Exemplo de prescrição

1. Dieta VO hipossódica. Jejum de 4 horas antes do cateterismo.
2. Soro fisiológico a 0,9% – iniciar 60 ml/h (1 ml/kg/h) durante 12 horas antes do cateterismo e manter por pelo menos 12 horas após o término do exame.
3. AAS 300 mg, VO, macerado agora (manutenção: AAS 100 mg VO após almoço).
4. Dinitrato de isossorbida 5 mg sublingual agora e ACM.
5. Segundo antiplaquetário: Em serviços que conseguem fazer o cateterismo precocemente (< 24 horas), considerar o Ticagrelor 180 mg ou Prasugrel 60 mg administrados na sala de hemodinâmica. Caso previsão de cateterismo > 24 horas, administrar Ticagrelor 180 mg. Reservar o uso do Clopidogrel para pacientes com maior risco de sangramento.
6. Manutenção: ticagrelor 90 mg VO de 12/12 h ou clopidogrel 75 mg VO uma vez ao dia.
7. Fondaparinux 2,5 mg SC, uma vez ao dia ou enoxaparina 60 mg SC de 12/12 h.
8. Enalapril 10 mg VO de 12/12 h.
9. Atenolol 25 mg VO de 12/12 h.
10. Atorvastatina 80 mg VO uma vez ao dia.
11. Pantoprazol 20 mg VO uma vez ao dia em jejum.
12. Morfina 2 mg, IV, ACM.
13. Glicemia capilar (dextro) de 6/6 h.
14. Insulina R SC conforme dextro.
15. Cateter de O_2 2-4 L/min se saturação de O_2 < 90%.
16. Repouso absoluto no leito.
17. Monitoração eletrocardiográfica contínua.

Leitura sugerida

- Amsterdam EA, Wenger NK, Brindis RG, et al. 2014 AHA/ACC Guideline for the Management of Patients With Non–ST-Elevation Acute Coronary Syndromes: Executive Summary. Circulation. 2014;130:2354-2394.
- Collet JP, Thiele H, Barbato Emanuele et al. 2015 ESC Guidelines for the management of acute coronary syndromes in patients presenting without persistent ST-segment elevation. European Heart Journal (2020) 00, 179
- Mehta SR, Bassand JP, Chrolavicius S, et al., Current-Oasis 7 Investigators. Dose comparisons of clopidogrel and aspirin in acute coronary syndromes. N Engl J Med. 2010;363:930.
- Nicolau JC, Timerman A, Marin-Neto JA, Piegas LS, Barbosa CJDG, Franci A, Sociedade Brasileira de Cardiologia. Diretrizes da Sociedade Brasileira de Cardiologia sobre Angina Instável e Infarto Agudo do Miocárdio sem Supradesnível do Segmento ST. Arq Bras Cardiol. 2014;102(3 Supl. 1):1-61.
- Wallentin L, Becker RC, Budaj A, et al. Ticagrelor versus clopidogrel in patients with acute coronary syndromes. N Engl J Med. 2009;361:1045.
- Wiviott SD, Braunwald E, McCabe CH, et al. Prasugrel versus clopidogrel in patients with acute coronary syndromes. N Engl J Med. 2007;357:2001.

Síndrome Coronariana Aguda com Supradesnivelamento do Segmento ST

Eduardo França Pessoa de Melo
Cristiano Guedes Bezerra
Fábio Augusto Pinton
Carlos Frederico Costa Lopes

Introdução

- A maior parte dos infartos com supradesnivelamento do segmento ST é causada por oclusão de uma artéria epicárdica. Os mecanismos envolvidos incluem a rotura de uma placa aterosclerótica com formação de trombo oclusivo no local, vasoespasmo e microembolias (Figura 4.1).
- Há uma importante correlação entre inflamação e instabilidade da placa, estando os níveis de interleucina-6 e de proteína C-reativa relacionados ao quadro clínico e ao desfecho da síndrome coronariana aguda.
- Em até 30% dos pacientes submetidos à coronariografia durante o evento agudo pode-se encontrar uma artéria relacionada ao infarto recanalizada. Nesses casos, a recanalização espontânea ocorreu antes da intervenção percutânea. Além disso, 5 a 6% dos pacientes se apresentam com coronariografia normal, confirmando que nem todos os casos são relacionados à aterosclerose.
- Nos últimos anos a incidência das síndromes coronárias com supradesnivelamento de ST tem diminuído. Esse fenômeno provavelmente tem relação com a melhora do tratamento clínico e do controle dos fatores de risco da população.

Diagnóstico

- História de dor torácica ou desconforto precordial ocorre em até 80% dos casos. Outras localizações, como dor epigástrica e interescapular, não são incomuns. Apresentações atípicas são mais comuns em idosos, mulheres e diabéticos, podendo apresentar-se como fadiga, dispneia ou síncope.
- Realizar eletrocardiograma (ECG) até 10 minutos após a chegada ao hospital em todo paciente com suspeita de síndrome coronariana aguda.
- Considerar registro de derivações adicionais como V7-V8 ou V3R-V4R na suspeita de infartos dorsais e de ventrículo direito, respectivamente.

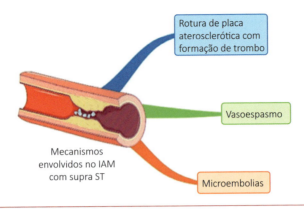

Figura 4.1 – Mecanismos envolvidos no IAM com supra ST.

- Para avaliação do eletrocardiograma, sugerimos os critérios utilizados pela quarta definição universal de infarto (Figura 4.2):
  - ponto J = ponto entre o fim do QRS e o início do segmento ST (na ausência de hipertrofia de VE ou bloqueio de ramo);
  - nova elevação do segmento ST, medida no ponto J, ≥ 1 mm em pelo menos duas derivações contíguas, com exceção de V2 e V3;
  - em V2 e V3 o critério depende do gênero e da idade do paciente (Figuras 4.3 e 4.4):
    - se mulher: ≥ 1,5 mm;
    - se homem ≥ 40 anos: ≥ 2 mm;
    - se homem < 40 anos: ≥ 2,5 mm;

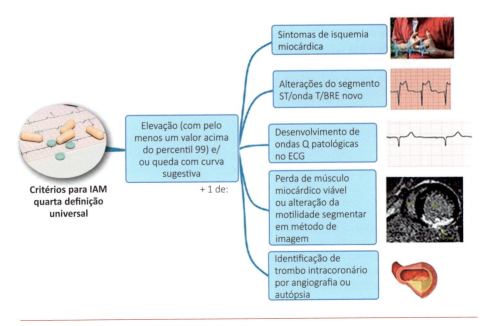

Figura 4.2 – Critérios para IAM – 4ª definição universal.

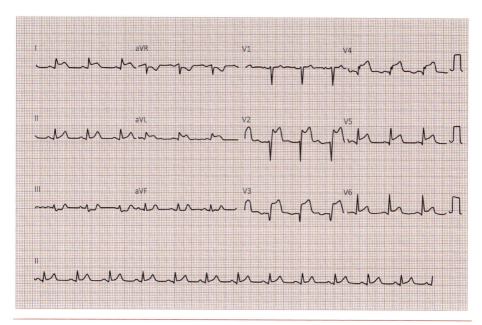

Figura 4.3 – Exemplo de supra de ST que preenche critério para evento agudo.

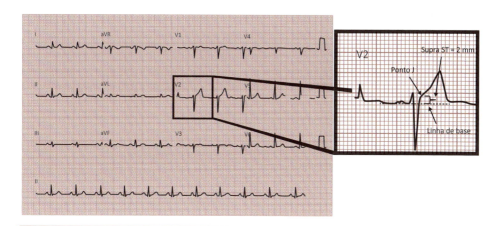

Figura 4.4 – Exemplo de supra de ST de 2 mm em paciente masculino de 30 anos que veio para consulta rotineira no ambulatório. Não preenche critério para supra isquêmico. Imagem retirada do nosso *Manual de Eletrocardiografia Cardiopapers*.

- esta observação de V2 e V3 é bastante importante, já que não é raro observarmos nestas derivações um supra de ST discreto, usualmente com concavidade superior, em pacientes ambulatoriais assintomáticos;
- em V3R, V4R, V7 e V8, considerar elevação do segmento ST, medida no ponto J ≥ 0,5 mm;
- bloqueio de ramo esquerdo ou direito novos, dentro de um contexto clínico sugestivo, indica maior probabilidade de infarto agudo do miocárdio associada à oclusão coronária. No caso de bloqueio de ramo direito, o supra de ST costuma ser bem visualizado.

- Iniciar monitoração eletrocardiográfica pela possibilidade de arritmias ventriculares e colher exames de bioquímica e marcadores de necrose miocárdica. Não aguardar o resultado dos marcadores para iniciar a terapêutica.
- O ecocardiograma (ECO) pode ser útil nos casos em que há dúvida sobre a origem da dor. A presença de alterações segmentares diante de um quadro de dor torácica aguda sugere isquemia. O ECO também pode ajudar no diagnóstico diferencial com dissecção de aorta, derrame pericárdico ou embolia pulmonar.

Fatores de mau prognóstico no IAM com supra de ST	
• Infarto prévio	• Baixo peso
• Idade avançada	• Killip II-IV
• Diabetes	• Taquicardia
• Tabagismo	• Hipotensão
• Infarto de parede anterior	

Estratificação de risco

- Devido à velocidade com que a terapia de reperfusão é administrada nos pacientes com infarto com supra de ST, a utilidade clínica dos escores nas decisões terapêuticas na sala de emergência é limitada. No entanto, eles fornecem boa informação prognóstica, que tem utilidade no período pós-reperfusão.

Estratificação de risco – Síndrome coronariana aguda com supra de ST – TIMI *Risk*

- Idade ≥ 75 anos (3 pontos).
- Idade de 65 a 74 anos (2 pontos).
- História de diabetes *mellitus* (DM), hipertensão arterial sistêmica (HAS) ou angina (1 ponto).
- Pressão arterial sistêmica (PAS) < 100 (3 pontos).
- Frequência cardíaca (FC) > 100 (2 pontos).
- Classes Killip II-IV (2 pontos).
- Peso < 67 kg (1 ponto).
- Supra de ST na parede anterior ou BRE (1 ponto).
- Tempo até terapia de reperfusão > 4 horas (1 ponto).

Total de 14 pontos

Mortalidade em 30 dias
0 pt: 0,9%	3 pts: 4,9%	6 pts: 16%
1 pts: 2,0%	4 pts: 9,2%	7 pts: 18%
2 pts: 2,4%	5 pts: 10,7%	8 pts: 32,2%

Terapia de reperfusão

- A terapia de reperfusão está indicada a todos os pacientes com história de dor torácica com até 12 horas do início dos sintomas na presença de supra de ST persistente ou bloqueio de ramo esquerdo novo. . Devido à dificuldade em afirmar se o BRE é novo quando o primeiro ECG na unidade de emergência já apresenta bloqueio de ramo esquerdo (na maioria das vezes é preexistente) e também ao fato do BRE dificultar a identificação eletrocardiográfica do IAM, pacientes com BRE e sintomas sugestivos de isquemia devem ser encaminhados precocemente para a cinecoronariografia.
- Pode-se considerar a terapia de reperfusão nos casos em que há evidência clínica ou eletrocardiográfica de isquemia, mesmo quando o início dos sintomas for maior que 12 horas, entre 12-48 horas.

Trombolíticos vs. angioplastia

- Angioplastia primária é o tratamento de escolha, quando possível.
- Diversos estudos randomizados têm mostrado melhora da sobrevida e menor taxa de sangramento intracraniano e infarto recorrente em favor da angioplastia.
- O tempo entre o diagnóstico do IAM com supra ST e a passagem do fio guia na lesão culpada deve ser idealmente < 60 minutos em hospital com disponibilidade de serviço de hemodinâmica. Este tempo não deve exceder 120 minutos se o paciente for encaminhado de hospitais sem hemodinâmica (contando a transferência + a realização do procedimento). Quanto mais precoce for, melhor o desfecho.
- O tratamento com fibrinolítico está indicado quando não há possibilidade de angioplastia primária em tempo adequado e na ausência de contraindicações absolutas. Quando houver contraindicação relativa, o risco × benefício deve ser avaliado de forma individualizada.

Estou em um local sem disponibilidade de serviço de hemodinâmica e recebi um paciente com IAM com supra de ST: como decidir entre transferência para centro com hemodinâmica ou uso de trombolítico?

- Nesse caso, o primeiro ponto a ser avaliado é se o paciente possui contraindicação absoluta ao trombolítico. Caso sim, o uso deste tipo de medicação não pode ser cogitado e o paciente terá que ser transferido. Caso não haja contraindicação absoluta, é importante estimar-se o tempo entre o diagnóstico do IAM com supra de ST e a passagem do fio-guia no hospital terciário. Se este tempo for inferior a 120 minutos, dá-se preferência pela transferência. Se for superior, a tendência é trombolisar o paciente (Figura 4.5).
    - p. ex., recebi paciente com IAM com supra de ST anterior em serviço sem hemodinâmica. No momento, 2 h de duração de dor. Serviço mais próximo com disponibilidade de hemodinâmica fica a 3 h de viagem de carro. Como não há possibilidade de realizar a angioplastia no outro serviço em menos de 120 minutos, está indicado o uso de trombólise, considerando que não haja contraindicações absolutas.

- Sendo optado pela infusão de trombolítico, o tempo recomendado entre o diagnóstico do IAM com supra de ST e o início da medicação deve ser inferior a 10 minutos.
- Preferir agentes fibrinoespecíficos como o tenecteplase (Metalyse®) e o alteplase (Actilyse®).
- Avaliar após 60-90 min do início da infusão da droga (Figura 4.6).
- Mesmo que a trombólise tenha critérios de sucesso, é recomendada a transferência para coronariografia de rotina nas primeiras horas após o atendimento. A diretriz europeia de 2017 recomenda que o paciente seja encaminhado ao cateterismo após 2 a 24 horas da fibrinólise bem-sucedida. O estudo TRANSFER-AMI randomizou pacientes com IAM com supra de ST atendidos em hospitais sem disponibilidade para angioplastia primária, para duas estratégias: trombólise seguida por transferência imediata do paciente nas primeiras 6 horas para realização do cateterismo *versus* trombólise seguida por transferência do paciente conforme a rotina do hospital ou em caso de necessidade de angioplastia de resgate. Houve redução de 36% da composição de morte, reinfarto, isquemia recorrente, insuficiência cardíaca ou choque cardiogênico em 30 dias no grupo da transferência imediata. O estudo STREAM-AMI demonstrou que, entre pacientes com IAM com supra de ST que se apresentam precocemente ao hospital (até 3 horas do início dos sintomas), não houve diferença de morte, reinfarto, insuficiência cardíaca ou choque cardiogênico em 30 dias entre tratar o paciente com angioplastia primária ou com trombólise seguida por transferência para o cateterismo entre 6 e 24 horas após fibrinólise (Tabela 19.1).

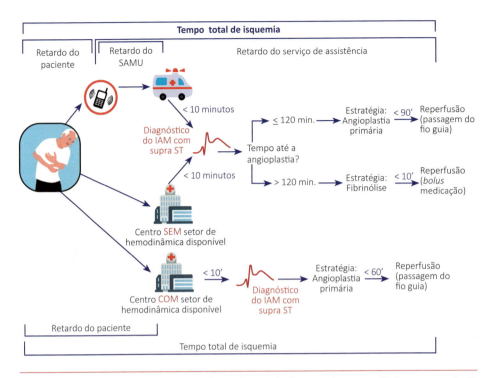

Figura 4.5 – Decisão em relação à melhor forma de reperfusão no paciente com IAM com supra de ST. Adaptado de: 2017 *ESC Guidelines for the management of acute myocardial infarction in patients presenting with ST-segment elevation*.

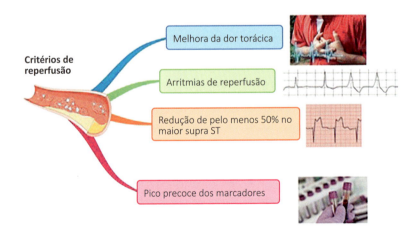

Figura 4.6 – Como saber se o trombolítico reperfundiu a artéria? Persistência da dor e/ou do supra de ST são critérios que indicam a necessidade de transferência do paciente com urgência para angioplastia de resgate em um centro terciário.

Capítulo 4 – Síndrome Coronariana Aguda com Supradesnivelamento do Segmento ST

Tabela 4.1 – Contraindicações ao uso dos trombolíticos nas síndromes coronárias agudas

Absolutas	• Sangramento intracraniano prévio ou AVC de origem desconhecida • Neoplasia do sistema nervoso central • Sangramento ativo (exceto menstruação) • Acidente vascular cerebral isquêmico nos últimos 3 meses • Trauma importante em rosto ou cabeça ou cirurgia maior nos últimos 3 meses • Malformação arteriovenosa (MAV) cerebral conhecida • Dissecção aguda de aorta
Relativas	• Punções em locais não compressíveis nas últimas 24 horas (punção lombar, biópsia hepática ou renal etc.) • Acidente vascular isquêmico há mais de 3 meses • Gestação ou primeira semana no pós-parto • Uso de anticoagulantes orais • Sangramento interno recente (< 4 semanas) • Ressuscitação prolongada • Hipertensão refratária (PAS > 180 mmHg e/ou PAD > 110 mmHg) • Úlcera péptica ativa • Ressuscitação cardiopulmonar traumática ou superior a 10 minutos • Cirurgia nas últimas 3 semanas • Endocardite infecciosa • Doença hepática avançada • Uso há mais de 5 dias ou alergia à estreptoquinase (contraindicação exclusiva para a estreptoquinase)

Adaptado de: 2017 ESC Guidelines for the management of acute myocardial infarction in patients presenting with ST-segment elevation e das diretrizes brasileiras de IAM com supra de ST de 2015.

Observação

- Há certas divergências entre as diretrizes sobre as contraindicações absolutas e relativas ao uso dos trombolíticos. Por exemplo, na diretriz brasileira o AVCi é contraindicação absoluta quando ocorreu há menos de 3 meses, já na europeia o tempo é de 6 meses. Punções em locais não compressíveis nas últimas 24 h são consideradas contraindicações absolutas na europeia e relativas na brasileira e o sangramento gastrointestinal no último mês também é contraindicação absoluta na europeia e relativa na brasileira.

O que fazer com o paciente que chega com infarto com supra de ST já em fase subaguda (> 12 horas)?

- Não há benefício do uso de trombolíticos após 12 horas do início dos sintomas (estudo LATE). O maior benefício em mortalidade do seu uso é até 3 horas, com um benefício mais discreto quando utilizado entre 3 e 6 horas (estudo GISSI). Se com mais de 12 horas do início dos sintomas, a "hipótese da artéria aberta" postulava que a recanalização mecânica tardia poderia prevenir a expansão do infarto, a instabilidade elétrica e aumentaria o fluxo de colaterais para outros territórios. Porém, isso não foi comprovado em estudos posteriores como o OAT *Trial* (pacientes com artéria ocluída relacionada ao infarto e apresentação entre 3 e 28 dias após o evento agudo), que avaliou pacientes assintomáticos com apresentação tardia do IAM. Assim, se o paciente se apresenta com evolução > 12 horas, com quadro clínico e elétrico estável, a avaliação com cateterismo pode ser realizada de forma eletiva, como no IAM sem supradesnivelamento de ST. Caso o paciente tenha evolução > 12 horas mas ainda esteja sintomático (dor anginosa, instabilidade hemodinâmica ou elétrica), deve ser considerada a indicação para cateterismo com angioplastia primária. Apesar dessas observações, a diretriz europeia de 2017 sugere considerar a angioplastia primária mesmo em pacientes estáveis, que se apresentam entre 12 e 48 horas após o IAM com supradesnivelamento do segmento ST (IIa-B) baseado nos resultados do estudo BRAVE 2.

Ao receber um paciente com IAM com supra de ST em um hospital sem disponibilidade de cateterismo, o que fazer? Trombolisar ou transferir para um centro terciário?

- Se o tempo entre o diagnóstico do IAM com supra de ST e a passagem do fio guia na hemodinâmica for estimado em menos de 2 horas, transferir o paciente. Caso contrário, optar por trombólise, principalmente se o paciente chegar nas primeiras 2 ou 3 horas de início dos sintomas, período no qual a eficácia do trombolítico é melhor.

 Há benefício comprovado de se usar a via radial como acesso vascular do cateterismo em pacientes com IAM com supra de ST?

- Sim! No estudo Matrix, o acesso radial diminuiu o risco relativo para mortalidade em 38%, sangramento maior em 33% e a incidência de insuficiência renal aguda em 13% quando comparado ao acesso femoral. Portanto, a via radial, em centros com experiência, deve ser a primeira opção por reduzir sangramentos maiores, complicações vasculares e mortalidade, quando comparada ao acesso femoral nos pacientes com síndrome coronariana aguda.

 Na fase aguda (cateterismo de emergência), devo tratar apenas a lesão culpada pelo IAM ou ser mais agressivo e intervir também sobre as outras lesões significantes?

- Na fase aguda, a prioridade é tratar a lesão culpada. Porém, existem evidências que suportam a indicação de abordagem das lesões residuais não culpadas, mesmo em pacientes estáveis, no mesmo procedimento ou durante a internação e/ou logo após a alta, como no estudo COMPLETE. Assim, para tratar as lesões residuais existem três estratégias possíveis: tratar todas as lesões (culpadas e não culpadas) no mesmo procedimento (estudo Culprit); tratar a lesão culpada e na mesma internação, antes da alta, abordar as lesões residuais (estudos PRAMY e DANAMY 3); tratar a lesão culpada e ambulatorialmente estratificar as demais lesões e abordá-las eletivamente. Testes não invasivos indutores de isquemia ou FFR podem ser usados para determinar a necessidade de revascularização das artérias não culpadas.
- Dos trabalhos comentados anteriormente, o mais relevante é o estudo COMPLETE, publicado no NEJM em 2019, que randomizou 4.041 pacientes para revascularização completa de forma estagiada (não no mesmo procedimento da abordagem da lesão culpada) durante a internação ou até 45 dias após a alta para lesões ≥ 70% ou de 50-69% se FFR < 0,8, ou para o tratamento apenas da lesão relacionada ao IAM com supra. No grupo da revascularização completa houve redução de 26% no desfecho primário de morte cardiovascular ou novo IAM (NNT = 37) no seguimento de 3 anos. Após este estudo a abordagem das lesões não culpadas no IAM com supra adquiriu melhor nível de evidência, reforçando a recomendação de intervir nas lesões maiores ou iguais a 70% durante a internação ou logo após a alta. Entretanto, é importante ressaltar que os pacientes do COMPLETE eram relativamente jovens (mediana próxima de 60 anos), apenas 2% com DRC e baixa complexidade anatômica (Syntax mediano de 16). Portanto, devemos avaliar com cautela o resultado do estudo e sua extrapolação para todos os pacientes com IAM com supra, como num paciente de 83 anos, com funcionalidade reduzida, DRC estágio IV e lesão calcificada em CD de 70%, sem sintomas, a opção pelo tratamento medicamentoso otimizado sem a intervenção percutânea provavelmente seria a melhor opção.

 No IAM com supra de ST associado a choque cardiogênico, devo abrir apenas a artéria culpada ou fazer revascularização completa?

- São muitos os racionais teóricos que suportam a revascularização imediata de todas as lesões graves em um paciente infartado, principalmente quando em choque cardiogênico. O argumento mais plausível é que em tese melhoraríamos a perfusão miocárdica global e, consequentemente, a função cardíaca. Por outro lado, tratar todas as lesões implica alguns outros riscos: isquemia adicional (durante a manipulação), aumento do volume de contraste utilizado e maior risco de nefropatia, etc. Os resultados recentes do estudo Culprit-Shock mostraram que a composição de morte ou insuficiência renal aguda com necessidade de hemodiálise em 30 dias foi reduzida em 17% no grupo que tratou apenas a lesão culpada, quando comparado ao grupo que teve todas as lesões graves tratadas. Não houve, ainda, diferença no tempo até a estabilização hemodinâmica do paciente, necessidade de drogas vasoativas, nível de troponina e risco de AVC ou sangramento.
- Portanto, o recomendado atualmente é que seja tratada de forma rotineira apenas a lesão culpada em pacientes com IAM e choque cardiogênico.

Capítulo 4 – Síndrome Coronariana Aguda com Supradesnivelamento do Segmento ST

 Qual *stent* usar em pacientes com IAM com supra de ST?

- *Stents* farmacológicos, quando possível, devem ser a primeira opção. Quando comparados aos *stents* não farmacológicos nos pacientes com infarto com supra, os *stents* farmacológicos reduzem de forma significativa a incidência de reintervenções sem aumentar a taxa de complicações.

  - A aspiração de trombo rotineira não é mais recomendada em casos de IAM com supra (classe III). Nos grandes estudos TASTE e TOTAL, não houve benefício significativo de desfechos clínicos com a aspiração de trombo rotineira, além de ter sido notado um risco aumentado de complicações neurológicas. É importante ressaltar que em casos selecionados, com alta carga trombótica, a tromboaspiração se associa à menor incidência de morte cardiovascular e pode ser recomendada a critério do hemodinamicista.
  - A cirurgia de revascularização miocárdica é uma opção pouco utilizada no tratamento dos pacientes com infarto com supra de ST, tendo como principais indicações a falha na fibrinólise ou na angioplastia primária, ou complicações mecânicas com repercussão hemodinâmica.

Tratamento

Medidas gerais

- Internação em unidade coronariana.
- Monitoração eletrocardiográfica contínua.
- Acesso venoso periférico.
- Prover O_2 suplementar em pacientes com congestão pulmonar ou hipoxemia (saturação < 90%). Iniciar com cateter nasal de O_2 2 a 4 L/min.
- Se houver dor torácica refratária ao uso de nitratos (vide a seguir), considerar morfina intravenosa (IV) de 1 a 5 mg. A medicação pode ser repetida a cada 5 ou 10 minutos. Evitar em casos de náuseas e vômitos. Ter cuidado nos casos de hipotensão e infarto de VD.
- O uso de morfina deve ser evitado, na medida do possível, já que estudos recentes sugerem que a medicação pode interferir na absorção e ação dos antiplaquetários (inibidores da P2Y12 como clopidogrel)
- Não administrar anti-inflamatórios não esteroides (AINE) e descontinuar nos casos de uso crônico.

Nitratos

- Indicações – hipertensão arterial, congestão pulmonar, isquemia persistente.
- Dinitrato de isossorbida – 5 mg sublingual – administrar até três doses separadas por 5 minutos.
- Nitroglicerina (Tridil® 5 mg/ml, ampolas de 5 e 10 ml) iniciar com 10 μg/min e ir aumentando até o controle dos sintomas e da pressão arterial. Sugestão diluir 1 ampola de 50 mg (10 ml) em 240 ml de Dextrose a 5% (soro glicosado) ou Cloreto de sódio a 0,9% e iniciar a 5 ml/h.
- Contraindicações – PAS < 100 mmHg, uso de sildenafila nas últimas 24 horas ou tadalafila nas últimas 48 horas, suspeita clínica ou eletrocardiográfica de comprometimento do ventrículo direito.

Antiplaquetários

Aspirina

- Indicada a todos os pacientes com infarto com supra independentemente do tratamento (angioplastia, fibrinólise ou ausência de terapia de reperfusão).
- Na admissão: 200 a 300 mg, via oral, macerados.
- Manutenção: 100 mg, via oral/dia.
- Contraindicações: alergia comprovada, sangramento digestivo ativo, doença hepática grave, coagulopatia.
- ISIS-2 *Trial* mostrou benefício da associação entre aspirina e estreptoquinase (SK).

- Um inibidor do P2Y12 (clopidogrel, prasugrel ou ticagrelor) deve ser associado ao AAS em todos os pacientes e mantido idealmente por 1 ano.

Clopidogrel

- Apresentação: comprimidos de 75 mg.
- Indicado a todos os pacientes com infarto com supra. Único dos inibidores P2Y12 estudado para uso durante a terapia fibrinolítica. Após aproximadamente 12 horas da fibrinólise, o uso do ticagrelor foi não inferior ao clopidogrel em relação aos sangramentos maiores (TREAT *Study*).
- Angioplastia:
  - Ataque: 300 a 600 mg, via oral, na admissão.
  - Manutenção: 75 mg, via oral/dia.
- Fibrinólise:
  - Dose de ataque: 300 mg se < 75 anos; sem ataque se > 75 anos.
  - Manutenção: 75 mg, via oral/dia.
- CLARITY *Trial*: pacientes < 75 anos, início dos sintomas < 12 horas; 99,7% tratados com fibrinólise foram randomizados para clopidogrel ou placebo. Na análise de 30 dias no grupo clopidogrel houve redução de desfecho combinado de morte, infarto, isquemia e redução de 20% nas taxas de revascularização de emergência. Baixas taxas de sangramento em ambos os grupos.
- Sem terapia de reperfusão:
  - Dose de ataque: 300 mg.
  - Manutenção: 75 mg, via oral/dia.

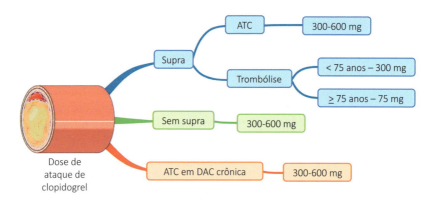

Figura 4.7 – Dose de ataque do clopidogrel em diferentes situações.

Prasugrel

- Apresentação: comprimidos 5 e 10 mg, nome comercial Effient®.
- Indicado para os pacientes com infarto com supra nos quais se planeja uma intervenção coronária percutânea (angioplastia primária). Administrar apenas após definição da anatomia coronária no cateterismo.
- Maior inibição plaquetária e início de ação mais rápido (30 minutos) quando comparado ao clopidogrel.
- Maior benefício nos pacientes diabéticos e no infarto agudo do miocárdio (IAM) com supra.
- Contraindicações: > 75 anos, < 60 kg, passado de AVC/AIT, pois trata-se de um grupo com maior risco de sangramento.
- Angioplastia:
  - Ataque: 60 mg via oral, na admissão.
  - Manutenção: 10 mg via oral/dia.
- Sem terapia de reperfusão:
  - Dose de ataque: 60 mg se < 75 anos.
  - Manutenção: 10 mg, via oral/dia.

Ticagrelor

- Apresentação: comprimidos de 90 mg, nome comercial Brilinta®.
- Indicado a todos os pacientes com infarto com supra não submetidos à fibrinólise. Pode ser utilizado após a fibrinólise no lugar do clopidogrel, sem aumento significativo nos sangramentos maiores (TREAT *Study*).
- Antiplaquetário de efeito reversível (diferente de clopidogrel e prasugrel).
- Mostrou redução de mortalidade e de reinfarto comparado ao clopidogrel no estudo PLATO.
- Contraindicações: hemorragia ativa, acidente vascular cerebral hemorrágico (AVCH) a qualquer tempo, hepatopatia, hemodiálise, uso de inibidores do CYP3A4 (ritonavir, atazanavir, claritromicina e cetoconazol).
- Precaução em pacientes com bradiarritmias ou tendência a bradicardia e com antecedente de DPOC/asma (o medicamento pode induzir broncoespasmo).
- Angioplastia:
  - Ataque: 180 mg, via oral, na admissão.
  - Manutenção: 90 mg, via oral, duas vezes ao dia.
- Sem terapia de reperfusão:
  - Dose de ataque: 180 mg, via oral, na admissão.
  - Manutenção: 90 mg, via oral, duas vezes ao dia.

Que inibidor P2Y12 usar?

- As diretrizes recomendam usar ticagrelor ou prasugrel em preferência ao clopidogrel já que os estudos PLATO e TRITON, respectivamente, mostraram benefícios dos antiplaquetários mais potentes. A escolha entre ticagrelor e prasugrel deve ser individualizada.

Antagonistas dos receptores glicoproteicos IIb/IIIa

- Não são indicados de forma rotineira aos pacientes com infarto agudo do miocárdio com supra de ST.
- Seu uso deve ser considerado (a critério do hemodinamicista) em pacientes com fluxo lentificado após a angioplastia (*slow or no reflow*), alta carga trombótica ou outras complicações trombóticas, além de pacientes com vômitos ou que não receberam terapia antiplaquetária antes da angioplastia.
- As evidências são maiores com abciximab nos pacientes com infarto com supra.
- Abciximab (ReoProTM 2 mg/ml) – dose inicial – 0,25 mg/kg, via intravenosa, em *bolus*. Manutenção – 0,125 µg/kg/min (máximo de 10 µg/min), via intravenosa, por 12 horas. No momento não está disponível no Brasil.
- Estudo ADMIRAL: abciximab administrado imediatamente antes do implante de *stent* em pacientes com supra. Houve redução do desfecho composto (óbito, infarto e necessidade de revascularização) em 30 dias e 6 meses.
- Tirofiban (Agrastat® 0,25 mg/ml- ampola de 50 ml) dose inicial – 25 µg/kg, via intravenosa, ao longo de 3 minutos.
- Manutenção – 0,15 µg/kg/min, via intravenosa, nos estudos pós-ATC primária foram usados por até 18 horas (alguns serviços usam por 24 horas).
- Sugestão: diluir 1 ampola em 200 ml de solução salina a 0,9% ou soro glicosado a 5%.
- Reduzir dose em 50% para *clearance* de Cr < 30 ml/min.
- A dose inicial (ataque), tanto do abciximab quanto do tirofiban, pode ser administrada por via intracoronária. No entanto, não há diferença de eventos duros entre as vias endovenosa e intracoronária.

Fibrinolíticos

Estreptoquinase
- Dose de 1.500.000 UI diluídas em 100 ml de SF a 0,9% ou SG a 5%, IV, em 30-60 minutos.
- Infundir em acesso exclusivo. Obter outro acesso para infusão de soro ou outras medicações, se necessário.
- Contraindicada nos casos de infusão prévia.
- Podem ocorrer reações alérgicas importantes.
- Hipotensão: lentificar a infusão, Trendelenburg, eventualmente expansão com soro fisiológico.

Alteplase (t-PA) – Actilyse®
- 15 mg, IV, em *bolus*, 0,75 mg/kg, IV, em 30 minutos, após 0,5 mg/kg, IV, em 60 minutos (não exceder a dose total de 100 mg).
- Reconstituição da solução: dissolver o conteúdo de um frasco de alteplase liofilizado (50 mg) com 50 ml de diluente em condições assépticas, para obter uma concentração final de 1 mg de alteplase por ml. Para se obter a concentração final de 1 mg de alteplase por ml após a reconstituição, todo o diluente deve ser injetado no frasco que contém alteplase liofilizada, utilizando a cânula de transferência que está incluída na embalagem do produto. A solução reconstituída deve, então, ser administrada por via intravenosa como descrito anteriormente. A solução reconstituída pode ser diluída ainda mais em solução salina fisiológica estéril (0,9%). Não usar soro glicosado ou água destilada. Não deve ser administrado concomitantemente com outras drogas, nem no mesmo frasco de infusão, nem através do mesmo acesso venoso (nem mesmo com heparina).
- GUSTO *Trial* comparou t-PA + heparina não fracionada (HNF) *versus* SK, mostrando menor mortalidade com t-PA, mas à custa de maior número de AVC.

Tenecteplase (TNK-tPA) – Metalyse®
- Dose única em *bolus*: 30 mg < 60 kg; 35 mg 60-70 kg; 40 mg 70-80 kg; 45 mg 80-90 kg; 50 mg > 90 kg.
- Apresentação em seringa pronta para aplicação e graduada.
- Redução de mortalidade equivalente à da t-PA, porém com menos sangramento.
- Facilidade de administração, permitindo o uso pré-hospitalar.

Critérios de reperfusão
- Redução do supra > 50% após 60 ou 90 minutos do início da infusão.
- Melhora da dor.
- Arritmias de reperfusão.
- Pico precoce de marcadores de necrose miocárdica.

Antitrombóticos

Heparinas
- Indicadas a todos os pacientes com infarto com supra.
- Angioplastia
  - HNF: dose inicial de 100 U/kg (60 U/kg se associados a antagonistas dos receptores glicoproteicos IIb/IIIa), via intravenosa, em *bolus*, na sala de hemodinâmica. Ajustar dose para manter TCA de 250-350 s; 200-300 s nos casos associados com antagonistas dos receptores glicoproteicos IIb/IIIa.
- Fibrinólise – Enoxaparina
  - Pacientes < 75 anos: *bolus*, EV, 30 mg. Iniciar, após 15 minutos, 1 mg/kg, SC, de 12/12 h, até alta hospitalar (máximo de 8 dias). Não ultrapassar 100 mg para as duas primeiras doses.
  - Pacientes > 75 anos: não fazer o *bolus*. Iniciar 0,75 mg/kg, SC, de 12/12 h (máximo de 75 mg para as duas doses iniciais).
- *Clearance* < 30 ml/min: não fazer *bolus*; 1 mg/kg, uma vez ao dia.
- ASSENT-3 *Trial*: HBPM associada a TNK por, no máximo, 7 dias, reduziu o risco de internação por reinfarto e a persistência de isquemia durante a internação, quando comparada à HNF.
- ExTRACT-TIMI: mais de 20 mil pacientes tratados com fibrinolítico foram randomizados para enoxaparina durante a internação *versus* HNF por 48 horas. Redução significativa de 17% no desfecho primário (óbito ou reinfarto em 30 dias) a favor da enoxaparina. Aumento significativo de sangramentos maiores, porém sem aumento de sangramento intracraniano. Não houve diferença quanto ao fibrinolítico utilizado.
- Indicada para uso com todos os fibrinolíticos, inclusive estreptoquinase.
- Heparina não fracionada: em *bolus* 60 U/kg, máximo de 4.000 U. Manutenção de 12 U/kg, máximo de 1.000 U/h durante 24 ou 48 horas. Manter TTPA 50-70 (dosar a cada 6 horas).
- Sem terapia de reperfusão:
  - Doses semelhantes às de pacientes submetidos à fibrinólise.
- Inibidores diretos da trombina
- Bivalirudina: não disponível no Brasil.

Anti-isquêmicos

Betabloqueadores

- Indicados para todos os pacientes com infarto com supra que não apresentem contraindicações.
- Doses:
  - propranolol – dose inicial – 20 mg, via oral, de 8/8 h;
  - atenolol – dose inicial – 25 mg, via oral, a cada 24 h;
  - metoprolol – dose inicial – 25 mg, via oral, uma vez ao dia;
  - carvedilol – dose inicial – 3,125 a 6,25 mg, via oral, de 12/12 h;
  - bisoprolol – dose inicial 1,25 a 2,5 mg, uma vez ao dia.
- Contraindicações: FC < 60, PAS < 100, PR > 240 ms, bloqueio atrioventricular (BAV) de segundo ou terceiro grau, história de asma ou doença pulmonar obstrutiva crônica (relativas), disfunção ventricular grave e Killip II-IV (não utilizar na fase aguda < 24-48 horas, podendo considerar o seu início em baixas doses após estabilização clínica).
- Ajustar a dose até atingir FC de 50 a 60 batimentos por minuto (bpm).
- O uso de betabloqueadores é indicado a pacientes de baixo risco para choque cardiogênico e, nesse caso, deve ser iniciado nas primeiras 24 horas, por via oral.
- Reservar o uso intravenoso aos pacientes que apresentem hipertensão arterial ou taquiarritmias, na ausência de disfunção ventricular importante.
- Estudos TIMI IIB e GUSTO-I não mostraram benefício na utilização de betabloqueadores intravenosos na fase aguda do IAM.
- COMMIT/CCS-2: mais de 40 mil pacientes foram avaliados para metoprolol 15 mg EV + 200 mg VO/dia *versus* placebo, iniciado com < 24 horas de evolução. Não houve diferença de desfecho composto (morte, reinfarto, PCR). Houve aumento de choque cardiogênico no grupo metoprolol. O resultado foi interpretado como falha de seleção dos pacientes que não deveriam receber betabloqueador na fase aguda, como os pacientes hipotensos e com sinais de disfunção ventricular.
- Mesmo que um paciente não seja candidato ao uso de betabloqueadores na fase precoce do infarto, reavaliar o uso na prevenção secundária.

Antagonistas dos canais de cálcio

- Indicação: pacientes que apresentem contraindicação específica para o betabloqueador (broncoespasmo, isquemia crítica de membros).
- Doses:
  - diltiazem – dose inicial – 30 mg, VO, de 8/8 h;
  - verapamil – dose inicial – 80 mg, VO, de 8/8 h.
- Contraindicações – PR > 0,24 s, BAV de segundo ou terceiro grau sem marca-passo implantado, FC < 50 bpm, PAS < 90 mmHg, sinais de disfunção de ventrículo esquerdo.
- São eficazes no controle dos sintomas anginosos. Não reduzem mortalidade nem reinfarto.

Inibição do sistema renina-angiotensina-aldosterona

Inibidores da enzima de conversão da angiotensina (IECA)

- Indicação: para todos os pacientes com infarto com supra que não apresentem contraindicações.
- Dose:
  - captopril – dose inicial – 12,5 mg, via oral, de 8/8 h;
  - enalapril – dose inicial – 2,5 mg, via oral, de 12/12 h;
  - ramipril – dose inicial – 2,5 mg, via oral, uma vez ao dia.
- Contraindicações: hipercalemia (> 5,5 mEq/L), estenose de artéria renal bilateral ou unilateral em rim único, gestação, antecedentes de angioedema com uso da medicação, hipotensão arterial sintomática.
- Iniciar uso nas primeiras 24 horas, assim que a pressão arterial estabilizar.
- Progredir até dose-alvo ou maior dose tolerada, principalmente nos pacientes com FE reduzida.
- O uso deve ser por tempo indeterminado nos pacientes diabéticos, renais crônicos e nos casos de disfunção ventricular. Nesses pacientes foi demonstrado maior benefício da medicação.

Bloqueadores dos receptores da angiotensina

- Indicação: pacientes com intolerância aos IECA (tosse seca, angioedema/urticária).
- Dose:
    - losartana – dose inicial – 25 mg, VO, uma vez ao dia;
    - valsartana – dose inicial – 40 mg, VO, uma vez ao dia;
    - candesartana – dose inicial – 4 mg, VO, uma vez ao dia. Pode-se iniciar com doses maiores em pacientes hipertensos.
- Contraindicações: são as mesmas dos IECA.

Antagonistas da aldosterona

- Indicação: FE < 40% e presença de diabetes ou sintomas de ICC, desde que não haja contraindicações.
- Dose: espironolactona – dose inicial – 25 mg, VO, uma vez ao dia.
- Contraindicações: creatinina > 2,5 em homens e > 2,0 em mulheres, K > 5,5.
- Estudo EPHESUS: randomizou mais de 6 mil pacientes com fração de ejeção do ventrículo esquerdo (FEVE) < 40%, do 3º ao 14º dia pós-infarto com supra, para uso de eplerenona *versus* placebo. Todos os pacientes usaram terapia medicamentosa otimizada. Houve redução de mortalidade no grupo eplerenona.

Hipolipemiantes

Estatinas

- Indicação: todos os pacientes com SCA com supra de ST, a não ser que haja contraindicações.
- Doses sugeridas:
    - atorvastatina – 40 a 80 mg ao dia;
    - rosuvastatina – 20 a 40mg ao dia;
    - sinvastatina – 40 mg ao dia.
- As estatinas mais potentes (atorva e rosuvastatina) mostraram benefícios adicionais na redução de desfechos cardiovasculares e, portanto, devem ser as de uso preferencial.
- Contraindicações: hepatopatia descompensada, alergia à medicação.
- A meta terapêutica é LDL < 50 mg/dL (pacientes classificados como Muito Alto Risco de eventos cardiovasculares).
- Deve-se fazer a coleta do perfil lipídico na admissão do paciente, ou até as primeiras 24 horas do evento agudo. Após esse período ocorrem alterações do perfil lipídico, mais comumente aumento dos triglicérides e redução de LDL.
- O início dos hipolipemiantes na internação aumenta a aderência à medicação.
- O estudo PROVE-IT TIMI 22 mostrou que a redução lipídica intensiva reduz eventos cardiovasculares maiores.

Exemplos de prescrição

- Paciente de 60 anos, sexo masculino, 75 kg, com antecedente pessoal de dislipidemia e história familiar positiva para DAC precoce (irmão com IAM aos 40 anos), chegou ao pronto-socorro com quadro de dor precordial em aperto, irradiada para o membro superior esquerdo, iniciada em repouso há 45 minutos, sem melhora após uso de dinitrato de isossorbida. Exame físico mostrou palidez cutânea e diaforese, PA 130 × 90 mmHg, FC 84 bpm e ausculta pulmonar e cardíaca sem alterações. ECG com supra de ST de V1 a V4. O hospital dispõe de serviço de hemodinâmica 24 horas. Na admissão, recebeu AAS 300 mg macerado e ticagrelor 180 mg e foi encaminhado para a sala de hemodinâmica, onde recebeu HNF endovenosa. Foi realizada angioplastia de artéria descendente anterior com *stent* farmacológico, com sucesso. Evoluiu estável hemodinamicamente e sem dor, com LDL = 140.

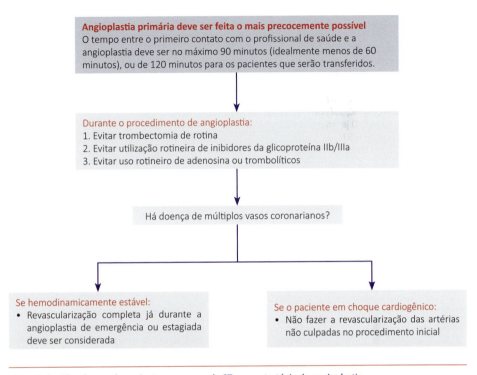

Figura 4.8 – Abordagem do paciente com supra de ST com estratégia de angioplastia.

Exemplo de prescrição – SCASST pós-CATE

- Dieta oral hipossódica.
- Enoxaparina 40 mg, SC, uma vez ao dia.
- AAS 100 mg, VO, após o almoço.
- Ticagrelor 90 mg, VO, de 12/12 h.
- Bisoprolol 2,5 mg VO uma vez ao dia.
- Enalapril 2,5 mg, VO, de 12/12 h.
- Atorvastatina 80 mg, VO, às 22 h.
- Isordil 5 mg de SL a critério médico.
- Cateter de O_2 2-4 L/min caso saturação < 90%.
- Repouso no leito:
  – Após a chegada na UTI/UCO se IAM sem complicações e ausência de outras obstruções coronarianas graves, considerar a deambulação a partir do dia seguinte.
- Monitoração eletrocardiográfica contínua.
- Solicitar ecocardiograma. Caso exame sem alterações significativas e paciente com boa evolução clínica, avaliar alta precoce em 3 a 5 dias após o IAM.

- Paciente de 58 anos, sexo feminino, 68 kg, diabética, chega à Unidade de Emergência com quadro de dor epigástrica associada a sudorese, náuseas e vômitos, iniciado há 1 hora. Exame físico: PA 124 × 70 mmHg, FC 100 bpm, MV+ sem RA, RCR 2T, BNF sem sopro. ECG com supra de ST DII, DIII, aVF, V5 e V6. Foram realizados V3R e V4R, V7 e V8, que também evidenciaram supra (SCA com supradesnível do segmento ST inferolaterodorsal e VD) (Figura 4.9). O hospital do primeiro atendimento não dispõe de hemodinâmica e a transferência para um centro com disponibilidade para fazer a angioplastia demoraria > 2 horas. Não apresentava contraindicação à trombólise, tendo sido optado por essa terapia.

Exemplo de prescrição – SCASST – Trombólise
1. Dieta oral zero.
2. Tenecteplase 35 mg, EV, em 5-10 segundos.
3. AAS 200 mg, VO, macerado agora.
4. Clopidogrel 300 mg, VO, agora.
5. Enoxaparina 30 mg, EV, em *bolus*.
6. Enoxaparina 60 mg, SC, 12/12 h – iniciar após 15 minutos do *bolus*.
7. Pantoprazol 40 mg VO jejum
8. Glicemia capilar de 6/6 h.
9. Insulina R, SC, conforme glicemia capilar.
10. Cateter de O_2 2-4 L/min se saturação de O_2 < 90%.
11. Repouso absoluto no leito.
12. Monitoração eletrocardiográfica contínua.
13. Solicitado cateterismo e ecocardiograma.

- Sessenta minutos após o término da trombólise foi realizado ECG que mostrou redução completa do supradesnível, com melhora da dor. Programar realização do cateterismo (cineangiocoronariografia) em 2 a 24 horas. Como se mantinha estável, com exame físico normal e sem sinais ou sintomas de insuficiência cardíaca, iniciou estatina, IECA e betabloqueador por via oral nas primeiras 24 horas.

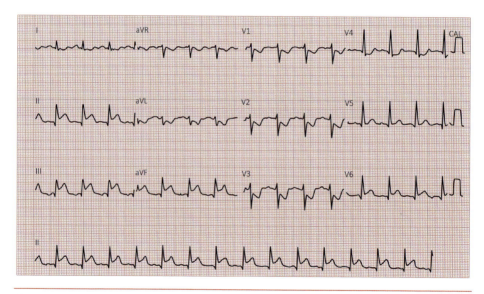

Figura 4.9 – IAM com supra de ST inferolaterodorsal e VD referente ao caso clínico mostrado acima.

Leitura sugerida

- Feres F, Costa RA, Siqueira D, Costa Jr JR, Chamié D, Staico R, et al. Diretriz da Sociedade Brasileira de Cardiologia e da Sociedade Brasileira de Cardiologia Intervencionista sobre Intervenção Coronária Percutânea. Arq Bras Cardiol. 2017;109(1 Supl. 1):1-81.
- Ibanez B, James S, Agewall S, et al. 2017 ESC guidelines for the management of acute myocardial infarction in patients presenting with ST-segment elevation. Eur Heart J. 2018;39(2):119-177.

- Kushner FG, Hand M, Smith SCJ, et al. 2009 focused updates: ACC/AHA guidelines for the management of patients with ST-elevation myocardial infarction (updating the 2004 guideline and 2007 focused update) and ACC/AHA/SCAI guidelines on percutaneous coronary intervention (updating the 2005 guideline and 2007 focused update): a report of the American College of Cardiology Foundation/American Heart Association Task Force on Practice Guidelines. J Am Coll Cardiol. 2009;54:2205-41.
- Mehta SR, Wood DA, Storey RF, et al. Complete revascularization with multivessel PCI for myocardial infarction. N Engl J Med. 2019;381(15):1411–21.
- Overview of the acute management of ST-elevation myocardial infarction. UpToDate. fev 2020.
- Pinto DS, Frederick P, Gibson CM, et al. Benefit of transferring ST-Segment-Elevation myocardial infarction patients for percutaneous coronary intervention compared with administration of onsite fibrinolytic declines as delays increase. Circulation. 2011;124:2512-2512.
- Thygesen T, Alpert JS, Jaffe AS, Chaitman BR, Bax JJ, Morrow DA. Fourth Universal Definition of Myocardial Infarction. Journal of the American College of Cardiology. 2018;72(18.) DOI: 10.1016/j.jacc.2018.08.1038.
- Wong GC, Welsford M, Ainsworth C, et al., for the members of the Secondary Panel. 2019 Canadian Cardiovascular Society/Canadian Association of Interventional Cardiology guidelines on the acute management of ST-elevation myocardial infarction: focused update on regionalization and reperfusion. Can J Cardiol. 2019 Feb;35(2):107-32.

Capítulo 5

Complicações Mecânicas do Infarto Agudo do Miocárdio

Ivson Cartaxo Braga
Fernando Côrtes Remisio Figuinha

Introdução

- O infarto agudo do miocárdico pode gerar complicações arrítmicas e mecânicas, sendo estas associadas a um pior prognóstico.
- As complicações mecânicas geralmente são de aparecimento precoce, usualmente nos primeiros 5 dias após o IAM, com vários casos ocorrendo nas primeiras 48 h após o início dos sintomas do infarto e, em geral, estão associadas à oclusão coronária aguda na ausência de colaterais. São complicações mecânicas secundárias ao infarto: ruptura de parede livre com formação ou não de pseudoaneurisma ventricular, ruptura de septo interventricular, insuficiência mitral aguda (por ruptura ou disfunção do músculo papilar).
- Com o maior uso da intervenção precoce, seja através de trombolíticos, seja através da intervenção percutânea, a incidência de complicações mecânicas tem diminuído nas últimas décadas.
- O diagnóstico correto e precoce é fundamental para definição do tratamento imediato, já que a maioria das complicações mecânicas tem indicação de intervenção cirúrgica. Deve ser pensado em todos pacientes com infarto que evoluem rapidamente para formas graves de insuficiência cardíaca como o edema agudo pulmão e o choque cardiogênico, ou ainda surgimento de sopro novo.
- O ecocardiograma transtorácico e o transesofágico, por sua rapidez na execução e pela facilidade de serem realizados na beira do leito, são ferramentas importantes no diagnóstico das complicações mecânicas. Além do diagnóstico do grau da disfunção ventricular, é possível a identificação de *shunts* interventriculares, quantificação da insuficiência mitral, identificação e localização da ruptura transmural e formação de pseudoaneurisma.

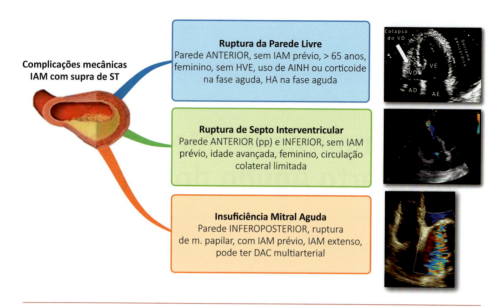

Figura 5.1 – Complicações mecânicas do IAM com supra de ST.

Ruptura da parede livre do ventrículo esquerdo

- É uma complicação grave, por muitas vezes letal.
- Incidência menor que 1% na era pós-reperfusão. Em pacientes que falecem devido a IAM, a incidência é mais elevada, em cerca de 14 a 26%.
- Ocorre em até 5 dias após o IAM em 50% dos casos e em até 2 semanas em 90% dos casos.
- Ocorre mais frequentemente em infartos anteriores ou laterais, e a ruptura costuma acontecer na junção da área lesada com a área normal. Raramente acometem os átrios e o ventrículo direito.

 Fatores de risco – Ruptura da parede livre do VE

- Ausência de circulação colateral ou pacientes sem história prévia ou sintomas de angina.
- Infarto transmural com doença uniarterial.
- Tamanho do infarto: pico de CK-MB acima de 150 UI/L.
- Elevação do segmento ST ou desenvolvimento de onda Q no eletrocardiograma (ECG) inicial.
- Localização anterior do IAM.
- Idade > 70 anos.
- Sexo feminino.
- Ausência de hipertrofia ventricular esquerda (HVE).
- Presença de hipertensão arterial na fase aguda.
- Uso de AINE ou corticoides na fase aguda.
- Uso de agentes fibrinolíticos: incidência parece ser maior quando comparados com pacientes submetidos à intervenção percutânea, principalmente se uso com mais de 14 horas do início dos sintomas. Incidência mais elevada também quando realizado em pacientes acima de 75 anos.

- A incidência é mais baixa naqueles pacientes tratados com angioplastia primária em relação àqueles que foram submetidos a terapia com trombolíticos, principalmente nos casos de reperfusão tardia e em pacientes mais idosos (> 75 anos). Naqueles pacientes que realizam a trombólise mais tardiamente pode acontecer uma aceleração no processo de ruptura, levando a sua ocorrência dentro das 24 h após a trombólise.

- São fatores de risco para ruptura de parede livre: idade avançada (> 70 anos), sexo feminino, primeiro evento coronariano, doença uniarterial com oclusão total, ausência de colaterais, ausência de hipertrofia do VE, grande IAM transmural anterior, reperfusão ineficaz, fibrinólise tardia, presença de hipertensão arterial na fase aguda e uso de AINE ou corticoide na fase aguda. A incidência de ruptura da parede livre do ventrículo esquerdo (VE) é de 0,7% em pacientes reperfundidos até 12 horas, de 0,9% em pacientes reperfundidos após 12 horas (no estudo em questão, tempo médio de 17 horas para o procedimento) e de 3,8% naqueles pacientes que não foram reperfundidos.
- A ruptura pode ocorrer de forma parcial ou completa. No caso de ser completa leva a hemopericárdio agudo, com rápida evolução para parada cardiorrespirátoria em atividade elétrica sem pulso (AESP) e consequentemente morte por tamponamento cardíaco. Em alguns casos a ruptura ocorre de forma parcial e é contida de maneira localizada pelo pericárdio ou pelo tecido fibrótico, evoluindo com a formação de trombo e pseudoaneurisma (Tabela 5.1).

Tabela 5.1 – Qual a diferença entre aneurisma e pseudoaneurisma?

Aneurisma ventricular verdadeiro	*Pseudoaneurisma ventricular*
• Localizado em áreas discinéticas de tecido miocárdico fino • Composto por todas as camadas da parede • Presença de colo largo • Ocasiona insuficiência cardíaca e arritmias cardíacas malignas • Baixo risco de ruptura	• Paredes constituídas por tecido fibroso e pericárdico • Ausência do endocárdio e do miocárdio • Presença de colo estreito • Presença de fluxo no seu interior • Pode conter trombos • Alto risco de ruptura, hemopericárdio e morte

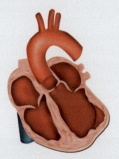 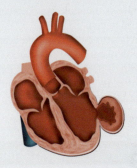

- O ecocardiograma à beira do leito é uma ferramenta diagnóstica importante para identificação do local da ruptura na parede ventricular e no diagnóstico de hemopericárdio com tamponamento.

Quadro clínico – Ruptura da parede livre do VE

- Ruptura completa da parede livre do VE leva geralmente a hemopericárdio e morte por tamponamento cardíaco. Deve-se suspeitar em casos de insuficiência cardíaca súbita e choque, progredindo rapidamente para atividade elétrica sem pulso. Pericardiocentese de emergência pode confirmar o diagnóstico e aliviar temporariamente os sintomas. Ecocardiograma transtorácico pode auxiliar a confirmar o diagnóstico.
- Ruptura incompleta ou subaguda pode ocorrer quando um trombo organizado e o pericárdio contêm a saída de sangue da perfuração ventricular. Pode evoluir com ruptura completa ou com falso aneurisma envolvido pelo saco pericárdico, ou formando um divertículo ventricular. Isso pode se manifestar com dor torácica persistente e recorrente, náuseas, agitação, hipotensão transitória ou alterações eletrocardiográficas de pericardite regional. Pode ser confirmado com ecocardiograma transtorácico.

Manejo – ruptura da parede livre do VE

- A sobrevida depende primariamente do reconhecimento rápido e de terapia imediata.
- Iniciar imediatamente as manobras de ressuscitação cardiopulmonar quando na ausência de pulso, pois a maioria dos pacientes apresentará PCR em AESP.
- A pericardiocentese guiada por ecocardiograma pode ser realizada como medida salvadora em casos excepcionais caso seja visualizado líquido pericárdico.
- Estabilização hemodinâmica inicial pode ser tentada com administração de fluidos, suporte inotrópico, vasopressores ou *bypass* cardiopulmonar percutâneo, se disponível.
- Está indicada cirurgia cardíaca de emergência.

Dica

- Paciente que apresentou infarto com supradesnível com evolução satisfatória inicialmente e que apresenta rápida deterioração hemodinâmica, na ausência de TV ou FV e que evolui para PCR em AESP, considerar o diagnóstico de ruptura de parede livre do VE.

Ruptura do septo interventricular

- Incidência é cerca de metade da ruptura da parede livre do VE. Antes da reperfusão a incidência era de 1-2%. Após o início do uso de fibrinolíticos, a incidência caiu para 0,2%, conforme demonstrado no estudo GUSTO-I.
- Ocorre geralmente de 3 a 5 dias após o IAM (podendo ocorrer de 24 horas até 2 semanas). Naqueles tratados com fibrinolíticos há maior chance de ocorrer precocemente (nas primeiras 24 horas).
- São fatores de risco: idade avançada, sexo feminino, hipertensão arterial sistêmica, ausência de histórico de tabagismo, primeiro evento coronariano, doença uniarterial (principalmente a descendente anterior, pobre circulação colateral para o septo), IAM Killip III-IV, infarto de VD, taquicardia. Embora mais comum nos pacientes uniarteriais, a ruptura do septo interventricular também pode ser observada em pacientes com doença arterial coronária multiarterial.

Fatores de risco – ruptura do septo interventricular

- Principalmente em doença coronariana uniarterial (geralmente artéria descendente anterior).
- Circulação colateral limitada.
- Primeiro episódio de IAM.
- Infarto de ventrículo direito.
- Idade avançada.
- Sexo feminino.
- Hipertensão arterial sistêmica.
- Déficit de expressão da α-E-catenina.

- Ruptura de septo pode ser vista principalmente nos infartos anteriores. Nos infartos de parede anterior ocorrem mais comumente na região septal apical, enquanto nos infartos de parede inferior a base do septo é mais acometida (envolvimento do ramo descendente posterior). Geralmente ocorre ruptura na margem dos tecidos necrótico e não necrótico. A perfuração pode ser simples ou ter caráter mais complexo (múltiplos orifícios, bordas irregulares ou serpiginosa). Com relação aos infartos de parede anterior, a ruptura de septo interventricular

é mais comum quando o supradesnivelamento do segmento ST envolve também a parede inferior (DA longa que dobra no ápice do VE).
- A principal apresentação clínica é a presença de instabilidade hemodinâmica por disfunção biventricular associada ao surgimento de sopro holossistólico em borda esternal esquerda. A presença de frêmito ocorre em cerca de 50% dos casos.

Quadro clínico – ruptura do septo interventricular

- Comprometimento hemodinâmico caracterizado por hipotensão, insuficiência cardíaca biventricular (predominantemente direita) e novo sopro.
- O sopro é, em geral, holossistólico e audível em borda esternal esquerda baixa.
- A ruptura de septo interventricular pode estar presente em casos de elevação de ST persistentes por mais de 72 horas.
- A confirmação diagnóstica pode ocorrer por meio do ecocardiograma transtorácico ou com a inserção de um cateter de artéria pulmonar para documentar o *shunt* esquerdo-direito. O salto oximétrico pode ser demonstrado mediante análise da saturação de oxigênio de amostras colhidas no átrio direito e na artéria pulmonar.

Manejo – ruptura do septo interventricular

- O tempo para a correção cirúrgica da ruptura de septo interventricular é controverso.
- Em casos de choque cardiogênico, a cirurgia deve ser indicada o mais precocemente possível. Tentar estabilização clínica com uso de vasodilatadores (diminui pós-carga, reduzindo a pressão ventricular esquerda e, assim, o *shunt* esquerdo e direito), agentes inotrópicos, diuréticos, uso de balão intra-aórtico ou de outros dispositivos de assistência ventricular que melhorem o estado hemodinâmico enquanto se aguarda o procedimento cirúrgico. Realizar cineangiocoronariografia para definir anatomia coronariana, se ainda não realizada.
- A mortalidade hospitalar dos pacientes submetidos a tratamento cirúrgico é estimada entre 25 a 60%. No estudo GUSTO-I, a mortalidade cirúrgica foi de 47% contra 94% dos pacientes submetidos a terapêutica clínica.
- A indicação eletiva da correção do defeito de septo pode ocorrer em pacientes com insuficiência cardíaca sem choque. Deve-se saber que pacientes que se encontram nessa situação podem apresentar rápida deterioração do quadro a qualquer momento.
- Alguns pacientes com ruptura do septo ventricular pós-infarto agudo do miocárdio têm sido tratados pela técnica percutânea de fechamento por dispositivos de oclusão. Apesar disso, em avaliações realizadas após algumas semanas, alguns desses pacientes têm apresentado defeito septal residual. Portanto, no momento o fechamento cirúrgico permanece como procedimento de escolha para correção de comunicação interventricular (CIV) pós-infarto.
- A sobrevida desses pacientes é maior caso seja realizada revascularização miocárdica associada, quando comparados com aqueles que apenas corrigem o defeito de septo.

Insuficiência mitral aguda

- As causas de insuficiência mitral (IMi) após um IAM são: isquemia do músculo papilar, dilatação de ventrículo esquerdo ou aneurisma verdadeiro, ruptura de cordas tendinosas ou de músculo papilar.
- São fatores de risco para insuficiência mitral aguda: idade avançada (> 65 anos), sexo feminino, IAM prévio, IAM extenso, DAC multiarterial, antecedentes de HAS e insuficiência cardíaca.

Tabela 5.2 – Fatores de risco para insuficiência mitral aguda, ruptura de parede livre e ruptura do septo interventricular

Fatores de risco	Insuficiência mitral aguda por ruptura de músculo papilar	Ruptura de parede livre	Ruptura do septo interventricular
Incidência e início da apresentação clínica	5% das causas de óbito (2 a 7 dias após IAM)	14-26% das causas de óbito (nos primeiros 5 dias pós-IAM)	1-2% sem terapia de reperfusão (3 a 5 dias pós-IAM)
Idade	≥ 65 anos		
Gênero	Feminino		
IAM prévio	–	Não	Não
Parede acometida	Inferoposterior	Parede anterior	Parede anterior (principalmente) e inferior
Doença arterial coronária	Doença uniarterial	Doença uniarterial	Doença uniarterial (principalmente) Multiarterial
HAS	–	Sim	Sim
Outros	Ausência de diabetes SCACSST ou SCASSST Áreas relativamente pequenas de necrose com colaterais pobres	Ausência de HVE Uso de AINE ou corticoides na fase aguda Uso de fibrinolítico após 14 h do início dos sintomas	Sem história de hábitos tabágicos Taquicardia Killip III-IV

Adaptado de: Bimbaum et al. (2002); Bursi et al. (2006); Wehrens et al. (2004); Wilansky et al. (2007).

IAM: infarto agudo do miocárdio; HAS: hipertensão arterial sistêmica; SCACSST: síndrome coronariana aguda com supradesnível do segmento ST; SCASSST: síndrome coronariana aguda sem supradesnível do segmento ST; AINE: anti-inflamatório não esteroide; HVE: hipertrofia ventricular esquerda.

- Cerca de 14% dos pacientes pós-IAM apresentam insuficiência mitral leve a moderada, que geralmente não está associada a um aumento de eventos adversos. Três por cento apresentam insuficiência mitral grave e têm uma mortalidade de 24% em 30 dias e de 52% em 1 ano.
- A ruptura do músculo papilar pode ser responsável por até 5% dos casos de morte em pacientes com IAM. Ocorre geralmente de 2 a 7 dias após o IAM. A ruptura pode ser parcial ou completa e pode ocorrer em IAM com e sem supradesnivelamento de ST. É considerada uma emergência cirúrgica. A maioria dos pacientes tem áreas relativamente pequenas de necrose com colaterais pobres.
- Em razão das diferenças no suprimento sanguíneo, a ruptura do músculo papilar posteromedial ocorre 6 a 12 vezes mais que a do músculo papilar anterolateral (o músculo papilar posteromedial é suprido pela artéria descendente posterior – geralmente da coronária direita, enquanto o anterolateral é suprido pelas artérias descendente anterior e circunflexa). O diagnóstico é sugerido pela presença de sopro novo de insuficiência mitral, com início súbito de edema agudo pulmonar e/ou choque cardiogênico (principalmente se IAM de parede inferior).

Fatores de risco – insuficiência mitral aguda por ruptura de músculo papilar

- Idosos.
- Sexo feminino.
- Doença uniarterial, pequena área de necrose com poucas colaterais.
- Ausência de diabetes.
- Admissão tardia (> 24 horas após início dos sintomas).
- Angina recorrente antes ou durante a internação.
- Infarto agudo do miocárdio de parede inferior (inferoposterior).

Quadro clínico – insuficiência mitral aguda

- A intensidade do sopro não necessariamente se correlaciona com a sua gravidade. Alguns pacientes com ruptura de músculo papilar podem apresentar rápida equalização de pressões de ventrículo e átrio esquerdos, resultando em um sopro de leve intensidade ou inaudível em até 50% dos casos.
- A ruptura de músculo papilar se caracteriza pelo início súbito de hipotensão e edema pulmonar, com precórdio hiperativo e um sopro meso, tele ou holossistólico (podendo não haver sopro em alguns casos).
- O diagnóstico de ruptura do músculo papilar ou disfunção valvar grave pode ser confirmado pelo ecocardiograma transtorácico. O ecocardiograma transesofágico pode ser realizado nos casos em que o transtorácico não é diagnóstico, como quando não há prolapso da ruptura para o átrio esquerdo (que ocorre em 35% dos casos). Cineangiocoronariografia deve ser realizada para definir a anatomia coronariana.
- O cateter de artéria pulmonar pode mostrar ondas V gigantes na pressão capilar pulmonar (achado que também pode ser encontrado em defeitos septais agudos ou na insuficiência cardíaca esquerda grave) e ausência de salto oximétrico (que sugere defeito de septo ventricular).

Manejo – insuficiência mitral aguda

- Terapia medicamentosa inclui a administração de diuréticos e redução agressiva da pós-carga através do uso de nitratos (nitroprussiato de sódio), caso não haja hipotensão. O uso de balão intra-aórtico também deve ser considerado.
- Terapia cirúrgica de emergência continua sendo o tratamento de escolha para ruptura do músculo papilar. A mortalidade cirúrgica é de 20 a 25%, mas a sobrevida dos pacientes tratados clinicamente é muito baixa (mortalidade de 75% nas primeiras 24 horas).
- Quando for realizada a substituição valvar há relatos de benefícios com a preservação do músculo papilar. Se houver possibilidade de reparo valvar, o reforço do músculo papilar deve ser feito com tiras de Teflon ou pericárdio suturadas, visando à sua reconstrução. Geralmente nos casos de ruptura do músculo papilar com insuficiência mitral aguda o átrio esquerdo é pequeno e não há dilatação do anel mitral.
- Alguns pacientes com insuficiência mitral moderada a grave (sem ruptura de músculo papilar) são hemodinamicamente estáveis, e muitos melhoram com tratamento clínico associado à revascularização miocárdica (por fibrinólise ou angioplastia). Uma minoria precisa de cirurgia de reparo valvar. Casos com regurgitação mitral grave sem ruptura do músculo papilar em geral indicam infarto extenso com disfunção ventricular severa.

Leitura sugerida

- Antman EM, Anbe DT, Armstrong PW, et al. ACC/AHA guidelines for the management of patients with ST-elevation myocardial infarction. Disponível em: <www.acc.org/qualityandscience/clinical/statements.htm>. 24 ago. 2006.
- Bajaj A, Sethi A, Rathor P, Suppogu N, Sethi A. Acute Complications of Myocardial Infarction in the Current Era. J Investig Med. 2015 Oct;63(7):844-55.
- Moreno R, López SJ, García E, et al. Primary angioplasty reduces the risk of left ventricular free wall rupture compared with thrombolysis in patients with acute myocardial infarction. J Am Coll Cardiol. 2002;39:598.

- Piegas LS, Feitosa G, Mattos LA, et al. Sociedade Brasileira de Cardiologia. IV Diretriz da Sociedade Brasileira de Cardiologia sobre Tratamento do Infarto Agudo do Miocárdio com Supradesnível do Segmento ST. Arq Bras Cardiol. 2009;93(6 Suppl 2):e179-264.
- Reeder GS. Identification and treatment of complications of myocardial infarction. Mayo Clin Proc. 1995;70:880.
- Shapira OZ. Left ventricular aneurysm and pseudoaneurysm following acute myocardial infarction. UpToDate, junho de 2020.
- Thiele H, Abott JD. Acute myocardial infarction:Mechanical complication. UpToDate, 2020.
- Wilansky S, Moreno CA, Lester SJ. Complications of myocardial infarction. Crit Care Med. 2007 Aug;35(8 Suppl):S348-54.

Capítulo 6

MINOCA

Leandro Juliasse
Fabio Mastrocola

Introdução

- O infarto agudo do miocárdio na ausência de doença coronária obstrutiva foi descrito há quase 80 anos por Gross e Sternberg, mas o termo MINOCA é de utilização bem mais recente. Com a *Quarta Definição Universal de Infarto de 2018*, ganhou uma melhor definição e maior evidência uma situação clínica relativamente frequente nos pronto socorros, mas ainda pouco conhecida por grande parte dos médicos, que é o Infarto Agudo do Miocárdio na ausência de lesão coronária obstrutiva (sem lesão ≥ 50%), ou do inglês *Myocardial Infarction and Non Obstructive Coronary Arteries*, o MINOCA. Neste, o evento isquêmico pode ser decorrente de acometimento das artérias epicárdicas, da microcirculação ou de ambos. A apresentação eletrocardiográfica pode ser tanto de IAM sem supra (mais frequente) quanto com supradesnível do segmento ST.
- É uma entidade clínica encontrada em cerca de 6% de todos os pacientes com infarto que se submetem à angiografia de acordo com uma grande metanálise, mas com ampla variação conforme a população estudada (5 a 15%). No estudo prospectivo VIRGO com quase 3 mil pacientes publicado em 2018, a prevalência foi de 11%. Seu conhecimento possibilita o diagnóstico correto e manejo adequado, além de orientar a busca por causas específicas.
- Diante do paciente com dor torácica sugestiva de isquemia + alteração de troponina + cateterismo cardíaco sem lesões obstrutivas, fica sempre a pergunta: O que fazer? O manejo dos pacientes com MINOCA vai variar de acordo com a causa base, a qual deverá ser investigada em todos os pacientes. Portanto, devemos considerá-lo como um diagnóstico em construção, sendo importante estabelecer o mecanismo fisiopatológico responsável pelo evento agudo, pois o tratamento e prognóstico são distintos.
- Ele pode estar relacionado à doença aterosclerótica, a mecanismos não ateroscleróticos ou a associação de ambos. Dentre os diversos mecanismos possíveis, estão a erosão ou ruptura da placa aterosclerótica com trombose transitória, vasoespasmo, dissecção coronariana espontânea, embolia coronária e doença da microcirculação.
- Há ainda no diagnóstico diferencial causas não coronarianas como Takotsubo, miocardites e cardiomiopatias, que apesar de mimetizarem MINOCA, deverão ser consideradas uma situação clínica à parte por possuírem fisiopatologia distinta, e conceitualmente não serem ocasionadas por mecanismo isquêmico.

Mensagem importante

- A ausência de lesão obstrutiva coronariana não exclui a possibilidade de IAM

Takotsubo e miocardites são um subtipo de MINOCA?

- Até recentemente muitos autores consideravam Takotsubo e miocardite como uma variante de MINOCA relacionada à microcirculação. Entretanto, a IV Definição Universal de Infarto deixou claro que elas devem ser classificadas como entidades específicas.
- Por exemplo, um paciente com quadro clínico sugestivo de isquemia + ECG com supradesnível do segmento ST + troponina acima do percentil 99 com elevação e/ou queda + coronárias normais ao cateterismo, tem inicialmente a hipótese diagnóstica de MINOCA (diagnóstico sindrômico). Após realizar a RM cardíaca com características de miocardite, o diagnóstico neste momento deixou de ser um suposto MINOCA e tornou-se miopericardite.

Epidemiologia

- Diferentemente do infarto agudo do miocárdio por doença arterial coronária, os pacientes são geralmente mais jovens (58 vs. 61 anos de idade média), e fatores de risco clássicos como dislipidemia, diabetes, tabagismo e história familiar de DAC estão menos associados, especialmente a dislipidemia que é bem menos prevalente.
- É duas vezes mais frequente em mulheres (podendo chegar a 5× em alguns estudos), de modo que homens com quadro sugestivo de IAM no pronto-socorro possuem o dobro de chance de estar sendo acometidos por DAC obstrutiva.
- Esta situação clínica está ainda mais propensa a acometer negros, povos do pacífico e hispânicos.
- Geralmente os pacientes com DAC não obstrutiva apresentam fração de ejeção preservada, e por possuírem múltiplos mecanismos de ação, possuem prognóstico não tão favorável como se pensava.
- A mortalidade é usualmente maior nos casos de IAM de causa obstrutiva do que em casos de coronárias normais (0,9% intra-hospitalar e 4,7% em 12 meses conforme metanálise publicada no *Circulation* em 2015). Entretanto, alguns estudos mais recentes mostram que não se trata de uma doença benigna e em algumas casuísticas a mortalidade se aproximaria da DAC obstrutiva (há grande variabilidade entre os estudos dependendo da população considerada, pois MINOCA engloba muitos mecanismos fisiopatológicos distintos). No estudo VIRGO (pacientes de 18 a 55 anos), a mortalidade em 1 mês (1,1 × 1,7%) e 12 meses foi semelhante.

Definições

- Um conceito muito importante que ficou ainda mais claro com a quarta definição universal de infarto foi a diferença entre injúria miocárdica e infarto. A injúria acontece quando há elevação dos marcadores, especificamente a troponina, indicando lesão do cardiomiócito, mas por mecanismos não isquêmicos (como miocardite, sepse). Já o Infarto ocorre quando há aumento da troponina (acima do percentil 99% do limite superior da normalidade) com elevação e/ou queda associado à evidência clínica, de imagem e/ou eletrocardiográfica de isquemia, normalmente relacionados à instabilização da placa aterosclerótica ou desbalanço oferta × consumo.
- Sendo assim, o termo MINOCA deve ficar reservado para pacientes que apresentem infarto em sua evolução e ausência de lesões obstrutivas coronarianas (< 50%) que justifiquem o quadro clínico. Além disso é interessante reclassificar os pacientes em: coronárias com irregularidades (lesões < 30%) e com doença aterosclerótica leve a moderada (≥ 30 a < 50%), pois pacientes com maior carga aterosclerótica teriam pior prognóstico.

Diagnóstico

- A Tabela 6.2 fornece os critérios diagnósticos para MINOCA. Importante ter em mente que o primeiro passo frente a um IAM com coronárias normais é reavaliar a árvore coronariana com cuidado, buscando melhor análise de lesões aparentemente não significativas e oclusões de pequenos sub-ramos.
- Novos métodos de imagem ganharam importância nesse contexto e devem ser utilizados caso disponíveis, como o USIC (ultrassom intracoronário, ou em inglês IVUS - *intravascular ultrasound*) e OCT (tomografia de coerência óptica). Estes métodos ajudam sobremaneira na investigação de rupturas, ou erosões de placas ateroscleróticas (Figura 6.1) e dissecções espontâneas da coronárias.

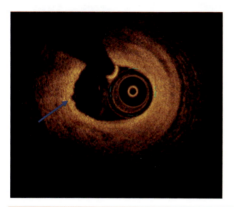 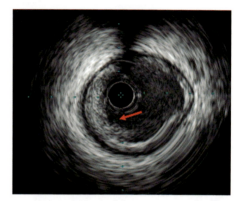

Figura 6.1 – A esquerda, imagem de tomografia de coerência ótica (OCT) mostrando erosão de placa aterosclerótica e a direita ruptura de placa vista no USIC como causas de MINOCA. Imagens gentilmente cedidas pelo Dr. Fábio Pinton.

Tabela 6.2 – Critérios diagnósticos de MINOCA
1. Elevação e/ou queda de troponina cardíaca com pelo menos um valor acima do percentil 99 do limite superior da normalidade associado a um dos abaixo: • Sintomas de isquemia miocárdica; • Novas alterações isquêmicas eletrocardiográficas; • Exame de imagem evidenciando nova alteração segmentar ou perda de miocárdio viável; • Identificação de trombo coronariano (angiografia ou autópsia).
2. Artérias coronárias sem obstrução significativa na cinecoronariografia (< 50%)
3. Ausência de outros diagnósticos alternativos para a apresentação clínica. • Diagnósticos alternativos incluem mas não estão limitados a causas não isquêmicas como sepse, TEP e miocardites.

- A Ressonância Magnética Cardíaca desempenha papel central na avaliação diagnóstica desses pacientes e apesar de não ser obrigatória, é de grande importância, pois consegue diferenciar com boa acurácia as causas isquêmicas das não isquêmicas de acordo com o padrão do realce tardio, pois nas causas isquêmicas há acometimento do subendocárdio (podendo ser transmural) e relação com os territórios de irrigação das artérias coronárias epicárdicas (Figuras 6.2 e 6.3). Isso implica em individualizar o tratamento e agrega valores prognósticos. Ela pode excluir causas como Takotsubo e miocardite, assim como pode confirmar a imagem do IAM. Em um trabalho que realizou RM cardíaca em pacientes com um suposto MINOCA, evidenciou-se que 33% dos casos tratavam-se de miocardite. Cabe ressaltar que a RM normal não exclui o diagnóstico de MINOCA.

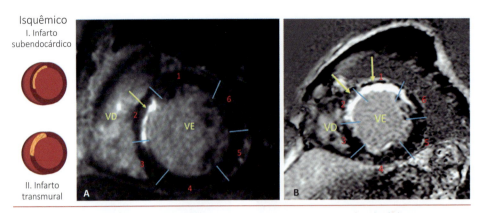

Figura 6.2 – Padrão isquêmico no realce tardio, mostrando em A acometimento subendocárdico e em B, transmural, em pacientes com diagnóstico de IAM.

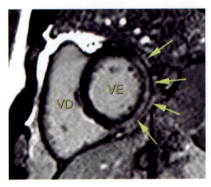

Figura 6.3 – padrão não isquêmico. Repare que o subendocárdio não está acometido. Há fibrose mesoepicárdica na parede lateral do VE, sugerindo miocardite.

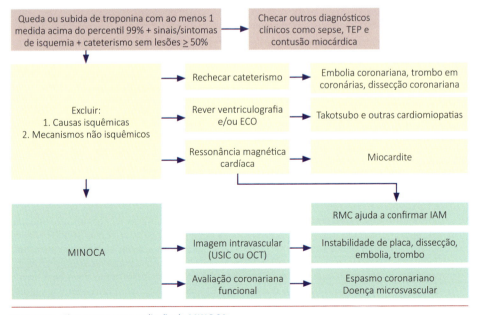

Figura 6.4 – Fluxograma para avaliação de MINOCA

Causas específicas de MINOCA

- Dentre as causas específicas, temos as ateroscleróticas e as não relacionadas à aterosclerose.

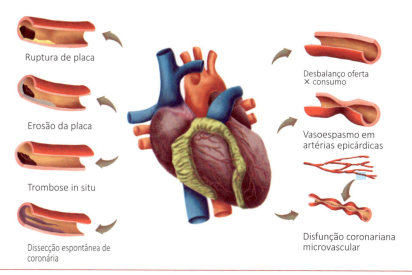

Figura 6.5 – Possíveis mecanismos causadores de MINOCA. Adaptado de: *Contemporary Diagnosis and Management of Patients With Myocardial Infarction in the Absence of Obstructive Coronary Artery Disease*, AHA 2019.

Causas ateroscleróticas de necrose miocárdica

Transtornos da placa

- Placa rota, erosão de placa aterosclerótica e calcificação nodular são situações que compõe os transtornos da placa (*Plaque disruption*) e podem ser o gatilho para formação de trombose transitória e embolização distal.
- Só podem ser definitivamente diagnosticadas através de métodos de imagem intracoronários, preferencialmente de alta resolução como OCT (tomografia de coerência optica) ou USIC.
- Aproximadamente um terço dos pacientes com MINOCA submetidos ao USIC apresentavam erosão e/ou ruptura da placa aterosclerótica. Provavelmente com o uso da OCT que tem melhor resolução este número seja ainda maior.

Causas não ateroscleróticas de necrose miocárdica

Vasoespasmo

- O vasoespasmo coronariano é uma causa comum de MINOCA e é definido como uma intensa vasoconstrição (> 90%) da coronária epicárdica resultando em comprometimento do fluxo sanguíneo miocárdico. Ocorre por exposição a drogas (p. ex., cocaína) que ocasionam hiperreatividade do músculo liso vascular ou de forma espontânea pela alteração do tônus vasomotor.
- Angina vasoespástica é uma desordem clínica manifesta por angina de repouso associada a alterações eletrocardiográficas dinâmicas do segmento ST (usualmente o supradesnivelamento) resultantes de espasmo coronariano.

- Episódios prolongados de vasoespasmo podem resultar em MINOCA por infarto podem resultar em infarto, por vezes associada a presença de aterosclerose não significativa e relacionada ao tabagismo. É mais prevalente em povos asiáticos.
- O diagnóstico requer a identificação do vasoespasmo, que é raramente diagnosticado de forma espontânea, sendo na maioria das vezes necessário realizar o teste provocativo, que usualmente utiliza a injeção intracoronária de acetilcolina ou ergonovina. Entretanto, recomendamos que o teste seja realizado somente na sala de hemodinâmica e em centros com experiência. Trabalhos atuais mostram que o teste provocativo é seguro e apresenta potenciais arritmias como principais complicações (ao redor de 6%). No Brasil, o teste provocativo é raramente realizado na maioria dos centros.
- Em um estudo que realizou o teste provocativo, 46% dos pacientes com MINOCA apresentavam vasoespamo. Em outro estudo que avaliou a prevalência relacionado à raça, mostrou prevalência de 81% em japoneses e 15% nos brancos.

Disfunção da microcirculação coronária

- Ao contrário da árvore coronariana epicárdica, que é facilmente visualizada pela angiografia, a microcirculação carece de um método capaz de identificá-la de forma simples e acurada. A disfunção da microcirculação pode potencialmente contribuir para a patogênese do MINOCA, sendo relacionada tanto a fatores do endotélio quanto a fenômenos independentes.
- O mais importante sinal de disfunção da microcirculação é o chamado fenômeno de *slow flow*, visto na cineangiocoronariografia como um retardo no enchimento vascular por contraste.
- Está de maneira geral relacionado ao comprometimento difuso dos vasos por doença sistêmica, diretamente ligado aos fatores de risco em comum para DAC como diabetes, dislipidemia, tabagismo e Hipertensão Arterial.
- A doença da microcirculação pode ser encontrada em 30-50% dos pacientes com desconforto torácico e ausência de DAC obstrutiva e é mais comum em mulheres. O real significado do espasmo da microcirculação como causa de MINOCA ainda é pouco estabelecido e sua pesquisa não costuma ser realizada rotineiramente
- Como diagnosticar a doença da microcirculação no contexto de MINOCA?
  1. Reserva de fluxo coronário (CFR) no teste com adenosina < 2.
  2. Evidência de espasmo microvascular no teste da acetilcolina (Ach) reproduzindo os sintomas de desconforto precordial+ alterações eletrocardiográficas na ausência de espasmo de vasos epicárdicos
  3. Fenômeno de *slow flow (*demora ≥ 3 batimentos para preencher todo o vaso)

Embolia/trombose coronária

- Alterações trombóticas e embólicas podem ser causas de MINOCA quando envolvem a microcirculação ou quando há lise parcial do trombo nas coronárias epicárdicas levando a doenças não obstrutivas. Podem ser decorrentes de distúrbios inatos como trombofilias e elevação do fator VIII/von Willebrand, ou adquiridos.
- Dentre os transtornos adquiridos (causas raras), deve-se considerar a púrpura trombocitopênica trombótica, a síndrome do anticorpo antifosfolípideo, trombocipenia induzida por heparina e doença mieloproliferativas como a policitemia vera e trombocitemia essencial.
- É razoável considerar estados de hipercoagulabilidade hereditários especialmente em mulheres mais jovens e que não tenham outro mecanismo identificado como ruptura ou erosão de placa ou vasoespasmo. Alguns testes podem ser solicitados como Fator V de Leiden, proteína C e S, anticoagulante Lúpico e anticorpos antifosfolípideos, pesquisa da mutação da protrombina 20120A, entre outros.
- Já a embolia para coronária é mais comum em pacientes com fibrilação atrial, insuficiência cardíaca com FE reduzida, trombo no VE, valvopatias, tumores como mixoma e raramente pode ser decorrente de embolia paradoxal em paciente com Forame Oval Patente (FOP) ou

CIA associada a TVP. Solicitar ECO em todo paciente com MINOCA e em casos selecionados ecocardiograma transesofágico, com testes adicionais em casos específicos.

Dissecção coronariana espontânea (SCAD)

- A dissecção coronariana espontânea ou SCAD (*Spontaneous Coronary Artery Dissection*) é causa relativamente incomum de IAM não aterosclerótico, exceto em mulheres jovens.
- Acomete principalmente mulheres abaixo dos 50 anos, com aumento do risco durante a gestação e pós-parto ou quando há associação com displasia fibromuscular. Pode levar à obstrução súbita do fluxo coronariano e passar despercebida por exames angiográficos.
- Possivelmente com o avanço do uso de métodos de imagem intracoronários possamos descobrir a verdadeira prevalência desta situação clínica e sua implicação como causa de MINOCA.
- Ocorre por uma separação entre a camada média e a adventícia da parede vascular, associada à formação de hematoma intramural, que pode levar à redução do lúmen vascular. O mecanismo exato ainda é pouco conhecido.

Desbalanço oferta × demanda

- A quarta Definição Universal de Infarto estabelece o IAM decorrente de desbalanço entre a oferta x o consumo de oxigênio como infarto tipo II, que inclui muito dos mecanismos descritos anteriormente como vasoespamo, embolia para coronária. Entretanto ainda existem outros mecanismos decorrentes principalmente do aumento acentuado da demanda que podem levar a um quadro de MINOCA, como taquiarritmias com FC muito elevada, anemia aguda importante, hipotensão ou hipertensão acentuada, tireotoxicose, entre outros. No caso do aumento da demanda, deve-se tratar a situação que levou ao desbalanço.

Estratégias de manejo

- O tratamento do infarto agudo do miocárdico relacionado à lesão aterosclerótica obstrutiva está bem estabelecido, já o tratamento do infarto agudo sem lesões obstrutivas ainda é pouco baseado em evidências e necessita de novos estudos e de boa qualidade. Cabe ressaltar que MINOCA não é uma única doença, mas sim uma variedade delas, com mecanismos fisiopatológicos, prognóstico e tratamento distintos. Portanto, é extremamente importante tentar estabelecer o subtipo de MINOCA para que seja feito o tratamento mais apropriado.
- De maneira geral o tratamento deverá ser:
  1. Suporte adequado no setor de emergência conforme recomendam as diretrizes para IAM com ou sem supra. Não há indicação de revascularização (lesões < 50%).
  2. Excluir doenças que possam mimetizar MINOCA, como miocardite, Takotsubo e miocardiopatias. Pesquisar etiologia.
  3. Usar terapias cardioprotetoras.
  4. Terapia direcionada para a causa específica.
- Como ressaltado, a terapia precisa ser individualizada. Nos infartos relacionados a erosão e ruptura de placas, estatinas e AAS são fortemente recomendados e, em menor grau, IECA e betabloqueadores, além de um segundo antiplaquetário (inibidor P2Y12), já no IAM secundário a vasoespasmo pode haver piora com uso de betabloqueadores e AAS.
- O registro sueco SWEDEHEART, com mais de 9 mil pacientes com MINOCA, mostrou que estatina e IECA foram associados à redução de desfechos cardiovasculares e o betabloqueador teve uma tendência não significativa de redução. Não houve redução em relação ao uso da dupla antiagregação plaquetária. É importante ressaltar que se trata de um registro com grandes limitações por se tratar de um estudo observacional. Aguardamos o resultado do estudo randomizado MINOCA-BAT, com mais de três mil pacientes, que trará uma melhor definição sobre qual seriam os tratamentos mais recomendados e com maior redução de desfechos nos pacientes com MINOCA.

Tabela 6.3 – Tratamento MINOCA

Mecanismo	Diagnóstico	Tratamento
Erosão ou ruptura da placa	• Revisar coronariografia • USIC/OCT	• Aspirina 100 mg, • Estatina de alta potência (Rosuvastatina 20 a 40 mg ou Atorvastatina 40 a 80 mg) • IECA/BRA e betabloqueadores – maior evidência se FE reduzida, mas sugerimos utilizar em todos os casos se ausência de contraindicações • Considerar segundo antiplaquetário: Clopidogrel/Ticagrelor ou Prasugrel
Espasmo coronariano	• Resolução com nitrato intracoronário; • Teste provocativo com Acetilcolina • Rever medicações e uso de drogas como medicamentos para migrânea (triptanos) e uso de cocaína	• Bloqueadores de canal de cálcio como Diltiazem e Nifedipino • Outros agentes como nitrato, principalmente no momento da dor/Nicorandil, Cilostazol • Estatina
Disfunção da microcirculação	• Rever cinecoronariografia • Avaliação funcional da microcirculação	• Terapia antianginosas como bloqueadores do canal de cálcio ou betabloqueadores • Considera terapias alternativas: Ranolazina, Imipramina, Aminofilina, Trimetazidina, alfa bloqueadores
Embolia coronária/trombo	• Rever coronariografia • USIC/OCT • Passado de tromboembolismo, trombofilias, • Eco/ETE em casos selecionados (considerar uso de microbolhas)	• Terapia antiplaquetária/anticoagulação • Terapia específicas para doença de base
Dissecção espontânea da coronária	• Rever coronariografia • USIC/OCT	• Betabloqueadores • AAS • Considerar Clopidogrel
Desbalanço oferta × consumo	• Rever possíveis fatores estressantes	• Tratar causa do desbalanço (taquiarritmias, anemia aguda, etc.)

Legenda: UISC = ultrassom intracoronário, OCT = tomografia de coerência ótica, ETE = ecocardiograma transesofágico.

Modificado de Contemporary Diagnosis and Management of Patients With Myocardial Infarction in the Absence of Obstructive Coronary Artery Disease, AHA 2019.

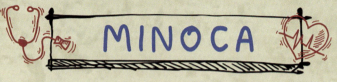
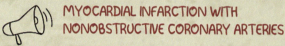

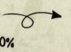
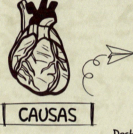
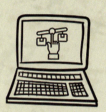

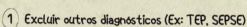
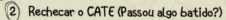
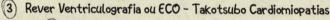
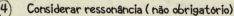
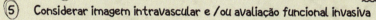

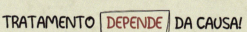

Figura 6.5 – Mapa mental.

Leitura sugerida

- Agewall S, Beltrame JF, Reynolds HR, Niessner A, Rosano G, Caforio AL, De Caterina R, Zimarino M, Roffi M, Kjeldsen K, Atar D, Kaski JC, Sechtem U, Tornvall P; on behalf of the WG on Cardiovascular Pharmacotherapy.ESC working group position paper on myocardial infarction with non-obstructive coronary arteries. *Eur Heart J*. 2017;38:143–153.
- Holland JE, Jneid H, Reynolds H et al. Contemporary Diagnosis and Management of Patients With Myocardial Infarction in the Absence of Obstructive Coronary Artery Disease. A Scientific Statement From the American Heart Association. *Circulation*. 2019;139:e891–e908.
- Niccoli G, Scalone G, Crea F. Acute myocardial infarction with no obstructive coronary atherosclerosis: mechanisms and management. *Eur Heart J*. 2015;36:475–481.
- Pasupathy S, Air T, Dreyer RP, Tavella R, Beltrame JF et al. Systematic review of patients presenting with suspected myocardial infarction and nonobstructive coronary arteries .*Circulation*.2015;131:861–870.
- Perez RV, Casas CAJ, Bermejo RMA. Myocardial infarction with non-obstructive coronary arteries: A comprehensive review and future research directions. World J Cardiol 2019 December 26; 11(12): 305-315
- Safdar B, Spatz ES, Dreye RP. Presentation, Clinical Profile, and Prognosis of Young Patients With Myocardial Infarction With Nonobstructive Coronary Arteries (MINOCA): Results From the VIRGO Study (J Am Heart Assoc. 2018; e009174. DOI: 10.1161/JAHA.118.009174.)
- Thygesen K, Alpert JS, Jaffe AS, Chaitman BR, Bax JJ, Morrow DA, White HD: the Executive Group on behalf of the Joint European Society of Cardiology(ESC)/American College of Cardiology (ACC)/American Heart Association (AHA)/World Heart Federation (WHF) Task Force for the UniversalDefinition of Myocardial Infarction. Fourth Universal Definition of Myocardial Infarction (2018). *Circulation*. 2018;138:e618–e651.

Capítulo 7

Tratamento da Insuficiência Cardíaca Descompensada

Jefferson Luís Vieira
Fernando Côrtes Remisio Figuinha

Introdução

- A insuficiência cardíaca descompensada (ICD) pode se apresentar como IC aguda *de novo* (sem diagnóstico prévio) ou IC crônica descompensada (exacerbação aguda de quadro crônico). A IC aguda ocorre sem sinais e sintomas prévios, sendo desencadeada por situações clínicas como infarto agudo do miocárdio, crise hipertensiva ou rotura de cordoalha mitral. A IC crônica descompensada é a apresentação clínica mais frequente de ICD e, geralmente, é desencadeada por transgressão terapêutica.
- A ICD possui alta prevalência e grande impacto em morbidade e mortalidade. As taxas de mortalidade no ano seguinte a um episódio de ICD elevam-se de maneira significativa.
- É a principal causa de internação cardiovascular no Brasil. Quando a classe funcional (CF) da *New York Heart Association* (NYHA) é avançada, a mortalidade é maior em relação a grande parte das neoplasias malignas, como mama e colorretal nas mulheres ou próstata e bexiga nos homens.
- Cerca de metade dos casos de descompensação da IC crônica é secundária à dieta inadequada e/ou má aderência às medicações (Tabela 7.1).

Tabela 7.1 – Causas de descompensação da IC
• Dieta inadequada (24%)
• Má aderência aos tratamentos medicamentoso e não medicamentoso (24%)
• Uso de medicação inadequada (16%)
• Uso de anti-inflamatório não hormonal, corticoides, quimioterápicos cardiotóxicos
• Outras drogas: glitazonas, betabloqueadores, bloqueadores de canal de cálcio, hormônios tireoidianos, antidepressivos tricíclicos, digoxina, álcool/cocaína
• Gestação e anormalidades do parto
• Hipertensão arterial

Continua >>

>> Continuação

Tabela 7.1 – Causas de descompensação da IC

- Infecção
- Anemia
- Arritmias
- TEP
- Isquemia miocárdica
- Tireotoxicose, diabetes e outras alterações hormonais e metabólicas
- DPOC
- Acidente vascular cerebral
- Cirurgias e complicações cirúrgicas

Tabela 7.2 – Fatores de pior prognóstico na IC

- História: idade > 65 anos, várias internações hospitalares, má aderência ao tratamento, NYHA III ou IV, caquexia, síncope, apneia do sono, diabetes *mellitus*, depressão, parada cardiorrespiratória revertida, doença pulmonar associada, disfunção cognitiva
- Exame físico: má perfusão, congestão, taquicardia, presença de B3, "hipotensão" (PAS < 115 mmHg)
- Etiologia: chagásica, isquêmica
- Exercício: baixa tolerância ao exercício, VO_2 máximo baixo, diminuição da distância no teste da caminhada de 6 minutos
- Exames séricos: sódio plasmático < 130 mEq/L, níveis elevados de BNP, de troponina ou de citocinas. Ativação neuro-hormonal (noradrenalina). Hemoglobina < 11 g/dL. Creatinina > 2,75 mg/dL. Ureia > 92 mg/dL
- Alterações eletrofisiológicas: fibrilação atrial, arritmias complexas, bloqueio de ramo esquerdo (dissincronia), onda T alternante, QT longo, redução da variabilidade de frequência cardíaca (FC)
- Exames de imagem: cardiomegalia acentuada, dilatação progressiva de ventrículo esquerdo (VE), FE < 30%, disfunção de ventrículo direito, insuficiência mitral ou tricúspide, padrão restritivo
- Hemodinâmica: redução de débito cardíaco, elevação de pressões pulmonares, do gradiente transpulmonar e da resistência vascular sistêmica

Classificação de acordo com perfil hemodinâmico

- O diagnóstico do perfil clínico-hemodinâmico tem como objetivo definir as condições de congestão e perfusão nos pacientes com IC descompensada. A identificação do perfil clínico-hemodinâmico tem importância na determinação do manejo (ver a seguir), além de apresentar valor prognóstico.
- Pode-se classificar o paciente que se apresenta com IC descompensada em um dos quatro perfis demonstrados na Figura 7.1.
- O tratamento pode ser guiado a partir dessa classificação, como mostrado na Figura 7.2.

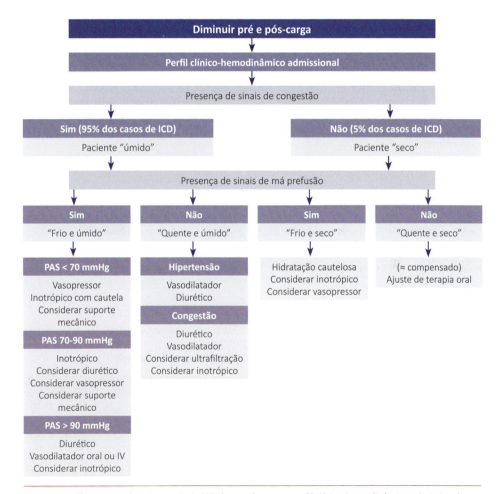

Figura 7.1 – Classificação de acordo com o perfil clínico-hemodinâmico nos pacientes com IC.

Figura 7.2 – Fluxograma de tratamento da ICD de acordo com o perfil clínico-hemodinâmico admissional.

	Perfil clínico-hemodinâmico
A	• Quente e seco: perfusão periférica adequada sem congestão pulmonar e/ou sistêmica
B	• Quente e úmido: perfusão periférica adequada com congestão pulmonar e/ou sistêmica
C	• Frio e úmido: má perfusão periférica com congestão pulmonar e/ou sistêmica
L	• Frio e seco: má perfusão periférica, sem congestão pulmonar e/ou sistêmica

Sinais de congestão	Sinais de má perfusão
• Ortopneia • Elevação da pressão venosa jugular • Edema • Hepatomegalia • Refluxo hepatojugular • Ascite • Estertores crepitantes em bases pulmonares • Presença de B3	• Redução da pressão de pulso • Extremidades frias • Sonolência • Piora da função renal • Pulsus alternans • Hipotensão sintomática*

Hipotensão não é sinônimo de hipoperfusão mas, geralmente, as condições estão associadas.

Tratamento medicamentoso

- O tratamento tem como objetivo reduzir e "acomodar" o volume excedente de fluidos, além de aumentar a contratilidade, reduzindo assim a pré-carga e a pós-carga (Figura 7.3).
- Na IC aguda existe, habitualmente, congestão pulmonar sem congestão sistêmica. Portanto, não está indicado o uso de altas doses de diuréticos, mas sim o tratamento da causa primária da descompensação (p. ex., vasodilatador na crise hipertensiva ou reperfusão coronariana no infarto).
- Na IC crônica descompensada geralmente há hipervolemia evidente, com congestão pulmonar e sistêmica. Assim, além de tratar a causa da descompensação, o manejo com diuréticos é fundamental.

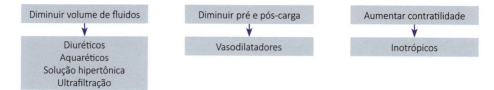

Figura 7.3 – Tratamento medicamentoso na IC descompensada.

Diuréticos e outras medidas para reduzir hipervolemia

Diuréticos
• Primeira linha no tratamento da IC descompensada e principal medicação nos casos de pacientes crônicos agudizados, já que esse perfil de paciente costuma ser hipervolêmico (Tabela 7.3). • Diuréticos de alça intravenosos são os mais indicados. A biodisponibilidade da furosemida oral varia entre 10 a 90%, com redução da absorção quando há edema importante das alças intestinais. A combinação de diurético de alça, tiazídico e antagonista da aldosterona pode promover o bloqueio sequencial do néfron, potencializando o efeito diurético, antagonizando a hipertrofia do túbulo distal e prevenindo a hipocalemia.

- A infusão contínua de furosemida é uma opção terapêutica nos casos refratários ao ***bolus*** intermitente, mas não há evidência de superioridade entre os métodos no tratamento da ICD. Deve-se ter cuidado com o efeito ototóxico no caso de altas doses.
- Dose:
    - Retenção de fluidos leve a moderada: recomenda-se o tratamento com furosemida intravenosa em doses iniciais equivalentes à dose oral habitual do paciente ou dose inicial de 20 a 40 mg, IV.
    - Retenção de fluidos grave: a dose máxima de furosemida intravenosa depende da resposta do paciente, levando em consideração efeitos adversos como a espoliação de eletrólitos, desidratação, piora da função renal e ototoxicidade, mas doses superiores a 600 mg/dia são raramente indicadas.
    - Furosemida para infusão contínua: diluição de dez ampolas (cada ampola contém 20 mg/2 ml) de furosemida em 80 ml de SF a 0,9% (2 mg/ml) ou infusão pura (10 mg/ml), sem diluição.

Ajuste da diureticoterapia	
Diureticoterapia inicial	Progredir dose para atingir diurese de 3-5 L/dia
Diureticoterapia entre 24-48 h	Considerar alternativas* para atingir diurese de 3-5 L/dia
Diureticoterapia após 72 h	Considerar CAP e UF para remoção de 3-5 L/dia

Dose atual	Dose recomendada	
Furosemida (mg/dia)	Furosemida	Tiazídico†
< 80	40 mg *bolus* IV + 5 mg/h	0
81-160	80 mg *bolus* IV + 10 mg/h	Meia dose
161-240	80 mg *bolus* IV + 20 mg/h	Dose cheia
> 240	80 mg *bolus* IV + 30 mg/h	Dose cheia

CAP: cateter de artéria pulmonar (Swan-Ganz); UF: terapia de ultrafiltração extracorpórea.
* Ver texto sobre alternativas farmacológicas para a hipervolemia refratária. † No AVOID-HF foi utilizada a metolazona, indisponível no Brasil.

Adaptada de: Costanzo MR et al., 2016.

- Se refratário: adicionar hidroclorotiazida 50 a 100 mg, via oral (VO), ou espironolactona 25 a 50 mg, VO.
- Se ainda permanecer refratário: avaliar início de dobutamina ou dopamina. Opção: ultrafiltração (retirada de fluido isotônico – estudo UNLOAD).
- Pela Diretriz brasileira, considerados classe I: uso de diurético intravenoso em pacientes com IC aguda e sintomas congestivos; a associação de diurético tiazídico se mantiver sinais de hipervolemia e a associação de espironolactona se FE < 35%, CF II-IV e potássio sérico < 5,0 mEq/dL.

Solução hipertônica

- O uso de solução hipertônica em pacientes hiponatrêmicos refratários às medidas iniciais é considerado pela diretriz como recomendação classe IIb.
- Estudos mostram que o método é seguro e pode estar relacionado a uma melhora clínica e à prevenção de insuficiência renal.
- Uso: solução salina hipertônica – 150 ml de NaCl a 1,4 a 4,6% (dependendo do sódio sérico do paciente), com infusão por veia periférica duas vezes ao dia, em 1 hora, associada a altas doses de furosemida (500 a 1.000 mg por dia).

Antagonistas da vasopressina

- Os antagonistas da vasopressina, como a tolvaptana, são aquaréticos indisponíveis no Brasil que estão indicados para o tratamento da hiponatremia, acompanhada de hiper ou euvolemia, e podem reduzir a sobrecarga de volume, sem benefício sobre mortalidade ou hospitalizações.

Vasodilatadores

Nitroglicerina

- Potente venodilatador, com pouco efeito vasodilatador arteriolar. Promove vasodilatação coronariana. Reduz regurgitação mitral. Opção para pacientes de maior gravidade, nos quais se opta por uso de vasodilatador intravenoso no lugar do vasodilatador por via oral.
- Limitações: cefaleia (em até 20%), desenvolvimento de resistência e tolerância.
- Dose: início 10 a 20 µg/min, aumentando até 200 µg/min.
- Nome comercial: Tridil®
- Modo de preparo: diluir uma ampola (50 mg/10 ml) em 240 ml de SG a 5% ou SF a 0,9% (concentração de 0,2 mg/ml) e iniciar a 5 ml/h.

Nitroprussiato

- Potente vasodilatador arterial e venoso. Rápido início de ação (60 a 90 segundos). Reduz a regurgitação mitral.
- Limitações: pode causar roubo de fluxo coronariano. Efeito rebote no caso de suspensão abrupta. Pode desenvolver toxicidade por cianeto, podendo causar náuseas, desorientação e convulsão.
- Dose: início 0,5 µg/kg/min, aumentando até 10 µg/kg/min.
- Considerado pela Diretriz brasileira classe I no tratamento da IC aguda associado à emergência hipertensiva sem evidências de isquemia miocárdica aguda.
- Nome comercial: Nipride®
- Modo de preparo da solução: diluir uma ampola (50 mg/2 ml) em 248 ml de SG a 5% e iniciar 5 a 10 ml/h. Não esquecer de usar equipo fotoprotegido.

Nesiritida

- É um peptídeo natriurético humano recombinante. Promove vasodilatação e aumento de excreção de sódio e água.
- Estudos mostraram melhora rápida dos sintomas congestivos, sem efeito pró-arrítmico mas, além de não reduzir mortalidade ou hospitalizações, está associado a maiores taxas de hipotensão sintomática e piora da função renal.
- Nas Diretrizes brasileira e americana é considerado classe IIb seu uso para IC aguda sem hipotensão.
- Dose: **bolus** de 2 µg/kg (evitar no caso de hipotensão), manutenção de 0,015 a 0,030 µg/kg/min.

Inotrópicos

Dobutamina

- Inotrópico com ação beta-adrenérgica.
- Vantagens: início rápido de ação e elevação do débito cardíaco, fácil ajuste de dose, sem interferência na taxa de filtração glomerular (TFG).
- Desvantagens: taquifilaxia, dificuldade para desmame, aumento do consumo de O_2, pode ter sua eficácia reduzida caso haja uso prévio ou associado de betabloqueador.
- Considerado classe I no caso de choque cardiogênico para suporte hemodinâmico, independentemente da etiologia da cardiomiopatia.
- Dose: 2 a 20 µg/kg/min. Concentração máxima da diluição de 5 mg/ml. Infundir por veia de grosso calibre ou acesso central.
- Apresentação: ampola de 250 mg/20 ml
- Sugestões de diluição: 2 ampolas em 210 ml de SF a 0,9% ou SG a 5%, concentração 2.000 mcg/ml ou 4 ampolas em 170 ml, concentração 4.000 mcg/ml. Nesta última concentração, para uma pessoa de peso médio (considerando ao redor de 70 kg), cada ml/h corresponderá a 1 µg/kg/min. Por exemplo 5ml/h seriam aproximadamente 5 µg/kg/min.

Milrinona

- É um inibidor da fosfodiesterase cardíaca tipo III.
- Vantagens: elevação do índice cardíaco (IC), redução da resistência vascular pulmonar (RVP) e pressão capilar pulmonar (PCP), não necessita de titulação, eficaz no caso de uso prévio ou associado de betabloqueador.
- Desvantagens: hipotensão, corrige de acordo com TFG, maior custo, evitar uso em isquêmicos.
- Considerada pela Diretriz brasileira classe IIa para pacientes com sinais de baixo débito, sem choque cardiogênico, de etiologia não isquêmica, em uso de betabloqueador; ou como opção à dobutamina, para suporte hemodinâmico em pacientes em fila de espera para transplante cardíaco em prioridade.
- Um fator limitante ao uso dessa droga é o fato de poder causar hipotensão.
- Dose: *bolus* de 25 a 75 μg/kg em 10 a 20 min (evitar se PAS < 110 mmHg), manutenção de 0,375 a 0,75 μg/kg/min.
- Nome comercial: Primacor®.
- Modo de preparo: uma ampola com 20 ml (1 mg por ml) + SF a 0,9% ou SG a 5% 80 ml, concentração 0,2 mg/ml. Dose de manutenção inicial para adulto de aproximadamente 70 kg é de 8 ml/h (equivalente a 0,38 μg/kg/min).
- Não deve ser administrado na mesma via que a furosemida devido à possibilidade de interação com formação de precipitado.

Levosimendana

- Tem efeito sensibilizador do cálcio – aumenta a sensibilidade da troponina-C ao cálcio citoplasmático.
- Vantagens: menor consumo de O_2, aumenta o índice cardíaco, reduz RVP e PCP, sem necessidade de titulação, eficaz no caso de uso de betabloqueador, uso por 24 h e duração de efeito por aproximadamente 7 dias.
- Desvantagens: não deve ser usada se PAS < 90 mmHg, hipotensão; não usar se TFG < 30; maior custo.
- Considerada classe IIa para pacientes com sinais de baixo débito, sem choque cardiogênico, em uso de betabloqueador, e classe IIb, em sua associação para tentativa de desmame de dobutamina.
- Nome comercial: Simdax®, ampola de 12,5 mg/5 ml.
- Modo de preparo: diluir 1 ampola em 500 ml de SG a 5% (concentração 0,025 mg/ml).
- Dose: *bolus* de 12 μg/kg em 10 min (opcional de acordo com a Diretriz europeia de IC mas, na prática, não é recomendado por grande parte dos especialistas, principalmente se PAS < 110 mmHg); manutenção de 0,05 a 0,2 μg/kg/min.

Outras medidas

- Quando possível, iniciar dieta com restrição hidrossalina (pacientes em CF III ou IV, congestos e, principalmente, se hiponatrêmicos).
- Profilaxia para tromboembolismo venoso.

Manutenção ou início de betabloqueador

- Em virtude da importância desse medicamento no tratamento clínico da IC, serão mostradas algumas recomendações quanto ao seu uso em pacientes com IC aguda.
- É recomendação classe I: a pacientes que não faziam uso, iniciar o betabloqueador assim que possível, após compensação clínica, ainda durante a internação. No caso de uso crônico, suspender somente se o paciente estiver em choque cardiogênico, reintroduzindo 50% da dose assim que possível. Se houver sinais de baixo débito (perfil "frio"), mas sem necessidade de vasopressores ou de doses elevadas de inotrópicos, é discutível manter 50% da dose.

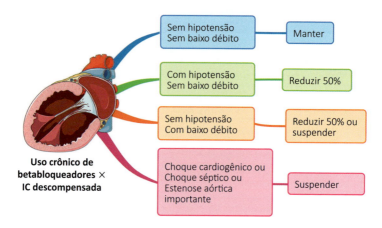

Figura 7.4 – Conduta frente a paciente usuários crônicos de betabloqueador que são admitidos com insuficiência cardíaca descompensada.

Critérios para alta hospitalar

- Fator desencadeante determinado e, se possível, corrigido.
- Sem sinais significativos de hipervolemia.
- Capacidade de deambular (para avaliar capacidade funcional após terapia).
- Uso somente de medicações para via oral por pelo menos 24 h (diuréticos, vasodilatadores).
- Educação do paciente e da família sobre recomendações e cuidados pós-alta.
- Prescrição de medicamentos otimizada [inibidores da enzima de conversão da angiotensina (IECA), betabloqueadores, espironolactona].
- Consulta de reavaliação ambulatorial agendada (idealmente em 7 a 10 dias).

Exemplo de prescrição – IC perfil C

- Paciente do sexo masculino, 70 anos e 67 kg vem ao serviço de emergência médica do hospital local por quadro de dispneia aos menores esforços há 2 semanas, progredindo para o repouso há 2 dias. Refere ainda ortopneia e edema bilateral até as coxas. Tem antecedente de hipertensão arterial há cerca de 20 anos e diagnóstico de insuficiência cardíaca. Vinha em uso de carvedilol 25 mg, duas vezes ao dia, enalapril 20 mg, duas vezes ao dia, furosemida 40 mg, uma vez ao dia e espironolactona 25 mg, uma vez ao dia. Ao exame físico apresentava estertores crepitantes até ápices pulmonares bilateralmente, sopro sistólico em foco mitral 2+/6+, estase jugular presente e edema de membros inferiores 4+/4+. PA 94 × 76 mmHg, FC 88 bpm, SatO$_2$ 86% em ar ambiente, tempo de enchimento capilar lentificado (5 segundos), com extremidades frias. O ecocardiograma evidenciou aumento das cavidades cardíacas, fração de ejeção de 35%, regurgitação mitral secundária à dilatação ventricular e PSAP 52 mmHg. A radiografia torácica evidenciou aumento da área cardíaca e congestão pulmonar com infiltrado intersticial difuso. Feita hipótese de insuficiência cardíaca descompensada perfil C – frio e úmido e iniciado tratamento conforme prescrição a seguir.

Exemplo de prescrição – insuficiência cardíaca descompensada perfil C

1. Jejum VO, até segunda ordem.
2. Dobutamina, duas ampolas (250 mg/amp) + SF a 0,9%, 210 ml – iniciar a 10 ml/h (5 µg/kg/min) ou milrinona, uma ampola (20 mg/amp) + SF a 0,9%, 80 ml – iniciar 0,375 µg/kg/min.

3. Medidas para congestão pulmonar:
   - furosemida 40 mg, IV, agora e a critério médico;
   - morfina 2 mg, IV, ACM;
   - nitratos – nitroglicerina ou nitroprussiato, IV, com cuidado com hipotensão arterial;
   - oxigenoterapia e ventilação não invasiva com pressão positiva (CPAP/BIPAP).
4. Carvedilol 12,5 mg, VO, duas vezes ao dia, dependendo da evolução inicial.
5. Espironolactona 25 mg, VO, uma vez ao dia.
6. Solicitar exames gerais e investigar causa de descompensação: ureia, creatinina, sódio, potássio, hemograma completo, enzimas hepáticas, urina tipo 1, radiografia de tórax, eletrocardiograma, troponina, hormônios tireoidianos. Avaliar aderência às medicações e demais medidas para IC (como restrição hidrossalina).
7. Heparina não fracionada 5.000 UI, SC, de 8/8 h, ou enoxaparina 40 mg, SC, uma vez ao dia.
8. Monitoração cardíaca. Vaga na unidade de terapia intensiva (UTI).

Exemplo de prescrição – IC perfil B

Paciente do sexo masculino, 56 anos, procura serviço médico com quadro de dispneia aos esforços com piora recente, associada a edema de membros inferiores e ortopneia. Diagnóstico prévio de miocardiopatia dilatada idiopática com fração de ejeção de 30%. Em uso domiciliar de carvedilol 25 mg, duas vezes ao dia, enalapril 20 mg, duas vezes ao dia, espironolactona 25 mg, uma vez ao dia, e furosemida 40 mg, uma vez ao dia. Ao exame físico, estertores crepitantes em bases pulmonares, saturação de O_2 a 94% em ar ambiente, pressão arterial 150 x 80 mmHg, frequência cardíaca de 72 bpm. Boa perfusão periférica. Edema de membros inferiores 2+/4+. Iniciado tratamento para IC perfil B, conforme prescrição a seguir.

Exemplo de prescrição – Insuficiência cardíaca descompensada perfil B

1. Jejum VO até segunda ordem.
2. Captopril 50 mg, VO, agora.
3. Furosemida 40 mg, IV, agora.
4. Solicitar exames gerais e investigar causa de descompensação: ureia, creatinina, sódio, potássio, hemograma completo, enzimas hepáticas, urina tipo 1, radiografia de tórax, eletrocardiograma, troponina, hormônios tireoidianos. Avaliar aderência às medicações e demais medidas para IC (como restrição hidrossalina).
5. Monitoração cardíaca.
6. Reavaliação após 1 e 2 horas.

Leitura sugerida

- Costanzo MR, Negoianu D, Jaski BE, Bart BA, Heywood JT, Anand IS, et al. Aquapheresis Versus Intravenous Diuretics and Hospitalizations for Heart Failure. JACC Heart Fail. 2016;4(2):95-105.
- Mamas MA, Sperrin M, Watson MC, Coutts A, Wilde K, Burton C, et al. Do patients have worse outcomes in heart failure than in cancer? A primary care-based cohort study with 10-year follow-up in Scotland. European Journal of Heart Failure. 2017;19(9):1095-1104. DOI: 10.1002/ejhf.822
- Mangini S, Pires PV, Braga FGM, Bacal F. Insuficiência cardíaca descompensada. Einstein (São Paulo). 2013;11(3):383-391.
- Montera MW, Almeida RA, Tinoco EM, et al. Sociedade Brasileira de Cardiologia. II Diretriz Brasileira de Insuficiência Cardíaca Aguda. Arq Bras Cardiol. 2009;93(3 suppl. 3):1-65.
- Ponikowski P, Voors AA, Anker SD, Bueno H, Cleland JG, Coats AJ, et al. 2016 ESC Guidelines for the diagnosis and treatment of acute and chronic heart failure: The Task Force for the diagnosis and treatment of acute and chronic heart failure of the European Society of Cardiology (ESC)Developed with the special contribution of the Heart Failure Association (HFA) of the ESC. Eur Heart J. 2016;37(27):2129-2200. doi: 10.1093/eurheartj/ehw128. Epub 2016 May 20.

- Rohde LE, Montera MW, Bocchi EA e colaboradores. Diretriz Brasileira de Insuficiência Cardíaca Crônica e Aguda. Arq Bras Cardiol. 2018; 111(3):436-539
- Yancy CW, Jessup M, Bozkurt B, Butler J, Casey DE, Colvin MM, et al. 2017 ACC/AHA/HFSA Focused Update of the 2013 ACCF/AHA Guideline for the Management of Heart Failure: A Report of the American College of Cardiology/American Heart Association Task Force on Clinical Practice Guidelines and the Heart Failure Society of America. Circulation. 2017 Aug 8;136(6):e137-e161. doi: 10.1161/CIR.0000000000000509. Epub 2017 Apr 28.

Capítulo 8

Choque Cardiogênico

Jefferson Luís Vieira
Eduardo Cavalcanti Lapa Santos
André Gustavo Santos Lima
Fabio Mastrocola

Introdução

- O choque cardiogênico é uma síndrome caracterizada por hipoperfusão tecidual sistêmica secundária à disfunção cardíaca, na ausência de hipovolemia.
- Cerca de 5 a 10% dos casos de infarto agudo do miocárdio (IAM) são complicados por choque cardiogênico. Historicamente, a taxa de mortalidade do choque cardiogênico pós-IAM era de até 90%, mas levantamentos recentes mostram uma redução significativa dessa taxa para 40 a 50%. Isso se deve, principalmente, a terapias como a angioplastia primária e uso de fibrinolíticos, além do uso de dispositivos de suporte circulatório mecânico em casos selecionados.

Etiologia

Causas de choque cardiogênico

- Infarto agudo do miocárdio (IAM) extenso (etiologia mais comum).
- Complicações mecânicas do infarto (rotura de cordoalha mitral, comunicação interventricular, rotura de parede livre de ventrículo esquerdo [VE]).
- Miocardite aguda.
- Síndrome de Takotsubo.
- Miocardiopatia periparto.
- Dissecção de aorta complicada com insuficiência aórtica aguda.
- Intoxicação exógena por agentes cardiotóxicos.
- Disfunção/rejeição do enxerto cardíaco.
- Síndrome pós-cardiotomia.
- Disfunção ventricular direita pós-implante de dispositivos de assistência circulatória mecânica esquerda.
- Bloqueio atrioventricular total ou outros distúrbios avançados da condução atrioventricular.
- Taquiarritmias/taquicardiomiopatia.
- Baixo débito crônico de insuficiência cardíaca terminal.

- No IAM, geralmente há necessidade de comprometimento maior que 40% da massa total do VE para que ocorra choque cardiogênico. Por esse motivo a coronária mais comumente envolvida é a descendente anterior.
- Pacientes com choque cardiogênico após IAM sempre devem ser avaliados para a presença de complicações mecânicas do infarto. O exame mais prático para tal fim é o ecocardiograma.

Quadro clínico

- A maior parte dos pacientes apresenta sinais de hipoperfusão associados a sinais de congestão (Tabela 8.1).

Tabela 8.1 – Sinais de choque cardiogênico

Sinais de congestão	Sinais de má perfusão/baixo débito
• Dispneia aos esforços/dispneia paroxística noturna • Taquipneia • Ortopneia • Elevação da pressão venosa jugular • Edema agudo pulmonar e de membros inferiores • Hepatomegalia • Refluxo hepatojugular • Ascite • Estertores crepitantes pulmonares • Galope de 3ª bulha acessória	• Redução da pressão de pulso • Extremidades frias e cianóticas • Sudorese • Confusão mental/sonolência • Agitação psicomotora • Redução da diurese/piora da função renal • *Pulsus alternans* • Hipotensão sintomática* • Enchimento capilar maior que 3 segundos • Pressão de pulso inferior a 25 mmHg

Hipotensão não é sinônimo de hipoperfusão mas, geralmente, as condições estão associadas (vide a seguir).

- Até 25% dos casos podem manifestar apenas sinais de hipoperfusão com ausência de congestão pulmonar. Nesses casos, sempre pesquisar a presença de tamponamento cardíaco e infarto de VD.

Dica: IAM de parede inferior e choque cardiogênico

- O infarto de ventrículo direito (VD) deve ser afastado em todo paciente com quadro de choque cardiogênico associado a IAM inferior, especialmente na ausência de estertores crepitantes pulmonares pois, se não houver disfunção de VE associada, a disfunção isolada do VD "poupa" o pulmão.
  - O diagnóstico é baseado em sinais clínicos, eletrocardiográficos, hemodinâmicos e ecográficos.
  - O tratamento objetiva a reversão do estado de baixo débito cardíaco (DC), atuando na normalização da pré-carga, redução da pós-carga, melhora da contratilidade e reperfusão precoce do VD.
    - A normalização da pré-carga, em geral com expansão volêmica agressiva, tem o objetivo de garantir pressões de enchimento direitas adequadas para melhorar o desempenho do VD através do mecanismo de Frank-Starling.
    - Se o choque cardiogênico persistir após a otimização da pressão diastólica final do VD, a terapia inotrópica deve ser considerada.
    - Devem ser evitadas medidas que reduzam o enchimento do VD, como diuréticos e nitratos, exceto em casos associados com hipertensão arterial e/ou congestão pulmonar.
    - Na disfunção de VD pode haver dilatação ventricular e desvio do septo em direção ao VE, comprometendo o enchimento de ambos os ventrículos, especialmente do esquerdo. O evento final é a redução do DC, da pressão arterial (PA) e da pressão de perfusão coronariana. Nesses casos, está autorizada a redução da pós-carga do VE com agentes vasodilatadores e/ou inotrópicos. O suporte com balão intra-aórtico pode ser indicado.
    - No infarto de VD a angioplastia primária está associada a melhores resultados que a terapia trombolítica.
    - Arritmias, como fibrilação e *flutter* atrial, devem ser tratadas com cardioversão elétrica sincronizada ao menor sinal de choque cardiogênico. Casos de bloqueio atrioventricular total devem ser avaliados para implante de marca-passo atrioventricular visando à restauração do sincronismo atrioventricular.
- Outras causas que devem ser investigadas no choque cardiogênico associado a IAM inferior são complicações mecânicas, como comunicação interventricular, insuficiência mitral aguda e rotura de parede ventricular, ou presença de disfunção contrátil preexistente.

- Medicações e dispositivos também podem camuflar sinais clínicos, como no caso do uso crônico de betabloqueador ou de pacientes dependentes de marca-passo definitivo, que não manifestam taquicardia.
- Presença de distensão jugular importante sugere aumento exagerado da pré-carga cardíaca e elevações de pressão de enchimento.
- Nos casos de choque cardiogênico em pacientes sem insuficiência cardíaca prévia existe, habitualmente, congestão pulmonar por aumento súbito das pressões de enchimento associada a vasoconstrição arterial e venosa periférica, com ausência de congestão sistêmica.
- Os casos de choque cardiogênico por insuficiência cardíaca crônica descompensada podem apresentar pulmões sem estertores crepitantes, mesmo em situações de congestão e elevadas pressões de enchimento. Esse fenômeno é explicado por mecanismos compensatórios crônicos do sistema linfático pulmonar.
- Cianose de extremidades pode refletir baixo DC e aumento importante da resistência vascular periférica.

Dica
Aplicação clínica da pressão de pulso no choque

- A pressão de pulso (PP), que vem a ser a diferença entre a PA sistólica (PAS) e a diastólica (PAD), é determinada pela interação entre o DC, a rigidez arterial e a reflexão da onda de pulso. Por exemplo, se um indivíduo tem uma PA de repouso de 120/80 mmHg, sua PP é 40 mmHg.
    - Em indivíduos com mais de 50 anos, tanto o aumento da PAS quanto da PP reflete, indiretamente, rigidez arterial e alterações na reflexão da onda de pulso, servindo como preditores de risco cardiovascular.
    - No choque distributivo ou circulatório, caracterizado por inadequado fornecimento e extração de oxigênio na presença de extrema vasodilatação, os pacientes encontram-se com a pele quente, taquicardia e PP aumentada devido à PAD muito baixa.
    - No choque hipovolêmico uma PP inferior a 25% da PAS indica diminuição do volume sistólico e aumento na resistência vascular periférica. Já uma PP extremamente baixa, inferior a 25 mmHg, reflete falta de reserva contrátil e baixo DC, sendo indicativa de insuficiência cardíaca grave ou choque cardiogênico.
    - O achado paradoxal de uma PP baixa em idosos com hipertensão ou aterosclerose sugere fortemente que o DC esteja reduzido, pois a rigidez arterial costuma estar aumentada nesses pacientes.

- A hipotensão arterial sistêmica é um aspecto importante na caracterização da síndrome do choque cardiogênico. Valores de corte mais comumente utilizados para definição de hipotensão nesse contexto são PAS < 90 mmHg ou, conforme alguns autores, PAS < 80 mmHg.

É obrigatório ter hipotensão para ser choque cardiogênico?

- Não. Existe um grupo de indivíduos com disfunção ventricular severa e choque que não preenchem o critério de hipotensão, mas que apresentam sinais de hipoperfusão decorrentes da disfunção miocárdica, sendo caracterizados como portadores de choque cardiogênico oculto. Essa situação ocorre frequentemente em infartos extensos de parede anterior e confere uma elevada mortalidade hospitalar, porém menor que a do choque cardiogênico clássico.
- Portanto, o diagnóstico da síndrome de choque cardiogênico pode ser realizado em pacientes com sinais de hipoperfusão tecidual associados à PA sistólica > 90 mmHg em algumas situações, a saber:
    1. quando são necessárias medicações e/ou dispositivos para manter parâmetros hemodinâmicos dentro da normalidade;
    2. na presença de hipoperfusão sistêmica associada a baixo DC com PA preservada devido à vasoconstrição;
    3. na queda de ≥ 30 mmHg da PA sistêmica média em pacientes previamente hipertensos.

Diagnóstico

- O diagnóstico de choque cardiogênico é feito por meio de história clínica e exame físico detalhados, associados a parâmetros hemodinâmicos e metabólicos. O ecocardiograma permite o diagnóstico diferencial etiológico, incluindo valvopatias, miopericardiopatias e doenças do VD.
- A monitoração hemodinâmica deve incluir medidas invasivas da PA sistêmica, da pressão venosa central (PVC), podendo-se utilizar o cateter de artéria pulmonar (CAP), que trará inúmeras informações importantes, mas que atualmente é menos utilizado devido a maneiras menos invasivas de avaliação dos parâmetros hemodinâmicos. O conjunto de dados obtidos na monitoração hemodinâmica e laboratorial pode ser agrupado em parâmetros de macro e micro-hemodinâmica global. O conhecimento das relações fisiológicas entre a microcirculação, perfusão e oxigenação é fundamental para o entendimento de diversos aspectos da monitoração hemodinâmica.
- A análise interligada de vários parâmetros hemodinâmicos parece ser mais adequada no manejo de qualquer tipo de choque do que a aplicação isolada de apenas uma variável (Tabelas 8.2 e 8.3).

Tabela 8.2 – Critérios diagnósticos de choque cardiogênico

Parâmetro	Killip-Kimball e Forrester	SHOCK Trial	IABP-SHOCK II Trial
Clínico	PAS < 90 mmHg	PAS < 90 mmHg ≥ 30 min	PAS < 90 mmHg ≥ 30 min
	Oligúria	PAS ≥ 90 mmHg à custa de suporte hemodinâmico	PAS ≥ 90 mmHg à custa de catecolaminas
	Cianose		Congestão pulmonar
	Diaforese	Hipoperfusão orgânica (extremidades frias, oligúria e FC ≥ 60 bpm)	Hipoperfusão orgânica (alteração do estado mental, extremidades frias e oligúria)
	Congestão pulmonar		
Hemodinâmico	PAPO > 18 mmHg	PAPO ≥ 15 mmHg	
	IC < 2,2 L/min/m²	IC < 2,2 L/min/m²	
Laboratorial			Lactato > 2,0 mmol/L

IC: índice cardíaco; FC: frequência cardíaca; PAPO: pressão de artéria pulmonar ocluída; PAS: pressão arterial sistólica; SHOCK: estudo Early Revascularization in Acute Myocardial Infarction Complicated by Cardiogenic Shock; IABP-SHOCK II: estudo Intraaortic Balloon Support for Myocardial Infarction with Cardiogenic Shock.

Tabela 8.3 – Parâmetros da monitoração hemodinâmica

Parâmetro	Valores normais
Saturação arterial de oxigênio (SaO$_2$)	95 a 100%
Saturação venosa de oxigênio (SvO$_2$)	65 a 70%
Pressão arterial média (PAM)	70 a 105 mmHg
Pressão venosa central (PVC)	2 a 6 mmHg
Pressão sistólica da artéria pulmonar (PSAP)	15 a 30 mmHg
Pressão média da artéria pulmonar (PAPm)	9 a 18 mmHg
Pressão de artéria pulmonar ocluída (PAPO)	6 a 12 mmHg
Débito cardíaco (DC)	4 a 8 L/min
Índice cardíaco (IC)	2,5 a 4,0 L/min/m²
Resistência vascular sistêmica (RVS)	800 a 1.200 dyn s/cm⁵
Excesso de base	− 2 a + 2
Lactato arterial	0,9 a 1,6 mmol/L
Diferença venoarterial de gás carbônico (ΔPCO$_2$)	2 a 5 mmHg

Macro-hemodinâmica

Parâmetros: pressão arterial, perfusão periférica/tempo de enchimento capilar, diurese, pressão venosa central, débito cardíaco, índice cardíaco, resistência vascular sistêmica, pressão de artéria pulmonar ocluída.

- O CAP, também conhecido como cateter de Swan-Ganz, foi introduzido na prática clínica a partir da década de 1970 e baseia-se na introdução de um cateter venoso com um balonete distal guiado pelo fluxo sanguíneo até a artéria pulmonar. O uso do CAP para o diagnóstico e seguimento do choque cardiogênico é controverso. Um estudo clínico, randomizado e multicêntrico, o ESCAPE *Trial*, avaliou 433 pacientes com insuficiência cardíaca grave e comparou um grupo com estratégia guiada pelo CAP e outro guiado apenas pelos dados clínicos. A mortalidade ao final de 30 dias e após 6 meses não foi diferente entre os dois grupos. Essa neutralidade sugere que o CAP não deva ser indicado rotineiramente para o diagnóstico de insuficiência cardíaca refratária, mas é seguro e pode ser útil em casos individualizados, principalmente na distinção entre choque cardiogênico e não cardiogênico em pacientes complexos, sépticos ou com doença pulmonar associada.
- As medidas de pressão disponíveis do CAP são a PVC, PA pulmonar sistólica e diastólica e a pressão de artéria pulmonar ocluída (PAPO). A PAPO é obtida com a insuflação do balonete distal do CAP e, quando não há insuficiência mitral significativa, é uma estimativa da pressão do átrio esquerdo e da pressão diastólica final do VE, refletindo a pré-carga ventricular. O DC é obtido pelo princípio da termodiluição, no qual um diluente frio é administrado em *bolus* na via proximal do CAP e um termistor, localizado na ponta do cateter, detecta a diferença de temperatura do sangue e calcula o débito de forma intermitente. Para permitir a comparação do DC entre diferentes indivíduos, costuma-se dividir o DC pela superfície corpórea em metros quadrados, para se obter o índice cardíaco (IC).
- Muitos estudos clínicos utilizam parâmetros obtidos pelo CAP para definição e diagnóstico de choque cardiogênico, com valores muitas vezes discordantes. É razoável considerar como valores discriminatórios de choque cardiogênico o IC ≤ 2,2 L/min/m² para os pacientes com algum suporte circulatório (inotrópico, vasopressor ou dispositivo circulatório) e o IC ≤ 1,8 L/min/m² para aqueles sem suporte.
- O CAP também pode ajudar no diagnóstico de complicações mecânicas do IAM:

Ruptura do septo interventricular	SaO_2 na artéria pulmonar ≥ 10% em relação ao átrio direito
Insuficiência mitral aguda	Onda V gigante, com PAPO 10 mmHg acima de seu valor médio
Ruptura da parede livre do VE	Equalização de pressões direitas e esquerdas, por tamponamento cardíaco

Dica
Como avaliar o índice cardíaco pelo exame físico?

- A literatura é escassa sobre a confiabilidade do exame físico na determinação de um baixo IC.
  - A pressão percentual de pulso, obtida através da equação (PAS − PAD) / PAS, quando < 25% sugere um IC < 2,2 L/min/m² e está associada a níveis mais elevados de peptídeos natriuréticos e maior mortalidade.
- No ESCAPE *Trial*, a avaliação global de perfusão inadequada (perfil clínico-hemodinâmico "frio") foi associada a um IC inferior a 2,3 L/min/m², reforçando a importância da classificação clínico-hemodinâmica dicotômica ("quente" ou "fria"), a fim de estratificar pacientes de acordo com a perfusão.

Micro-hemodinâmica

Parâmetros: saturação venosa mista de oxigênio, lactato arterial, excesso de bases, diferença venoarterial de gás carbônico, capnometria tecidual.

- Alterações primárias da macro-hemodinâmica global podem ser parcialmente compensadas por ajustes regionais da microcirculação, preservando a oxigenação de "tecidos nobres" enquanto não atinge valores críticos. Por exemplo, a queda na oferta global de oxigênio quando o DC cai pode ser compensada pelo aumento da taxa de extração de oxigênio pelos diversos tecidos.

- A saturação venosa mista de oxigênio (SVO_2) reflete o total de sangue oxigenado que retorna para o coração direito, ou seja, o balanço de oferta e consumo de oxigênio em nível sistêmico. Quando o consumo estiver aumentado e o conteúdo de oxigênio for normal, uma SVO_2 baixa expressa maior extração de oxigênio do leito arterial para suprir a demanda aumentada.
- O desequilíbrio entre a oferta e o consumo de oxigênio favorece o metabolismo anaeróbico e resulta em acidose lática. O lactato sérico é produzido a partir do metabolismo celular intermediário da glicose, sendo um marcador de estresse metabólico. Nas primeiras horas das doenças agudas com repercussão hemodinâmica, a hiperlactatemia sugere que a demanda de oxigênio não foi atendida. No choque séptico, por exemplo, a depuração do lactato > 10% após medidas de resgate está associada a melhor prognóstico e redução da mortalidade.
- A instalação da acidose também pode ser identificada pelo excesso de base (EB) obtido na gasometria arterial, e pelas diferenças arteriovenosa de oxigênio (CAV) e venoarterial de gás carbônico (ΔPCO_2). Na presença de função renal normal, a ocorrência de EB progressivamente negativo é devida a hipoperfusão tissular e metabolismo anaeróbico. O consumo de O_2 é produto do DC pela CAV e, em condições fisiológicas, não é dependente da oferta de O_2. No entanto, à medida que a oferta diminui a níveis críticos, o consumo é mantido à custa de maior taxa de extração de O_2 até um determinado limite, que é marcado pelo surgimento de acidose lática. Finalmente, como a produção de CO_2 é proporcional à taxa metabólica e tem grande difusão tecidual, os valores comparativos guardam estreita relação com a perfusão sanguínea, independentemente do metabolismo. Desta forma, se as diferenças venoarterial ou tecido-arterial de CO_2 estiverem elevadas, o motivo predominante é hipoperfusão.
- Do ponto de vista laboratorial, alterações no EB (valores mais negativos), aumento do lactato arterial, da CAV e da ΔPCO_2, bem como redução da SVO_2, acompanham a queda do DC.

- O ecocardiograma tem um espaço importante no manejo do choque cardiogênico. Além de avaliar de modo não invasivo parâmetros como DC e PAPO de forma confiável, o exame ainda ajuda a diagnosticar com precisão as complicações mecânicas do IAM.
- Nos últimos anos, sistemas de monitoração hemodinâmica minimamente invasivos baseados na análise do contorno do pulso arterial têm sido introduzidos como uma alternativa aos riscos do CAP. O registro contínuo e em tempo real do DC é realizado através de algoritmos complexos, sendo necessária a punção de uma linha arterial e de um acesso venoso central. Alguns destes sistemas, como o PiCCO, LiDCO e o Volume View/EV1000, exigem calibração, enquanto outros, como o Flotrac/Vigileo, baseiam-se em sistemas antropométricos. Além de parâmetros como DC e RVS, alguns desses monitores também fornecem a variação de volume sistólico (VVS). A VVS é um indicador de resposta da pré-carga, ou seja, aponta em que posição na curva de Frank-Starling o doente se encontra. O VVS normal é de 10 a 15% em ventilação mecânica controlada e quando < 12% significa que o paciente se encontra na porção mais à direita da curva de Frank-Starling e, portanto, não responderá ao volume. Vale ressaltar que a presença de arritmias e do BIA pode reduzir a acurácia desses sistemas.

Tratamento

- O choque cardiogênico é uma emergência que requer intervenção imediata. Todos os pacientes necessitam de acesso venoso, oxigenoterapia se hipoxêmico e monitoração cardíaca. A obtenção de um acesso venoso central, além de facilitar a ressuscitação volêmica e proporcionar acesso para múltiplas infusões, permite a monitoração invasiva da PVC e da saturação venosa central ($SVcO_2$) que apresenta um valor ligeiramente maior que a SVO_2 medida pelo CAP (saturação venosa mista) (Figura 8.1 e Tabela 8.4). Quadros de hipovolemia, acidose metabólica e arritmias podem colaborar para a manutenção do estado de choque e devem ser corrigidos.

Capítulo 8 – Choque Cardiogênico

Tabela 8.4 – Mecanismos de ação, dosagens e efeitos das drogas usadas no choque cardiogênico

Droga	Mecanismo	Dose	PA	FC	DC	RVS
Dobutamina	β-agonista (β1 > β2)	2 a 20 µg/kg/min	↓↑–	↑	↑↑	↓–
Milrinone	Inibidor da fosfodiesterase	0,375 a 0,75 µg/kg/min	↓↓	↑↑	↑↑	↓↓
Levosimendana	Sensibilizador de cálcio	*Bolus* 12 µg/kg, manutenção 0,05 a 0,2 µg/kg/min	↓↓	↑–	↑↑	↓↓
Dopamina	Dose β	2,5 até 10 µg/kg/min	↑	↑	↑↑	–/↓
	Dose α	10 até 20 µg/kg/min	↑↑	↑↑	↑	↑↑
Noradrenalina	β e α-agonista (α > β1 > β2)	0,01 a 2,0 µg/kg/min (dependendo da referência a dose máxima pode chegar a 3,3 µg/kg/min)	↑↑	↑	↓↑	↑↑
Adrenalina	β e α-agonista (β1 = α > β2)	0,1 a 2 µg/kg/min	↑↑	↑	↑↑	↑
Nitroglicerina	Vasodilatador	Início 10 a 20 µg/min, aumentando até 200 µg/min	↓↓	↑	↑	↓
Nitroprussiato de sódio	Vasodilatador	Início 0,5 µg/kg/min, aumentando até 10 µg/kg/min	↓↓↓	↑	↑↑	↓↓↓

DC: débito cardíaco; FC: frequência cardíaca; PA: pressão arterial; RVS: resistência vascular sistêmica.

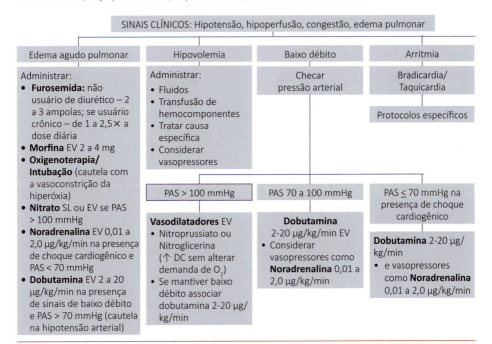

Figura 8.1 – Organograma do tratamento medicamentoso do choque cardiogênico. Modificada de: Antman EM, et al., 2004. DC: débito cardíaco, PAS: pressão arterial sistólica.

- No choque cardiogênico refratário os dispositivos de assistência circulatória mecânica (DACM) temporários (p. ex., ECMO, Tandem Heart, Impella, Centrimag, EXCOR) podem ser empregados principalmente em pacientes com complicações após IAM, episódios de síndrome de baixo débito cardíaco associados à cirurgia cardíaca, em casos de miocardites fulminantes ou IC descompensada refratária com sinais de baixo débito. Os DACM podem servir como ponte para recuperação da função ventricular, para um dispositivo de longa permanência ou ainda para o transplante. Dentre as contraindicações aos DACM, devemos considerar situações clínicas que limitem a expectativa de vida, individualizando a decisão.
- O balão intra-aórtico (BIA) utiliza o princípio de contrapulsação idealizado inicialmente por Harken, em 1958. O BIA é composto basicamente de um console e de um cateter-balão de poliuretano, insuflado com gás hélio e acoplado em série com o coração. A contrapulsação aórtica aumenta a pressão diastólica na raiz da aorta, resultando em melhor perfusão coronariana, redução da pós-carga e acréscimo aproximado de 15% no DC. A efetividade do BIA deve ser avaliada a partir da melhora de parâmetros de micro-hemodinâmica e perfusão tecidual. A não melhora dessas variáveis em um período de horas justifica o escalonamento para outros dispositivos mais invasivos. Devido aos achados controversos no estudo IABP-SHOCK II, a Sociedade Europeia não recomenda o uso rotineiro do BIA no choque cardiogênico pós-IAM.
- A oxigenação por membrana extracorpórea (ECMO) é um suporte mecânico invasivo temporário idealizado para fornecer suporte cardiopulmonar parcial ou total a pacientes com choque cardiogênico (tipo venoarterial) e/ou insuficiência respiratória aguda (tipo venovenosa). A ECMO é uma tecnologia de rápida instalação, aplicável à maioria dos pacientes, e que rapidamente reverte a falência circulatória e/ou anóxia.
- Outros DACM temporários disponíveis em alguns serviços no Brasil são o Tandem Heart e o Impella, de implante percutâneo, e o Centrimag e o EXCOR, de implante cirúrgico por toracotomia (Figura 8.2).

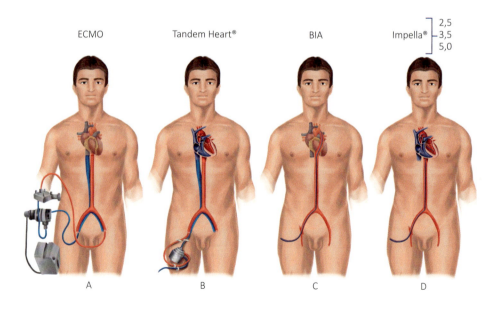

Figura 8.2 – Dispositivos de assistência ventricular: ECMO (**A**), Tadem Heart (**B**), balão intra-aórtico (**C**) e Impella (**D**). Adaptada de: Thiele et al., 2015.

Medidas específicas

- Como a principal causa de choque cardiogênico é o infarto agudo do miocárdio, a abordagem fundamental é a rápida terapia de reperfusão miocárdica por angioplastia ou via abordagem cirúrgica.
- Essa medida foi bem estabelecida no estudo SHOCK. Nele, pacientes com idade inferior a 75 anos que se encontravam em até 36 horas do início do IAM e em até 18 horas do início do choque cardiogênico se beneficiaram da terapia de reperfusão miocárdica, com aumento da sobrevida em 13% após 1 ano de seguimento, além de expressivo NNT = 8. Neste estudo, não houve diferença de mortalidade no subgrupo de pacientes com idade maior que 75 anos.
- A escolha entre angioplastia percutânea e cirurgia de revascularização miocárdica ainda é um tema controverso na vigência de choque cardiogênico. A cirurgia mostrou-se como melhor opção nos casos com complicações mecânicas (comunicação interventricular, insuficiência mitral aguda e rotura de parede livre de VE), quando há contraindicação ao tratamento percutâneo e na falha da angioplastia nos casos de IAM com supra de ST.
- Em centros onde não há serviço de angiografia de emergência, é recomendada a transferência do paciente para locais com disponibilidade do procedimento, com objetivo de revascularização percutânea ou cirúrgica independentemente do tempo de atraso (a angioplastia primária no choque cardiogênico é superior ao fibrinolítico). Entretanto, quando o tempo previsto para realizar a abertura da artéria for superior a 120 minutos, administrar o fibrinolítico e encaminhar o mais rápido possível para realização da cinecoronariografia, mesmo que apresente critérios de reperfusão no ECG. A terapia fibrinolítica no choque cardiogênico é indicada nas primeiras 24 horas do IAM (após 12 horas o benefício é bem menor), àqueles pacientes sem contraindicações e nos quais a revascularização mecânica (percutânea ou cirúrgica) não é factível em razão da anatomia, técnica ou falta de disponibilidade do serviço de hemodinâmica.
- Até 80% dos pacientes com choque cardiogênico por IAM têm doença multiarterial. Atualmente, as diretrizes europeias e americanas, de maneira geral, recomendam o tratamento de todas as lesões significativas neste cenário, em vez de tratar somente a lesão culpada. O racional é que, em tese, o tratamento de todas as lesões melhoraria a perfusão miocárdica global e, consequentemente, a função cardíaca. Entretanto, em 2017 o estudo multicêntrico Culprit-Shock, que comparou as duas estratégias em 706 pacientes multiarteriais admitidos em choque por IAM, demonstrou que o tratamento de todas as lesões severas foi associado a maior risco de morte ou insuficiência renal aguda, com necessidade de hemodiálise. Dessa forma, o Culprit-Shock deve mudar as próximas diretrizes, com a indicação de revascularização isolada do vaso culpado no choque cardiogênico por IAM, deixando para um segundo momento a decisão sobre a revascularização ou não das demais lesões.
- Nos casos de choque cardiogênico por IAM, usar ácido acetilsalicílico (AAS) e heparina de forma rotineira.
- A dupla antiagregação plaquetária somente deve ser prescrita após a realização do cateterismo e descartada a possibilidade de realização de procedimento de revascularização cirúrgica, pois dos pacientes randomizados para tratamento de reperfusão no SHOCK *Trial*, 37% foram submetidos à cirurgia de revascularização miocárdica.
- Quanto ao diagnóstico diferencial de choque cardiogênico, devem-se destacar tromboembolismo pulmonar, tamponamento cardíaco e IAM de VD, pois esses diagnósticos apresentam características hemodinâmicas e tratamentos específicos.
- Betabloqueadores e antagonistas dos canais de cálcio não devem ser utilizados nos pacientes em choque cardiogênico por causa do efeito inotrópico negativo.

Caso clínico

- Paciente do sexo masculino, 57 anos, vem trazido por familiares ao serviço de emergência médica por quadro de dor precordial opressiva acompanhada de mal-estar e pré-síncope, iniciado há 11 horas, já tendo sido atendido em outro serviço de emergência e manejado com analgesia composta por dipirona e cetoprofeno IV. Tem antecedente de hipertensão arterial e dislipidemia em uso irregular de medicamentos. Na admissão encontrava-se em mau estado geral, pálido, diaforético, confuso, dispneico com crepitações difusas bilaterais, ritmo cardíaco regular com B3, sem sopro, hipotenso (PA = 78 × 66 mmHg), FC = 112 bpm e com má perfusão periférica (TEC > 3 segundos).
- O eletrocardiograma revelou IAM com supradesnível do segmento ST anterior extenso (V1 a V6, DI e aVL, com BRD associado), tendo sido administrados AAS 300 mg, ticagrelor 180 mg, heparina não fracionada endovenosa 7.000 UI e iniciada dobutamina 5 µg/kg/min. Foi encaminhado rapidamente para o laboratório de hemodinâmica com hipótese de choque cardiogênico por IAM anterior extenso. Como paciente congesto, confuso, foi optado por IOT e passagem de acesso central pela veia femoral, sendo necessária a associação de noradrenalina. A angiocoronariografia evidenciou oclusão proximal da artéria descendente anterior, tronco da coronária esquerda sem lesões, circunflexa com lesão de 70% no terço médio e coronária direita sem lesões. Foi realizada a angioplastia da descendente anterior que apresentava trombos, fluxo final TIMI III, optado por não mexer na circunflexa neste momento (baseado no estudo Culprit Shock), sendo colocado balão intra-aórtico (BIA) na sala de hemodinâmica. Evoluiu na UTI com manutenção da hipotensão e aumento progressivo do lactato sérico apesar de BIA com funcionamento adequado, dobutamina 20 µg/kg/min, aumento progressivo da noradrenalina e ecocardiograma sem complicações mecânicas. Optado por chamar a equipe de cirurgia cardíaca para avaliar a passagem de dispositivo de assistência circulatória mecânica de curta permanência (como por exemplo a ECMO venoarterial).

Leitura sugerida

- Ayub-Ferreira SM, Souza Neto JD, Almeida DR, Biselli B, Avila MS, Colafranceschi AS, et al. Diretriz de Assistência Circulatória Mecânica da Sociedade Brasileira de Cardiologia. Arq Bras Cardiol. 2016;107(2 Supl. 2):1-33.
- Bernoche C, Kopel L, Geisler LN, et al. Atualização no manejo clínico do choque cardiogênico. Rev Soc Cardiol Estado de São Paulo. 2016;26(1):14-20.
- Forrester JS, Diamano G, Chatterjee K, et al. Medical therapy of acute myocardial infarction by application of hemodynamic subsets. N Engl J Med. 1976;295:1356-404.
- Hochman JS, Sleeper LA, Webb JG, Sanborn TA, White HD, Talley JD, et al. Early revascularization in acute myocardial infarction complicated by cardiogenic shock. SHOCK Investigators. Should we emergently revascularize occluded coronaries for cardiogenic shock. N Engl J Med. 1999;341(9):625-34.
- Montera MW, Almeida RA, Tinoco EM, et al. Sociedade Brasileira de Cardiologia. II Diretriz Brasileira de Insuficiência Cardíaca Aguda. Arq Bras Cardiol. 2009;93(3 suppl. 3):1-65.
- Thiele H, Akin I, Sandri M, Fuernau G, Waha S, Meyer-Saraei R, et al. PCI Strategies in Patients with Acute Myocardial Infarction and Cardiogenic Shock. N Engl J Med. 2017;377(25):2419-32.
- Thiele H, Zeymer U, Neumann F-J, et al. Intra-aortic balloon counterpulsation in acute myocardial infarction complicated by cardiogenic shock (IABP-SHOCK II): final 12 month results of a randomised, open-label trial. Lancet. 2013;382:1638-1645.
- Thiele H, Zeymer U, Neumann FJ, Ferenc M, Olbrich HG, Hausleiter J, et al. Intraaortic balloon support for myocardial infarction with cardiogenic shock. N Engl J Med. 2012;367(14):1287-96.

Capítulo

9

Miocardite

Dirceu Thiago Pessoa de Melo
Fabio Mastrocola

Introdução

- A miocardite é definida como um processo inflamatório do miocárdio. Ocorre por exacerbação da resposta imune do hospedeiro, sendo desencadeada por um gatilho externo, em geral uma infecção viral.
- Os enterovírus foram os principais agentes etiológicos até meados da década de 1990. Após esse período os adenovírus e os parvovírus B19 têm sido os agentes mais frequentemente identificados.
- Trata-se de doença subdiagnosticada, embora seja importante causa de morte súbita e insuficiência cardíaca em pacientes jovens.
- A incidência estimada na população geral varia de 8 a 10/100.000. Em pacientes jovens com diagnóstico de morte súbita submetidos à necropsia, a incidência pode chegar a 8,6%. Nos casos de miocardiopatia dilatada submetidos à biópsia endomiocárdica esse número varia de 10 a 40%.
- A incidência da doença tem aumentado recentemente em razão do maior número de diagnósticos com as novas técnicas de biologia molecular e o uso da RNM cardíaca.

Agentes etiológicos da miocardite

- **Vírus**: Coxsackie, enterovírus, CMV, parvovírus B19, HCV, influenza, HIV, herpesvírus, Epstein-Barr vírus, SARS-CoV-2 (novo coronavírus), Chikungunya, Dengue, além de inúmeros outros vírus.
- **Hipersensibilidade:** clozapina, sulfonamidas, cefalosporinas, antidepressivos tricíclicos, penicilinas.
- **Autoimune:** granulomatose eosinofílica com poliangeíte (Churg-Strauss), miocardite de células gigantes, Sjögren, LES, Takayasu, granulomatose com poliangeíte (Wegener), sarcoidose, doença intestinal inflamatória.
- **Bactérias:** micobactérias, estreptococos, *Chlamydia, Mycoplasma.*
- **Fungos:** Candida, *Aspergillus, Cryptococcus*, Histoplasma.
- **Protozoários:** *Trypanosoma cruzi.*
- **Toxinas:** antraciclinas, cocaína.

Quadro clínico

- O espectro clínico da miocardite aguda é bastante amplo. Varia de quadros assintomáticos a casos de morte súbita ou insuficiência cardíaca aguda fulminante com choque cardiogênico refratário.
- A distribuição etária costuma ser bimodal. Em geral, crianças e adolescentes costumam apresentar sinais e sintomas de miocardite aguda, com dor torácica e sintomas constitucionais, enquanto adultos jovens têm maior chance de abrir o quadro com sinais e sintomas de miocardiopatia dilatada.
- **Miocardite aguda:** pródromo viral com febre, mialgia, fraqueza e sintomas constitucionais em até 80% dos casos. Dispneia, palpitações, arritmias e dor torácica são comuns. Esta última pode ser difícil de diferenciar da dor de origem isquêmica, já que esses pacientes costumam apresentar alterações no eletrocardiograma (ECG), elevação de marcadores de necrose miocárdica e perda de contratilidade segmentar. Alguns casos se apresentam com insuficiência cardíaca e são suspeitados após exclusão das causas mais frequentes (valvar, isquêmica e hipertensiva).
- **Miocardite fulminante:** em geral, associada a quadros de rápida progressão (< 2 semanas) e evolução para choque cardiogênico associado ou não a febre e toxemia. O quadro se deve à produção exacerbada de citocinas inflamatórias pelo hospedeiro em resposta à agressão inicial. Séries de casos têm relatado reversão da disfunção ventricular em até 90% dos pacientes, o que ressalta a importância do adequado suporte hemodinâmico para aumentar as chances de recuperação.
- Quanto ao prognóstico, aproximadamente 50% dos pacientes apresentam resolução do quadro em 2-4 semanas; 25% evoluem com miocardite crônica e 12-25% evoluem com insuficiência cardíaca refratária, miocardite fulminante ou arritmias fatais.

Diagnóstico

- O diagnóstico da miocardite tem sido tradicionalmente baseado nos critérios histológicos de Dallas, que avaliam a presença de processo inflamatório no miocárdio. Entretanto, em razão de sua baixa sensibilidade e abordagem invasiva com necessidade de biópsia endomiocárdica, os casos de miocardite têm sido subdiagnosticados.
- Diante dessas limitações, uma nova abordagem diagnóstica tem sido proposta com base na avaliação de quatro variáveis:
  1. quadro clínico sugestivo;
  2. alteração estrutural, funcional ou dano miocárdico na ausência de causa isquêmica;
  3. achados de RNM cardíaca sugestivos;
  4. evidência de infiltrado inflamatório (pelos critérios de Dallas) ou genoma viral em biópsia miocárdica.

- **Suspeita de miocardite:** presença de dois critérios.
- **Compatível com miocardite:** presença de três critérios.
- **Miocardite confirmada:** presença de quatro critérios.

Exames complementares

- **Laboratório:** elevação de PCR e VHS. Os marcadores de necrose miocárdica são úteis, porém não podem ser usados para descartar o diagnóstico por causa de suas limitadas sensibilidade e especificidade. Da mesma forma, dosagens de citocinas inflamatórias, anticorpos anticoração e sorologias virais têm pouca utilidade clínica.

- **Eletrocardiograma:** inversão da onda T, supradesnivelamento do segmento ST, bloqueios de ramo, arritmias supraventriculares e ventriculares.
- **Ecocardiograma:** o achado clássico é a hipocinesia difusa associada ou não a derrame pericárdico. Podem também ocorrer alteração da contratilidade segmentar com predomínio em parede lateral e hipertrofia regional. As formas clássicas de miocardite tendem a se apresentar com dilatação ventricular, enquanto os quadros fulminantes estão mais associados à hipertrofia septal e ventrículos normais ou pouco aumentados.
- **Ressonância cardíaca:** alteração da contratilidade segmentar, hipertrofia regional, dilatação de câmaras cardíacas. Presença de realce tardio após infusão de gadolínio e acometimento que em geral poupa o subendocárdio, ao contrário do que ocorre na lesão isquêmica. A ressonância pode ser usada para guiar a biópsia miocárdica, aumentando a acurácia do procedimento.
Novas modalidades na ressonância cardíaca como avaliação do MAPA T1, agregaram novas informações e melhoraram a acurácia para o diagnóstico de miocardite, sendo superiores a critérios clássicos como de Lake Louise.
- **Biópsia miocárdica:** procedimento realizado por via percutânea, com acesso venoso central e taxa de complicações que varia de 2 a 5% (sangramento, arritmias, perfuração miocárdica e tamponamento). A baixa sensibilidade da biópsia se deve em grande parte à natureza desigual do acometimento miocárdico, que ocorre de maneira regional, por vezes em segmentos de difícil acesso para o biótomo. Além disso, o uso dos critérios de Dallas para avaliação de necrose e inflamação miocárdica apresenta grande variabilidade interobservador. Apesar dessas limitações, a biópsia ainda é considerada o padrão-ouro para o diagnóstico inequívoco de miocardite. O procedimento comumente é realizado às cegas em ventrículo direito, entretanto, se possível deverá ser guiado pela RNM cardíaca, uma vez que a identificação prévia de áreas suspeitas aumenta de forma considerável o seu rendimento.

Indicações de biópsia endomiocárdica

- Quadros de insuficiência cardíaca aguda (< 2 semanas) sem etiologia definida, de rápida evolução, com comprometimento hemodinâmico e refratário à terapêutica inicial.
- Quadros de insuficiência cardíaca de início recente (< 3 meses), sem etiologia definida, associados à doença progressiva do sistema de condução ou arritmias ventriculares complexas e que não responderam à terapêutica inicial em 1 a 2 semanas.
- Em pacientes que possuem doença sistêmica prévia e desenvolvem disfunção ventricular sistólica recente de origem desconhecida.

- Biologia molecular: a biópsia endomiocárdica é fundamental para o tratamento etiológico dos quadros de miocardite complicada. Permite avaliar a presença de inflamação, pesquisa quantitativa (PCR) do genoma dos principais vírus cardiotrópicos, bem como doenças autoimunes como miocardite eosinofílica/células gigantes. Embora muito importante, sua disponibilidade é limitada no Brasil e se restringe a poucos centros. É preciso que haja equipes com *expertise* para realização da biópsia e laboratórios aptos para o adequado processamento e análise do material.

Tratamento

Suporte geral

- Pacientes com quadro de miocardite aguda não complicada não requerem tratamento específico. A Figura 9.1 apresenta o fluxograma de avaliação e tratamento do paciente com miocardite aguda e sinais de insuficiência cardíaca.

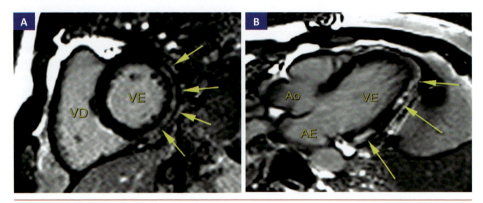

Figura 9.1 – Imagem de ressonância cardíaca em eixo curto (**A**) e via de saída do ventrículo esquerdo (**B**) na sequência de realce tardio. Observe o acometimento mesoepicárdico (poupando o subendocárdio, que é a porção do músculo mais próxima à cavidade) na parede lateral do ventrículo esquerdo (setas). Este padrão é sugestivo de miocardite.

Medidas gerais

- Repouso – Por causa do aumento da mortalidade em estudos com animais, a prática de exercícios deve ser desencorajada até completa remissão do quadro e recuperação da função do ventrículo esquerdo, o que pode levar semanas a meses. A recomendação habitual é evitar atividade física moderada a intensa por 6 meses. É sugerida a realização de TE antes da liberação para reiniciar as atividades.
- Ao contrário dos casos de pericardite, o uso de anti-inflamatórios não está indicado.
- Em pacientes de baixo risco, estáveis hemodinamicamente, realizar analgesia para alívio da dor torácica e as medidas-padrão para o tratamento da insuficiência cardíaca com inibidores da enzima de conversão da angiotensina (IECA), betabloqueadores e antagonistas da aldosterona. De acordo com a diretriz brasileira de Miocardites o IECA deverá ser usados em todos os pacientes com miocardite , já o BB seria reservado para os pacientes com disfunção ventricular (FE < 40%) e a Espironolactona para os com FE< 35% e que persistissem sintomáticos após IECA e BB. Entretanto sugerimos utilizar o IECA e o BB (Carvedilol, Bisoprolol ou Succinato de Metoprolol) por pelo menos um ano em todos os pacientes que não tenham contraindicações, pois mesmo que não apresentem disfunção ventricular na fase aguda, podem evoluir com remodelamento (aumento dos diâmetros ventriculares e queda da fração de ejeção) após meses.
- Essas medicações deverão ser mantidas por tempo indefinido nos pacientes que não apresentarem completa resolução da função ventricular. Nos pacientes que normalizam a função ventricular e que não possuem realce tardio significativo na RM , considerar a suspensão gradual dos medicamentos após um ano do evento (retirar um por vez e acompanhar com ecocardiogramas periódicos, de preferência com a realização do Strain Global Longitudinal que detecta alterações de forma mais precoce).
- Em pacientes com insuficiência cardíaca, o uso de diuréticos e vasodilatadores (nitroprussiato/nitroglicerina) deve ser considerado. Os casos mais graves, com choque cardiogênico, podem necessitar de inotrópicos, vasopressores, balão intra-aórtico ou dispositivos de assistência ventricular mecânica como a ECMO veno arterial.

Imunossupressão

- A imunossupressão tem indicação limitada nos casos de miocardite. No estudo *Myocarditis Treatment Trial*, 111 pacientes com diagnóstico histológico de miocardite e FE < 45% foram randomizados para receber tratamento com placebo ou prednisona + cliclosporina/azatioprina por 24 semanas. Ao final de 4,3 anos de seguimento não houve benefício em relação à FE ou sobrevida.
- No estudo TIMICS, 85 pacientes com diagnóstico de miocardite e pesquisa negativa para genoma viral foram randomizados para receber azatioprina + prednisona *vs.* placebo. Após 6 meses de tratamento houve melhora da fração de ejeção no grupo que recebeu imunossupressores.
- Nos pacientes com miocardite por hipersensibilidade e doença autoimune, a terapia imunossupressora deve ser considerada.

Imunoglobulina

- A imunoglobulina possui ação imunomoduladora e antiviral, sugerindo a possibilidade de um efeito benéfico, especialmente na miocardite aguda de etiologia viral. Entretanto, não há evidência suficiente para recomendar seu uso de rotina. Já foi testada em pequenos estudos, em sua grande maioria, não controlados, mostrando melhora em desfechos substitutos como aumento da fração de ejeção do VE e erradicação viral, com melhor resultado nas miocardites causadas por Adenovírus, conforme trabalho de 152 pacientes publicado por Maisch e colaboradores
- Considerar uso em casos selecionados, com demonstração do vírus na biópsia endomiocárdica e que apresentem acometimento mais extenso, com disfunção ventricular e sem resposta satisfatória ao tratamento padrão
- Sugerimos o uso da PENTAGLOBIN® 50mg/ml (imunoglobulina humana) fazer 10 G IV no primeiro e no terceiro dia

Exemplo de prescrição

- Paciente de 21 anos, 75 kg, previamente hígido. Iniciou há 2 dias quadro de dor torácica em pontada, reentrante, de forte intensidade, sem fatores de melhora, associada a dispneia aos esforços. Relatava quadro de infecção de vias aéreas superiores 2 semanas antes. Admitido no pronto-socorro com dor. ECG de entrada revelava supradesnivelamento do segmento ST de 2 mm em derivações precordiais. Realizado CATE de urgência que revelou coronárias normais, disfunção de VE com FE de 34% e hipocinesia difusa. Troponina com valor 10× acima o limite superior da normalidade. RNM cardíaca revelou realce tardio mesoepicárdico em toda parede lateral e ínfero-lateral do VE. Exame físico: pressão arterial (PA) 100 × 60 mmHg, frequência cardíaca (FC) 80 bpm, MV + sem ruídos adventícios, ritmo cardíaco regular 2T, bulhas normofonéticas, sem sopro, ausência de estase jugular, extremidades com boa perfusão, sem edema. Restante do exame, sem alterações.

Exemplo de prescrição – miocardite

1. Dieta via oral hipossódica.
2. Dipirona: 500 mg, via oral (VO), 6/6 h.
3. Codeína: 30 mg, VO até de 6/6 h.
4. Enalapril: 2,5 mg, 12/12 h.
5. Carvedilol: 3,125 mg, VO, 12/12 h ou Bisoprolol 1,25 mg 1× dia, ou Succinato de Metoprolol 25 mg 1× dia
6. Espironolactona: 25 mg, uma vez ao dia.
7. Não administrar anti-inflamatórios.
8. Como apresenta dor torácica significativa + supra no ECG sugerindo miopericardite, sugerimos o uso da Colchicina 0,5 mg 12/12h por 3 meses
9. Monitoração eletrocardiográfica.
10. Repouso relativo.
11. Se não apresentar evolução satisfatória, realizar biópsia endomiocárdica e considerar o uso de Imunoglobulina IV dependendo do resultado

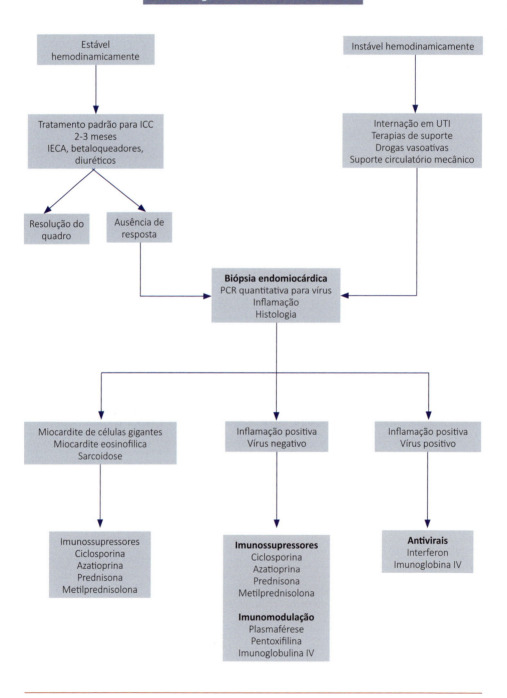

Figura 9.2 – Fluxograma de avaliação e tratamento do paciente com miocardite aguda e sinais de insuficiência cardíaca. Adptado da I Diretriz Brasileira de Miocardites e Pericardites. Montera e cols. 2013.

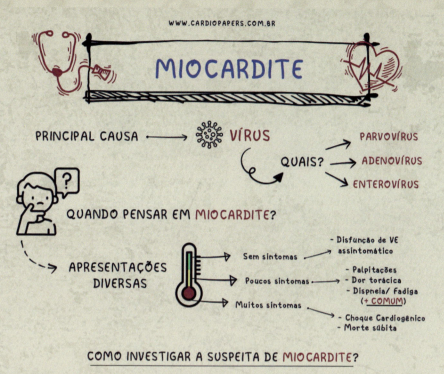
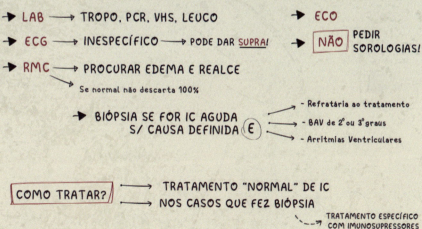

Figura 9.3 – Mapa mental.

Leitura sugerida

- Ammirati E, Cipriani M, Moro C, et al. Clinical Presentation and Outcome in a Contemporary Cohort of Patients With Acute Myocarditis: Multicenter Lombardy Registry. Circulation 2018; 138:1088.
- Baughman KL. Diagnosis of myocarditis: death of Dallas criteria. Circulation 2006; 113:593.
- Caforio AL, Pankuweit S, Arbustini E, et al. Current state of knowledge on aetiology, diagnosis, management, and therapy of myocarditis: a position statement of the European Society of Cardiology Working Group on Myocardial and Pericardial Diseases. Eur Heart J 2013; 34:2636.
- Felker GM, Thompson RE, Hare JM, et al. Underlying causes and long-term survival in patients with initially unexplained cardiomyopathy. N Engl J Med. 2000;342:1077.
- Kindermann I, Kindermann M, Kandolf R, et al. Predictors of outcome in patients with suspected myocarditis. Circulation 2008; 118:639.
- Kotanidis CP, Bazmpani MA, Haidich AB, et al. Diagnostic Accuracy of Cardiovascular Magnetic Resonance in Acute Myocarditis: A Systematic Review and Meta-Analysis. JACC Cardiovasc Imaging 2018; 11:1583.
- Mahrholdt H, Wagner A, Deluigi CC, et al. Presentation, patterns of myocardial damage, and clinical course of viral myocarditis. Circulation. 2006;114:1581.
- Maisch B, Alter P. Treatment options in myocarditis and inflammatory cardiomyopathy Focus on i. v. immunoglobulins. Herz 2018 · 43:423–430
- Maron BJ, Udelson JE, Bonow RO, et al. Eligibility and Disqualification Recommendations for Competitive Athletes With Cardiovascular Abnormalities: Task Force 3: Hypertrophic Cardiomyopathy, Arrhythmogenic Right Ventricular Cardiomyopathy and Other Cardiomyopathies, and Myocarditis: A Scientific Statement From the American Heart Association and American College of Cardiology. J Am Coll Cardiol 2015; 66:2362.
- Montera MW, Mesquita ET, Colafranceschi AS, et al. Sociedade Brasileira de Cardiologia. I Diretriz Brasileira de Miocardites e Pericardites. Arq Bras Cardiol. 2013;100(4 supl. 1):1-36.
- Schultz JC, Hilliard AA, Cooper LT, et al. Diagnosis and treatment of viral myocarditis. Mayo Clin Proc. 2009;84(11):1001-9.

Capítulo

10

Síndrome de Takotsubo

Carlos Frederico Costa Lopes
Fabio Mastrocola

Introdução

- Síndrome de Takotsubo, também conhecida como cardiomiopatia de estresse, síndrome do balonamento apical ou "síndrome do coração partido", é uma síndrome cardíaca transitória súbita que envolve uma disfunção sistólica regional ventricular esquerda dramática (podendo também acometer o ventrículo direito) que simula uma síndrome coronariana aguda (SCA). Foi primeiramente descrita no Japão em 1990 por Sato e colaboradores.
- Acreditava-se inicialmente que a síndrome representava uma condição benigna devido ao seu curso clínico autolimitado, mas agora está reconhecidamente associada a uma taxa considerável de complicações sérias como arritmias ventriculares, tromboembolismo sistêmico, choque cardiogênico e morte.
- Os pacientes frequentemente se apresentam com dor torácica, elevação do segmento ST ao eletrocardiograma (ECG), além de aumento nos marcadores de necrose miocárdica. No entanto, quando os pacientes são submetidos à angiografia coronariana, o balonamento apical do ventrículo esquerdo (VE) está presente e não há obstrução significativa de artéria coronária ou sinais de ruptura aguda de placa que justifiquem a disfunção ventricular.
- A palavra japonesa Takotsubo significa "jarro de polvo", que se refere à semelhança da forma do VE durante a sístole com esse jarro nos estudos de imagem na apresentação mais comum e típica da doença; segmentos apical e médio do VE estão hipo/acinéticos e há hipercinesia das paredes basais (Figura 10.1). Um tipo medioventricular e outras variantes como o padrão invertido têm sido descritas.
- Embora a exata etiologia da Cardiopatia de Takotsubo permaneça incerta, a síndrome parece ser desencadeada por um fator estressante significativo emocional e/ou físico.

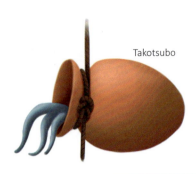 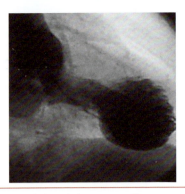

Figura 10.1 – Armadilha para capturar polvo utilizada no Japão (Takotsubo) e sua semelhança com a forma característica da doença na ventriculografia, com hipercinesia basal e acinesia/hipocinesia médio apical.

Epidemiologia

- A cardiomiopatia de estresse ocorre em aproximadamente 1 a 2% dos pacientes que se apresentam com quadro sugestivo de SCA com supradesnivelamento do segmento ST que chegam à unidade de emergência. Se considerarmos apenas as mulheres, representa 5-6% dos casos.
- Um estudo prospectivo com 92 pacientes admitidos em unidade de terapia intensiva com um diagnóstico não cardíaco e sem história prévia de cardiopatia encontrou balonamento apical do VE consistente com cardiomiopatia de estresse em 28% desses pacientes, levantando a hipótese que nessa população essa síndrome não é tão incomum.
- A cardiomiopatia de estresse é mais comum nas mulheres e ocorre predominantemente em adultos mais velhos. No Registro Internacional de Takotsubo (Inter TAK), 89.9% dos pacientes eram mulheres e a idade média foi de 66.4 anos (aproximadamente 80% das mulheres acometidas tinham mais de 50 anos). Apesar de ser bem mais rara em homens, quando ocorre é, em grande parte da vezes, associada a um estresse físico intenso (Takotsubo secundário), como por exemplo: a internação em UTI por uma doença grave como a sepse, DPOC exacerbada, AVC hemorrágico, entre outras.

Há maior número de relatos em asiáticos e brancos. Numa revisão de literatura, 57.2% dos pacientes eram asiáticos, 40% eram brancos e 2.8% eram de outras raças.

 Existem dados sobre Takotsubo no Brasil?

- Foi publicado em agosto de 2020 nos Arquivos Brasileiros de Cardiologia o Registro Multicêntrico de Takotsubo (REMUTA) com 169 pacientes de 12 centros no RJ. A idade média foi de 70,9 anos e 90,5% eram do sexo feminino, o padrão típico médio apical foi encontrado em 86% dos casos e 63% foram de Takotsubo primário, no qual os sintomas cardíacos agudos são a causa primária da internação e ocorrem usualmente após estresse emocional. Os outros 37% dos casos foram da forma secundária que é relacionada a estresse físico intenso e ocorre em pacientes já hospitalizados por um motivo não cardíaco e a cardiomiopatia é uma complicação desta condição ou de seu tratamento. A mortalidade hospitalar foi de 10,6%, sendo bem maior no Takotsubo secundário.

Patogênese

- A patogênese dessa doença não está bem definida. A ligação entre o cérebro e o coração tem sido descrita há um bom tempo, mas só recentemente tem sido explorada usando abordagem por neuroimagem. Um aumento no fluxo sanguíneo cerebral no hipocampo, tronco cerebral e gânglio basal tem sido demonstrado na fase aguda da cardiomiopatia de estresse com retorno ao normal quando a síndrome se resolve. A liberação de norepinefrina e neuropeptídeos das terminações pré-sinápticas seguindo um estresse intenso pode induzir um efeito direto tóxico no miocárdio e epicárdio associada a disfunção microvascular. É desconhecido, por outro lado, como o estresse físico/psicológico pode levar à disfunção miocárdica em alguns casos e não em outros. Não se sabe o porquê do acometimento desproporcional das mulheres pós menopausadas ou porque a porção média e apical do VE são predominantemente afetadas.

- Os mecanismos propostos para lesão miocárdica incluem o excesso de catecolaminas, disfunção microvascular e espasmo arterial coronariano. Em adição, uma obstrução dinâmica da via de saída do ventrículo esquerdo (VE) tem sido documentada e pode contribuir para a disfunção apical.

Papel das catecolaminas

- Vários achados da cardiomiopatia de estresse, incluindo sua associação com estresse físico ou emocional, sugerem que esta doença possa ser causada por um espasmo ou disfunção microvascular difusa induzida por catecolamina, resultando em um miocárdio atordoado, ou por toxicidade miocárdica direta associada à catecolaminas. Estudos onde os níveis de catecolaminas foram medidos na apresentação dos pacientes mostraram que, em 74% deles, os níveis de catecolaminas estavam elevados. A cardiomiopatia de estresse pode ser precipitada por exposição a doses supraterapêuticas de dobutamina usadas habitualmente na prática clínica, além de pacientes portadores de feocromocitoma e lesão cerebral aguda, que também estão relacionados ao excesso de catecolaminas.

Fatores predisponentes

- Embora os dados sejam limitados, há relatos de casos familiares, sugerindo uma predisposição genética. Os pacientes com distúrbios neurológicos e psiquiátricos são mais predispostos a desenvolverem a cardiomiopatia de estresse (estando esses distúrbios presentes em 55% dos pacientes com a cardiomiopatia).
- Uma revisão sistemática demonstrou que os pacientes tendem a ter uma menor incidência dos fatores de riscos tradicionais cardíacos, como hipertensão, dislipidemia, diabetes, tabagismo, ou história familiar de doença cardiovascular.

Apresentação clínica

- Na anamnese, é característica a associação com um evento estressor desencadeante, seja emocional e/ou físico, em aproximadamente dois terços dos pacientes.
- A apresentação clínica é usualmente indistinguível da síndrome coronariana aguda. Os sintomas mais comuns são dor torácica e dispneia, embora palpitações, náuseas, vômitos, síncope e choque cardiogênico (em aproximadamente 10% dos casos) tenham sido reportados.
- O exame frequentemente é normal ou apresenta achados inespecíficos, mas os pacientes podem exibir a aparência clínica de uma síndrome coronariana aguda ou insuficiência cardíaca congestiva:
  □ ansiedade;
  □ sudorese;
  □ taquicardia ou bradicardia;
  □ sinais de baixo débito;
  □ estertores pulmonares;
  □ insuficiência mitral;
  □ sinais de acidente vascular cerebral (por embolização decorrente da formação de trombos no VE).
- Morte súbita.

- Embora a síndrome de Takotsubo seja geralmente considerada uma doença benigna, dados recentes mostram taxas de choque cardiogênico e morte comparáveis aos pacientes com síndrome coronariana aguda. A Tabela 10.1 demonstra as complicações mais frequentes intra-hospitalares.

Tabela 10.1 – Complicações intra-hospitalares da síndrome de Takotsubo	
Frequentes	• Insuficiência cardíaca aguda (12 a 45%) • Obstrução da via de saída de VE (10 a 25%) • Insuficiência mitral (14 a 25%) • Choque cardiogênico (6 a 20%)
Incidência intermediária	• Fibrilação atrial (5 a 15%) • Trombo em VE (2 a 8%) • Parada cardíaca (4 a 6%)
Raras	• Outras taquiarritmias (2 a 5%) • Bradiarritmias (2 a 5%) • *Torsades de pointes* (2 a 5%) • Morte (1 a 4,5%) • Taquicardia ventricular/FV (3%) • CIV aguda (< 1%)

- Fatores de mau prognóstico incluem: estresse físico como gatilho, doença psiquiátrica ou neurológica aguda associada, troponina inicial acima de 10 vezes do normal, fração de ejeção < 45% na admissão, gênero masculino e presença de insuficiência mitral.
- A mortalidade intra-hospitalar varia de 1 a 5%. A mortalidade em 30 dias varia de 4 a 6%, que é comparável ao infarto agudo do miocárdio com supra de ST.
- A taxa de recorrência é de aproximadamente 5%.

Diagnóstico diferencial

- Infarto agudo do miocárdio, principalmente com supra de ST.
- Espasmo esofagiano.
- Doença do refluxo gastroesofágico.
- Miocardite.
- Pericardite aguda.
- Pneumotórax.
- Edema pulmonar cardiogênico.
- Tromboembolismo pulmonar.
- Dissecção aórtica.
- Tamponamento cardíaco.

Exames complementares

Exames laboratoriais

- A troponina I e a troponina T, estão elevados em aproximadamente 90% dos pacientes, embora em menor magnitude daquela vista no infarto do miocárdio com elevação do segmento ST. O peptídeo atrial natriurético (BNP) também está elevado. 75% dos pacientes têm níveis bem mais elevados de catecolaminas na fase aguda do que os encontrados nos pacientes com infarto agudo do miocárdio.

Eletrocardiograma

- Como em todo paciente na emergência com suspeita de síndrome coronariana aguda, o eletrocardiograma (ECG) deve ser o exame inicial, obtido logo após a chegada do paciente.

Elevação do segmento ST (43-75%) e inversão da onda T (61%) são as anormalidades mais comuns vistas no ECG inicial. 95% das elevações do segmento ST envolvem as derivações precordiais, notadamente em V2 e V3. Em comparação aos pacientes com infarto do miocárdio com elevação do segmento ST devido a oclusão da artéria descendente anterior, a amplitude da elevação é menor. Depressão do segmento ST é menos comum, ocorrendo em aproximadamente 7% dos casos, assim como bloqueio de ramo esquerdo, visto em 5%.
- Um ECG normal ou inespecífico é visto em 15% dos pacientes. Inversões difusas da onda T tendem a ocorrer em dias a semanas depois, enquanto a elevação do segmento ST normaliza. Pode ocorrer prolongamento do intervalo QT.
- A combinação de ausência de ondas Q anormais, ausência de alterações recíprocas, falta de elevação do segmento ST na derivação V1, e presença de elevação do segmento ST na derivação aVR, dentro de um contexto clínico sugestivo tem mais de 91% de sensibilidade e 96% de especificidade para cardiomiopatia de Takotsubo.

Pontos principais sobre alterações eletrocardiográficas na síndrome de Takotsubo

- A elevação do segmento ST é frequente (44% no registro InterTAK) e não é possível diferenciar de forma segura pelo ECG do IAM com supra. Portanto, os pacientes devem ser encaminhados imediatamente para o cateterismo cardíaco.
- Inversão de onda T também é comum (41% no InterTAK) bem como o prolongamento do intervalo QT nos dias subsequentes à chegada ao hospital
- Infradesnível de ST é raro, menor que 10%.

Radiografia de tórax
- Frequentemente normal, mas pode demonstrar edema pulmonar.

Ecocardiograma
- O ecocardiograma transtorácico (ETT) é um método rápido para o diagnóstico das disfunções segmentares da parede do VE tipicamente vista no Takotsubo, especificamente hipocinesia ou acinesia da porção média e apical do VE. Este tipo de alteração se diferencia por não respeitar o território irrigado por uma artéria coronária (como seria a alteração de parede anterior por oclusão da descendente anterior). A fração de ejeção média na admissão costuma variar entre 20 e 40%, com resolução em 59 a 76% dos pacientes, em média, depois dos primeiros quinze dias.
- As seguintes variantes podem ser identificadas ao ecocardiograma:
  - Balonamento apical, hipocinesia, acinesia ou discinesia dos segmentos medioapicais é típica.
  - Forma medioventricular, com achados de hipocinesia, acinesia, ou discinesia dos segmentos medioventriculares.
  - Formas basais onde só os segmentos basais estão envolvidos. Esse fenótipo é mais raro e aparece mais comumente com a hemorragia subaracnóidea, na cardiopatia induzida por epinefrina e feocromocitoma.
  - Formas focais, mas frequentemente envolvendo o segmento anterolateral.
- O envolvimento do ventrículo direito é caracterizado por dilatação do ventrículo direito com hipo ou acinesia da parede livre e ápice na sua forma isolada.

Ressonância magnética cardíaca
- Apesar de não ser essencial para o diagnóstico vem sendo cada vez mais utilizada devido a sua excelente resolução espacial, podendo estabelecer o diagnóstico de cardiomiopatia de Takotsubo de maneira mais acurada, possibilitando uma adequada avaliação da disfunção ventricular segmentar, quantificação da função ventricular e identificar a lesão miocárdica

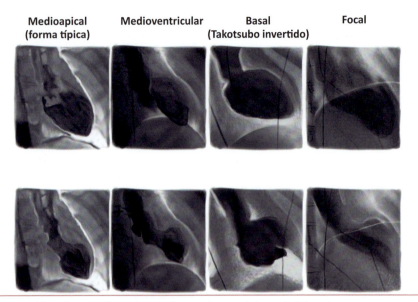

Figura 10.2 – Tipos de acometimento que podem ser vistos na síndrome de Takotsubo.

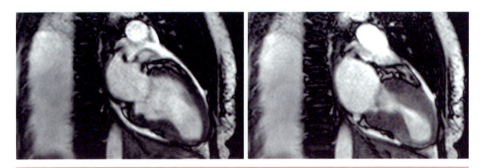

Figura 10.3 – Imagens de RM cardíaca mostrando o ventrículo esquerdo ao final da diástole e, à direita, no final da sístole. Perceba que nesta imagem há balonamento do ápice do VE, uma vez que apenas os segmentos mais basais desta câmara estão contraindo. Imagens gentilmente cedidas pela Dra. Renata Ávila.

potencialmente reversível pela presença de edema/inflamação e ausência de necrose/fibrose. Além disso, diferencia a cardiomiopatia de Takotsubo, que é caracterizada pela ausência de realce tardio, do infarto do miocárdio e miocardite, onde ocorre o oposto.

> **Como a RM cardíaca pode auxiliar no diagnóstico diferencial?**

- Takotsubo = presença de edema e ausência de realce tardio. Normalmente padrão característico com hipercinesia basal e balonamento apical (Figura 10.3).
- IAM= presença de realce tardio que se inicia no subendocárdico, podendo ser transmural. Está relacionado aos territórios da artérias coronárias.
- Miocardite= presença realce tardio meso/subepicárdico

Angiografia coronariana

- O diagnóstico de Takotsubo é tipicamente confirmado na sala de hemodinâmica. Numa revisão de 240 pacientes diagnosticados com Takotsubo, 211 tinham artérias sem nenhuma lesão, enquanto o restante tinha estenoses não críticas. Nos casos de suspeita de cardiopatia de Takotsubo e coexistência de lesões coronarianas significativas, uma comparação cuidadosa da angiografia com a ventriculografia biplanar em projeções similares é mandatória na pesquisa de *mismatch* entre perfusão-contração.

A presença de lesões coronarianas descarta a possibilidade de Takotsubo?

- Não! Geralmente nota-se ausência de coronariopatia obstrutiva mas pode haver lesões acima de 50% e ainda assim ser Takotsubo. Como? Basta as lesões observadas não justificarem o padrão do acometimento ventricular agudo. Por exemplo, caso com supra de ST anterior e balonamento de toda a região médio apical na ventriculografia. Cateterismo mostrou lesão distal de 80% de uma coronária direita, características crônicas, calcificada. Essa lesão não justifica nem as alterações eletrocardiográficas nem as alterações da ventriculografia.

- Como a obstrução de via de saída do ventrículo esquerdo ocorre em aproximadamente 20% dos pacientes com síndrome de Takotsubo, a avaliação dos gradientes assim como da pressão diastólica do ventrículo esquerdo é recomendada.

Angiotomografia de coronárias

- Pode ser uma alternativa ao cateterismo cardíaco nas seguintes situações:
    - Nos pacientes com elevação de marcadores de necrose miocárdica e alterações no eletrocardiograma em associação com doença crítica aguda, como sepse, doença intracraniana (como hemorragia subaracnóidea).
    - Pacientes estáveis com alta suspeita de cardiomiopatia de Takotsubo.
    - Pacientes com suspeita de Takotsubo recorrente com cateterismo cardíaco recente sem alterações significativas.
    - Outra condição, como fragilidade do paciente, portadores de malignidade avançada, entre outras.
- Os pacientes que se apresentam com elevação do segmento ST devem realizar a angiografia coronariana de emergência com ventriculografia esquerda para excluir infarto agudo do miocárdio. Nos pacientes com síndrome coronariana sem supra de ST, o escore diagnóstico InterTAK pode ser considerado: menor ou igual a 70 pontos sugere baixa a intermediária probabilidade de síndrome de Takotsubo, e um escore maior que 70 indica alta probabilidade para a presença da síndrome de Takotsubo. Os pacientes com baixa probabilidade devem realizar a angiografia coronariana com ventriculografia esquerda, enquanto nos pacientes com um escore alto um ecocardiograma transtorácico deve ser considerado e, na ausência do padrão de balonamento circunferencial, encaminhar o paciente para a angiografia coronariana. No paciente estável com o padrão de balonamento circunferencial apical, pode-se dar preferência a uma angiotomografia de coronárias para excluir a presença de doença arterial coronariana. Em pacientes instáveis, complicações típicas da síndrome de Takotsubo como obstrução de via de saída do ventrículo esquerdo devem ser determinadas pelo ecocardiograma transtorácico e angiografia coronariana para exclusão de síndrome coronariana aguda com segurança. Nos pacientes com coronárias normais na angiotomografia/angiografia coronariana e padrão de balonamento típico sem sinais clínicos sugestivos (*red flags*) de miocardite infecciosa aguda, a cardiomiopatia de estresse (Takotsubo) é o diagnóstico mais provável e pode ser confirmado depois com seguimento clínico e ecocardiográfico. Nos casos com presença de *red flags* de miocardite infecciosa aguda, a ressonância cardíaca deverá ser realizada para confirmar o diagnóstico.

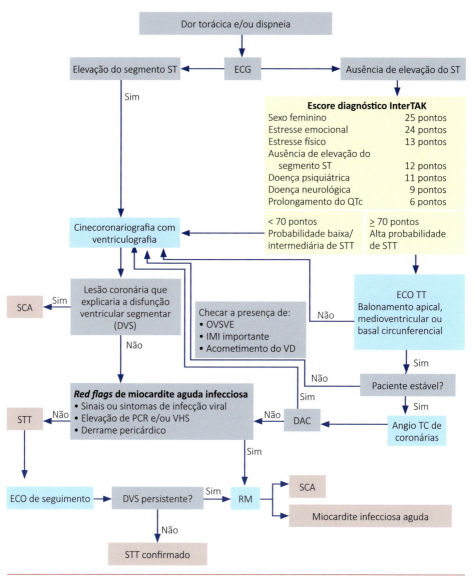

Figura 10.4 – Algoritmo diagnóstico adaptado da síndrome de Takotsubo para pacientes que procuram a unidade de emergência com queixa de dor torácica e/ou dispneia. Angio TC de coronárias = angiotomografia de artérias coronárias, DA = descendente anterior, DAC= doença arterial coronariana, DVS = disfunção ventricular persistente, ECO TT = ecocardiograma transtorácico, InterTAK = Registro Internacional de Takotsubo, IM = Insuficiência mitral, OVSVE = obstrução de via de saída do ventrículo esquerdo, SCA = síndrome coronariana aguda, STT = síndrome de Takotsubo. Referência: *International Expert Consensus Document on Takotsubo Syndrome (Part II): Diagnostic Workup, Outcome, and Management. European Heart Journal (2018).*

Critérios diagnósticos

- Existem vários critérios diagnósticos, três deles são os mais conhecidos, sendo o do InterTAK o mais utilizado atualmente (Quadros 10.1 a 10.3).

QUADRO 10.1
International Takotsubo Diagnostic Criteria (InterTAK Diagnostic Criteria)

1. Disfunção ventricular segmentar e transitória do ventrículo esquerdo (hipocinesia, acinesia ou discinesia) apresentando-se como balonamento apical, medioventricular, basal ou focal (padrões intermediários ou de transição entre os tipos podem ocorrer). Envolvimento do VD pode estar presente e usualmente a disfunção segmentar não é restrita ao território de uma artéria coronária epicárdica. Entretanto, em casos raros a disfunção pode corresponder a determinado território (Síndrome de Takotsubo Focal).
2. Estresse emocional, físico ou ambos costumam preceder a síndrome de Takotsubo, mas não são obrigatórios.
3. Doenças neurológicas como hemorragia subaracnoide, AVC/AIT ou crises convulsivas bem como feocromocitoma podem servir como gatilho para a síndrome de Takotsubo.
4. Novas alterações no ECG estão presentes (elevação do ST, inversão de T, aumento do QTc, depressão do segmento ST). Entretanto, raramente podem existir casos sem alterações eletrocardiográficas.
5. Marcadores de lesão miocárdica (troponina e CK) estão moderadamente elevados na grande maioria dos casos e é comum elevação concomitante dos peptídeos natriuréticos (BNP, NT-proBNP).
6. Doença arterial coronária obstrutiva importante não exclui síndrome de Takotsubo.
7. Sem evidência de miocardite infecciosa.
8. Mulheres na pós menopausa são as mais afetadas.

QUADRO 10.2
Heart Failure Association–European Society of Cardiology Criteria

1. Disfunção ventricular segmentar transitória do VE e/ou VD que é, frequentemente, mas nem sempre precedida por um estresse emocional ou físico.
2. A alteração regional se estende além do território de uma artéria epicárdica e usualmente há acometimento circunferencial do segmentos envolvidos.
3. Ausência de lesão coronariana aterosclerótica culpada, incluindo ruptura aguda de placa, formação de trombo, dissecção de coronária ou outra condição que explique a alteração segmentar (por exemplo miocardite, cardiomiopatia hipertrófica).
4. Novas e reversíveis alterações eletrocardiográficas (elevação do ST, depressão do segmento ST, BRE, inversão da onda T e/ou aumento do intervalo QTc) durante a fase aguda (3 meses).
5. Elevação significativa dos peptídeos natriuréticos (BNP ou NT-proBNP) durante a fase aguda.
6. Alteração significativa na troponina convencional, mas relativamente pequena para o grau de disfunção ventricular (desproporção entre o valor da troponina e quantidade de miocárdio disfuncionante).
7. Recuperação da disfunção ventricular evidenciada nos exames de imagem de seguimento (3 a 6 meses).

QUADRO 10.3
Critérios Revisados da Mayo Clinic

1. Hipocinesia, acinesia ou discinesia dos segmentos médios do VE com ou sem envolvimento apical. A alteração segmentar estende-se além do território de irrigação de uma única artéria coronária epicárdica. Evento estressante é usualmente presente, mas pode estar ausente.
2. Ausência de doença coronária obstrutiva ou evidência angiográfica de ruptura aguda de placa.
3. Novas alterações eletrocardiográficas (elevação de ST e/ou inversão de T) ou modesta elevação da troponina.
4. Ausência de feocromocitoma ou miocardite.

Tratamento

Cuidados na chegada do paciente

- Como a cardiopatia de Takotsubo simula uma síndrome coronariana aguda e nenhum achado do ECG diferencia com segurança essa cardiopatia do IAM com supra de ST, os protocolos institucionais de dor torácica e atendimento do paciente na unidade de dor torácica devem ser seguidos normalmente:

- Verificar vias aéreas, respiração e circulação; avaliar oxigênio suplementar em casos de hipoxemia
- Monitorização cardíaca; estabelecer acesso venoso
- Solicitar ECG, radiografia de tórax, marcadores de necrose miocárdica, BNP e rotina laboratorial (hemograma, bioquímica geral)
- Realizar ecocardiograma à beira do leito, se disponível.

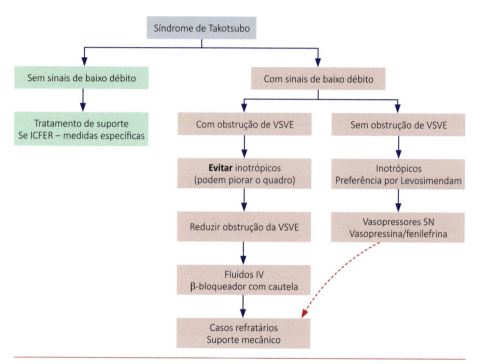

Figura 10.5 – Fluxograma de tratamento da fase aguda da síndrome de Takotsubo.

Cuidados após a admissão e diagnóstico

- Os pacientes que seguem com sintomas sugestivos inicialmente de síndrome coronariana aguda, principalmente se o ECG mostrar supra de ST, devem ser tratados como tal: aspirina, nitratos, heparina, clopidogrel/ticagrelor/prasugrel, morfina, betabloqueadores, respeitando todas as indicações e contraindicações conforme os protocolos mais recentes de tratamento da síndrome coronariana aguda.
- Nos pacientes sem instabilidade hemodinâmica e com congestão pulmonar, o tratamento é direcionado ao alívio da congestão pulmonar com diuréticos e vasodilatadores. Vasodilatadores arteriais são úteis especialmente se hipertensão está presente. Para os pacientes com instabilidade hemodinâmica (hipotensão/choque), o tratamento depende da presença de obstrução da via de saída do VE. Na ausência da obstrução, agentes inotrópicos, e se não suficiente, dispositivos de assistência ventricular mecânica (balão intra-aórtico, Impella, ECMO veno arterial) devem ser considerados.
- O levosimendan é sugerido como o inotrópico de escolha de acordo com o Consenso Internacional de Takotsubo de 2018. Na presença da obstrução de VSVE, reposição volêmica e dose baixa de betabloqueadores de curta duração (esmolol/metoprolol) podem ser usados com cautela para reduzir a obstrução de via de saída, ou drogas vasopressoras com ação periférica (fenilefrina ou vasopressina) para manter pressão de perfusão adequada como so-

lução temporária até resolução da obstrução de via de saída do VE, ou implante de suporte circulatório mecânico de curta duração.
- As opções de tratamento de longo prazo mais específicas da síndrome são predominantemente empíricas; até o presente momento, nenhum estudo controlado e randomizado foi feito avaliando as diferentes classes de drogas frequentemente utilizadas nos pacientes com insuficiência cardíaca. É uma prática comum se prescrever inibidores da enzima conversora de angiotensina ou bloqueadores dos receptores da angiotensina, pelo menos até a recuperação da função ventricular. Betabloqueadores podem ser indicados para terapia de longo prazo, apesar da evidência disponível ser pouco favorável (em séries de casos ou estudo de coortes retrospectivas, os betabloqueadores não apresentaram benefícios).
- Pacientes que evoluem com trombo no ventrículo esquerdo, que ocorre em 5% dos pacientes, requerem anticoagulação. Considerar anticoagulação em casos com grave disfunção do VE (< 30%), com contraste espontâneo e que não apresentem alto risco para sangramento.
- Arritmias são comuns e estão relacionadas com o prognóstico do paciente. Bradiarritmias que surgem na fase aguda podem necessitar de marcapasso provisório.
- Especial atenção deve ser dada a monitorização do intervalo QTc, pois não é raro que pacientes evoluam com aumento significativo do QTc o que pode predispor a arritmias graves como a *torsades de pointes*. Evitar drogas que aumentam o intervalo QTc. Normalmente não há indicação de CDI, pois os pacientes evoluirão com recuperação da função ventricular. Em pacientes com maior risco para arritmias graves pode ser considerado a utilização, até a recuperação da função do VE, de um cardiodesfibrilador externo na forma de jaqueta.

Cuidados após a alta

- Seguimento de perto com um cardiologista nas primeiras semanas é recomendado, além de ecocardiograma seriado, para observar a resolução da disfunção ventricular. Tipicamente a disfunção ventricular se resolve em 4 a 8 semanas. Após esta fase, um seguimento pelo menos anual é recomendado, pois a história natural da síndrome de Takotsubo a longo prazo ainda é pouco conhecida.

Leitura sugerida

- Almeida Jr GLG, Mansur Filho J, Albuquerque DC e colaboradores. Registro Multicêntrico de Takotsubo (REMUTA) – Aspectos Clínicos, Desfechos Intra-Hospitalares e Mortalidade a Longo Prazo.Arq Bras Cardiol. agosto de 2020; 115(2):207-216.
- Clinical manifestations and diagnosis of stress (takotsubo) cardiomyopathy , Authors:Guy S Reeder, MDAbhiram Prasad, MD Uptodate; Literature review current through: Jan 2020.
- International Expert Consensus Document on Takotsubo Syndrome (Part I): Clinical Characteristics, Diagnostic Criteria, and Pathophysiology, European Heart Journal, Volume 39, Issue 22, 07 June 2018, Pages 2032–2046
- International Expert Consensus Document on Takotsubo Syndrome (Part II): Diagnostic Workup, Outcome and Management, European Heart Journal, Volume 39, 2018, Pages 2047–2062
- Management and prognosis of stress (takotsubo) cardiomyopathy, Authors:Guy S Reeder, MDAbhiram Prasad, MD Uptodate; Literature review current through: Jan 2020.
- Stress Cardiomyopathy Diagnosis and Treatment : Horacio Medina de Chazal, Marco Giuseppe Del-Buono, Lori Keyser-Marcus, Liangsuo Ma, F.Gerard Moeller, Daniel Berrocal, Antonio Abbate J Am Coll Cardiol. 2018 Oct, 72 (16) 1955-1971
- Takotsubo (Stress) Cardiomyopathy (Broken Heart Syndrome) Updated: Jul 31, 2019 ; Author: Eric B Tomich, DO; Chief Editor: Erik D Schraga, MD ; emedicine.com
- Takotsubo syndrome: State-of-the-art review by an expert panel ; Author: Andre Dias,Ivan J. Núñez Gil, Milosz Jaguszewski et al. Cardiovascular Revascularization Medicine; January 2019.

Capítulo 11

Introdução às Arritmias Cardíacas

Eduardo Cavalcanti Lapa Santos

- Boa parte das pessoas, ao escutar as palavras arritmias cardíacas, já pensa em algo complexo e ininteligível. Apesar de haver várias nuances no assunto, propomos nesse livro uma maneira prática e direta de lidar com o tema, que seja de fácil entendimento por qualquer profissional da área de saúde.
- Começando do princípio: arritmia cardíaca significa, literalmente, que o coração está fora de seu ritmo normal. Mas, qual o ritmo normal do coração? O ritmo cardíaco é determinado por um estímulo elétrico que tem origem no nó sinusal.
- O nó sinusal é uma estrutura ovalada e alongada, que se localiza próximo à desembocadura da veia cava superior, no átrio direito.

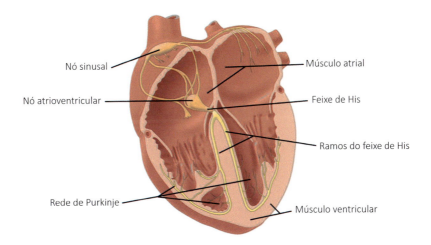

Figura 11.1 – Sistema de condução elétrica do coração.

Por que é o nó sinusal que define o ritmo cardíaco normalmente?

- O nó sinusal inicia a atividade elétrica normal do coração porque é o marca-passo mais rápido e dominante, despolarizando-se espontaneamente, no adulto, em frequência de 50 a 100 batimentos por minuto, definindo assim os limites normais do ritmo sinusal. A analogia que usamos em nossos cursos é que seria similar a uma discussão entre várias pessoas. Normalmente, quem fala mais alto é a que lidera a discussão. No coração ocorre algo similar. Quem gera mais estímulos elétricos por minuto conduz o ritmo do coração. E em situações normais, por uma série de características eletrofisiológicas que fogem ao escopo desse manual, é o nó sinusal que produz a maior frequência de estímulos elétricos.
- Mas e se outra parte do coração começar repentinamente a deflagrar mais estímulos por minuto que o nó sinusal? Aí teremos uma situação anormal, uma arritmia cardíaca. Veremos inúmeras no capítulo seguinte.

- OK. Mas como faço para afirmar que o ritmo de determinado paciente é sinusal e, portanto, fisiológico? Para isso, deve-se confirmar que os estímulos são gerados pelo nó sinusal e que são conduzidos através dos átrios até os ventrículos. Como fazer isso? Através de três passos.
- O **primeiro passo** é checar se os estímulos são realmente originados no nó sinusal. Isto pode ser feito avaliando as características da onda P. Assim, os estímulos gerados pelo nó sinusal originam uma onda P com eixo entre 0 e +90º (Figura 11.2). Isto pode ser confirmado pelo ECG, observando se esta onda é positiva nas derivações DI e aVF.

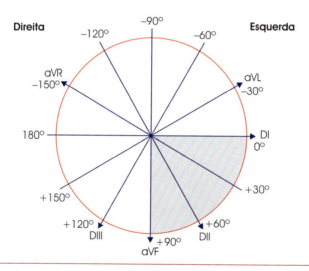

Figura 11.2 – Orientação normal da P sinusal, eixo entre 0 e +90º.

- A simples presença de onda P no ECG não é o suficiente para definir que o ritmo é sinusal. Se o estímulo elétrico surgir de qualquer outra localidade dos átrios, que não seja o nó sinusal, observaremos a presença de ondas P, mas estas não terão a morfologia descrita previamente. Veja o exemplo na Figura 11.3.
- OK. Mas então se tivermos a presença de onda P com eixo entre 0 e +90º, podemos então dizer que o ritmo é sinusal? Ainda não. É importante checar se todos os batimentos possuem ondas P com a mesma morfologia. Isto porque há uma alteração em que ora os batimentos surgem do nó sinusal, ora surgem de outras localidades dos átrios. Neste caso até podem existir ondas P com eixo entre 0 e +90º, mas isso não é constante em todos os batimentos. Veja o exemplo na Figura 11.4.

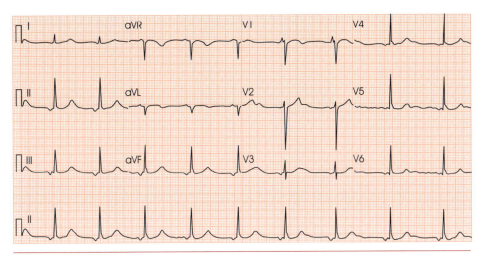

Figura 11.3 – Ritmo ectópico atrial. A onda P é negativa em DII, DIII, aVF e praticamente isoelétrica em DI.

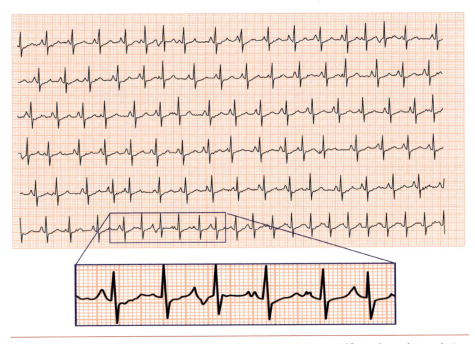

Figura 11.4 – Neste ECG, podemos observar que a morfologia das ondas P se modifica ao longo do traçado. Isso mostra que o ritmo não é sinusal. Trata-se de arritmia chamada de taquicardia atrial multifocal (ver maiores detalhes no capítulo de taquicardias com QRS estreito).

- Resumindo, além de ter eixo entre 0 e +90°, é importante que as ondas P tenham morfologia igual ao longo dos batimentos (esse é o **segundo passo**). Preenchidos estes dois critérios, podemos afirmar então que o ritmo é sinusal? Ainda não. Basta lembrar a definição de ritmo sinusal, sobre a qual falamos no começo do capítulo: "para afirmar que o ritmo é sinusal, tem-se que confirmar que os estímulos são gerados pelo nó sinusal e que são conduzidos através dos átrios até os ventrículos". Ou seja, para o ritmo ser sinusal os estímulos gerados pelos átrios (ondas P) têm que ser conduzidos até os ventrículos (**terceiro passo**), gerando assim o complexo QRS. Esta definição é importante, porque há situações em que os estímulos elétricos gerados pelo nó sinusal simplesmente são bloqueados ao chegar ao nó atrioventricular. Nesses casos, como não chega nenhum estímulo atrial aos ventrículos, os mesmos terminam se despolarizando "por conta própria", sem relação com os estímulos atriais. Há, desta forma, ondas P e complexos QRS, mas eles não possuem uma relação de causa e efeito. Veja o exemplo na Figura 11.5.

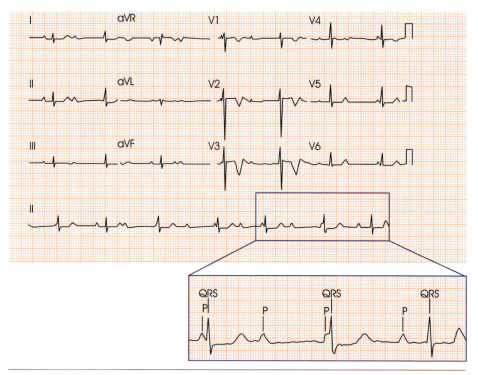

Figura 11.5 – No ECG acima, podemos observar que as ondas P ocorrem de forma independente dos complexos QRS. Não há uma relação de causa e efeito entre os dois. Isso mostra que o estímulo elétrico atrial (onda P) não se propaga para os ventrículos. Trata-se de um bloqueio atrioventricular total (BAVT).

- Resumindo: no ritmo sinusal, cada onda P tem que ser seguida por um complexo QRS.
- Dessa forma, podemos resumir os critérios para se definir que o ritmo é sinusal da seguinte forma:

Dica
Quais os três critérios para se definir que o ritmo é sinusal?

- Morfologia e orientação de P normal (entre 0 e +90°), ou seja, onda P positiva em DI, DII e aVF e negativa em aVR.
- Ondas P com a mesma morfologia.
- A cada onda P, se segue um complexo QRS.

- Se qualquer um destes três critérios não for preenchido, estamos frente a uma arritmia.
- As arritmias podem ser divididas em dois grandes grupos:
  - as com frequência cardíaca menor que o normal (< 50 bpm) são chamadas de bradiarritmias;
  - as com frequência cardíaca maior que o normal (> 100 bpm) são chamadas de taquiarritmias.

Esta definição de taqui e bradiarritmias é completamente cartesiana? Ou posso ter uma bradiarritmia, por exemplo, com FC acima de 50 bpm?

- Sim! Isto pode ser visto. Mas como? Imagine um paciente adulto em franco choque séptico, usando altíssimas doses de inotrópicos e vasopressores e que mesmo assim se encontra com FC = 56 bpm. Apesar de estar na faixa considerada normal, é uma frequência cardíaca muito baixa para um paciente que está em choque e usando doses tão elevadas de medicações que elevam a frequência cardíaca.

- Nos próximos capítulos iremos abordar os principais tipos de taquiarritmias e bradiarritmias.

Leitura sugerida

- Oliveira Neto NR. ECG: Ciência e Aplicação Clínica. SãoPaulo: Editora Sarvier; 2016.
- Pastore CA, Pinho JA, Pinho C, Samesima N, Pereira-Filho HG, Kruse JCL, et al. III Diretrizes da Sociedade Brasileira de Cardiologia sobre Análise e Emissão de Laudos Eletrocardiográficos. Arq Bras Cardiol. 2016; 106(4Supl.1):1-23.
- Santos ECL, Figuinha FCR, Mastrocola F. Manual de Eletrocardiografia-Cardiopapers. São Paulo: Editora Atheneu; 2017.

Capítulo 12

Taquicardias de QRS Estreito

Fabio Mastrocola
Martina Battistini Pinheiro
Eduardo Cavalcanti Lapa Santos
Pedro Veronese

Introdução

- As taquicardias de QRS estreito se caracterizam por:
  - frequência cardíaca (FC) maior que 100 batimentos por minuto (bpm);
  - QRS menor que 120 milissegundos (ms).
- As principais causas de taquiarritmias com complexo QRS estreito são citadas no Quadro 12.1.

QUADRO 12.1
Tipos de taquicardia com QRS estreito
• Taquicardia sinusal
• Taquicardia juncional
• Taquicardia atrial
• Fibrilação atrial
• *Flutter* atrial
• Taquicardia por reentrada nodal
• Taquicardia por reentrada atrioventricular (TRAV) ortodrômica

- Um conceito importante para o diagnóstico diferencial das taquicardias de QRS estreito é o de P'R e RP'. Como nem sempre a onda P avaliada é uma P sinusal, chamamos de P' (leia-se P linha), que corresponderia a uma onda P decorrente de ativação ectópica atrial ou por condução retrógrada. O P'R corresponde ao intervalo entre a onda P que antecede o QRS e a onda R (mais precisamente o início do complexo QRS), e o RP' corresponde ao intervalo entre a onda R (mais precisamente o início do complexo QRS) e a próxima onda P (Figura 12.1).
- Conforme a Figura 12.1, no ritmo sinusal o intervalo P'R é bem menor que o RP'. Isto ocorrerá também na taquicardia sinusal e na taquicardia atrial, nesta última, quando não houver bloqueio atrioventricular de primeiro grau associado, além de outros tipos mais raros de taquiarritmias. Já os outros tipos mais comuns de taquiarritmias, discutidos neste capítulo, costumam ter intervalo P'R maior que o RP', já que a onda P se situa após o complexo QRS nesses casos (Figura 12.2).

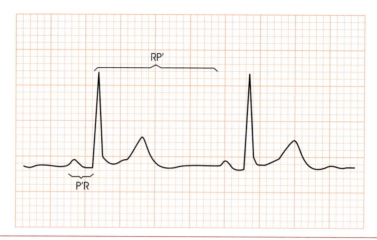

Figura 12.1 – Intervalos P'R e RP'. Trata-se de ECG em ritmo sinusal. Assim, o P'R é inferior ao RP'. Isto ocorrerá em alguns tipos de arritmias de QRS estreito, incluindo a taquicardia sinusal.

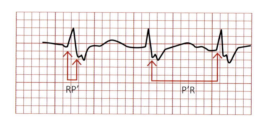

Figura 12.2 – Exemplo de taquicardia com RP' menor que o P'R. Trata-se de paciente com taquicardia por reentrada nodal. Neste caso, a onda P' situa-se logo após o complexo QRS, sendo, portanto, uma onda P retrógrada.

O que são as taquicardias paroxísticas supraventriculares (TPSV)?

- São taquiarritmias originadas em estruturas localizadas acima da bifurcação do feixe de His.
- As taquicardias paroxísticas supraventriculares (TPSV) compreendem: a taquicardia por reentrada nodal (TRN), a taquicardia por reentrada atrioventricular (TRAV) e a taquicardia atrial (TA).
- A TRN é a mais comum (56%), seguida da TRAV e da TA.
- Noventa por cento delas apresentam QRS estreito, enquanto 10% ocorrem com aberrância de condução, ou seja, QRS largo.

Taquicardia sinusal

- Caracterizada por intervalo regular entre os complexos QRS.
- Apresenta onda P precedendo todo QRS.
- Onda P visível e com eixo entre 0 e +90°. Em frequências cardíacas muito altas, a onda P pode estar sobre a onda T, causando sua deformação.
- Intervalo RP' > P'R.
- Apresenta FC maior que 100 bpm, mas usualmente não ultrapassa 140 bpm em repouso.
- A taquicardia sinusal tem início e término graduais.
- Geralmente é desencadeada por aumento da atividade simpática.

Causas de taquicardia sinusal (Figura 12.3)

- Dor
- Febre
- Ansiedade
- Hipotensão
- Tireotoxicose
- Hipovolemia
- Anemia
- Exercício físico
- Taquicardia sinusal inapropriada
- Síndrome postural ortostática taquicardizante (SPOT)

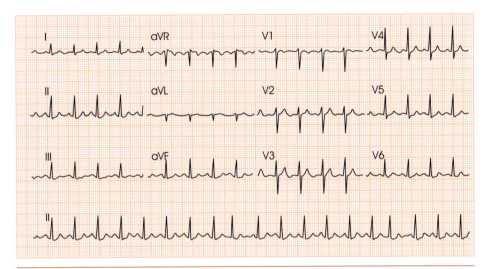

Figura 12.3 – Taquicardia sinusal.

 Dicas

- Na vigência de uma taquicardia sinusal, a regra é sempre tratar a sua causa, pois na maioria dos casos ela é consequência de algo. Desta forma, tratando a sepse, a hipovolemia, a dor etc. haverá a resolução ou melhora desta arritmia.
- Quando a taquicardia sinusal é secundária a SPOT, a abordagem deve focar na disautonomia do paciente.
- A taquicardia sinusal inapropriada é um diagnóstico de exclusão, sendo um achado raro na prática clínica. Quando este diagnóstico é confirmado, o tratamento primário da arritmia deve ser instituído com fármacos (betabloqueadores, bloqueadores de canais de cálcio e inibidores da corrente If do nó sinusal) ou ablação por cateter.

Taquicardia juncional

- Caracterizada por RR regular.
- A onda P geralmente não é visível, pois encontra-se dentro do QRS. Isso pode ocorrer porque a despolarização ventricular acontece no sistema His-Purkinje, tendo potencial de despolarizar o átrio retrogradamente. Por estar muito perto do átrio, a despolarização deste é quase simultânea à do ventrículo. Há também outro mecanismo no qual o ritmo atrial, que continua sinusal, está dissociado do ritmo juncional taquicárdico, nesse caso, com frequência atrial menor que a ventricular. Em FC mais baixas, pode-se ver onda P dissociada do QRS.

- Apresenta FC maior que 100 bpm, podendo chegar a mais de 200 bpm.
- Quando a onda P é visível, ela pode estar antes e bem próxima do QRS ou logo após este. Dessa forma, nos casos de taquicardia juncional, o P'R tanto pode ser menor quanto maior que o RP'.
- Apresenta início e término súbitos.
- O mecanismo é hiperautomatismo.
- Veja exemplos de ECG com taquicardias juncionais diferentes na Figura 12.4.

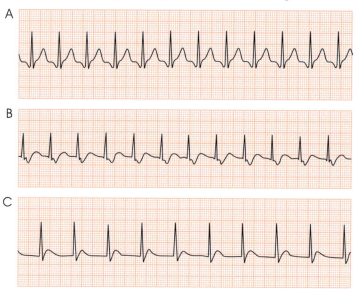

Figura 12.4 – Formas de apresentação da taquicardia juncional: **A)** onda P negativa antes do QRS associada a PR curto; **B)** onda P logo após o QRS; **C)** ausência de onda P.

Causas de taquicardia juncional
• Intoxicação digitálica • Cardite reumática • Infarto agudo do miocárdio • Pós-operatório de cirurgia cardíaca • Hipóxia • Drogas como álcool e anfetamina • Doença pulmonar obstrutiva crônica (DPOC)

 Dica

- A taquicardia juncional focal ou taquicardia juncional ectópica (JET) não é frequente na prática clínica.
- Geralmente é vista em crianças e nos pós-operatórios de correções de cardiopatias congênitas.
- O seu mecanismo eletrofisiológico é o aumento de automatismo.

 Como tratar taquicardia juncional focal ou JET?

- No contexto de pós-operatório, corrija os distúrbios eletrolíticos e a volemia do paciente.
- Ajuste a sua sedação e, se possível, reduza os inotrópicos.
- Hipotermia moderada pode ser instituída (manter acima 33°).
- Fármacos como amiodarona, procainamida, esmolol e dexmedetomidina podem ser utilizados.

Taquicardia atrial

- O RR pode ser regular nas conduções 1:1, 2:1 ou 3:1, ou seja, uma, duas ou três ondas P para um QRS, ou irregular quando há bloqueio atrioventricular (BAV) variável, ou seja, não há um número fixo de ondas P para cada QRS, ou na TA multifocal.
- A onda P geralmente é visível, porém diferente da P sinusal. Na TA multifocal as ondas P são diferentes entre si e têm pelo menos três morfologias distintas.
- Intervalo RP' > P'R.
- Tem linha isoelétrica entre as ondas P, o que permite a diferenciação com *flutter*.
- Apresenta FC maior que 100 bpm, porém normalmente não atinge frequências atriais maiores que 240 bpm (Figura 12.5).

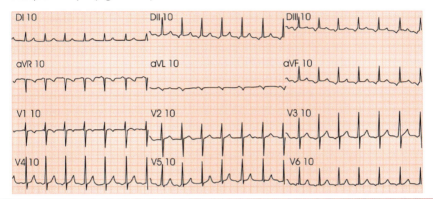

Figura 12.5 – Taquicardia atrial. Notar as ondas P negativas em DII e aVF e positiva em aVR, mostrando nitidamente que não se trata de ritmo sinusal. A frequência cardíaca está discretamente acima de 100 bpm. ECG gentilmente cedido pelo Dr. Daniel Vidigal.

- O mecanismo pode ser hiperautomatismo, reentrada ou atividade deflagrada.
- Além disso, a taquicardia atrial pode ser sustentada, quando tem duração maior que 30 segundos ou causa sintomas de instabilidade, e não sustentada, quando tem duração menor que 30 segundos.

Causas de taquicardia atrial
• Doença pulmonar obstrutiva crônica (principalmente na TA multifocal).
• Comunicação interatrial.
• Miocardiopatia hipertrófica.
• Pós-operatório de cirurgia cardíaca.
• Estenose mitral.
• Intoxicação digitálica.
• Cardiopatia hipertensiva.

- Tratar sempre a doença de base.
- Para os demais casos: bloqueadores de canal de cálcio, betabloqueadores ou ablação com radiofrequência.

Betabloqueadores
• Metoprolol 25 a 200 mg/dia; ou
• Atenolol 25 a 100 mg/dia; ou
• Propranolol 80 a 240 mg/dia.
• Contraindicações: BAV de segundo ou terceiro grau, hipotensão, bradicardia, bloqueio sinoatrial, insuficiência cardíaca, asma e doença pulmonar obstrutiva crônica.

Bloqueadores do canal de cálcio

- Verapamil 360 a 480 mg/dia; ou
- Diltiazem 120 a 360 mg/dia.
- Contraindicações: BAV de segundo ou terceiro grau, hipotensão, bradicardia, bloqueio sinoatrial e insuficiência cardíaca.

Outros

- Somente em caso de refratariedade.
- Propafenona 300 a 900 mg/dia (contraindicada em pacientes com doença cardíaca estrutural); ou
- Sotalol 160 a 320 mg/dia (cuidado com prolongamento do intervalo QT – solicitar ECG 1 semana após início da droga); ou
- Amiodarona 200 a 600 mg/dia.
- Considerar ablação nos casos refratários ou por decisão do paciente. Resultados piores que na TRN e TRAV.

Taquicardia atrial multifocal

- Essa taquiarritmia está frequentemente associada à doença pulmonar obstrutiva crônica. Caracteriza-se por pelo menos três morfologias de ondas P diferentes e irregularidade nos intervalos PP, PR e RR (Figura 12.6).

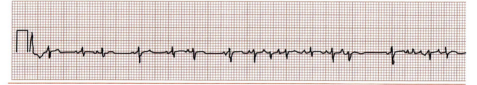

Figura 12.6 – Taquicardia atrial multifocal. Notar as ondas P com diferentes morfologias e irregularidade nos intervalos PP, PR e RR.

Fibrilação atrial e *flutter* atrial

Serão abordados em maiores detalhes no próximo capítulo.

Taquicardia por reentrada nodal

- São taquicardias frequentes na prática clínica, correspondendo a 55-60% das taquicardias paroxísticas supraventriculares (o termo paroxística significa início e término súbitos).
- O RR é regular.
- Apresenta onda P' dentro do QRS (60% dos casos) ou imediatamente após o QRS, simulando um pseudo-s nas derivações D2, D3 e aVF e um pseudo-r em V1. Chamamos de pseudo-s' e pseudo-r' porque, na verdade, é a onda P no fim do QRS que simula esses entalhes.
- RP' < P'R, com RP' inferior a 90 ms.
- Pode apresentar FC entre 140 e 230 bpm.
- Início e término súbitos.
- O mecanismo é a reentrada que ocorre no nó AV devido à existência de uma via rápida (beta) e uma via lenta (alfa) dentro do nó AV. Em ritmo sinusal normal, a condução ocorre pelas duas vias, mas preferencialmente pela rápida. Quando ocorre uma extrassístole, esta pode encontrar a via rápida em período refratário, porém o estímulo consegue descer pela via lenta e, ao chegar às porções distais do nó AV, encontra a via rápida fora do período refratário, levando à reentrada.
- Em situações de ritmo sinusal, o paciente pode apresentar intervalo PR curto e, após uma extrassístole, um PR longo, demonstrando a presença de uma dupla via nodal, ora conduzindo pela via rápida, ora pela lenta (Figuras 12.7 a 12.9).

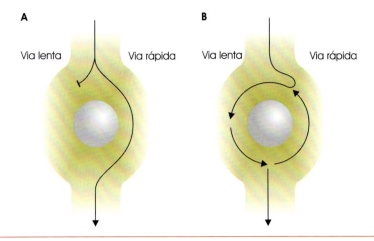

Figura 12.7 – Fisiologia da TRN. Na figura A, passagem do estímulo de condução normal. Na figura B, a reentrada com o estímulo descendo pela via lenta e subindo pela rápida, despolarizando retrogradamente os átrios (P' negativa em derivações inferiores, pois o estímulo vem de baixo para cima, com o vetor de ativação "fugindo" de DII, DIII e AVF).

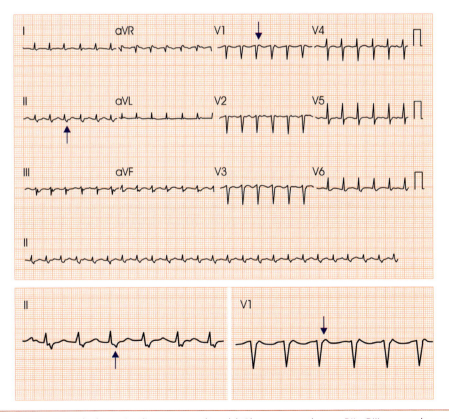

Figura 12.8 – Exemplo de taquicardia por reentrada nodal. Observe o pseudo-s em DII e DIII e o pseudo-r em V1, que na verdade representa a onda P retrógrada caindo logo após o QRS.

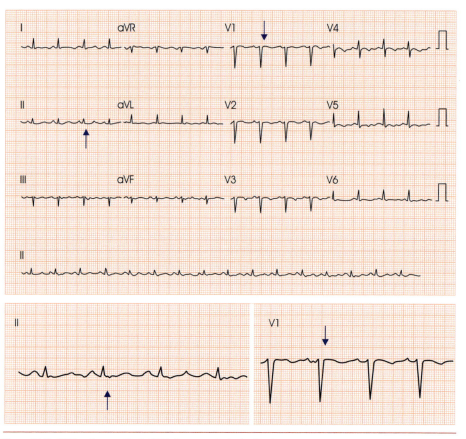

Figura 12.9 – ECG após reversão de TRN. Notar ausência de s' e r'.

> 👍 **DICA**
> **Como o término espontâneo da arritmia pode ajudar no seu diagnóstico?**

- A saída da taquicardia ajuda no diagnóstico diferencial das TPSV de QRS estreito.
- A TRN e a TRAV costumam terminar em P retrógada, pois a taquicardia se encerra pelo bloqueio da via lenta nodal e do nó AV, respectivamente. O estímulo despolariza os ventrículos e sobe retrogradamente para o átrio, porém, ao encontrar a via lenta ou o nó AV em período refratário, a taquicardia é encerrada (Figura 12.10).
- Já a taquicardia atrial, na maioria das vezes, termina em QRS, pois o estímulo se inicia no átrio e desce para os ventrículos e não há uma via de ativação retrógrada do átrio; portanto, ao cessar o foco da TA, a última despolarização será do ventrículo e não do átrio.
- Resumindo – taquicardias de QRS estreito paroxísticas:
    - se ocorrer interrupção espontânea com onda P – pensar em TRN ou em TRAV;
    - se ocorrer interrupção espontânea com complexo QRS – pensar em TA.

Capítulo 12 – Taquicardias de QRS Estreito

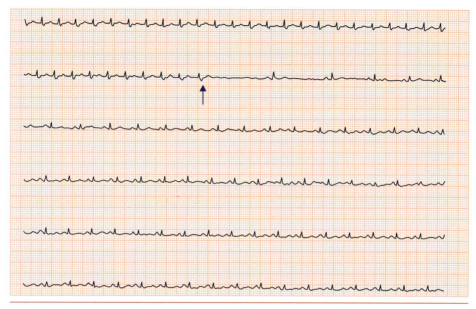

Figura 12.10 – Reversão de TRN. Notar que o último batimento da taquicardia termina com P retrógrada.

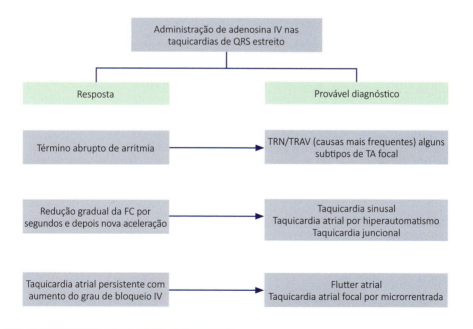

Figura 12.11 – Resposta à administração de adenosina IV e seu provável diagnóstico. *Modificado de 2019 ESC Guidelines for management of patients with supraventricular tachycardia.*

Tratamento na emergência
Suporte geral

Medidas gerais

- Monitoração eletrocardiográfica contínua.
- Eletrocardiograma (ECG) da crise e durante manobra vagal ou adenosina.
- Acesso venoso periférico.
- Prover O_2 suplementar no caso de saturação < 90%.
- Em casos com instabilidade hemodinâmica, proceder à cardioversão elétrica (CVE) utilizando 50-100 J. Sempre utilizar sedação antes da CVE.

Tratamento não medicamentoso

Manobras vagais

- Compressão do seio carotídeo: por 5 a 10 segundos. Contraindicada em pacientes com infarto agudo do miocárdio (IAM), acidente vascular cerebral isquêmico (AVCI) ou acidente isquêmico transitório (AIT) nos últimos 3 meses ou em pacientes com sopro carotídeo. Sempre realizar sob monitoração e com o paciente deitado. Somente pode ser realizada pelo médico.
- Manobra de Valsalva: solicitar ao paciente que encha o peito de ar e sopre contra o braço sem deixar escapar o ar.
- Manobra de Valsalva modificada: o paciente em posição semirreclinada deve produzir uma pressão de 40 mmHg por 15 segundos (manobra de Valsalva clássica) soprando uma pequena mangueira ligada ao esfigmomanômetro ou uma seringa de 10 ml. Dessa forma, existe um aumento da pressão intra-abdominal e o desencadeamento do reflexo vagal. Porém, ao final dos 15 segundos, o paciente deve ser rapidamente colocado em posição supina com elevação das pernas.
- Indução do vômito.
- Beber um copo de água gelada rapidamente.

A manobra de Valsalva modificada é realmente mais eficaz que a tradicional?

- O ACLS coloca de forma bastante clara que **o emprego das manobras vagais deve ser o primeiro passo na tentativa de reversão das taquicardias supraventriculares (TSV) estáveis**. Existem várias manobras vagais descritas, entre elas: provocar vômito, tomar um copo de água gelada bem rápido, compressão do seio carotídeo e Valsalva. Apesar disso tudo, **o sucesso na reversão das TSV com essas manobras não ultrapassa 20 a 25%**.
- Tentando melhorar a eficácia dessas manobras, mais especificamente a de Valsalva, um grupo inglês publicou na revista Lancet uma **manobra de Valsalva modificada** testada em um estudo randomizado, que **conseguiu reverter as TSV em até 43% dos casos contra 17% no grupo manobra de Valsalva convencional** (Figura 12.12). Os autores concluíram que a manobra teve um sucesso elevado comparado à manobra clássica, sem qualquer complicação, sem custos adicionais e que, portanto, ela deve realizada de forma rotineira e ser ensinada aos pacientes.

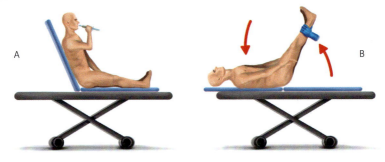

Figura 12.12 – Manobra vagal modificada.

Tratamento medicamentoso

Adenosina

- Nome comercial: Adenocard®, apresentação ampola de 6 mg/2 ml.
- Dose inicial de 6 mg, intravenosa (IV), em *bolus*, seguida por *flush* de 20 ml de água destilada e elevação do membro.
- Podem ser repetidas mais duas doses de 12 mg. Apesar da dose máxima ser de 30 mg, a edição mais recente do ACLS recomenda só mais uma dose de 12 mg.
- É o medicamento de primeira escolha na reversão das TPSV (TRN e TRAV ortodrômica).
- Raramente reverte TA e *flutter* atrial, porém pode bloquear o nó atrioventricular (AV) e tornar o diagnóstico mais fácil.
- Contraindicações: bloqueio atrioventricular (BAV) de segundo ou terceiro grau, histórico de broncoespasmo. Pode ser utilizada em gestantes.

Verapamil

- Nomes comerciais: Vasoton®, Cordilat®, ampola de 5 mg/2 ml.
- Dose inicial 2,5-5 mg, IV, em 2-3 minutos.
- Pode-se repetir até a dose máxima de 15 mg.
- Contraindicações: BAV de segundo ou terceiro grau, hipotensão, bradicardia, bloqueio sinoatrial, FA com Wolff-Parkinson-White e insuficiência cardíaca.

Diltiazem

- Nome comercial: Balcor EV, ampolas de 25 mg/5 ml e 50 mg/10 ml.
- Dose inicial de 15 a 20 mg (0,25 mg/kg), IV, em 2-3 minutos.
- Pode-se repetir 20 a 25 mg após 15 minutos da primeira dose.
- Contraindicações: BAV de segundo ou terceiro grau, hipotensão, bradicardia, bloqueio sinoatrial, FA com Wolff-Parkinson-White e insuficiência cardíaca.
- Atualmente não está disponível a apresentação injetável no Brasil.

Metoprolol

- Nome comercial Seloken®, ampola de 5 mg/5 ml.
- Dose inicial 5 mg, IV, lento (2 a 5 minutos).
- Podem ser repetidas mais duas doses de 5 mg (dose máxima: 15 mg).
- Contraindicações: BAV de segundo ou terceiro grau, hipotensão, bradicardia, bloqueio sinoatrial, FA com Wolff-Parkinson-White, insuficiência cardíaca descompensada, asma e doença pulmonar obstrutiva crônica.

Amiodarona

- Nomes comerciais: Ancoron®, Atlansil®, ampola de 150 mg/3 ml.
- Dose de ataque de 150 a 300 mg, IV, podendo-se repetir mais 150 mg após 15 minutos.
- Conforme a bula a dose inicial é de 150 mg (1 ampola diluída em 100 ml de SG a 5%) em 10 minutos.
- Se a opção for pela dose de 300 mg, diluir em 250 ml de SG a 5% e correr em 20 a 30 minutos, pois soluções mais concentradas aumentam o risco de flebite.
- Dose de manutenção: diluir 900 mg (6 ampolas) em 500 ml de SG a 5% e iniciar a 1 mg/min por 6 horas (34 ml/h), seguida de 0,5 mg/min por 18 horas (17 ml/h).
- Dose máxima de 2,2 g em 24 horas.
- Geralmente pouco usada na TRN e TRAV, mais usada em TA e FA e em paciente com disfunção ventricular.
- Contraindicações: BAV de segundo ou terceiro grau, hipotensão, bradicardia e bloqueio sinoatrial.

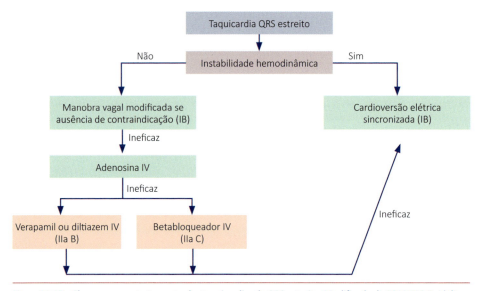

Figura 12.13 – Fluxograma no tratamento das taquicardias de QRS estreito. Modificado de 2019 ESC Guidelines for management of patients with supraventricular tachycardia.

Tratamento de manutenção

TRN

Betabloqueadores
• Metoprolol 25 a 200 mg/dia; ou • Atenolol 25 a 100 mg/dia; ou • Propranolol 80 a 240 mg/dia. • Contraindicações: as mesmas citadas para o metoprolol.

Bloqueadores do canal de cálcio
• Verapamil 360 a 480 mg/dia; ou • Diltiazem 120 a 360 mg/dia. • Contraindicações: as mesmas citadas para o diltiazem.

Outros
• Somente em caso de refratariedade. • Propafenona 300 a 900 mg/dia (contraindicada em pacientes com doença cardíaca estrutural); ou • Sotalol 160 a 320 mg/dia (cuidado com prolongamento do intervalo QT – solicitar ECG 1 semana após início da droga); ou • Amiodarona 200 a 600 mg/dia. • Considerar ablação em pacientes com taquicardia refratária ao tratamento medicamentoso ou naqueles que preferirem ficar sem medicamentos.

Taquicardia por reentrada atrioventricular

- O RR é regular.
- Apresenta onda P' após o QRS, geralmente de polaridade negativa, podendo levar a um infradesnivelamento do segmento ST, mais frequente nas derivações precordiais.

- Quando o infradesnivelamento ocorre em DI, é chamado de sinal de Puech, e é característico de uma via anômala lateral E (Figura 12.14).
- RP' < P'R, com RP' > 90 ms.
- Pode apresentar FC entre 150 e 230 bpm, mais comumente em torno de 170 bpm.
- Pode apresentar alternância elétrica nas derivações precordiais, ou seja, o QRS varia de tamanho, alternando um maior com outro menor (vide ECG na Figura 12.15).
- O mecanismo é reentrada, que ocorre devido a um feixe anômalo de fibras musculares entre o átrio e o ventrículo (Figura 12.16).
- Quando o QRS é estreito, denomina-se taquicardia ortodrômica, ou seja, o estímulo desce pelo nó sinusal e sobe pelo feixe anômalo, geralmente desencadeado por uma extrassístole que encontra a via acessória, inicialmente, em período refratário, e o nó AV conduz o estímulo.
- Em ritmo sinusal com pré-excitação manifesta ou durante uma FA pré-excitada não se deve usar medicações que bloqueiem o nó atrioventricular (AV), por facilitarem a condução pela via anômala.
- Propafenona 300 a 900 mg/dia (contraindicada em pacientes com doença cardíaca estrutural); ou
- Considerar ablação em pacientes que já tenham apresentado taquicardia documentada ou com profissão de risco (piloto de avião, motorista).

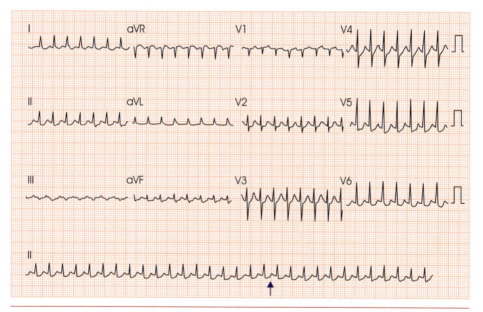

Figura 12.14 – Taquicardia por reentrada atrioventricular. Notar infradesnivelamento do ST em DI, DII, aVF, V5 e V6 causado pela P retrógrada negativa (seta). O infradesnivelamento em DI é uma alteração característica da TRAV e chama-se sinal de Puech.

 DICA

- Após a reversão da taquicardia de QRS estreito RR regular, o eletrocardiograma pode fornecer informações importantes sobre o mecanismo da taquiarritmia:
- Se houver PR curto e onda delta, estamos diante de um episódio de taquicardia ortodrômica por reentrada atrioventricular, ou seja, o estímulo desce pelo nó AV e sobe pela via acessória, estabelecendo o diagnóstico da síndrome de Wolff-Parkinson-White;
- Se não houver PR curto ou delta e o s' (pseudo-s) de DII e DIII e o r' (pseudo-r) de V1 desaparecerem no eletrocardiograma em ritmo sinusal, estamos diante de uma taquicardia por reentrada nodal.

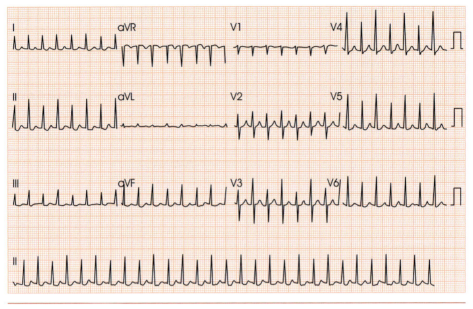

Figura 12.15 – TRAV com alternância elétrica (variação na amplitude do QRS a cada batimento).

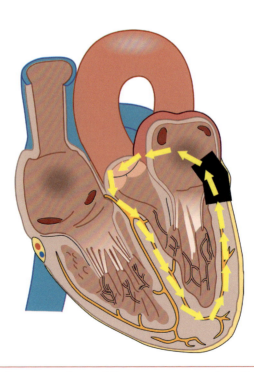

Figura 12.16 – Reentrada atrioventricular ortodrômica. Repare que o estímulo desce pelo nó sinusal e sobe pela via acessória.

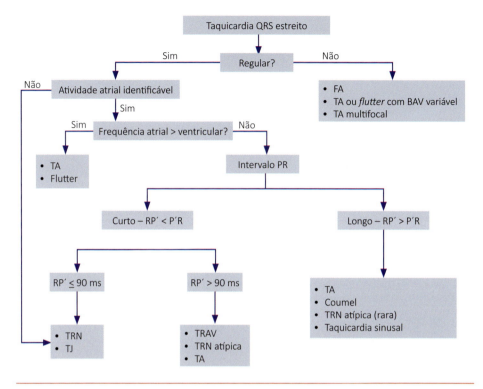

Figura 12.17 – Algoritmo para diagnóstico de taquicardia de QRS estreito. TJ = taquicardia juncional; TA = taquicardia atrial; TRAV = taquicardia por reentrada atrioventricular; TRN = taquicardia por reentrada nodal; FA = fibrilação atrial; BAV = bloqueio atrioventricular.

Para o diagnóstico diferencial das taquicardias de QRS estreito você deve responder a quatro perguntas principais (algoritmo na Figura 12.17)

- A taquicardia (intervalo R-R) é regular ou irregular?
- Existem ondas P visíveis?
- A frequência atrial é maior que a ventricular?
- O intervalo RP' é maior ou menor que o P'R?

Leitura sugerida

- Andrew Appelboam, Adam Reuben, Clifford Mann, James Gagg, Paul Ewings, Andrew Barton, Trudie Lobban, Mark Dayer, Jane Vickery, Jonathan Benger, on behalf of the REVERT trial collaborators. Postural modification to the standard Valsalva manoeuvre for emergency treatment of supraventricular tachycardias (REVERT): a randomised controlled trial. Lancet 2015; 386: 1747-53.
- A Report of the American College of Cardiology/American Heart Association Task Force on Clinical Practice Guidelines and the Heart Rhythm Society.
- Brugada J, Katritsis DG, Arbelo E et al. 2019 ESC Guidelines for the management of patients with supraventricular tachycardia. The Task Force for the management of patients with supraventricular tachycardia of the European Society of Cardiology (ESC): Developed in collaboration with the Association for European Paediatric and Congenital Cardiology (AEPC).
- Page RL, Joglar JA, Caldwell MA et al. 2015 ACC/AHA/HRS Guideline for the Management of Adult Patients With Supraventricular Tachycardia.

Capítulo

13

Fibrilação Atrial e *Flutter* Atrial

Pedro Veronese
Fabio Mastrocola
Renato Delascio Lopes
Eduardo Cavalcanti Lapa Santos

Introdução

- A fibrilação atrial (FA) ocorre em 1 a 2% da população e é a arritmia sustentada mais comum na prática clínica.
- A FA e o *flutter* atrial aumentam em cinco vezes o risco de acidente vascular cerebral (AVC), que pode causar grande morbidade, sendo muitas vezes incapacitante. O AVC relacionado à FA costuma ser mais grave que o de outras etiologias. Embora se analise de forma conjunta o risco de eventos embólicos de FA e *flutter*, há indícios, ainda não definitivos na literatura, que sugerem que o risco no *flutter* seja menor em relação à FA (Figura 13.1).

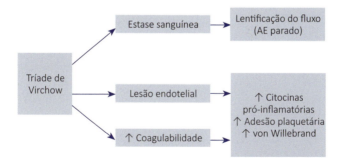

Figura 13.1 – Motivos pelos quais a FA está associada ao aumento de eventos tromboembólicos.

- Aproximadamente 20% dos acidentes vasculares cerebrais são relacionados à FA (cardioembólicos).
- A prevalência aumenta com a idade – ocorre em 5 a 15% dos pacientes acima dos 80 anos.
- A FA aumenta a mortalidade, as hospitalizações e os eventos tromboembólicos. Reduz a qualidade de vida, capacidade de exercício e pode diminuir a fração de ejeção do ventrículo esquerdo (FEVE).

Mecanismos

- Qualquer doença cardíaca pode levar ao remodelamento dos átrios e, consequentemente, à proliferação e diferenciação de fibroblastos, aumentando a fibrose atrial.
- Esse remodelamento leva à condução elétrica heterogênea, o que facilita e perpetua a FA e o *flutter*.
- Ambos requerem um gatilho (geralmente uma extrassístole supraventricular) e um substrato (veias pulmonares, aumento da massa atrial, fibrose e istmo cavotricuspídeo).
- O *flutter* pode ocorrer no sentido anti-horário (desce pela crista *terminalis*, passa pelo istmo cavotricuspídeo e sobe pelo septo interatrial) ou horário.

Diagnóstico

- Eletrocardiograma:
    - FA: ritmo irregular sem a presença da onda P, somente ondas f que se apresentam ao ECG como irregularidades na linha de base. Estas muitas vezes são tão pequenas que podem não ser visualizadas. Costumam ter frequência entre 350-600 bpm (Figuras 13.2 e 13.3).
    - *Flutter* atrial: caracteriza-se por ondas F em serrilhado de serrote, podendo ter RR regular (mais frequente) ou irregular, devido ao bloqueio atrioventricular (BAV) variável. O *flutter* clássico ou comum tem ondas F negativas em D2, D3 e aVF e o incomum, ondas F positivas nessas derivações. Em geral, a frequência atrial é em torno de 300 bpm e a ventricular depende do bloqueio do nó atrioventricular (BAV), mas normalmente de 150 bpm.
    - Para diferenciar *flutter* de taquicardia atrial, deve-se levar em conta a frequência atrial que, no *flutter*, está entre 250 e 350 bpm, enquanto na taquicardia atrial raramente ultrapassa 250 bpm. Além disso, no *flutter* não é possível ver linha isoelétrica entre as ondas F, diferentemente da taquicardia atrial.
- Ambos podem ter:
    - duração menor que 48 horas, o que permite a reversão, na maioria dos casos, sem anticoagulação;

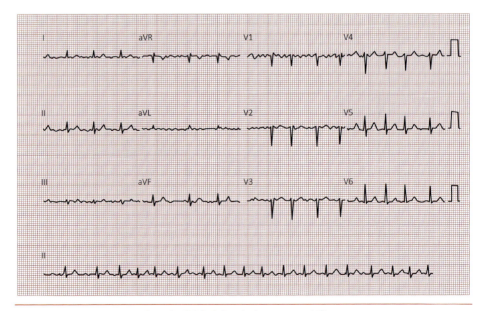

Figura 13.2 – FA com presença de ondas f visíveis (particularmente em V1).

duração maior ou igual a 48 horas, o que vai exigir anticoagulação ou a realização de eco-cardiograma transesofágico ou TC cardíaca para reversão. São considerados persistentes se a duração for maior que 7 dias.
- A FA pode ser classificada em (Figura 13.4):
  - FA episódio único: um único episódio registrado;
  - FA paroxística: episódio de FA com término espontâneo, geralmente em até 48 horas (obrigatoriamente com até 7 dias de duração);
  - FA persistente: dura mais que 7 dias e requer, na maioria das vezes, cardioversão elétrica (CVE) para sua reversão. Pode ser de curta (menos de 1 ano) ou de longa duração (mais de 1 ano);
  - FA permanente: quando não há mais a proposta de reversão para ritmo sinusal.

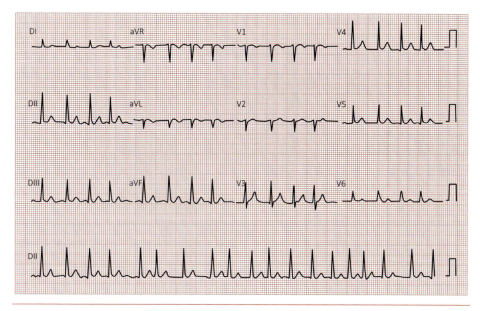

Figura 13.3 – FA: frequência cardíaca superior a 100 bpm, ausência de ondas P, QRS estreito, ritmo irregular. Neste caso não são observadas as ondas f.

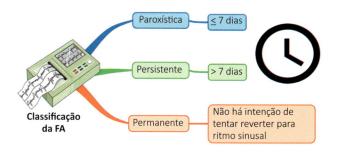

Figura 13.4 – Classificação da FA de acordo com sua duração.

Dica

- Em algumas situações a FA, por ter uma frequência ventricular muito elevada, pode dar a impressão de ser um ritmo regular. Neste caso, é interessante observar todas as derivações cuidadosamente para identificar se há ou não irregularidade, evitando assim um diagnóstico errôneo (Figura 13.5).

 Dica
Quer dizer que um ritmo de FA nunca pode ser regular? Pode sim!

- Em paciente sabidamente com história de FA permanente que apresentar pulso regular e bradicardia, deve-se considerar a presença de FA com BAVT. No ECG haverá RR regular com ondas f na linha de base. Para mais detalhes, consultar capítulo de bradiarritmias.

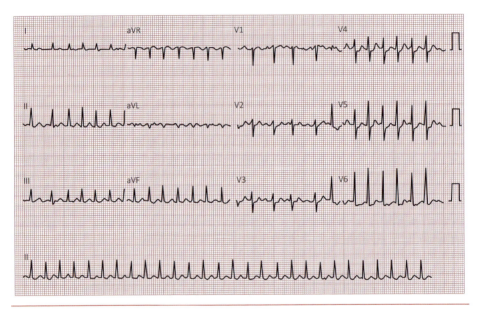

Figura 13.5 – FA com frequência ventricular bastante elevada (cerca de 170 bpm). Notar que há momentos no D2 longo em que o ritmo parece ser regular. Contudo, é possível observar claramente em outras derivações (p. ex., D1) a irregularidade entre os batimentos.

 Dica importante para não deixar de diagnosticar um *flutter* atrial:

- Sempre que estiver perante uma taquicardia com complexo QRS estreito e frequência cardíaca próxima a 150 bpm, deve-se considerar a hipótese de *flutter* atrial. Isto porque a frequência dos batimentos atriais nesta arritmia costuma ser de 300 bpm e, normalmente, apenas metade desses estímulos passa para os ventrículos (condução 2:1). Muitas vezes não é fácil visualizar as ondas F, já que parte delas pode se localizar exatamente após o complexo QRS. Sempre procurar com atenção, principalmente em derivações inferiores (Figura 13.6).

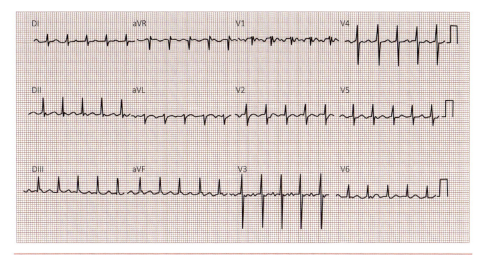

Figura 13.6 – **Taquicardia com QRS estreito e frequência cardíaca próxima a 150 bpm. Em grande parte das derivações pode ser difícil para o examinador pouco experiente ver as ondas F que caracterizam o *flutter*. Contudo, se verificarmos atentamente a derivação D2, podemos observá-las.**

Avaliação inicial

- Anamnese: questionar sobre sintomas de palpitações, início da arritmia, sintomas concomitantes como os da síndrome da apneia obstrutiva do sono, antecedentes pessoais, histórico de sangramentos, uso de medicações e tratamentos já realizados.
- Exame físico: avaliar sinais de cardiopatia estrutural e de descompensação clínica. É importante avaliar a frequência cardíaca (FC) e a PA.

Exames complementares

- Eletrocardiograma (ECG): avaliar sinais de cardiopatia estrutural.
- Exames laboratoriais: avaliar perfil tireoidiano, presença de anemia, diabetes *mellitus*, função renal e eletrólitos.
- Ecocardiograma: avaliar tamanho do átrio esquerdo, presença de trombos, doenças cardíacas estruturais e FEVE.
- Holter de 24 horas: avaliar controle de frequência cardíaca (casos de FA persistente ou permanente) ou resposta terapêutica (densidade de extrassístoles atriais, taquicardias atriais não sustentadas etc.).
- Polissonografia: a apneia-hipopneia obstrutiva do sono muitas vezes é um fator importante que pode contribuir para o aparecimento e/ou a recorrência da FA. Considerar a realização do exame, principalmente em pacientes obesos, com hipersonolência diurna, roncos e episódios de FA durante o sono.

Tratamento na emergência

Pacientes instáveis

- Em pacientes instáveis com *flutter* ou FA, deve ser feita a cardioversão elétrica sincronizada.
- Instabilidade hemodinâmica é indicada por dispneia (edema agudo de pulmão), dor torácica anginosa, hipotensão, rebaixamento do nível de consciência e síncope causados pela arritmia.

Pacientes estáveis

- Em pacientes estáveis pode ser tentado o controle da FC ou a reversão para ritmo sinusal.
- Oitenta por cento dos pacientes com FA paroxística revertem espontaneamente para ritmo sinusal em até 48 horas somente com controle da frequência cardíaca.
- Se paciente em FA ou *flutter* por mais de 48 horas, deve-se realizar ecocardiograma transesofágico ou TC cardíaca com contraste para avaliar a presença de trombos ou iniciar anticoagulação por 3 semanas previamente à cardioversão com anticoagulantes de ação direta (DOAC) ou varfarina com INR dentro da faixa terapêutica (entre 2,0 e 3,0). Veja Figura 13.13.
- Se paciente com FA ou *flutter* por mais de 48 horas, após a CVE, deve-se manter anticoagulação com DOAC ou varfarina por 4 semanas. Após esse período reavaliar o escore CHA2DS2VASc, se ≥ 2 nos homens ou ≥ 3 nas mulheres, é recomendado manter anticoagulação a longo prazo. Veja Figuras 13.7 e 13.8 e Quadro 13.1.

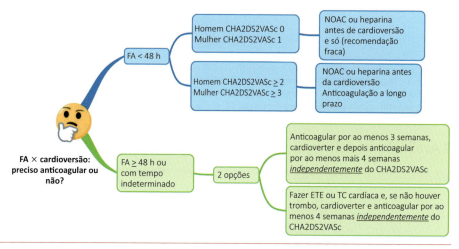

Figura 13.7 – Decisão sobre necessidade de anticoagular ou não paciente antes e após cardioversão.

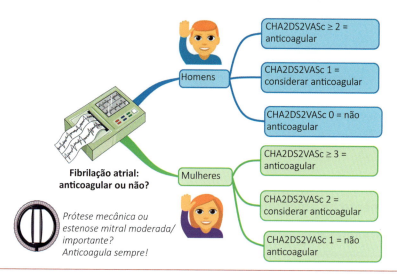

Figura 13.8 – Fluxograma para decidir sobre a necessidade de anticoagulação em longo prazo no paciente com fibrilação atrial.

Cardioversão elétrica (CVE)

- Monitoração de PA, ECG e oximetria.
- Oferta de O_2.
- Heparina não fracionada, IV, 60 a 70 U/kg, máximo de 4.000 U.
- Sedação com propofol a 1% (10 mg/ml), dose de 0,5 a 1 mg/kg em pacientes sem cardiopatia estrutural (pelo risco de hipotensão e dromotropismo negativo) ou etomidato 0,2 a 0,3 mg/kg (principalmente em pacientes com cardiopatia ou instáveis hemodinamicamente).
- Sugestão prática para sedação: fazer 1 ml de fentanil + 1 ml de etomidato para cada 10 kg, por exemplo 7 ml para um paciente de 70 kg. Com propofol iniciar com 0,5 a 1 ml a cada 10 kg.
- Realizar CVE sincronizada com choque inicial de 50 J para *flutter* e 120 a 200 J se bifásico para FA.
- Caso não ocorra reversão para ritmo sinusal, choques com cargas maiores, até 360 J monofásico ou 200 J bifásico, devem ser tentados.
- Em casos refratários também pode ser usada amiodarona IV, para ajudar no resultado final.
- Dose de ataque de 150 a 300 mg, podendo-se repetir mais 150 mg após 15 minutos.
- Dose de manutenção de 1 mg/min por 6 horas, seguida de 0,5 mg/min por 18 horas.
- Manter anticoagulação após reversão.

QUADRO 13.1
Escore CHA2DS2VASc

C	Insuficiência cardíaca	1 ponto
H	Hipertensão arterial sistêmica	1 ponto
A	Idade ≥ 75 anos	2 pontos
D	Diabetes *mellitus*	1 ponto
S	AVC	2 pontos
V	Doença vascular (IAM prévio, doença arterial periférica e placa na aorta)	1 ponto
A	Idade entre 65 e 74 anos	1 ponto
Sc	Sexo feminino	1 ponto

- Em caso de opção por controle da frequência, pode-se usar os seguintes medicamentos intravenosos. Betabloqueadores e bloqueadores do canal de cálcio VO também podem ser utilizados.

Verapamil

- Nomes comerciais: Vasoton®, Cordilat®, ampola de 5 mg/2 ml.
- Dose inicial de 5 mg IV em 2 minutos.
- Dose de repetição: 10 mg (0,15 mg/kg de peso), IV, por 30 minutos após a dose inicial, caso a resposta não tenha sido satisfatória.
- Contraindicações: BAV de segundo ou terceiro grau, hipotensão, bradicardia, bloqueio sinoatrial, FA com Wolff-Parkinson-White e insuficiência ventricular esquerda.

Diltiazem

- Nome comercial: Balcor® IV, ampolas de 25 mg/5 ml e 50 mg/10 ml.
- Dose inicial de 15 a 20 mg (0,25 mg/kg), IV, em 2 minutos.
- Pode-se repetir 20 a 25 mg após 15 minutos da primeira dose.
- Dose de manutenção: 5 a 10 mg/h por até 24 horas.
- Contraindicações: BAV de segundo ou terceiro grau, hipotensão, bradicardia, bloqueio sinoatrial, FA com Wolff-Parkinson-White e insuficiência ventricular esquerda.
- Observação: atualmente não disponível no Brasil a apresentação intravenosa

Metoprolol

- Nome comercial: Seloken®, ampola de 5 mg/5 ml.
- Dose inicial de 5 mg IV em 2 a 5 minutos.
- Podem ser repetidas mais duas doses de 5 mg cada uma (dose máxima: 15 mg).
- Contraindicações: BAV de segundo ou terceiro grau, hipotensão, bradicardia, bloqueio sinoatrial, FA com Wolff-Parkinson-White, insuficiência ventricular esquerda, asma e doença pulmonar obstrutiva crônica.

Deslanosídeo (Cedilanide, Deslanol)

- Dose inicial de 1 a 4 ampolas (0,4 a 1,6 mg) ao dia, IV, em *bolus*.
- Contraindicações: bloqueio AV completo e bloqueio AV de segundo grau, parada sinusal e bradicardia sinusal.
- Ver tópico específico entre digital e FA.

Amiodarona

- Nomes comerciais: Ancoron®, Atlansil®, ampola de 150 mg/3 ml.
- Dose de ataque de 150 a 300 mg IV, podendo-se repetir mais 150 mg após 15 minutos (dose habitual 5 mg/kg, máximo de 300 mg).
- Se opção for por dose inicial de 150 mg (1 ampola diluída em 100 ml de SG a 5%) correr em 10 minutos.
- Se a opção for pela dose de 300 mg (mais usada na prática), diluir em 250 ml de SG a 5% e correr em 20 a 30 minutos, pois soluções mais concentradas aumentam o risco de flebite.
- Dose de manutenção: diluir 900 mg (6 ampolas) em 500 ml de SG a 5% e iniciar a 1 mg/min por 6 horas (34 ml/h), seguida de 0,5 mg/min por 18 horas (17 ml/h).
- Dose máxima de 2,2 g em 24 horas.
- Pode acabar por reverter para ritmo sinusal, portanto não deve ser a primeira opção em pacientes com FA > 48 h de duração.
- Contraindicações: BAV de segundo ou terceiro grau, bradicardia, bloqueio sinoatrial, gravidez e lactação.

■ Caso seja optado por controle de ritmo, podem-se usar os seguintes medicamentos para reversão química, conforme mostrado na Figura 13.9.

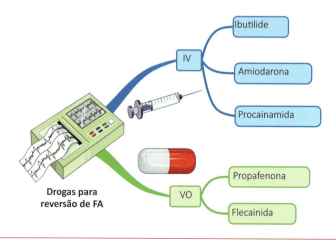

Figura 13.9 – Medicações que podem ser usadas para reversão de FA para ritmo sinusal. No Brasil, atualmente, estão à disposição apenas amiodarona e propafenona por via oral.

Quais os medicamentos disponíveis para cardioversão química da fibrilação atrial?

- No Brasil, temos basicamente a propafenona e a amiodarona, sendo a amiodarona a droga de escolha nos pacientes com cardiopatia estrutural e a propafenona a preferida nos sem cardiopatia.
- Existem outros medicamentos mais eficazes não disponíveis no Brasil até o momento, como a flecainida e o vernakalant, que é um medicamento promissor e já é utilizado em muitos países da Europa, com mínimo efeito nos ventrículos (baixo potencial de efeito pró-arrítmico), maior taxa de sucesso e rápido efeito na reversão para ritmo sinusal (mediana de 8 a 14 minutos em 75 a 82% dos pacientes na primeira dose). A dose é de 3 mg/kg infundida em 10 minutos; uma dose adicional de 2 mg/kg pode ser repetida após 15 minutos caso o paciente persista em FA.

Propafenona

- Dose: 450 mg (< 70 kg) a 600 mg, VO (*pill in the pocket* após sucesso em casos selecionados).
- Geralmente é recomendada a administração de betabloqueador ou antagonista de canais de cálcio (verapamil ou diltiazem) 30 minutos antes da administração da propafenona. Tal conduta tem o objetivo de prevenir resposta ventricular elevada em caso de aparecimento de *flutter*, além de melhor controle dos sintomas até a reversão da arritmia.
- Deve ser a opção preferencial em pacientes sem cardiopatia estrutural, pela facilidade de administração VO em dose única (a amiodarona precisa de acesso IV e bomba de infusão preferencialmente), reversão mais rápida e não apresentar um efeito colateral muito comum com a amiodarona, que é a flebite.
- Eficácia limitada no *flutter*.
- Contraindicações: insuficiência cardíaca, choque cardiogênico, bradicardia, bloqueio sinoatrial, bloqueio atrioventricular, doença do nó sinusal, doença arterial coronariana, doença pulmonar obstrutiva grave e miastenia *gravis*.
- Pelo risco de a propafenona induzir *flutter* atrial 1:1, recomenda-se que a estratégia *pill in the pocket* (que consiste no uso de 450 a 600 mg, VO, nas crises de FA) seja testada previamente no ambiente hospitalar.

Amiodarona

- Dose de ataque de 5 mg/kg, máximo de 300 mg, que devem ser diluídos em 250 ml de SG a 5% (soluções muito concentradas aumentam o risco de flebite) correndo em aproximadamente 30 minutos. Em caso selecionados, uma dose adicional de 150 mg pode ser feita após o término da infusão inicial.
- Dose de manutenção de 1 mg/min por 6 horas, seguida de 0,5 mg/min por 18 horas.
- Dose máxima de 2,2 g em 24 horas (usualmente de 1,2 a 1,8 g).
- Contraindicações: BAV de segundo ou terceiro grau, bradicardia, bloqueio sinoatrial, gravidez e lactação.

 Você sabe o que significa a estratégia *pill in the pocket*?

Pacientes com FA paroxística sintomática, com episódios ocasionais e que tiveram sucesso na reversão para o ritmo sinusal em ambiente hospitalar, levam o medicamento (propafenona) no bolso e caso apresentem os sintomas podem ingerir os comprimidos sem a necessidade de procura do serviço de emergência (Figura 13.10). A dose habitual é de 600 mg nos pacientes com mais de 70 kg e 450 mg nos demais.

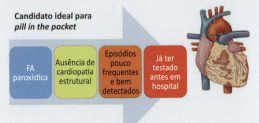

Figura 13.10 – Candidato ideal para usar a estratégia *pill in the pocket*.

Manejo antitrombótico

- Conforme as diretrizes, todos os pacientes com FA, independentemente da forma de apresentação (paroxística, persistente ou permanente), devem ser avaliados para anticoagulação. Para isso utilize o escore CHA2DS2VASc, já apresentado previamente para indicação de anticoagulação, e o HAS-BLED, para se avaliar risco de hemorragias (Quadro 13.2).

QUADRO 13.2
Escore HAS-BLED

H	Hipertensão arterial sistêmica descontrolada	1 ponto
A	Alteração hepática ou renal	1 ponto cada
S	AVC	1 ponto
B	Sangramento prévio ou predisposição a sangramentos	1 ponto
L	Labilidade na razão normalizada internacional (INR)	1 ponto
E	Idade ≥ 65 anos	1 ponto
D	Drogas que interfiram na varfarina ou uso de álcool	1 ponto cada

Considera-se hipertensão arterial descontrolada se PAS ≥ 160 mmHg; alteração renal se insuficiência renal crônica (IRC) dialítica, transplante renal ou Cr ≥ 2,3 mg/dL; alteração hepática se doença hepática crônica como cirrose, elevação de bilirrubinas acima de duas vezes o normal, transaminase glutâmica oxalacética (TGO) ou transaminase glutâmica pirúvica (TGP) acima de três vezes o normal; labilidade de INR se valor instável, alto ou com pouco tempo em níveis terapêuticos (< 60%); exemplos de drogas que interferem na varfarina: antiplaquetários, anti-inflamatórios não esteroides (AINE).

- Lembrar que o escore CHA2DS2VASc não serve para pacientes com doença valvar (prótese mecânica ou estenose mitral de moderada a importante) ou com algumas miocardiopatias (p. ex., miocárdio não compactado e miocardiopatia hipertrófica), pois esses pacientes apresentam alto risco de eventos tromboembólicos e devem ser anticoagulados independentemente do valor do escore.
- Quando se utiliza o escore CHA2DS2VASc, poucos pacientes não pontuam (escore 0), o que aumenta o número de indivíduos anticoagulados. Por outro lado, esse escore exclui pacientes de muito baixo risco, que não se beneficiariam com a anticoagulação.
- Pacientes com 0 ponto no escore CHA2DS2VASc não devem receber terapia antitrombótica.
- Pacientes do sexo masculino com 2 ou mais pontos no escore CHA2DS2VASc devem receber anticoagulação oral, de preferência com os anticoagulantes orais de ação direta (DOAC), segundo a diretriz europeia (classe I, nível de evidência A).
- Pacientes do sexo feminino com 3 ou mais pontos no escore CHA2DS2VASc devem receber anticoagulação oral, de preferência com os anticoagulantes orais de ação direta (DOAC) segundo a diretriz europeia (classe I, nível de evidência A).
- Em pacientes do sexo masculino com 1 ponto ou do sexo feminino com 2 pontos no escore de CHA2DS2VASc, a anticoagulação deve ser considerada e de preferência com utilização dos DOAC (classe IIa, nível de evidência B), levando em consideração o risco de sangramento e as preferências do paciente. O antiagregante plaquetário não deve ser utilizado neste cenário.
- Em casos de dúvida sobre o início da anticoagulação, alguns escores novos com acréscimo de biomarcadores (NT pró-BNP e troponina I ultrassensível), como o escore ABC, podem melhorar a estratificação do risco de AVC e sangramento, especialmente nos com CHA2DS2VASc 1.
- O escore HAS-BLED deve ser utilizado para estimativa da probabilidade de sangramento (aumento considerável quando ≥ 3), mas principalmente para se lembrar dos fatores de risco modificáveis antes do início da anticoagulação. Por exemplo: se o paciente apresenta hipertensão arterial mal controlada, ela deve ser corrigida antes de se iniciar a anticoagulação. Se faz uso de aspirina, ela deve ser interrompida, quando possível, antes da introdução do anticoagulante, etc. Esse escore não deve ser utilizado de forma isolada para contraindicar a anticoagulação, pois apresenta modesta capacidade de predizer eventos hemorrágicos, além

dos pacientes que mais se beneficiam da anticoagulação serem também os que possuem, muitas vezes, maior risco de sangramento. Existem outros escores menos utilizados, como o HEMORR2HAGES, ATRIA, ORBIT e ABC sangramento.
- Varfarina:
  - dose de acordo com INR (manter entre 2-3);
  - iniciar com doses menores em idosos e pacientes em uso de amiodarona;
  - contraindicações: gravidez (primeiro trimestre e após 36 semanas), pacientes com tendências hemorrágicas ou discrasias sanguíneas, úlceras gastrointestinais ou sangramento gastrointestinal, respiratório, genitourinário ou hemorragia cerebrovascular. Aneurisma cerebral, dissecção da aorta, pericardite e efusões pericárdicas, cirurgia recente ou programada do sistema nervoso central (SNC), ocular ou qualquer cirurgia traumática que requeira grandes superfícies abertas.

Anticoagulantes orais não antagonistas da vitamina K ou de ação direta

- Os anticoagulantes orais não dependentes da vitamina K ou de ação direta (DOAC, pela abreviatura na língua inglesa) têm inúmeras vantagens em relação à varfarina. Além da maior praticidade, sem a necessidade de realização de controle laboratorial frequente (INR), eles se mostraram superiores à varfarina (exceto a rivaroxabana e a dabigatrana na sua menor dosagem, que foram não inferiores) na redução de desfechos como acidente vascular cerebral isquêmico, sangramento intracraniano, além de terem risco de sangramento igual ou inferior ao da varfarina e inclusive redução de mortalidade com alguns medicamentos (os benefícios e riscos não foram iguais para todos os DOAC e variaram dependendo da dose e do estudo realizado).

Dabigatrana:
- inibidor direto de trombina avaliado no estudo RE-LY;
- não necessita de controle laboratorial e pode ser ingerido com ou sem alimentos, como os outros DOAC;
- dose de 150 mg duas vezes ao dia. A dose de 110 mg duas vezes ao dia deve ser utilizada em idosos ≥ 80 anos ou em pacientes com risco aumentado de sangramento com um ou mais dos fatores de risco, principalmente naqueles com comprometimento renal moderado (ClCr 30-50 ml/min), tratamento concomitante com inibidores potentes da glicoproteína P, antiplaquetários ou com sangramento gastrointestinal prévio;
- contraindicações: valvopatia (excluiu pacientes com estenose mitral moderada a grave, próteses valvares metálicas – para próteses biológicas já há recomendação para uso na diretriz europeia – ou valvopatia com previsão de intervenção cirúrgica), insuficiência renal grave (ClCr < 30 ml/min), hemorragia ativa, lesões orgânicas com risco de hemorragia, alteração espontânea ou farmacológica da hemostasia, doença em tratamento concomitante com cetoconazol sistêmico, ciclosporina, itraconazol e tacrolimus.

Rivaroxabana:
- inibidor do fator Xa avaliado no estudo ROCKET-AF;
- não necessita de controle laboratorial;
- dose de 20 mg uma vez ao dia. A dose de 15 mg uma vez ao dia deve ser utilizada em paciente com *clearance* de creatinina entre 50 e 30 ml/min. O *clearance* de creatinina, na maioria dos trabalhos, foi calculado utilizando a fórmula de Cockcroft-Gault;
- Contraindicações: valvopatia (estenose mitral moderada a importante e prótese mecânica principalmente – para próteses biológicas já há recomendação para uso na diretriz europeia. Mostrou-se benéfica em pacientes com EAo moderada numa subanálise *post hoc* do ROCKET-AF. Estudos com prótese biológica estão em andamento, um dos mais aguardados é o RIVER), insuficiência renal grave (ClCr < 30 ml/min), hemorragia ativa, lesões orgânicas com risco de hemorragia, alteração espontânea ou farmacológica da hemostasia, doenças hepáticas associadas à coagulopatia e a risco de hemorragia.

Apixabana:
- inibidor do fator Xa avaliado no estudo ARISTOTLE;
- não necessita de controle laboratorial;
- dose de 5 mg duas vezes ao dia. A dose de 2,5 mg duas vezes ao dia deve ser utilizada em paciente com dois dos três fatores a seguir: idade > 80 anos, creatinina > 1,5 mg/dL e peso < 60 kg;
- contraindicações: valvopatia (exclui estenose moderada a importante e prótese mecânica, o ARISTOTLE inclui pacientes com outras doenças valvares, inclusive com próteses biológicas. Análise *post hoc* mostrou que 26,4% dos pacientes do estudo tinham lesão valvar pelo menos moderada e que o benefício e a segurança se mantiveram neste grupo), insuficiência renal grave (contraindicado se ClCr < 15 ml/min, usar com cautela quando entre 15 e 29), hemorragia ativa, lesões orgânicas com risco de hemorragia, alteração espontânea ou farmacológica da hemostasia, doenças hepáticas associadas à coagulopatia e a risco de hemorragia.

Edoxabana:
- inibidor do fator Xa avaliado no estudo ENGAGE-AF;
- não necessita de controle laboratorial;
- dose de 60 mg uma vez ao dia. Dose de 30 mg uma vez se um ou mais dos seguintes fatores: comprometimento renal moderado ou grave (ClCr 15-50 ml/min), baixo peso corporal ≤ 60 kg ou utilização concomitante dos seguintes inibidores da glicoproteína P (ciclosporina, dronedarona, eritromicina ou cetoconazol);
- contraindicações: valvopatia (excluiu estenose moderada a importante, prótese mecânica e mixoma atrial), insuficiência renal grave (ClCr < 15 ml/min), hemorragia ativa, lesões orgânicas com risco de hemorragia, alteração espontânea ou farmacológica da hemostasia, doenças hepáticas associadas à coagulopatia e a risco de hemorragia.

 O que é considerada FA não valvar?

- A diretriz europeia considera FA não valvar como a ausência de: prótese mecânica e estenose mitral moderada a grave (usualmente de etiologia reumática). Já a diretriz americana é um pouco diferente: além da estenose mitral e da prótese mecânica estão incluídas também as próteses biológicas.

 Posso usar os novos anticoagulantes em pacientes com valvopatias?

- Como vimos anteriormente, é consenso que os DOAC são contraindicados nos portadores de próteses valvares mecânicas e na estenose mitral moderada a grave.
- A avaliação *post hoc* dos quatro grandes estudos de fase III com os anticoagulantes de ação direta mostrou que muitos pacientes incluídos tinham doença valvar pelo menos moderada (mais de 26% no ARISTOTLE) e que os benefícios dos anticoagulantes foram mantidos. Uma metanálise dos quatro estudos publicada em 2017 no JACC, com mais de 70 mil pacientes (destes mais de 13 mil com doença valvar), corroborou a eficácia e segurança dos novos anticoagulantes nesses portadores de doença valvar. Portanto, já há evidência para o uso dos DOAC em pacientes com insuficiência mitral, insuficiência e estenose aórtica, entre outras valvopatias. Entretanto, os pacientes com prótese biológica foram pouco representados, sendo este um contexto que merece ser mais bem estudado, principalmente na prótese mitral. Esperamos que os novos estudos como o RIVER (rivaroxabana x varfarina na prótese biológica mitral) venham elucidar esta questão.
- Devido aos dados apresentados, alguns autores sugerem trocar o termo FA não valvar, que é confuso, uma vez que os anticoagulantes de ação direta são eficazes na maioria dos pacientes com valvopatia, para MARM-AF (*Mechanical and Rheumatic Mitral Valvular Atrial Fibrilation*).

- Sempre que o paciente apresentar FA ou *flutter* por mais de 48 horas, a anticoagulação com varfarina ou DOAC deve ser mantida por mais 4 semanas após a cardioversão ou para toda a vida em pacientes com fatores de risco para tromboembolismo (*vide* escores CHA2DS2VASc e HAS-BLED).

Manutenção do ritmo sinusal após a cardioversão

- Devem ser usados antiarrítmicos para manutenção do ritmo.
- Melhores resultados em pacientes sem cardiopatia estrutural, com átrio esquerdo menor que 50 mm e com FA de início mais recente, principalmente se paroxística.
- O *flutter* é mais refratário que a FA aos antiarrítmicos, portanto a CVE é o tratamento de escolha.
- A escolha do antiarrítmico (Figuras 13.11 e 13.12):
  - a amiodarona é o antiarrítmico mais efetivo para manutenção do ritmo sinusal. Apesar disso, não é o fármaco de primeira escolha em todos os cenários devido aos seus efeitos colaterais. O critério de segurança, e não efetividade, é o mais importante para se definir a primeira linha de antiarrítmicos.

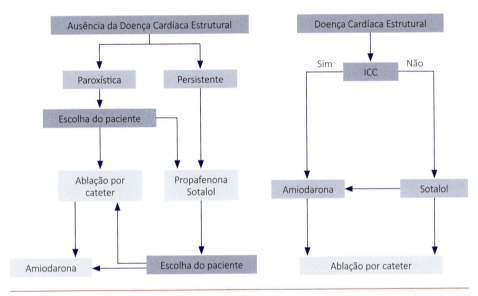

Figura 13.11 – Fluxograma adaptado das II Diretrizes Brasileiras de Fibrilação Atrial. Arq bras Cardiol. 2016;106(4 Supl. 2):1-22.

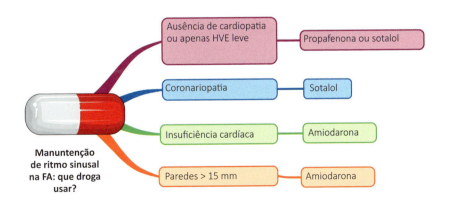

Figura 13.12 – Outra forma de escolher o antiarrítmico adequado para o seu paciente.

Ablação de fibrilação atrial

As indicações classe I para ablação de FA ainda são restritas e o procedimento NÃO cura esta arritmia. Sendo assim, até o momento é uma ferramenta importante para controle de sintomas em pacientes refratários ao tratamento clínico. Os melhores candidatos para o procedimento são mostrados a seguir (Figura 13.13).

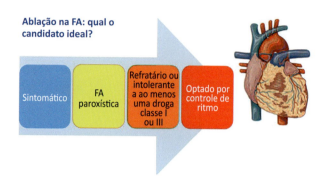

Figura 13.13 – Perfil dos pacientes que mais se beneficiam de ablação de FA para melhora dos sintomas.

◼ Exemplo de prescrição

- Paciente do sexo masculino, 53 anos, aproximadamente 80 kg, hipertenso, diabético, sem outras comorbidades, dá entrada no pronto-socorro com queixa de palpitações taquicárdicas arrítmicas, com início há aproximadamente 2 horas. Fez *check-up* recentemente e não apresentava nenhuma cardiopatia. Ao exame físico, pressão arterial de 144 x 92 mmHg, FC de 131 bpm, pulso irregular e sem sopros cardíacos. ECG: fibrilação atrial, FC: 135 bpm e QRS estreito.
- Como havia fibrilação atrial inicial sem fatores desencadeantes, optou-se por tentativa de controle de ritmo e anticoagulação crônica (Quadro 13.3).

QUADRO 13.3
Exemplo de prescrição – Fibrilação atrial aguda na emergência

- Jejum
- Monitoração eletrocardiográfica e da pressão arterial não invasiva
- Metoprolol 50 mg ou atenolol 50 mg ou propranolol 40 mg, VO. Se FC bem elevada e paciente muito sintomático optar por BB IV (tartarato de metoprolol 5 mg em 2 a 5 minutos)
- Propafenona 600 mg, VO, 15 a 30 minutos após betabloqueador
- Dabigatrana 150 mg 12/12 h ou rivaroxabana 20 mg 1 × ao dia ou apixabana 5 mg 12/12 h ou edoxabana 60 mg 1× ao dia

ou

- Enoxaparina 80 mg SC 12/12 h seguida pela varfarina 5 mg via oral 1× ao dia com ajuste do INR em 5-7 dias (com alvo terapêutico do INR entre 2 e 3) ou pelos DOAC, quando estes não estiverem disponíveis no PS para serem usados desde o início, pois CHADS2 = 2/CHA2DS2VASc = 2

OBS.: J
á há evidência para o uso dos DOAC na emergência devido ao rápido início de ação, inclusive quando está programada a reversão da FA

Leitura sugerida

- Gualandro DM, Yu PC, Caramelli B, Marques AC, Calderaro D, Fornari LS, et al. 3ª Diretriz de Avaliação Cardiovascular Perioperatória da Sociedade Brasileira de Cardiologia. Arq Bras Cardiol. 2017;109(3Supl.1):1-104.
- Guimarães OP, Lopes RD. Escores de risco de tromboembolismo e sangramento em pacientes com fibrilação atrial. Revista da SOCESP. jul./set. 2017;186-194.
- Heidbuchel H, Verhamme P, Alings M, et al. Updated European Heart Rhythm Association Practical Guide on the use of non-vitamin K antagonist anticoagulants in patients with non-valvular atrial fibrillation. Europace. 2015;17:1467-1507.
- Hindricks G, Potpara T, Dagres N et al. 2020 ESC Guidelines for the diagnosis and management of atrial fibrillation developed in collaboration with the European Association of Cardio-Thoracic Surgery (EACTS): The Task Force for the diagnosis and management of atrial fibrillation of the European Society of Cardiology (ESC) Developed with the special contribution of the European Heart Rhythm Association (EHRA) of the ESC. European Heart Journal (2020) 00, 1-125.
- January CT, Wann SL, Alpert JS, et al. 2014 AHA/ACC/HRS Guideline for the Management of Patients with Atrial Fibrillation. A Report of the American College of Cardiology/American Heart Association Task Force on Practice Guidelines and the Heart Rhythm Society. Circulation. 2014;130:e199-e267.
- Kirchhof P, Benussi S, Kotecha D, et al. ESC Guidelines for the management of atrial fibrillation developed in collaboration with EACTS The Task Force for the management of atrial fibrillation of the European Society of Cardiology (ESC). European Heart Journal. 2016;37:2893-2962.
- Lin YS, Chen YL, Chen TH, et al. Comparison of Clinical Outcomes Among Patients With Atrial Fibrillation or Atrial Flutter Stratified by CHA2DS2-VASc Score. JAMA Network Open. 2018;1(4):e180941.
- Magalhães LP, Figueiredo MJO, Cintra FD, Saad EB, Kuniyishi RR, Teixeira RA, et al. II Diretrizes Brasileiras de Fibrilação Atrial. Arq Bras Cardiol. 2016;106(4 Supl. 2):1-22.
- Marrouche NF, Brachmann J, Andresen D, et al. Catheter Ablation for Atrial Fibrillation with Heart Failure. N Engl J Med. 2018 Feb 1;378(5):417-427.
- Packer DL, Mark DB, Robb RA, et al. Effect of Catheter Ablation vs Antiarrhythmic Drug Therapy on Mortality, Stroke, Bleeding, and Cardiac Arrest Among Patients With Atrial Fibrillation: The CABANA Randomized Clinical Trial. JAMA. 2019 Mar 15. doi: 10.1001/jama.2019.0693.
- Renda G, Ricci F, Giugliano RP, De Caterina R. Non-Vitamin K Antagonist Oral Anticoagulants in Patients with Atrial Fibrillation and Vavular Heart Disease. JACC. 2017;69(11):1363-71.
- Stefanini E, Timerman A, Serrano C. Tratado de Cardiologia Socesp. 2ª ed. São Paulo: Manole; 2009.
- Van Gelder IC, Groenveld HF, Crijns HJ, et al. Lenient versus Strict Rate Control in Patients with Atrial Fibrillation. N Engl J Med. 2010;362:1363-1373.
- Zimerman LI, Fenelon G, Martinelli Filho M, et al. Sociedade Brasileira de Cardiologia. Diretrizes Brasileiras de Fibrilação Atrial. Arq Bras Cardiol. 2009;92(6 suppl. 1):1-39.

Capítulo 14

Taquicardias de QRS Largo

Martina Battistini Pinheiro
Fabio Mastrocola
Eduardo Cavalcanti Lapa Santos
Pedro Veronese

Introdução

- As taquicardias de QRS largo se caracterizam por:
- Frequência cardíaca (FC) maior que 100 batimentos por minuto (bpm);
- QRS maior ou igual a 120 milissegundos (ms).

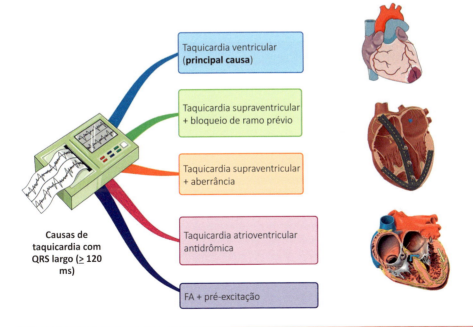

Figura 14.1 – Causas de taquiarritmia com QRS largo

A maior dificuldade destas taquicardias é o diagnóstico diferencial entre taquicardia supraventricular (TSV) com aberrância de condução e taquicardia ventricular (TV), devido ao pior prognóstico e à necessidade de rápido tratamento na ventricular.

Epidemiologia

- Das taquicardias de QRS largo:
    - 81% são TV;
    - 14% são TPSV com aberrância (bloqueios de ramos prévios ou frequência-dependentes);
    - 5% são TPSV com condução anterógrada pela via acessória (antidrômica).

Dica prática

- Como citado anteriormente, 8 em cada 10 casos de taquicardia com QRS largo são TV.
- Assim, se houver dúvida no diagnóstico diferencial de um paciente com taquicardia e QRS ≥ 120 ms, deve-se considerar a arritmia como TV até que se prove o contrário.

Etiologia

Causas de bloqueio de ramo

- Idiopático.
- Degenerativo.
- Miocardiopatias.
- Drogas antiarrítmicas, como propafenona.
- Isquemia miocárdica.
- Distúrbios hidroeletrolíticos.

Causas de taquicardia ventricular

- Miocardiopatia chagásica.
- Cardiopatia isquêmica.
- Outras miocardiopatias.
- Síndromes coronarianas agudas.
- QT longo congênito/adquirido.
- Síndrome de Brugada.
- Cardiomiopatia arritmogênica do ventrículo direito.
- Idiopática.
- Distúrbios hidroeletrolíticos.

Diagnóstico diferencial

- Atualmente, existem dois algoritmos bastante utilizados que permitem o diagnóstico diferencial em até 90% dos casos. São o algoritmo de Brugada (mais conhecido) e o de Vereckei, que utiliza critérios baseados apenas na derivação aVR.
- **Critérios de Brugada** (Figura 14.2).
    A seguir, colocamos exemplos dos quatro critérios usados no algoritmo de Brugada.

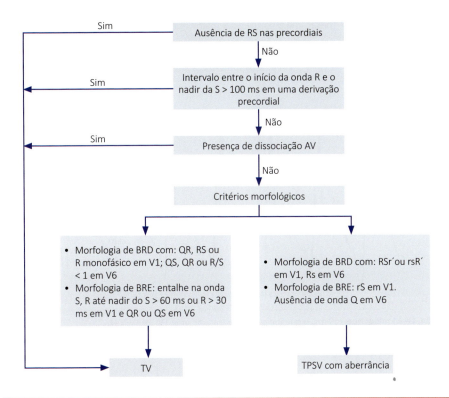

Figura 14.2 – Critérios de Brugada.

- Ausência de RS nas precordiais – significa que o estímulo não utilizou o sistema His-Purkinje para a despolarização ventricular e, portanto, indica que a arritmia não é proveniente dos átrios (Figura 14.3).

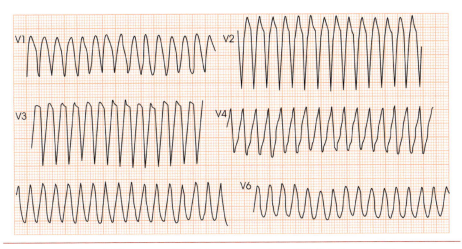

Figura 14.3 – Ausência de RS nas precordiais. Note que os complexos QRS são todos monofásicos. Neste caso, está feito o diagnóstico de TV.

- Início do R ao nadir (ponto mais baixo) do S maior que 100 ms. Quando o estímulo atrial é conduzido pelo sistema His-Purkinje, essa condução ocorre de maneira rápida e, portanto, o início do R ao nadir do S será rápido, com menos de 100 ms. Como a taquicardia ventricular não usa o sistema His-Purkinje, a despolarização ventricular ocorre de forma mais lenta (Figuras 14.4 e 14.5).

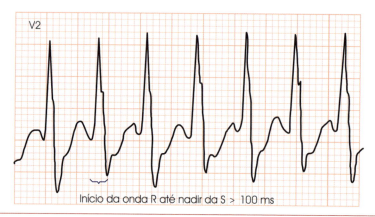

Figura 14.4 – RS maior que 100 ms, o que indica que se trata de uma TV.

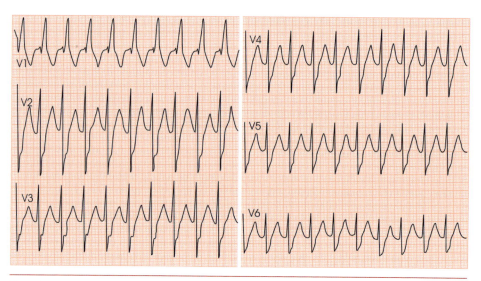

Figura 14.5 – Taquicardia de QRS largo com RS nas precordiais. Neste caso, deve-se passar ao terceiro critério para diferenciar a causa da arritmia, pois do início do R até nadir do S < 100 ms.

- Dissociação atrioventricular: na TV, os ventrículos se contraem de forma independente dos átrios, o que faz com que as ondas P fiquem dissociadas dos complexos QRS. É possível ver as ondas P em locais diferentes a cada batimento. Caso não consiga ver as P dissociadas, passa-se para o próximo critério.
- Observação: a TV pode despolarizar os átrios retrogradamente e, portanto, a P não estará dissociada do QRS, porém, em geral, não podemos vê-la, pois como o QRS é largo a P estará dentro dele (Figura 14.6).

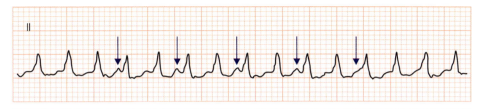

Figura 14.6 – Dissociação atrioventricular: note como a onda P é observada somente em alguns momentos e em diferentes lugares, demonstrando não haver relação entre a P e o QRS.

- Critérios morfológicos compatíveis com TV devem estar presentes em V1 e V6:
  - BRD:
    - V1: R, RS ou QR (Figura 14.7).

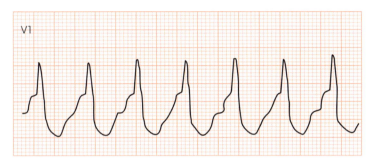

Figura 14.7 – TV com R puro em V1.

- V6: R/S < 1, QS ou QR (Figura 14.8).

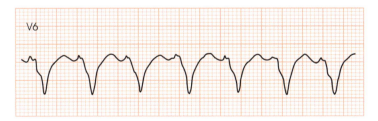

Figura 14.8 – TV com QS em V6. Quando se trata de uma TPSV com aberrância, a onda R em V6 costuma ser de maior amplitude que a onda S (ver Figura 14.9).

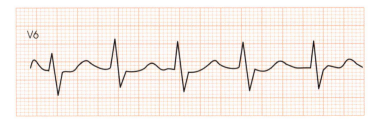

Figura 14.9 – TPSV com aberrância de condução com RS em V6.

- BRE:
  - V1 ou V2: entalhe em S, R > 30 ms (Figura 14.9) ou > 60 ms até o nadir da onda S em V1.
  - V6: QR ou QS (qualquer onda Q).

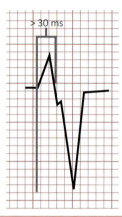

Figura 14.10 – TV com R maior que 30 ms, entalhe na porção descendente da onda S e início do R ao nadir do S maior que 60 ms.

- **Observação:** Na taquicardia supraventricular com aberrância, o estímulo desce pelo His-Purkinje (tecido especializado em condução) e se depara com uma condução mais lenta em um dos ramos (direito ou esquerdo), da mesma forma que ocorre durante o ritmo sinusal, por isso o QRS terá a mesma morfologia de um BRD ou BRE comum. Já na TV, o estímulo vem do ventrículo e não utiliza o sistema His-Purkinje (condução feita por tecido não especializado, célula a célula) para a despolarização do restante do ventrículo e, por isso, o QRS tão aberrante e mais lento.

DICA

- Para não ter que decorar os critérios morfológicos de Brugada, é só lembrar das características dos bloqueios de ramo. Se em V1 e V6 a morfologia for típica do bloqueio de ramo esquerdo ou do direito, fala a favor da taquicardia supraventricular conduzida com aberrância.

- **Critérios de Vereckei:**
- Presença de R inicial em aVR – indica TV.
- Qual a lógica por trás disto? Simples. Quando temos uma taquicardia supraventricular com aberrância, o estímulo vem de cima (dos átrios) para baixo (ventrículos). Dessa forma, o vetor resultante da despolarização dos ventrículos apontará para a esquerda e para baixo, portanto, para longe de aVR.
- Já quando se trata de uma taquicardia ventricular, a depender do local onde a arritmia é deflagrada, o estímulo pode ir em direção a aVR. O exemplo mais fácil para ilustrar é se o foco gerador da TV se localizar no ápice do VE.
- Toda TV gera onda R em aVR? Não! Isso vai depender do local da origem da arritmia, como já dito anteriormente. Caso a arritmia surja, por exemplo, na porção basal do septo interventricular, os estímulos irão se direcionar para baixo e, assim, o complexo QRS será predominantemente negativo em aVR (Figuras 14.11 a 14.13).

Capítulo 14 – Taquicardias de QRS Largo

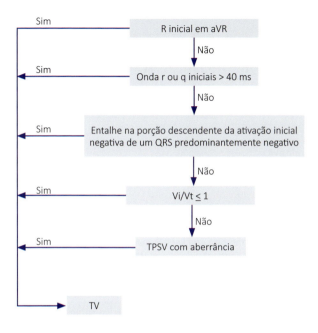

Figura 14.11 – Algoritmo de aVR (Vereckei).

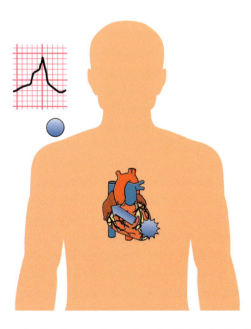

Figura 14.12 – Foco arritmogênico localizado no ápice do VE emite estímulos elétricos direcionados de baixo para cima. Assim, gera QRS positivo em aVR.

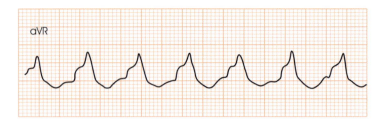

Figura 14.13 – TV com R puro em aVR.

- Onda r ou q iniciais > 40 ms – indica TV.
- Os próximos 3 critérios do algoritmo de Vereckei baseiam-se no seguinte princípio: nos casos de taquicardia supraventricular, a condução do estímulo elétrico é inicialmente rápida, já que é feita pelo feixe de His. Apenas quando chega em um dos ramos bloqueados (direito ou esquerdo) é que a condução começa a se lentificar. Ou seja, a parte inicial do QRS é rápida e a parte medial/terminal é que é lenta.
- Já na TV, o princípio inverso ocorre. Como o estímulo elétrico surge no meio do músculo ventricular, inicialmente o impulso elétrico será conduzido de forma lenta, célula a célula. Após um certo tempo, o estímulo irá chegar ao sistema de condução cardíaco e, então, sua condução irá acelerar. Seria como se um veículo estivesse percorrendo um terreno bastante acidentado inicialmente e, depois, chegasse até uma pista asfaltada e bem conservada. Assim, na TV observamos um complexo QRS que é lento em sua porção inicial e rápido em sua porção final.
- O segundo critério, então, determina que se a porção inicial do QRS (quer seja uma onda negativa, q, ou positiva, r) for lentificada (> 40 ms) trata-se de uma TV.
- Entalhe na porção descendente da ativação negativa de um QRS predominantemente negativo. Esse entalhe ocorre pela lentificação da condução do estímulo por fibras não especializadas, que pode ser observada na TV (Figura 14.14).
- Vi/Vt ≤ 1 – sugere TV como causa da arritmia.
- O Vi mede a amplitude do complexo QRS nos seus primeiros 40 ms. Já o Vt faz o mesmo nos últimos 40 ms do QRS.
- Nos casos de taquicardia supraventricular, o Vi será maior que o Vt, já que a velocidade de condução é alta no início do QRS e lenta no final deste. O inverso ocorre na TV (Figuras 14.15 e 14.16).

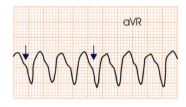

Figura 14.14 – TV com entalhe na porção descendente do QRS.

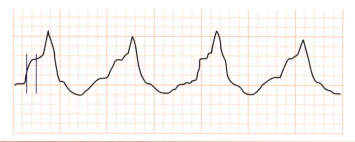

Figura 14.15 – Vi = 0,25.

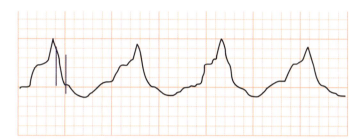

Figura 14.16 – Vt = 0,35.

- Vi é a incursão vertical em milivolts dos 40 ms iniciais do QRS.
- Vt é a incursão vertical em milivolts dos 40 ms finais do QRS.
- Quando estes apresentarem porção positiva e negativa, o valor será a soma desses valores desconsiderando a polaridade.
- Da mesma forma que o critério de RS do Brugada, essa medida tem como objetivo avaliar se a despolarização ventricular é rápida ou não, ou seja, se é ou não feita através do sistema His-Purkinje. No bloqueio de ramo, o início é rápido (desce pelo His-Purkinje – Vi) e depois se lentifica (bloqueio de ramo – Vt). Já na TV, o início da despolarização já é lento (Figura 14.17).

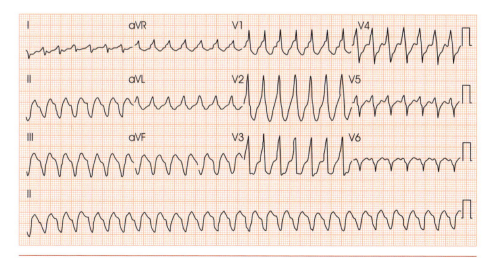

Figura 14.17 – Taquicardia ventricular pelos critérios de Brugada e Vereckei.

Taquicardia supraventricular com QRS largo

- Bloqueio de Ramo Prévio.

Pacientes portadores de bloqueio de ramo prévio à taquicardia e que desenvolvem taquicardia supraventricular.

Dica prática

- Muitas vezes, o paciente não possui ECG prévio para o médico avaliar se já apresentava bloqueio de ramo ou não. Nesses casos, como confirmar que se trata de taquicardia supraventricular em paciente com bloqueio de ramo precedente? Caso o bloqueio de ramo permaneça de forma similar após a reversão da arritmia, sugere alteração preexistente. Ver exemplos nas Figuras 14.18 e 14.19.

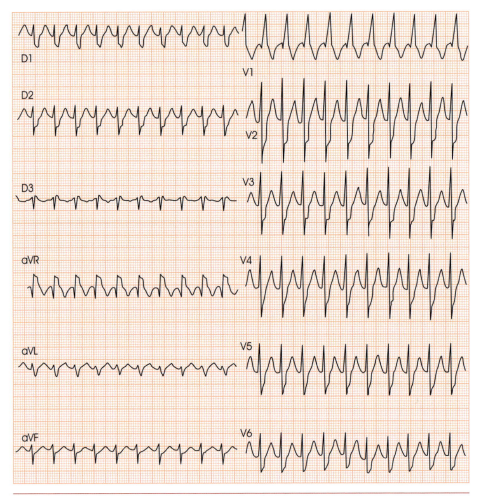

Figura 14.18 – TPSV em paciente com presença de bloqueio de ramo direito prévio.

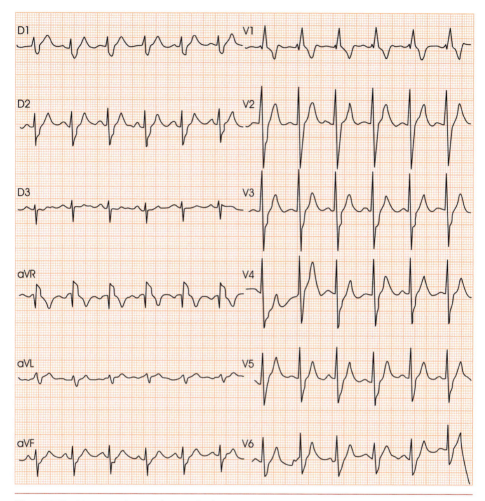

Figura 14.19 – Mesmo paciente após reversão da TPSV, mantendo padrão de BRD, sugerindo que o paciente já apresentava bloqueio de ramo previamente à arritmia.

- Aberrância de condução.

Em geral, a morfologia é de BRD pela condução mais rápida pelos fascículos esquerdos e pelo período refratário mais longo do ramo direito, o que muitas vezes ocasiona o bloqueio de ramo frequência-dependente.

 O que é bloqueio de ramo frequência-dependente?

- Devido à frequência cardíaca alta, o estímulo passa pelos fascículos esquerdos que têm período refratário mais curto, porém encontram o ramo direito em período refratário, levando à morfologia de bloqueio de ramo direito.

- Taquicardia antidrômica na síndrome de Wolff-Parkinson-White.

Taquicardia em que o estímulo cardíaco desce pela via acessória, levando ao QRS aberrante, pois é conduzido pelo miócitos e não pelo sistema especializado de condução, e sobe pelo nó AV (Figura 14.20).
- Fibrilação atrial pré-excitada.
- FA em que o estímulo desce pela via acessória.
- Eletrocardiograma característico em que os QRS têm morfologia bem aberrantes e diferentes entre si e há uma irregularidade do ritmo (Figura 14.21).

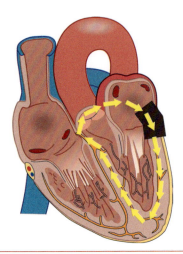

Figura 20.20 – Taquicardia por reentrada atrioventricular antidrômica.

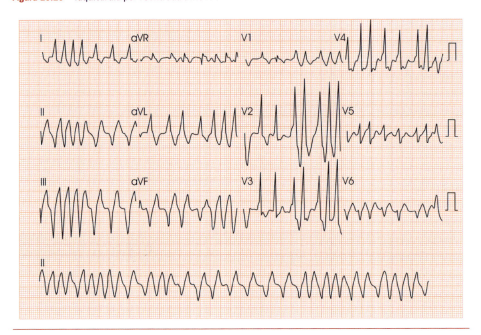

Figura 14.21 – FA com pré-excitação ventricular. Observe a taquicardia com QRS largo, FC bem elevada, RR irregular com QRS de morfologias diferentes.

Quais as dicas para diagnosticar uma FA pré-excitada?

- Em uma mesma derivação há QRS com durações diferentes – graus de fusão variáveis.
- Presença de onda delta.
- Frequência muito rápida, em torno de 300 bpm (quando se considera o menor intervalo RR), principalmente quando o período refratário da via acessória é curto, mostrando que o estímulo elétrico não está utilizando o sistema de condução normal para ativar os ventrículos.

- Agora que terminamos de falar dos dois critérios mais conhecidos, vamos falar rapidamente de outros dois algoritmos de rápida e fácil aplicação.
- O Dr. Francisco Santos propôs na sua tese de doutorado, em 2015, no InCor, um novo algoritmo, que usa critérios visuais de aplicação bem simples. Sua acurácia foi boa e similar ao de Brugada quando utilizado por médicos com menor experiência em eletrocardiografia, já para os experientes, o Brugada foi superior (Figura 14.23).
- Portanto, pela sua praticidade, principalmente quando a diferenciação entre TV e TSV-A é feita por médicos com menor experiência, este algoritmo pode ser uma boa opção (Figura 14.24).
- Existe ainda outro critério que utiliza apenas uma derivação (DII) e também é de fácil aplicação, que é o de Pava e colaboradores publicado em 2010.
- Ao avaliar-se o complexo QRS em DII, se o intervalo de tempo entre o início do QRS e a primeira mudança de polaridade for ≥ 50 ms = taquicardia ventricular.

Vamos ver exemplos nas Figuras 14.26 e 14.27:

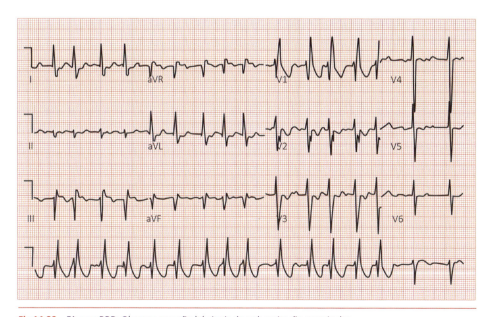

Fig 14.22 – FA com BRD. Observe que não há sinais de pré-excitação ventricular.

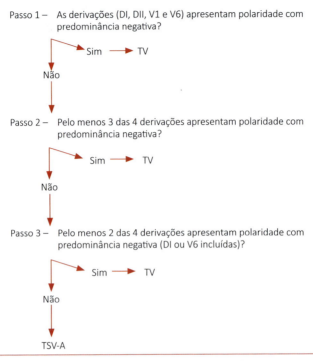

Figura 14.23 – Algoritmo do Dr. Francisco dos Santos. Observe que no algoritmo proposto pelo Dr. Santos basta apenas analisar a polaridade do QRS negativa ou positiva em 4 derivações (DI, DII, V1 e V6).

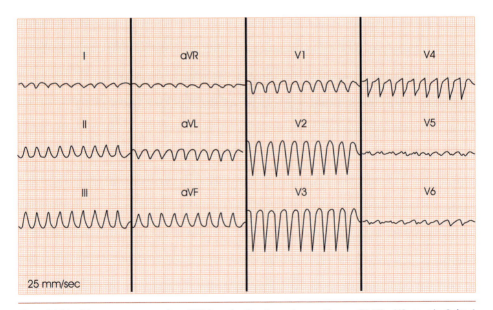

Figura 14.24 – Observe que o complexo QRS é predominantemente negativo em DI, V1 e V6, ou seja, 3 das 4 derivações avaliadas no algoritmo de Santos, sugerindo TV.

Capítulo 14 – Taquicardias de QRS Largo

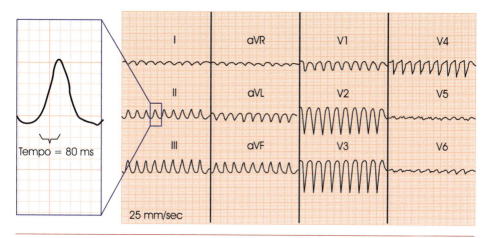

Figura 14.25 – Neste caso, o complexo QRS começa por uma onda para cima, positiva (onda R). A primeira mudança de polaridade ocorre no pico da onda R, quando esta começa a se dirigir para baixo. Do início do QRS até o pico da onda R, temos aproximadamente 80 ms de duração, o que sugere ser uma TV.

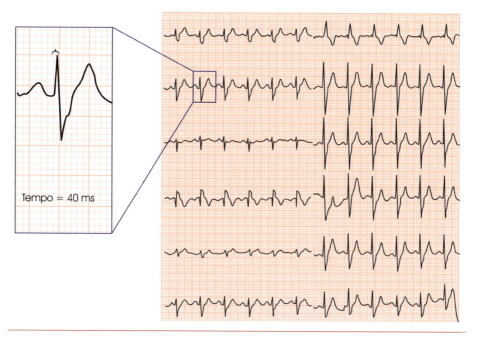

Figura 14.26 – Neste exemplo do início do QRS até a primeira mudança de polaridade, temos cerca de 40 ms de duração, o que sugere TSV.

165

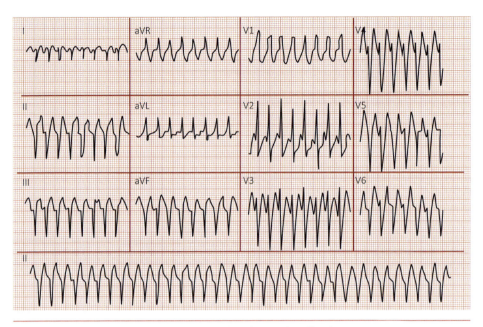

Figura 14.27 – Exemplo de TV fascicular. Note o padrão eletrocardiográfico de BRD mais BDAS.

Taquicardias ventriculares idiopáticas

- São três: taquicardia ventricular sensível à adenosina, taquicardia fascicular e taquicardia ventricular sensível ao propranolol.

TV sensível à adenosina

- Forma mais comum de TV idiopática. Ocorre por atividade deflagrada.
- Sessenta a 80% se manifestam com TV de VSVD (padrão de BRE e com QRS positivo em parede inferior), principalmente em pacientes entre 30 e 50 anos.
- ECG de repouso normal, assim como o ecocardiograma. ECG AR não apresenta potenciais tardios.
- Drogas de escolha para tratamento são os betabloqueadores tanto na fase aguda quanto na manutenção.
- Também pode ser tentada a reversão com manobra vagal, adenosina, bloqueadores do canal de cálcio e amiodarona. Notem que o uso dessas medicações, exceto amiodarona, não deve ser rotineiro para o tratamento de taquicardias ventriculares em geral.
- A ablação é uma boa opção, com sucesso em 90% dos casos.

TV fascicular

- Forma mais comum de TV idiopática do ventrículo esquerdo. Ocorre principalmente por reentrada no fascículo posteroinferior (90% dos casos).
- O padrão eletrocardiográfico mais comum é de BDAS com BRD (90% casos), e o QRS geralmente não é tão alargado (próximo de 120 ms de duração) (Figura 14.27).
- É mais comum nos homens (60 a 80%) entre 15 e 40 anos.
- Pode ocorrer no repouso, mas é mais frequente após estímulo adrenérgico.
- ECG de repouso normal, assim como o ecocardiograma. ECG AR com potencial tardio ausente.
- O tratamento na fase aguda, como de manutenção é o verapamil.

- Pode ser tratada também com betabloqueadores.
- Também pode ser feita ablação, com sucesso em aproximadamente 95% dos casos.

Verapamil

- Nomes comerciais: Vasoton®, CORDILAT®, ampola de 5 mg/2 ml.
- Dose inicial: 2,5-5 mg, IV, em 2-3 minutos.
- Pode-se repetir até a dose máxima de 15 mg.
- Dose VO, 240 a 480 mg/dia.
- Contraindicações: BAV de segundo ou terceiro grau, hipotensão, bradicardia, bloqueio sinoatrial, FA com Wolff-Parkinson-White e insuficiência cardíaca.

TV sensível ao propranolol

- Mais rara.
- Geralmente induzida por exercício e catecolaminas. Pode ser incessante.
- Pode ter morfologia de BRD ou BRE ou ser polimórfica.
- Ocasionada por automatismo.
- Propranolol é o tratamento de escolha. Adenosina pode suprimir temporariamente a arritmia.

TV em coração estruturalmente alterado

Miocardiopatia dilatada idiopática

- O principal mecanismo da taquicardia é a reentrada. A taquicardia ramo a ramo é prevalente nesta população e é passível de cura por ablação com cateter.
- Preditores de MS: fração de ejeção reduzida, sódio baixo, síncope, BRE, BAV de primeiro ou segundo graus.
- Tratamento da insuficiência cardíaca reduz mortalidade global e MS.

Miocardiopatia chagásica

- O principal mecanismo da taquicardia é a reentrada.
- Preditores de mortalidade: classes funcionais III/IV da NYHA, cardiomegalia à radiografia de tórax, disfunção ventricular, TVNS, baixa voltagem do QRS e sexo masculino (escore de Rassi, quando > 11 indica alto risco de mortalidade).
- Tratamento da insuficiência cardíaca reduz mortalidade global e MS.
- Amiodarona é a droga mais eficaz para controle das arritmias ventriculares.

Miocardiopatia hipertrófica

- Autossômica dominante.
- Causa mais comum de MS em atletas < 35 anos.
- Preditores de MS: antecedente de PCR recuperada ou síncope, antecedente familiar de MS, TVNS, resposta pressórica anormal ao teste ergométrico e septo > 30 mm de espessura e novos marcadores de risco como mutações de alto risco e alta carga de fibrose (> 15%) na ressonância cardíaca.
- Indicações de cardiodesfibrilador implantável (CDI): pacientes com TV/FV sustentada de causa não reversível ou que apresentem um ou mais fatores de risco maiores para MS. Uma sugestão é utilizar a calculadora de risco da sociedade europeia para estratificação do risco de MS.

Cardiopatia isquêmica

- Reentrada é a causa mais comum de taquicardia nessa população (Figuras 14.28 e 14.29).
- Tratamento da isquemia e da insuficiência cardíaca reduz mortalidade global e MS.

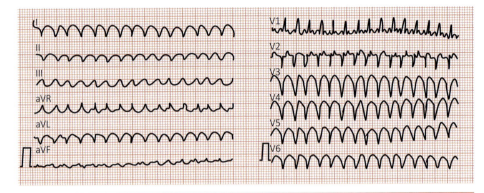

Figura 14.28 – Exemplo de TV secundária à cardiopatia isquêmica. Nota-se que o diagnóstico da arritmia ventricular pode ser rapidamente firmado pelo aspecto de onda R em aVR.

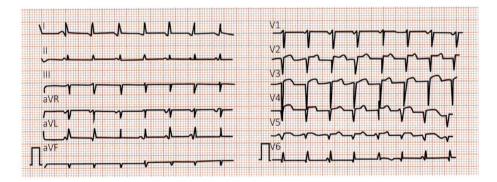

Figura 14.29 – O ECG basal do paciente acima mostra presença de grande área eletricamente inativa anterior.

Abordagem das taquicardias ventriculares na emergência

- Caso haja dúvida diagnóstica na abordagem de uma taquicardia de QRS largo com intervalo RR regular, trate sempre como TV. Tratando o cenário mais grave e mais frequente, dificilmente cometerá erros. A adenosiva IV pode ser feita neste cenário para ajudar a definir a origem da taquicardia (não fazer adenosina se taquicardia com QRS largo e irregular).
- Se a taquiarritmia de QRS largo estiver produzindo instabilidade, ou seja, estiver levando o paciente a apresentar sinais de choque (hipotensão, má perfusão periférica), alteração de consciência (síncope, rebaixamento do nível de consciência), dispneia (edema agudo de pulmão) ou dor anginosa – proceda a CVE imediata após sedação adequada.
- Desfibrilador monofásico – 100 a 200 J.
- Desfibrilador bifásico – 100 J.
- Se TV polimórfica ou TV sem pulso realizar desfibrilação (que é não sincronizada) com doses de 120 a 200 J do bifásico e 360 J se monofásico.
- Pacientes estáveis com taquicardia ventricular monomórfica podem ser submetidos à CVE após sedação adequada. O tratamento farmacológico também é indicado e embora haja uma série de fármacos possíveis, visando a praticidade na abordagem e minimizando erros, a nossa sugestão é pela amiodarona IV dose de ataque de 150 mg diluídos em 100 ml de SG 5% em 10 min, podendo ser administrada uma nova dose 150 mg caso não haja reversão (dose habitualmente usada na emergência 300 mg + SG 5% 250 ml em 20 a 30 minutos) seguida de impregnação IV com 6 ampolas em 500 ml de SG 5% (1 mg/min nas 1ª 6h que seriam aproximadamente 34 ml/h e 0,5 mg/min nas próximas 18h = 17 ml/h). Após o término da impregnação IV, passamos amiodarona para 200mg VO 8/8h.

Leitura sugerida

- Al Khatib SM, Stevenson WG, Ackerman MJ et al. 2017 AHA/ACC/HRS Guideline for Management of Patients With Ventricular Arrhythmias and the Prevention of Sudden Cardiac Death. A Report of the American College of Cardiology/American Heart Association Task Force on Clinical Practice Guidelines and the Heart Rhythm Society
- Alzand BS, Crijns HJ. Diagnostic criteria of Broad QRS complex tachycardia: Decades of evolution. Europace. 2011; 13(4):465-72
- Brugada P, Brugada J, Mont L, Smeets J, Andries EW. A new approach to the differential diagnosis of a regular tachycardia with a wide QRS complex. Circulation. 1991;83:1649-59.
- Prystowsky EN, Padanila BG, Joshi S, Fogel RI. Ventricular arrhythmias in the absence of structural heart disease. JACC. 2012; 59(20):1733-44
- Santos Neto FR. Análise de um novo critério de interpretação no diagnóstico diferencial das taquicardias de complexo QRS largo [tese]. São Paulo: Faculdade de Medicina, Universidade de São Paulo; 2015.
- Vereckei A, Duray G, Szenasi G, Altemose GT, Miller JM. Application of a new algorithm in the differential diagnosis of wide QRS complex tachycardia. Eur Heart J. 2007;28:589-600.

Capítulo 15

Bradiarritmias

Ferdinand Saraiva Maia
Nestor Rodrigues de Oliveira Neto

- As bradiarritmias são distúrbios do ritmo cardíaco que apresentam frequência cardíaca (FC) baixa. Embora uma boa parte das referências considere bradicardia uma FC < 60 batimentos por minuto (bpm), estudos populacionais e a própria Diretriz Brasileira de Laudos Eletrocardiográficos consideram como normal uma FC acima de 50 bpm em repouso. É importante observar, entretanto, que mesmo frequências cardíacas mais elevadas podem ser inapropriadamente baixas para determinadas condições clínicas: um paciente em choque hipovolêmico, secundário a hemorragia aguda, hipotenso e com uma frequência de 80 bpm, por exemplo, apresenta uma bradicardia relativa, pois se esperaria uma taquicardia compensatória nesta situação.

O sistema de condução

- o sistema de condução cardíaco é formado por células especializadas responsáveis por iniciar, conduzir e distribuir de forma sincronizada o impulso elétrico aos átrios e ventrículos.
- O impulso é inicialmente gerado pelo nó sinusal (NS), o "marca-passo fisiológico" do coração, uma estrutura localizada no átrio direto, próximo à desembocadura da veia cava superior. As células do nó sinusal possuem a maior frequência de disparo, mas caso não haja disparo sinusal, outras células com automatismo podem assumir o ritmo.
- Do nó sinusal o estímulo elétrico se propaga ao átrio direito, ao átrio esquerdo e ao nó atrioventricular (NAV), situado na parte baixa do átrio direto. No NAV sofre retardo, permitindo o enchimento ventricular e o acoplamento eletromecânico. O NAV faz parte da junção atrioventricular (AV), que engloba ainda células transicionais e a porção penetrante do feixe de His. Após passar pela junção AV, o impulso penetra no feixe de His, nos ramos direito e esquerdo e em seus fascículos, e daí é conduzido pelas fibras de Purkinje até o endocárdio dos ventrículos (Figura 15.1).

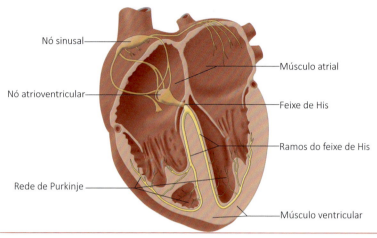

Figura 15.1 – Sistema de condução cardíaco.

◼ Avaliação clínica inicial

- As manifestações clínicas das bradiarritmias são extremamente variáveis, de acordo com mecanismos eletrofisiológicos, frequências ventriculares, transitoriedade das alterações, condições médicas gerais e uso de medicações. Podem incluir de sintomas inespecíficos, como fadiga e intolerância a esforços, a quadros graves, com síncope e instabilidade hemodinâmica. O termo "bradicardia sintomática" é utilizado quando se consegue documentar que a bradicardia é diretamente responsável pelas manifestações clínicas de síncope, pré-síncope, tontura, insuficiência cardíaca ou estados confusionais secundários à hipoperfusão cerebral. Nem sempre os sintomas são clara ou completamente atribuíveis a uma bradiarritmia: pacientes com bradicardia e síncope muitas vezes também exibem um componente vasodepressor importante, e sintomas como fadiga podem ter causa multifatorial.
- A história clínica deve incluir a frequência, duração, severidade, tempo de início, circunstâncias e gatilhos dos sintomas possivelmente causados por bradicardia. A relação das queixas com medicações, refeições, intervenções médicas e uso de medicações, estresse emocional, atividade física, mudanças posturais e gatilhos (como micção, defecação, tosse, ortostase prolongada, uso de gravatas ou posição da cabeça) pode direcionar a suspeita para alguns diagnósticos específicos. Adicionalmente, a bradicardia pode ser a primeira manifestação de outras cardiopatias ou de doença sistêmica, e é necessário estar atento à avaliação de risco cardiovascular, história médica pessoal e familiar, histórico de viagens e sintomas sistêmicos (Tabela 15.1).

Tabela 15.1 – Medicações que podem induzir ou exacerbar bradicardia/distúrbios de condução			
Anti-hipertensivos	*Antiarrítmicos*	*Psicotrópicos*	*Outros*
• Betabloqueadores (inclusive colírios) • Clonidina • Metildopa • Bloqueadores de canais de cálcio não diidropiridínicos (diltiazem, verapamil)	• Adenosina • Amiodarona • Propafenona • Quinidina • Sotalol	• Donepezila • Lítio • Opioides • Clorpromazina • Fenitoína • Inibidores seletivos de recaptação de serotonina • Antidepressivos tricíclicos	• Anestésicos/sedativos (propofol, dexmedetomidina) • *Cannabis* • Digoxina • Ivabradina • Relaxantes musculares (succinilcolina)

- No exame físico, deve-se pesquisar alterações que sugiram cardiopatia estrutural ou doenças sistêmicas. Deve-se correlacionar a palpação do pulso periférico com a ausculta cardíaca (à medida que alguns ritmos, como bigeminismos atriais ou ventriculares, podem ser incorretamente interpretados como bradicardia se o volume sistólico gerado pela extrassístole não é o suficiente para obter um pulso periférico palpável). Alterações ortostáticas de frequência cardíaca e pressão arterial podem ser úteis para o diagnóstico. Massagem do seio carotídeo, em um ambiente controlado com monitoração eletrocardiográfica e da pressão arterial, após ausculta de carótidas sem alterações significativas, pode revelar hipersensibilidade do seio carotídeo nos pacientes com história sugestiva.
- O eletrocardiograma (ECG) é fundamental para o diagnóstico. Um ECG (ou a monitoração eletrocardiográfica) durante um episódio sintomático permite o diagnóstico definitivo. Mesmo em pacientes sem sintomas no momento, o ECG permite avaliar o ritmo e a frequência de base, reconhecer distúrbios de condução e documentar outras alterações sugestivas de cardiopatia (hipertrofia ventricular esquerda, zonas elétricas inativas, alterações do intervalo QT) e outras condições médicas (distúrbios eletrolíticos), orientando conduta e investigação posterior.
- Exames laboratoriais direcionados (como potássio, gasometria, marcadores de necrose miocárdica e função tireoidiana) podem ser úteis conforme a suspeita clínica (Figura 15.2).

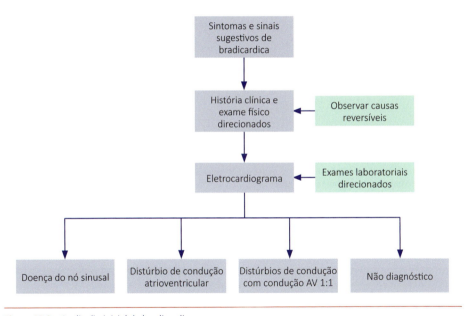

Figura 15.2 – Avaliação inicial da bradicardia.

Disfunção do nó sinusal (DNS)

- A DNS é frequentemente causada por fibrose degenerativa, relacionada à idade e progressiva, do tecido do nó sinusal e do miocárdio atrial adjacente, resultando em alterações de formação e propagação do estímulo elétrico e manifestando-se como bradicardia sinusal, bloqueios sinoatriais, pausas sinusais e, eventualmente, taquiarritmias atriais (por síndrome taqui-bradi) (Tabela 15.2 e Figura 15.3).

Tabela 15.2 – ECG na disfunção do nó sinusal	
Bradicardia sinusal	Frequência sinusal < 50 bpm
Bradicardia sinusal ectópica	Despolarização atrial atribuível a um marca-passo atrial com frequência inferior a 50 bpm
Pausa sinusal	A despolarização do nó sinusal ocorre após mais de 3 segundos da despolarização prévia
Parada sinusal	Não há evidência de despolarização do nó sinusal
Síndrome taquicardia-bradicardia	Bradicardia sinusal, bradicardia atrial ectópica ou pausa sinusal alternando com períodos de taquicardia, *flutter* ou fibrilação atrial. A taquicardia pode ser associada com a supressão da automaticidade do nó sinusal e uma pausa sinusal variável quando a taquicardia é encerrada
Incompetência cronotrópica	Incapacidade de aumentar a frequência cardíaca com esforço/aumento da demanda
Dissociação isorrítmica	Despolarização atrial (sinusal ou ectópica) com frequência mais baixa que a despolarização ventricular

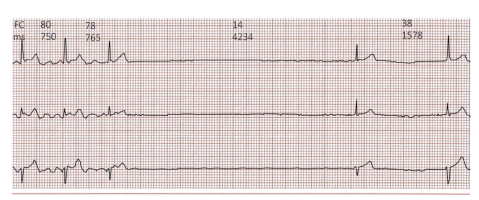

Figura 15.3 – Traçado de Holter mostrando pausas após reversão de taquicardia atrial com bloqueio. Paciente com pré-síncope (síndrome taquicardia-bradicardia).

- Na maioria das vezes, os pacientes com DNS apresentam sintomas crônicos (e frequentemente irreversíveis) e não costumam necessitar de tratamento agudo. Entretanto, é importante reconhecer e tratar a causas potencialmente reversíveis de DNS (Tabela 15.3).

Tabela 15.3 – Causas reversíveis de disfunção do nó sinusal	
Isquemia miocárdica/infarto agudo do miocárdio	Distúrbios eletrolíticos (hipercalemia, hipocalemia)
Medicamentos: betabloqueadores, bloqueadores de canais de cálcio não diidropiridínicos, outros antiarrítmicos, digoxina, lítio, metildopa, risperidona, interferon etc.	Pós-operatório de cirurgia cardíaca (troca de valva, revascularização, procedimento de Maze, transplante cardíaco prévio)
Hipotermia	Hipoglicemia
Hipervagotonia	Hipotireoidismo
Insuficiência respiratória (apneia do sono, hipoxemia, hipercapnia, afogamento)	Doenças infecciosas e pós-infecciosas (endocardite, febre tifoide, febres hemorrágicas, síndrome de Guillain-Barré etc.)
Coração de atleta	Toxinas: organofosforados, tetrodotoxina, tolueno

- Os pacientes com sintomas crônicos claramente relacionados à bradicardia e sem causa reversível devem ser avaliados para implante de marca-passo definitivo, assim como pacientes com bradicardia sintomática relacionada a uma medicação essencial (p. ex., betabloqueador na insuficiência cardíaca com fração de ejeção reduzida), com síndrome taquicardia-bradicardia e com incompetência cronotrópica. Caso os sintomas sejam duvidosos, é possível tentar o uso de teofilina oral para aumentar a frequência cardíaca – caso haja melhora dos sintomas, o paciente pode se beneficiar do implante de marca-passo definitivo.
- Nos pacientes agudamente sintomáticos, diversos fármacos podem ser utilizados para aumentar a frequência cardíaca e controlar os sintomas. A atropina bloqueia o receptor muscarínico de acetilcolina e facilita a automaticidade e condução no nó atrial, e é a medicação de primeira linha. Pode ser utilizada em doses de 0,5 até 3 mg, com uma meia-vida de aproximadamente 2 horas.
- Drogas com ação beta-adrenérgica (dopamina, adrenalina, isoproterenol) em infusão contínua podem ser utilizadas em pacientes sem resposta satisfatória a atropina, na ausência de contraindicações e com atenção para seus efeitos pró-arrítmicos e na resistência vascular periférica. Xantinas (teofilina, aminofilina) são opções em pacientes com transplante cardíaco prévio (sem evidência de reinervação autonômica), lesões de medula espinal ou com isquemia miocárdica, em que não se espera boa resposta às catecolaminas.
- O implante de marca-passo provisório geralmente não é indicado nas bradiarritmias sinusais, se a perfusão é adequada. Em muitos casos pode-se manter uma conduta expectante até o implante do marca-passo definitivo, quando este é indicado. Porém, o marca-passo provisório deve ser implantado nos pacientes gravemente sintomáticos, com instabilidade hemodinâmica refratária à terapia medicamentosa, até que a bradicardia se resolva ou seja possível o implante de marca-passo definitivo.
  - As bradiarritmias sinusais raramente são causas de morte por si. O sintoma de maior repercussão é a síncope, causada pela frequência cardíaca baixa.
  - Nas bradiarritmias sinusais, o marca-passo objetiva a melhora dos sintomas. Portanto, deve ser indicado no caso de disfunção elétrica associada a sintomas (doença do nó sinusal).
  - Nas bradiarritmias sinusais com sintomas de baixo débito (perfusão reduzida), quando este é causado pela frequência cardíaca baixa, que não responde à droga, o emprego do marca-passo provisório pode ser necessário. O marca-passo transcutâneo pode ser usado inicialmente, bem como drogas IV: mais comumente atropina em *bolus*, ou infusão de dopamina ou adrenalina.

Distúrbios de condução atrioventricular

- Anatomicamente, o bloqueio atrioventricular pode ser dividido como nodal (ao nível do nó atrioventricular), intra-hissiano (no feixe de His) ou infra-hissiano (abaixo do feixe de His). Por vezes, esta definição pode ser clara com base nas condições clínicas e no ECG, mas eventualmente só poderá ser estabelecida com o estudo eletrofisiológico (EEF).
- Bloqueios nodais habitualmente são associados com progressão clínica mais lenta, possuem ritmos de escape (juncionais atrioventriculares) mais rápidos e confiáveis, com QRS menos largos, e respondem melhor à manipulação autonômica (atropina e beta-adrenérgicos). Os bloqueios ao nível ou abaixo do feixe de His podem progredir mais rápida ou inesperadamente, têm um mecanismo de escape ventricular mais lento e menos confiável, com QRS mais largos, não costumam responder bem a atropina e podem ou não ter boa resposta à infusão de beta-adrenérgicos (Tabela 15.4 e Figuras 15.4 e 15.5).
  - O BAV de 2º grau 2:1 trata-se na verdade de BAV do 2º grau tipo I ou II, porém a condução fixa 2:1 (uma P conduz e outra bloqueia) não permite fazer essa distinção, já que não há duas ou mais ondas P conduzidas para caracterizar o bloqueio como de 2º grau Mobitz I (presença do Wenckebach) ou 2º grau Mobitz II. O BAV 2:1 com QRS estreito geralmente é do tipo I, enquanto aquele com QRS largo pode ser tipo II.

Tabela 15.4 – ECG nos distúrbios de condução atrioventricular	
Bloqueio atrioventricular de primeiro grau (atraso atrioventricular)	Ondas P associadas com condução atrioventricular 1:1, mas com PR > 200 ms
Bloqueio atrioventricular de segundo grau	Ondas P com frequência constante e condução atrioventricular presente, mas não 1:1
Mobitz tipo I (fenômeno de Wenckebach)	Ondas P com frequência constante, com ondas P periodicamente não conduzidas e intervalos PR inconstantes antes e após a P não conduzida (aumento progressivo do intervalo PR até o bloqueio, com redução do PR após a P bloqueada). Na maioria das vezes, o bloqueio é nodal
Mobitz tipo II	Ondas P com frequência constante, com uma P periodicamente não conduzida e intervalos PR constantes antes e após a P não conduzida (excluindo BAV 2:1). Na maioria das vezes, o bloqueio é hissiano ou infra-hissiano
Bloqueio atrioventricular 2:1	Ondas P com frequência constante (ou próxima a constante) em que apenas uma a cada duas ondas P são conduzidas ao ventrículo
Bloqueio atrioventricular avançado ou de alto grau	Duas ou mais P consecutivas em frequência cardíaca fisiológica não são conduzidas ao ventrículo, com evidência de algum grau de condução atrioventricular
Bloqueio atrioventricular de terceiro grau (bloqueio atrioventricular total)	Sem evidência de condução atrioventricular. Há dissociação entre as ondas P e os QRS

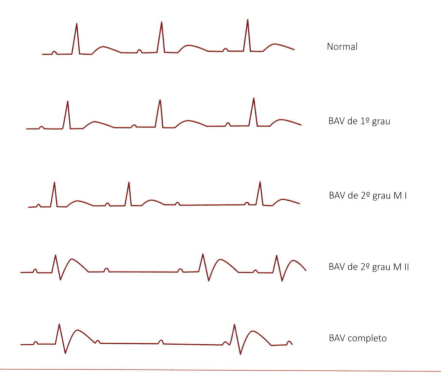

Figura 15.4 – Representação dos bloqueios atrioventriculares.

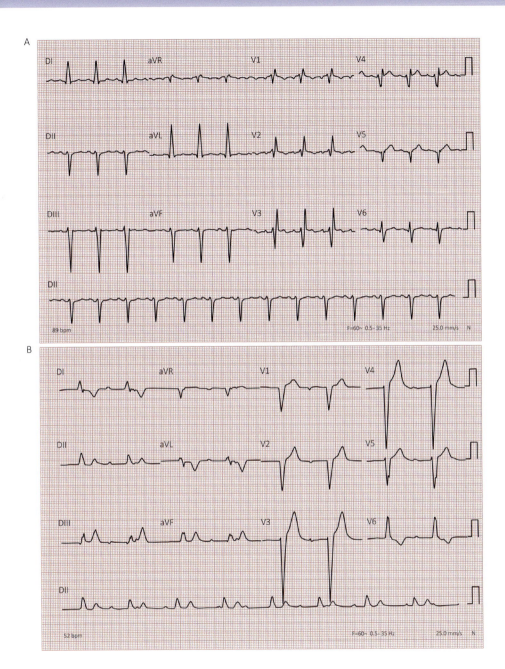

Figura 15.5 – ECG de homem de 35 anos que persistiu com BAV completo intermitente após cirurgia de Bentall-De Bono. No período pós-operatório apresentava alternância entre ritmo sinusal com bloqueio de ramo direito associado a bloqueio divisional anterossuperior esquerdo (A) e bloqueio atrioventricular completo com QRS largo (B), sendo mantido sob estimulação provisória por meio dos eletrodos epimiocárdicos implantados durante a cirurgia até o implante do marca-passo definitivo.

- O BAVT pode ser agudo ou crônico, contínuo ou intermitente, supra, intra ou infra-His.
- No BAVT a frequência da onda P tem que ser maior do que a frequência do QRS.
- No BAV completo o escape tipicamente apresenta RR regular. Assim, quando o ritmo é irregular é improvável o diagnóstico de BAV completo: avaliar se não se trata de bloqueio AV de 2º grau, por exemplo (Tabela 15.5).

Tabela 15.5 – Etiologia dos distúrbios de condução atrioventricular	
Degenerativo	Doença de Lev-Lenègre
Isquemia	Infarto agudo do miocárdio - Nos infartos de coronária direita, costumam reverter após recanalização do vaso - Nos infartos de coronária esquerda, estão associados a evolução ruim, com insuficiência ventricular e choque cardiogênico Isquemia coronariana sem infarto (angina instável, angina variante) Cardiopatia isquêmica crônica
Iatrogênico	Medicamentos: betabloqueadores, verapamil, diltiazem, digoxina, antiarrítmicos Pós-procedimentos: ablação por cateter, cirurgia cardíaca (principalmente valvar), implante percutâneo de valva aórtica, ablação septal com álcool
Infeccioso	Doença de Chagas Endocardite com abscesso perivalvar Toxoplasmose Doença de Lyme
Inflamatório	Febre reumática aguda Miocardite Amiloidose Sarcoidose Doenças reumatológicas (esclerose sistêmica, lúpus, artrite reativa, artrite reumatoide)
Vagotonia	Apneia do sono Neurogênico Atleta de alto condicionamento
Distúrbios Metabólicos e Endócrinos	Acidose Eletrólitos (hipercalemia) Hipo/hipertireoidismo Doença adrenal (hipoaldosteronismo, feocromocitoma) Intoxicações (mercúrio, cianeto, monóxido de carbono)
Congênita/Genética	BAV congênito (relacionado a anticorpos maternos – anti-Ro/SSA e anti-La/SSB) Cardiopatia congênita (p. ex., transposição de grandes vasos) Mutações de SCN5A
Distúrbios Neurológicos	Doença neuromuscular: distrofia miotônica, distrofia de Erb, Síndrome de Kearns-Sayre

- Os sintomas são relacionados ao grau do bloqueio, à frequência ventricular e à frequência de ocorrência.
- Os BAV de 1º grau habitualmente não causam sintomas, sendo geralmente descobertos durante ECG de rotina. Raramente podem ser causa de sintomas como fadiga, intolerância a esforços e dissincronia atrioventricular quando o PR é muito largo (pode haver "pseudossíndrome do marca-passo", com contração atrial sobre uma valva atrioventricular fechada, com duração do PR > 300 ms). O BAV 2º grau Mobitz I (Wenckebach) também costuma ser assintomático e muitas vezes presenciado em pessoas ativas, sem evidência de doença cardíaca.

Entretanto, se ocorrem frequentemente ou durante o esforço podem levar a queixas como tontura e intolerância a exercício.
- Bloqueios atrioventriculares de 2º grau Mobitz II, avançados e totais costumam ser mais frequentes em pacientes com doença cardíaca prévia ou alterações no ECG de base, como bloqueios de ramos ou divisionais. Entretanto, em pacientes com síncope, mesmo com ECG e ecocardiograma iniciais normais, é possível encontrar bloqueios atrioventriculares intermitentes em monitoração prolongada.
- A avaliação clínica pode revelar causas transitórias e potencialmente reversíveis, por exemplo, uso de medicamentos, isquemia miocárdica e doença tireoidiana.
- As causas dos bloqueios atrioventriculares são diversas, como drogas, doença esclerodegenerativa do sistema de condução (Lev-Lenègre), doença de Chagas, insuficiência coronária aguda ou crônica, valvopatia aórtica, cardite reumática, cardiomiopatias infiltrativas, entre outras (Tabela 15.1).
- O uso de medicações é uma causa importante de bloqueios atrioventriculares, sendo mais frequente quando existe associação de betabloqueador, bloqueadores de canais de cálcio não diidropiridínicos (verapamil e diltiazem), outros antiarrítmicos e digoxina, e/ou com presença de doença do sistema de condução associada. Após a suspensão é importante estar atento à meia-vida dos medicamentos, que pode ser prolongada por si (amiodarona) ou em contextos de disfunção renal (p. ex., carvedilol em nefropatas). Convém lembrar que estes medicamentos podem ser parte da terapia fundamental do paciente (p. ex., betabloqueadores na insuficiência cardíaca de fração de ejeção reduzida). Algumas vezes, mesmo quando há cessação do bloqueio após a interrupção dos medicamentos, pode ser necessário o implante de marca-passo em um segundo momento.
- Os bloqueios atrioventriculares também são frequentes na sarcoidose, uma doença inflamatória associada a bloqueios e arritmias ventriculares. Estudos demonstram que menos da metade dos pacientes conseguem reverter os bloqueios atrioventriculares com terapia anti-inflamatória. Além disso, a doença apresenta um comportamento de "surto-remissão", podendo apresentar novos comprometimentos do sistema de condução. Nestes pacientes, é mais prudente proceder ao implante de marca-passo definitivo e considerar cardiodesfibrilador implantável – já que arritmias ventriculares e morte súbita são frequentes no curso da doença. Disfunção tireoidiana severa também pode estar relacionada a bloqueios atrioventriculares, mas só 20% dos pacientes revertem o bloqueio atrioventricular com a melhora da função tireoidiana.
- Em pacientes com bloqueios atrioventriculares secundários a infarto agudo do miocárdio inferior, a prioridade deve ser restabelecer a perfusão coronariana. Em pacientes com comprometimento hemodinâmico pode ser considerado o uso de aminofilina para melhorar a condução atrioventricular até a reperfusão da lesão culpada.
- Nos pacientes assintomáticos ou pouco sintomáticos, não há necessidade de tratamento imediato para elevar a frequência cardíaca.
- Nos pacientes com BAV de 2º ou 3º grau sintomáticos em que se acredita que o bloqueio é ao nível do NAV, a administração de atropina é razoável. Nos pacientes sintomáticos ou com comprometimento hemodinâmico com baixa probabilidade de isquemia coronariana pode ser realizada a administração de fármacos beta-adrenérgicos (dopamina, adrenalina, dobutamina ou isoproterenol). Nos pacientes com suspeita de isquemia (p. ex., infarto agudo do miocárdio de parede inferior), a aminofilina é uma opção.
- O marca-passo provisório deve ser implantado nos pacientes gravemente sintomáticos, com instabilidade hemodinâmica refratária à terapia medicamentosa, até que a bradicardia se resolva ou seja possível o implante de marca-passo definitivo.
- O marca-passo definitivo deve ser implantado em pacientes sintomáticos sem causas reversíveis e em pacientes com bloqueios de segundo grau tipo 2, de alto grau e de terceiro grau, mesmo na ausência de sintomas.

BAV avançado paroxístico

- O BAV paroxístico ou intermitente é caracterizado pela súbita mudança de um padrão de condução AV 1:1 para BAV completo. É geralmente causado por doença do sistema His-Purkinje (72% dos casos), mas pode ser mediado por mecanismo vagal. A maioria dos pacientes apresenta síncope ou pré-síncope e pode ser fatal.
- Assim, pacientes com sintomas sugestivos de causa arrítmica podem chegar em unidades de pronto atendimento em períodos de condução atrioventricular 1:1, ou seja, sem mostrar bloqueios AV de 2º ou 3º graus.
- O ECG basal é geralmente alterado nestes casos de BAV avançado paroxístico, sendo BRD associado ou não a bloqueio divisional a alteração mais comum. Dessa forma, a ausência de BAV naquele momento não o exclui como causa da síncope apresentada.
- A principal causa de síncope em pacientes com bloqueio bifascicular é o BAV total paroxístico, principalmente se a função ventricular é boa. Taquicardia ventricular e síncope neuromediadas também podem ser a causa. Em casos de disfunção ventricular, taquicardia ventricular é uma causa importante. Nos pacientes com disfunção ventricular acentuada (FEVE < 35%) é geralmente indicado o implante de cardiodesfibrilador para a prevenção de morte súbita, combinado com ressincronizador, se apresentar intervalo QRS largo.
- O implante de marca-passo definitivo deve ser realizado em pacientes com síncope, bloqueio de ramo e intervalo HV no EEF > 70 ms e em pacientes com bloqueio de ramo alternante.
- Estes pacientes precisam ser avaliados rigorosamente, à medida que apresentam maior prevalência de alterações cardíacas estruturais e podem apresentar bloqueios atrioventriculares significativos paroxísticos durante monitoração ambulatorial. Com relação à etiologia, doença de Lev-Lenègre, Chagas, cardiopatia isquêmica e cardiomiopatias infiltrativas. Devem ser submetidos a investigação com exames de imagem avançada (ressonância magnética, angiotomografia e/ou estudos de medicina nuclear), monitor de eventos não invasivo ou implantável (conforme a frequência dos sintomas e disponibilidade) e EEF.

Algoritmo geral de tratamento agudo das bradiarritmias

- Nos pacientes com sintomas secundários a bradicardia, deve-se realizar uma anamnese e exame físico direcionados enquanto se obtém monitoração eletrocardiográfica e de sinais vitais, um bom acesso venoso e um eletrocardiograma de 12 derivações. Pode ser necessário fornecer oxigênio suplementar para se alcançar uma saturação periférica de oxigênio superior a 90%.
- Caso o paciente não apresente sintomas, ou os sintomas sejam leves e bem tolerados, não é necessário elevar agudamente a frequência cardíaca – e o paciente deve ser mantido em observação enquanto se avalia a causa e a conduta definitiva para o tratamento da bradiarritmia.
- Em pacientes com sintomas moderados ou severos, a utilização de atropina é uma medida inicial razoável, lembrando que bloqueios atrioventriculares abaixo do NAV podem responder precariamente. Caso haja evidência de intoxicação por medicamentos, pode-se utilizar terapia clínica direcionada à reversão dos efeitos farmacológicos. Na persistência dos sintomas, pode-se utilizar infusão de fármacos beta-adrenérgicos (ou xantinas) (Tabela 15.6).
- Pacientes com instabilidade hemodinâmica ou ritmos de escape pouco confiáveis, com risco de evoluir para instabilidade ou assistolia, devem ser avaliados para implante de marca-passo provisório (Figuras 15.6 e 15.7).

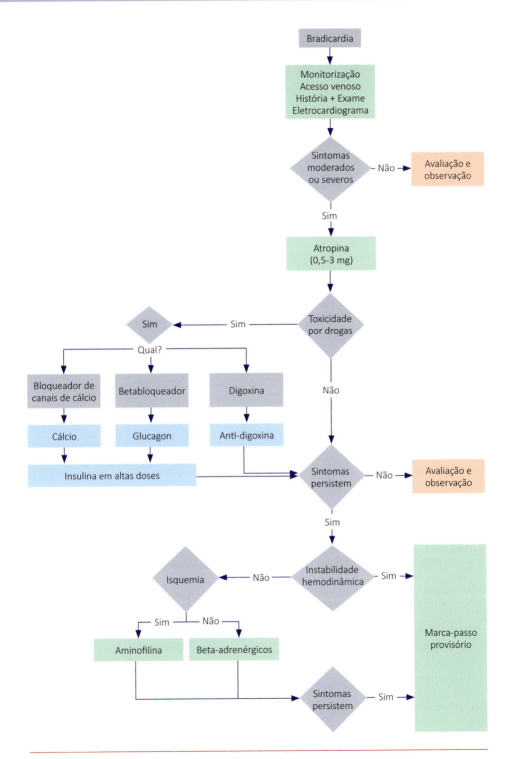

Figura 15.6 – Algoritmo geral de tratamento agudo das bradiarritmias.

	**Tabela 15.6 – Tratamento farmacológico**
Atropina	• 0,5-1 mg IV (pode ser repetida a cada 3-5 minutos, até uma dose máxima de 3 mg) • Apresentação: ampolas de 0,25 mg/ml e 0,50 mg/ml • Evitar o uso no BAV de 2º grau MII ou BAVT com escape de QRS largo	Primeira escolha
	*Beta-adrenérgicos*
Dopamina	• 5-20 µg/kg/min IV, começando em 5 µg/kg/min e aumentando-se 5 µg/kg/min a cada 2 minutos • Diluição sugerida: 5 amp. de 50 mg/10 ml (50 ml) + SG a 5% 200 ml • Vazão inicial = peso × 0,3 (ml/h)	Doses > 20 µg/kg/min podem levar a vasoconstrição e arritmias
Adrenalina (Epinefrina)	• Dose: 2-10 µg/min • Diluição sugerida: 5 ampolas (1 mg/ml) em SG 100 ml, concentração final de 50 µg/ml. Iniciar a 5 ml/h (aproximadamente 4 µg/min)	Pode levar a vasoconstrição e arritmias
Isoproterenol	• 1-20 µg/min baseado na resposta de frequência cardíaca • Cloridrato de isoproterenol 0,2 mg/ml injetável (ampola 1 ml) • Solução sugerida: 5 ampolas (5 mg), em 250 ml de solução salina ou glicosada a 5%, o que resulta numa concentração final de 20 µg/ml. Dose usual: 5 µg/min (15 ml/h)	Monitorar dor torácica isquêmica
	*Intoxicação por bloqueadores de canais de cálcio*
Gluconato de cálcio a 10%	• 3-6 g IV a cada 10-20 minutos ou 0,6-1,2 ml/kg/hora	
Cloreto de cálcio a 10%	• 1-2 g IV a cada 10-20 minutos ou 0,2-0,4 ml/kg/hora	
	*Intoxicação por betabloqueadores*
Glucagon	• 3-10 mg IV com infusão de 3-5 mg/h	Pouco disponível em nosso meio
Insulina regular em altas doses	• 1 UI/kg IV seguido por infusão de 0,5 UI/kg/hora	Monitorar níveis de potássio e glicose
	*Intoxicação por digoxina*
Anticorpo anti-Fab (Digibind)	• 38 mg revertem 0,5 mg • A dosagem depende da quantidade ingerida ou do nível sérico de digoxina • Apresentação 38 mg (pó) + diluente 4 ml	Pouco disponível em nosso meio
	*Xantinas*
Aminofilina	• 6 mg/kg em 100-200 ml de SF a 0,9% IV em 20-30 minutos • Por exemplo, a dose para uma pessoa de 80 kg será de 480 mg, o equivalente a 2 ampolas em 200 ml de SF para correr em 30 minutos. • Apresentação 24 mg/ml – ampolas de 10 ml	
Teofilina	• Dose oral de 5-10 mg/kg/dia	Nível sérico terapêutico de 10-20 µg/ml

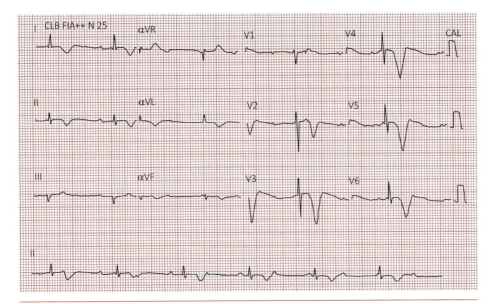

Figura 15.7 – Paciente masculino, 67 anos, com queixa de pré-síncope e dispneia aos pequenos esforços há 1 dia, sem outras queixas. ECG: bradicardia, com FC de 39 bpm, dissociação AV (BAVT) e ondas T profundas de V2 a V6. Com base no algoritmo da Figura 15.6 foi realizada monitoração cardíaca, oximetria e PA não invasiva, obtida história clínica, exame físico e ECG de 12 derivações. O paciente estava dispneico em repouso e não havia usado medicamentos que justificassem a bradiarritmia. Assim, foi administrada atropina IV (doses intervaladas por 5 min, total de 2 mg IV), com leve aumento da FC, mas sem resposta adequada. Evoluiu com piora da dispneia, associada a mal-estar, sendo instalado marca-passo transcutâneo, obtendo bom comando, como ponte para implante de marca-passo provisório transvenoso. Como se travava de BAVT de causa irreversível, foi submetido a implante de marca-passo definitivo 2 dias após, com boa evolução. Estas ondas T profundas observadas têm sido descritas em bradiarritmias causadas por bradicardia acentuada que leva a isquemia, com injúria ou mesmo infarto do miocárdio (tipo II) ou por outros mecanismos (memória cardíaca, Takotsubo).

Leitura sugerida

- Kusumoto FM, Schoenfeld MH, Barret C, Edgerton JR, Ellenbogen KA, Gold MR, et al. 2018 ACC/AHA/HRS Guideline on the Evaluation and Management of Patients with Bradycardia and Cardiac Conduction Delay. Circulation. 2019;140:e382-e482.
- Oliveira Neto NR. ECG: Ciência e Aplicação Clínica. São Paulo: Sarvier; 2016.

Capítulo
16

Síncope

Pedro Veronese
Martina Battistini Pinheiro
Denise Tessariol Hachul
Carlos Frederico Costa Lopes

Introdução

- Síncope representa 1 a 3% de todas as visitas ao serviço de emergência, com taxa de hospitalização acima de 30%, com prognóstico variável, dependendo da causa.
- O primeiro episódio em geral ocorre entre 10 e 30 anos, sua causa mais comum é a síncope vasovagal e há outro pico de incidência ao redor dos 65 anos, geralmente ocasionado por hipotensão postural ou doença cardíaca.

Definição

- É uma perda súbita e transitória da consciência causada por hipoperfusão cerebral global, caracterizada por perda do tônus postural, com início rápido, curta duração (1 a 2 minutos), recuperação completa e espontânea (Figura 16.1).

Condições incorretamente diagnosticadas como síncope

- Epilepsia, hipoglicemia, hipóxia, hiperventilação com hipercapnia, intoxicação exógena e acidente isquêmico transitório de origem vertebrobasilar. Em nenhuma dessas situações há hipoperfusão cerebral global.
- Cataplexia (perda abrupta do tônus muscular), *drop attacks* (quedas súbitas com causas variadas), quedas, pseudossíncope psicogênica e acidente isquêmico transitório de origem carotídea. Em nenhuma dessas situações há perda de consciência.

> **Atenção: perda de consciência e síncope não são sinônimos!**
>
> - Pelas definições citadas previamente, nota-se que toda síncope requer perda de consciência, porém nem toda perda de consciência é síncope. Exemplo: Paciente que tenha apresentado alteração de olfato, evoluído com movimentos tônico-clônicos e liberação esfincteriana provavelmente perdeu a consciência por epilepsia (o mecanismo provável NÃO é de hipoperfusão global transitória, não caracterizando síncope). Toda síncope é um episódio de perda de consciência. Nem todo episódio de perda de consciência é síncope.

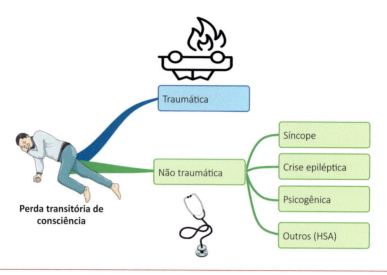

Figura 16.1 – Causas de perda de consciência. HSA: hemorragia subaracnóidea.

Classificação e fisiopatologia

- Podemos dividir as causas de síncope em três grandes grupos (Figura 16.2):
  - síncope reflexa ou neuromediada;
  - hipotensão ortostática;
  - síncope de origem cardiovascular.

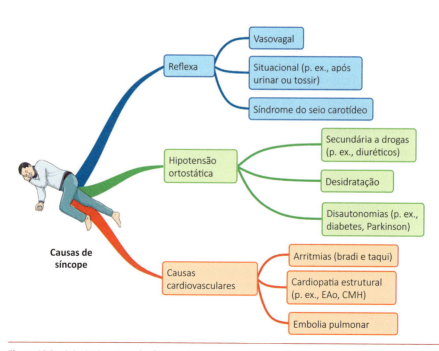

Figura 16.2 – Principais causas de síncope. EAo: estenose aórtica; CMH: cardiomiopatia hipertrófica.

Síncope reflexa ou neuromediada

- É ocasionada por um reflexo cardiovascular (Bezold-Jarisch) que se torna inapropriado em resposta a um determinado *trigger*.
- Pode ser:
  - vasovagal: longo tempo em pé, locais quentes, causada por medo ou dor, procedimentos médicos;
  - situacional: quando ocorre após algumas situações específicas, como urinar ou tossir ou após se alimentar;
  - hipersensibilidade do seio carotídeo: ocorre após manipulação mecânica do seio carotídeo;
  - atípica: quando ocorre sem *triggers* aparentes.

Hipotensão ou intolerância ortostática

- Pode se manifestar como:
  - hipotensão postural: queda da pressão arterial sistólica (PAS) ≥ 20 mmHg e/ou da pressão arterial diastólica (PAD) ≥ 10 mmHg após se levantar (desidratação, hemorragias, uso de drogas como hipotensores e antidepressivos, idosos);
  - disautonomia: perda do tônus vascular, geralmente ocasionada por doença de base, como *diabetes mellitus* e Parkinson;
  - síndrome postural ortostática taquicardizante: caracterizada por aumento da frequência cardíaca (FC) acima de 30 batimentos por minuto (bpm) na posição ortostática em relação à posição supina, sendo a FC maior que 100 bpm.

Síncope cardíaca

- As arritmias são as principais causas de síncope cardíaca, podendo ser taqui ou bradiarritmias.
- Também não se pode esquecer das arritmias causadas por doenças genéticas arritmogênicas, como síndrome do QT longo congênito, síndrome de Brugada, síndrome do QT curto e extrassístole com intervalo de acoplamento ultracurto.
- Cardiopatias estruturais também são causa relevante de síncope, principalmente em pacientes com disfunção ventricular, estenose aórtica importante, miocardiopatia chagásica, miocardiopatia hipertrófica e displasia arritmogênica do ventrículo direito. Lembrar sempre de embolia pulmonar como causa de disfunção do VD e síncope.

◼ Estratificação de risco nos pacientes com síncope

Baixo risco
• Idade < 40 anos
• Síncope com pródromos ou fatores precipitantes
• Síncope apenas em pé ou ao se levantar
• História prévia de síncope com as mesmas características da atual

Alto risco
• Síncope durante exercício ou na posição supina
• Síncope com dor torácica ou dispneia
• Síncope precedida de palpitações
• História familiar de morte súbita
• Cardiopatias (IC, DAC, estenose aórtica, cardiomiopatia hipertrófica, arritmia ventricular, HAP)
• Alteração do ECG (BRE novo ou desconhecido, padrão de Brugada, alteração isquêmica, ritmo não sinusal, QT prolongado, BAV do 1° grau + bloqueio bifascicular)
• Achados ao exame físico como hipotensão, bradicardia < 40 ou laboratoriais como Hb < 9

IC: insuficiência cardíaca; DAC: doença arterial coronariana; HAP: hipertensão arterial pulmonar; BRE: bloqueio de ramo esquerdo; BAV: bloqueio atrioventricular.

Avaliação inicial

História clínica

- Avaliar as circunstâncias da síncope:
  - posição;
  - atividade no momento da síncope;
  - fatores precipitantes.
- Avaliar o início dos sintomas:
  - náusea, vômito, sudorese;
  - palpitações.
- Avaliar o momento da síncope (testemunhas) e o momento após recuperação da consciência:
  - durante a síncope: cor da pele, duração, movimentos convulsivos, momento do início dos movimentos convulsivos;
  - recuperação: confusão mental, náuseas, vômitos, lesões.
- Antecedentes pessoais e familiares:
  - história familiar de morte súbita, doença cardíaca prévia, medicações, informações sobre recorrência da síncope.

Dica
A história clínica é o ponto mais importante no diagnóstico diferencial de síncope e outras causas de perda de consciência!

- Uma avaliação inicial para síncope exige uma história clínica detalhada, caracterizando o contexto em que o evento ocorreu, um exame físico cardiovascular bem feito com a mensuração obrigatória da PA com o paciente sentado, deitado e em pé, além da realização de um ECG de repouso. Evidências científicas corroboram que essa avaliação inicial pode elucidar a causa da síncope de 47 a 88% dos casos, sem que seja necessário nenhum outro exame complementar.

Por que a síncope que ocorre com o paciente sentado ou deitado sugere problema mais grave?

- Porque as síncopes neuromediadas (reflexas) e as causadas por hipotensão postural, que são geralmente mais benignas quando comparadas às de causa cardíaca, raramente ocorrem na posição sentada ou com o paciente deitado. Síncopes nestas posições sugerem causa cardíaca.

O que é síncope desliga-liga?

- É aquela sem pródromos, ou seja, o paciente não percebe que vai ter a síncope. É frequentemente acompanhada de trauma e tem pior prognóstico.

Exame físico

- Completo, com foco especial na:
  - pressão arterial (PA) em posições supina e ortostática – descartar hipotensão postural;
  - existência de estigmas de doença cardíaca;
  - presença de sintomas neurológicos de doenças que causam disautonomia.

Exames complementares – Selecionar após história clínica, exame físico e ECG

- Teste de esforço: indicado a pacientes com suspeita de isquemia, insuficiência cronotrópica ou com síncope durante ou logo após o esforço.
- Holter: só é diagnóstico em 5% dos casos e em pacientes com sintomas frequentes, não sendo indicado de rotina.
- *Loop* (monitor de eventos externos): monitoração por 15 a 30 dias. Pode fazer diagnóstico em até 25% dos casos de síncope inexplicada com suspeita de arritmias.

- Ecocardiograma: quando há suspeita de doença cardíaca estrutural.
- D-dímero: indicado para os casos de síncope inexplicada com probabilidade baixa de TEP pelo escore de Wells.
- Cineangiocoronariografia: indicada nos casos de suspeita de doença arterial coronária (DAC) como causa da síncope, após estratificação adequada.
- Angiotomografia de coronárias: indicada nos casos de suspeita de DAC ou de coronária anômala.
- Ressonância magnética: avaliação de fibrose miocárdica e disfunção ventricular, não sendo indicada de rotina.
- Massagem do seio carotídeo: recomendada a pacientes acima de 40 anos, na suspeita de síncope neuromediada. Deve ser feita sob monitoração eletrocardiográfica e de PA. Evitar nos pacientes com AVC prévio ou estenose de carótidas acima de 70%.
- *Tilt Test:* para diagnóstico de síncope neuromediada, hipotensão postural e disautonomia, quando esse diagnóstico não fica claro após avaliação clínica inicial. Como a síncope durante o *tilt test* tem baixa sensibilidade na síncope inexplicada (36%) e especificidade (positividade de 47% em pacientes com síncope de origem cardíaca), algumas diretrizes o aboliram da investigação desse tipo de síncope.
- Estudo eletrofisiológico: indicado no caso de forte suspeita de síncope arrítmica – paciente com cardiopatia isquêmica e suspeita de síncope arrítmica ou com bloqueio de ramo ou síncope inexplicada ou precedida de palpitação de início súbito e curta duração.
- Resumimos os principais exames complementares que podem ser solicitados para a avaliação de síncope de causa inexplicada na Figura 16.3. São os Cinco Es da investigação de síncope.

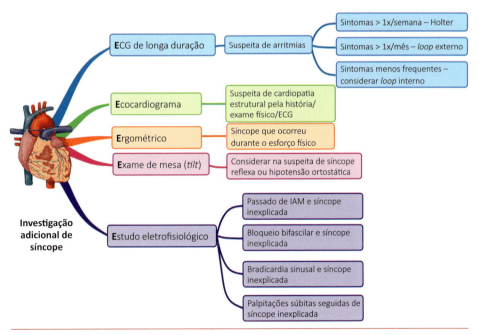

Figura 16.3 – Principais exames complementares que podem ser considerados na investigação de síncope quando história clínica, exame físico e ECG não foram suficientes para fechar o diagnóstico.

- Tomografia de crânio e USG Doppler de vasos cervicais não devem ser solicitados de rotina durante a investigação de síncope –> fornece o diagnóstico em apenas 0,5% dos casos. Solicitar no caso de síncope associada a alteração de exame físico neurológico.

Por que não pedir TC de crânio e USG de vasos cervicais de rotina em casos de síncope?

- Como destacado no início do capítulo, a síncope ocorre devida a um hipofluxo cerebral global. Os exames citados acima não avaliam causas de hipofluxo global, portanto só devem ser solicitados de rotina quando uma causa não sincopal de perda da consciência é suspeitada. Se, por exemplo, encontrarmos uma estenose grave de carótida à direita, este achado não justifica uma redução global do fluxo sanguíneo para o SNC, mas apenas para uma determinada região cerebral e, portanto, não elucida a causa da síncope.

 Como diferenciar uma síncope de uma crise convulsiva?

- Síncope: pode ser precedida de náusea, vômitos, escurecimento visual ou desconforto abdominal; pode haver movimentos tônicos de curta duração que se iniciam após a perda de consciência; palidez cutânea; refratariedade ao tratamento com anticonvulsivantes.
- Crise convulsiva: pode ser precedida de aura; movimentos tônico-clônicos prolongados e seu início coincide com a perda de consciência; mordedura de língua; confusão mental prolongada após o evento; liberação esfincteriana.

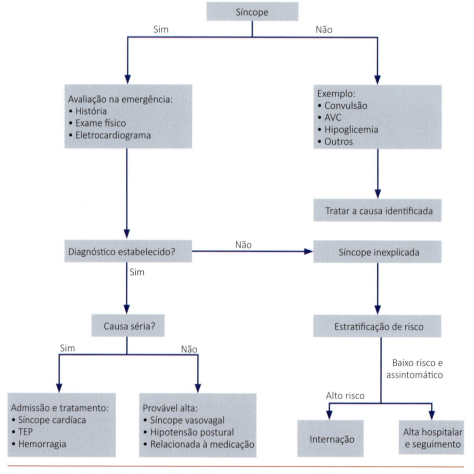

Figura 16.4 – Algoritmo da abordagem do paciente com síncope na emergência.

Capítulo 16 – Síncope

Tabela 16.1 – Escores de avaliação prognóstica de síncope na emergência

Escore OESIL

Fatores de risco	Desfecho	Resultados
Eletrocardiograma (ECG) alterado História de doença cardiovascular Ausência de pródromos Idade > 65 anos	• Mortalidade total em 1 ano	• 0% se escore 0 • 0,6% se escore 1 • 14% se escore 2 • 29% se escore 3 • 53% se escore 4

Escore EGSYS

Fatores de risco	Desfecho	Resultados
Palpitações precedendo síncope (+4) ECG alterado e/ou história de doença cardiovascular (+3) Síncope no esforço (+3) Síncope em posição supina (+2) Pródromo autonômico (−1) Fatores predisponentes ou precipitantes (−1)	• Mortalidade total em 2 anos • Probabilidade de síncope cardíaca	• 2% se escore < 3 • 21% se escore ≥ 3 • 2% se escore < 3 • 13% se escore 3 • 33% se escore 4 • 77% se escore > 4

Um escore de OESIL maior ou igual a 2 ou um escore de EGSYS maior ou igual a 3 são indicativos de internação hospitalar para investigação de síncope.

Tratamento

Na emergência

- Além da estabilização clínica comum a todos as patologias (garantir ventilação adequada, pressão arterial, correção de distúrbios hidroeletrolíticos e ácido-básicos), o tratamento seguirá o fluxo de acordo com a causa de síncope identificada.

Cada capítulo do livro traz separadamente a abordagem terapêutica das patologias cardíacas que levam à síncope. A seguir apresentaremos apenas o tratamento da síncope reflexa/intolerância ortostática, por serem as mais comuns.

Síncope reflexa e intolerância ortostática
Medidas comportamentais

 O que dizer ao seu paciente com síncope neuromediada?

- Tome pelo menos 2 litros de líquidos por dia e aumente o sal da sua alimentação, exceto se houver contraindicação (p. ex., hipertensão arterial ou insuficiência cardíaca).
- Alimente-se a cada 3 horas e durma adequadamente.
- Use meias elásticas de média compressão (tamanho 3/4).
- Evite, desde que possível, as seguintes situações: tempo prolongado em pé, calor excessivo, desidratação, levantar-se rapidamente, estresse exagerado.
- Em caso de sintomas, realize as manobras de contração muscular e evite respirar rápida e amplamente: acalme-se e respire lentamente.
- Caso os sintomas persistam, deite-se e coloque as pernas em posição mais alta que o tronco.
- Não se levante antes de 10 a 15 minutos desta posição, caso contrário os sintomas poderão se repetir; se possível, beba um copo de água fria (natural).

Instrução para Manobras Musculares (Ambulatório de Síncope InCor-FMUSP) – Guia prático para orientar o seu paciente

Utilize estas manobras como prevenção ou se sentir qualquer sintoma que possa levar a um desmaio. Pratique-as regularmente, mesmo quando não estiver sentindo nenhum sintoma (Figuras 16.5 a 16.7).

Se houver falha terapêutica com medidas gerais, iniciar tratamento farmacológico:

Fludrocortisona
- Dose inicial: 0,05 a 0,1 mg.
- Dose máxima: 0,2 mg.
- Usar em casos refratários ao tratamento com medidas gerais.
- Contraindicação: hipertensão arterial sistêmica, insuficiência cardíaca.
- Monitorar o sódio e o potássio.

Midodrina
- Dose inicial de 2,5 a 10 mg até de 4 em 4 horas; não tomar a dose antes de se deitar.
- Contraindicações: doença cardíaca grave, feocromocitoma, tireotoxicose e retenção urinária.

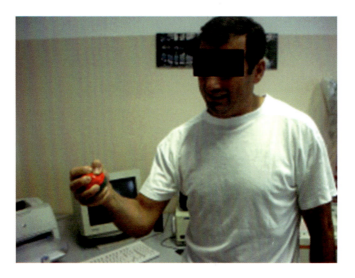

Figura 16.5 – Contratura da mão consiste da contração máxima voluntária de uma bolinha de borracha (de aproximadamente 5-6 cm de diâmetro), com a mão dominante pelo tempo máximo tolerado, ou até os sintomas desaparecerem.

Síncope cardíaca

Tratada conforme causa subjacente. Explicada em cada capítulo específico.

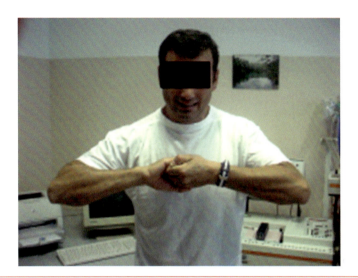

Figura 16.6 – Tensionamento dos braços consiste na contração isométrica máxima tolerada dos dois braços, ao se segurar uma mão com a outra e puxando-se os braços em direção contrária (abdução) pelo tempo máximo tolerado, ou até desaparecerem os sintomas.

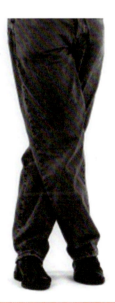

Figura 16.7 – Cruzamento das pernas consiste em cruzar uma das pernas sobre a outra, tensionando-se esta perna e os músculos do abdome e glúteos pelo tempo máximo tolerado, ou até que os sintomas desapareçam por completo.

Casos clínicos

Caso 1
- Paciente de 16 anos, sexo feminino, sem antecedentes mórbidos conhecidos, é trazida ao pronto-socorro pela mãe, com relatos de que a filha apresentou desmaio há 1 hora, semelhante a outro que teve aos 14 anos. Os dois episódios de síncope foram em ortostase e desencadeados por ambientes quentes e cheios de gente e foram precedidos de escurecimento visual e palidez cutânea. Ela ficou poucos segundos desacordada, voltando rapidamente ao normal. Não há história de morte súbita na família, o exame físico da paciente é normal, assim como seu ECG de repouso.
- Comentário: trata-se de um caso típico de síncope vasovagal. Nenhum outro exame é necessário para o diagnóstico e os escores de OESIL e EGSYS são de baixo risco. Alta do serviço de emergência com orientações sobre a benignidade do quadro, situações precipitantes que devam ser evitadas e medidas para abortar a síncope.

Caso 2
- Paciente de 61 anos, sexo masculino, com antecedentes de HPB e HAS dá entrada no serviço de emergência com quadro de perda da consciência após se levantar rapidamente da cadeira. Relata que seu urologista iniciou recentemente doxazosina pela dificuldade de urinar. Já vinha em uso de hidroclorotiazida e enalapril para controle pressórico. Exame físico sem alterações, a não ser pela presença de PA 120 × 70 mmHg deitado e 86 × 60 mmHg em pé. ECG de repouso compatível com a normalidade.
- Comentário: quadro típico de hipotensão postural desencadeada por polifarmácia. O ajuste das medicações (suspensão da doxazosina e da hidroclorotiazida) com retorno ambulatorial precoce, sem necessidade de internação.

Caso 3
- Paciente de 71 anos, sexo masculino, com antecedente de IAM, dá entrada no serviço de emergência devido a quadro de síncope desliga-liga com traumatismo craniano. No momento encontra-se lúcido e orientado, negando qualquer queixa. Por este motivo pressiona o médico para dar alta, visto ter se tratado apenas de uma queda da PA. ECG apresenta bloqueio de ramo esquerdo e TC de crânio sem sangramentos. Exame físico normal.
- Comentário: este paciente apresenta achados de alto risco (passado de infarto, síncope tipo desliga-liga, ECG com BRE). Desta forma, sua internação para investigação é obrigatória. Exames como ecocardiograma e avaliação de isquemia miocárdica devem ser solicitados. Se estes exames não elucidarem a causa da síncope, a investigação deve prosseguir inclusive com estudo eletrofisiológico.

Leitura sugerida
- Benditt D. Syncope in adults: Clinical manifestations and initial diagnostic evaluation, Literature review current through: May 2020. | This topic last updated: May 13, 2020.
- Brignole M, Moya A, de Lange FJ, et al. 2018 ESC Guidelines for the diagnosis and management of syncope. European Heart Journal. 2018;39(21):1883-1948. Disponível em: <https://doi.org/10.1093/eurheartj/ehy037>.

- McDermott D, Quinn JV. Approach to the adult patient with syncope in the emergency department, Literature review current through: May 2020. | This topic last updated: May 07, 2020.
- Shen WK, Sheldon RS, Benditt DG, et al. 2017 ACC/AHA/HRS Guideline for the Evaluation and Management of Patients with Syncope: A Report of the American College of Cardiology/American Heart Association Task Force on Clinical Practice Guidelines, and the Heart Rhythm Society. Heart Rhythm. 2017 Mar 9. pii: S1547-5271(17)30297-7.

Capítulo

17

Parada Cardiorrespiratória

Fábio Augusto Pinton
Pedro Gabriel Melo de Barros e Silva
Fabio Mastrocola

Introdução

- A morte súbita é a principal causa de óbito extra-hospitalar nos Estados Unidos e no Canadá.
- A principal etiologia da parada cardiorrespiratória (PCR) extra-hospitalar em adultos é a síndrome coronariana aguda.
- A maioria dos pacientes em PCR apresenta fibrilação ventricular (FV) em algum momento.
- Apesar dos avanços da medicina, o prognóstico de pacientes vítimas de PCR ainda permanece ruim.
- A melhor forma de tratar uma PCR é evitando-a.
- Muitas situações clínicas podem colocar o paciente sob risco de uma PCR, e tais condições devem ser identificadas e tratadas precocemente (p. ex., síndrome coronariana aguda, bradi ou taquiarritmias graves).
- No caso de uma PCR, os dois fatores mais importantes para retorno da circulação espontânea (RCE) são: reanimação cardiopulmonar (RCP) efetiva e desfibrilação em ritmos chocáveis (ambas de forma precoce).

Suporte básico de vida (SBV)

- Primeiramente o socorrista deve checar se o ambiente é seguro para o atendimento da vítima.
- Na inspeção, o paciente em PCR se apresenta inconsciente e o primeiro passo na avaliação seria checar se o paciente manifesta alguma resposta ao estímulo externo, seguido de checagem de pulso e respiração nos que estiverem não responsivos (confirmação de PCR).

Confirmação de PCR

- Chamar o paciente, tocando-o pelos ombros com firmeza.
- Se não há resposta, deve-se solicitar ajuda com desfibrilador.
- Convulsões breves podem ser a primeira manifestação de PCR.
- Checar pulso carotídeo ou femoral por 5 a 10 segundos (checar respiração simultaneamente).

- Caso o pulso esteja ausente ou se há dúvida após esse período, iniciar sequência C-A-B-D com ciclos de 30 compressões para duas ventilações e avaliar desfibrilação assim que possível.

Compressões torácicas (C)

- Colocar a região hipotenar ("calcanhar") de uma mão sobre a metade inferior do esterno e a outra mão sobre a primeira, mantendo os braços estendidos e alinhados perpendicularmente ao paciente.
- Certificar-se de que o dorso do paciente se encontra sobre uma superfície rígida.
- Deve-se comprimir a uma frequência de 100 a 120 por minuto e a uma profundidade de 5 a 6 cm, permitindo o retorno total do tórax entre uma compressão e outra (lembre-se de que a perfusão miocárdica se dá na diástole).
- Minimizar ao máximo as interrupções nas compressões (máximo 10 segundos), preferencialmente apenas para checagem de pulso, desfibrilação e ventilação sem via aérea definitiva.
- Trocar o socorrista que realiza as compressões a cada 2 minutos ou quando houver prejuízo à qualidade das compressões por causa da fadiga do socorrista.
- O número total de compressões eficazes é um importante fator determinante na sobrevida em PCR. Portanto, quanto maior o percentual de tempo de compressões eficazes e menor a interrupção (ou tempo sem compressões), maior a chance de sobrevida do paciente.
- Após realização de 30 compressões, passar para vias aéreas.

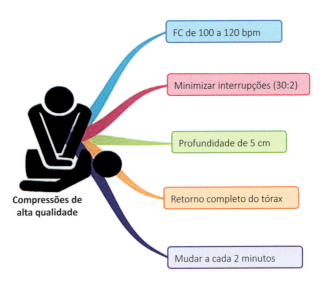

Figura 17.1 – Como realizar compressões torácicas.

Abertura de vias aéreas (A)

- Realizar a manobra de inclinação da cabeça e elevação do mento.
- Se houver suspeita de trauma, realizar a manobra de anteriorização da mandíbula (mas na ausência de abertura da via aérea com essa manobra, proceder inclinação da cabeça e elevação do mento, pois a via aérea é prioridade).
- Avaliar a presença de corpo estranho e realizar aspiração de vias aéreas (se disponível).

Ventilação (B *Breath*)

- Fornecer duas ventilações de 1 segundo cada uma e cerca de 600 ml de volume.
- As ventilações geralmente devem ser sincronizadas com as compressões em uma relação de 30 compressões para duas ventilações, até que uma via aérea avançada seja obtida (quando as ventilações devem ser feitas a cada 6 segundos sem sincronizar com a compressão, que deverá ser contínua). A atualização da diretriz em 2017 já considera a possibilidade de ventilação não sincronizada com compressões também em paciente com via aérea não invasiva, ou seja, ambas as possibilidades são aceitas no paciente sem via aérea avançada quando feitas por equipe treinada (embora a ventilação sincronizada- 30:2-seja o método mais aceito na ausência de via aérea invasiva). No caso da ventilação não sincronizada em paciente sem via aérea avançada, a ventilação poderia ser uma cada 6 segundos ou duas a cada 30 compressões (sem interromper as compressões).
- A cada cinco ciclos de 30 compressões e duas ventilações (ou 2 minutos se o tempo estiver sendo registrado), deve-se checar o pulso.
- A hiperventilação deve ser evitada.

Desfibrilação/identificação do ritmo (D)

- Assim que o desfibrilador estiver disponível e pronto para o uso, deve-se colocar as pás sobre o tórax e, só então, interromper as compressões para identificação do ritmo (pode ser também identificado diretamente pelas pás ou por eletrodos caso paciente previamente monitorizado).
- Caso haja fibrilação ventricular (FV) ou taquicardia ventricular (TV) sem pulso, a imediata desfibrilação está indicada. Nos pacientes em atividade elétrica sem pulso (AESP) ou assistolia não se indica desfibrilação.
- O soco precordial poderá ser considerado para pacientes com TV sem pulso presenciada e monitorada, se não houver desfibrilador para uso imediato (não deve retardar a RCP, nem a aplicação de choque).
- Para desfibriladores monofásicos, utilizar a carga de 360 J e, para bifásicos, a carga recomendada pelo fabricante (120-200 J). Se não conhecida, utilizar a carga máxima (procure sempre conhecer o desfibrilador do local de trabalho antes de utilizá-lo em uma situação de emergência).
- Em pacientes com marca-passo ou cardiodesfibrilador implantável (CDI), evitar a colocação das pás diretamente sobre os dispositivos (idealmente colocar numa distância de pelo menos 8 cm).
- A assistolia só é confirmada após a checagem da conexão correta das pás, do aumento do ganho e da mudança na derivação (para não deixar de diagnosticar um possível ritmo "chocável", como uma FV fina).
- Logo após a administração do choque ou análise do ritmo, iniciar imediatamente os ciclos de compressões-ventilações, sempre pelas compressões (só após cinco ciclos ou 2 minutos haverá nova checagem de ritmo).

No cenário de suporte básico à vida realizado por um leigo, a orientação deve ser *Chest only* cpr, ou seja, compressão contínua sem ventilações num paciente adulto com provável parada cardiorrespiratória em ambiente extra-hospitalar.

Suporte avançado de vida (SAV)

- Didaticamente, é dividido em A-B-C-D, embora na prática as condutas são realizadas de maneira simultânea no suporte avançado à vida.

Vias aéreas e ventilações (A-B; Airway and Breathe)

- Caso as ventilações com bolsa-máscara não estejam efetivas ou a causa da PCR seja por hipóxia, deve-se garantir uma via aérea avançada.
- Se as ventilações com bolsa-máscara estiverem efetivas, a decisão do momento de se garantir uma via aérea avançada fica a critério do líder que coordena o atendimento. Recomenda-se que seja realizado assim que possível, porém não deverá atrasar outros procedimentos mais importantes (como a desfibrilação).
- A realização de intubação orotraqueal não deve exceder 30 s e, preferencialmente, não interromper as compressões torácicas por mais de 10 segundos. Para profissionais menos experientes ou vias aéreas mais difíceis, dispositivos como máscara laríngea, tubo laríngeo ou *combitube* devem ser utilizados (estes dispositivos têm a vantagem de não necessitar interromper a compressão torácica).
- O uso da pressão cricoide de forma rotineira para evitar broncoaspiração não é recomendado.
- Após a obtenção de uma via aérea avançada, as ventilações passam a ser não sincronizadas com as compressões, e os ciclos de RCP passam a ser de 2 min. Devem-se realizar de 100 a 120 compressões por minuto e ventilações de 1 segundo cada uma, com uma frequência de 10/min (uma a cada 6 s). Ao final de cada ciclo de RCP deve-se checar o ritmo.
- A hiperventilação deve ser evitada, pois o aumento da pressão intratorácica diminui o retorno venoso e, consequentemente, o débito cardíaco e a perfusão coronariana.
- A capnografia quantitativa com formato de onda é recomendada a pacientes intubados durante o período em PCR para confirmação da posição do tubo, monitoração da qualidade da RCP e detecção do retorno à circulação espontânea (RCE), baseado nos valores de CO_2 no final da expiração (ETCO$_2$). Caso não disponível, o detector de CO_2, sem formato de onda, ou o detector esofágico podem ser utilizados (embora estes não apresentem evidências de vantagens em relação à avaliação clínica).
- Como a ETCO$_2$ estimada pela capnografia é uma medida indireta do débito cardíaco durante a parada cardíaca, o seu valor pode fornecer uma informação importante sobre a qualidade das compressões torácicas (nas realizadas de forma adequada o valor deve ser > 10 mmHg), uma diminuição de ETCO$_2$ durante a RCP deve servir de alerta para necessidade de melhora na qualidade das compressões e/ou troca do socorrista. Já um aumento abrupto (especialmente quando > 15 mmHg e com valores absolutos acima de 30 mmHg) pode ser um indício de retorno à circulação espontânea e deverá indicar aos socorristas para verificarem o pulso carotídeo ou o pulso femoral que deverão ser localizados ainda durante as compressões. A queda súbita de ETCO$_2$ no paciente pós-parada pode sinalizar a perda da circulação espontânea e a necessidade de checar novamente o pulso e verificar o monitor cardíaco. A medição de ETCO$_2$ poderá predizer grande probabilidade de insucesso da ressuscitação se os níveis de ETCO$_2$ persistirem < 10 mmHg após 20 minutos do início da RCP em pacientes com via aérea avançada, sugerindo a interrupção da medidas.

Circulação (C)

- Após a verificação do ritmo com as pás e/ou administração do primeiro choque, deve-se monitorar o paciente com eletrodos para facilitar as próximas análises do ritmo e minimizar o tempo sem compressões (lembrar-se de mudar a derivação no desfibrilador).
- Deve-se também obter uma via para administração das medicações (Quadro 17.1).
- A droga utilizada rotineiramente no manejo de qualquer PCR é a adrenalina (Quadro 17.2).
- Nos casos de PCR em ritmo chocável, além da adrenalina, um antiarrítmico deve ser feito de rotina na persistência de FV/TV sem pulso após três choques. As opções de antiarrítmico são: amiodarona e lidocaína.
- A atropina, de forma rotineira, não é mais recomendada no tratamento de AESP e assistolia.
- O bicarbonato de sódio só deve ser utilizado em situações específicas (Quadro 17.3). Seu uso de rotina na PCR é contraindicado.

QUADRO 17.1
Vias de acesso para administração de medicações

Acesso venoso periférico
- É a via de escolha, preferencialmente na fossa antecubital
- Após administração das drogas, fazer um *bolus* de 20 ml de solução fisiológica (SF) e elevar o membro

Acesso intraósseo
- É seguro e efetivo para administração de drogas, ressuscitação volêmica e coleta de sangue se a via intravenosa (IV) não estiver disponível
- As doses e o *bolus* de soro fisiológico são os mesmos que os administradas via IV

Acesso venoso central
- Permite a chegada da medicação em menor tempo, comparado ao acesso periférico, porém pode haver interrupções nas compressões para realização do procedimento
- Deve ser considerado apenas por médicos experientes em situações de impossibilidade de acesso periférico e intraósseo, caso não atrapalhe medidas como RCP e desfibrilação

Via endotraqueal
- Apenas vasopressina, atropina, naloxona, epinefrina e lidocaína (VANEL) podem ser administradas por essa via e suas concentrações sanguíneas são menores quando comparadas à administração pelas vias IV/intraóssea (IO)
- A dose a ser administrada é 2 a 2,5 vezes a dose indicada na via IV, diluída preferencialmente em 5 a 10 ml de água destilada

QUADRO 17.2
Medicações utilizadas no atendimento à PCR

Adrenalina (indicação IIb; nível de evidência A):
- Estimula receptores alfa-adrenérgicos (vasoconstritor)
- Indicação: para toda PCR
- Dose: 1 mg, IV/IO, a cada 3 a 5 min (não há dose máxima)

Amiodarona (indicação IIb; nível de evidência B):
- Age nos canais de sódio, potássio e cálcio e tem propriedades alfa e betabloqueadoras
- Indicação: FV ou TV refratárias ao choque e ao vasopressor
- Dose: 300 mg, IV/IO, em *bolus*, na primeira dose, e 150 mg, em *bolus*, na segunda dose

Lidocaína 2% sem vasoconstrictor (indicação IIb; nível de evidência B):
- Indicação: na FV ou TV (opção em substituição a amiodarona, porém menos utilizada na prática clínica)
- Dose: 1 a 1,5 mg/kg (0,5 a 0,75 ml a cada 10 kg), IV/IO, em *bolus*, na primeira dose, e doses de 0,5 a 0,75 mg/kg a cada 5 a 10 min (dose máxima de 3 mg/kg)
- Apresentação: ampolas de 20 ml com 20 mg/ml.
- Forma simples de calcular = peso/20, exemplo uma pessoa de 60 kg receberá 3 ml IV em *bolus*

QUADRO 17.3
Principais indicações de uso de bicarbonato de sódio na PCR

- Acidose metabólica preexistente
- Hipercalemia
- Intoxicação por antidepressivos tricíclicos (ADT)

Diagnósticos diferenciais (D)

- Enquanto os ciclos de RCP se repetem a cada 2 min, a causa da PCR deve ser buscada ativamente e tratada assim que possível (especialmente nos casos de AESP e assistolia).
- A principal causa de PCR em FV/TV é a SCA.
- As principais causas de AESP/assistolia são hipóxia, hipovolemia, tromboembolismo pulmonar (TEP) e pneumotórax hipertensivo.

- As causas reversíveis mais comuns de PCR, os dados de suspeição e os respectivos tratamentos estão representados na Tabela 17.1.
- O traçado do ECG peri-PCR além de ajudar no diagnóstico diferencial da causa da PCR, também é útil para definir o prognóstico: QRS largo e com baixa frequência tem pior sobrevida que os casos com QRS estreito e frequência cardíaca normal/alta.

Tabela 17.1 – Principais causas de PCR (6 Hs e 5 Ts)

Causas	Quando suspeitar?	Tratamento
Hipovolemia	Hemorragia, trauma, instabilidade hemodinâmica antes da PCR, AESP em ritmo de taquicardia com QRS estreito (sinusal)* no início da PCR (posteriormente pode evoluir com bradicardia e assistolia)	Reposição volêmica com cristaloides
Hipóxia	Afogamento, PCR em criança, broncoaspiração, AESP em ritmo de bradicardia	Ventilação com via aérea definitiva com O_2 a 100%
Hidrogênio (acidose)	Choque hemodinâmico e/ou acidose pré-PCR, QRS de baixa amplitude ao ECG	Bic Na a 8,4% 1 ml/kg
Hipo ou hipercalemia	Insuficiência renal, diarreia/uso de diuréticos, alterações de ECG típicas de hipo ou hipercalemia: • Hipocalemia: QRS largo com onda T plana, onda U proeminente e QT longo • Hipercalemia: QRS largo com onda T apiculada, P pequena e padrão sinusoidal	Corrigir*
Hipotermia	PCR extra-hospitalar em ambientes frios, onda J de Osborne no ECG	Aquecimento
Hipoglicemia	Uso de insulina/hipoglicemiantes orais	G50% 40 ml IV
Trombose coronária (SCA)	História de doença coronária, dor torácica ou sintomas equivalentes pré-PCR, ritmo inicial de PCR em FV ou TV sem pulso, alterações isquêmicas de ST e T em ECG	Trombólise pode ser considerada se infarto agudo do miocárdio (IAM) com supra prévio à PCR. Como o estudo TROIKA que testou essa intervenção foi negativo, geralmente a terapia de recanalização é feita após o retorno da circulação espontânea
TEP	História de cirurgia ou internação recente, dispneia súbita pré-PCR, taquicardia com QRS estreito (sinusal) especialmente se sinais de sobrecarga direita como S1Q3T3	Trombólise pode ser considerada, reposição volêmica e suporte ventilatório*
Tensão no tórax por pneumotórax	Trauma torácico, dor torácica e insuficiência respiratória antes da PCR, AESP, pode haver taquicardia com QRS estreito (sinusal) ou bradicardia, a depender do que predomine em cada caso (redução de pré-carga ou hipóxia, respectivamente)	Descompressão por punção
Tóxicos	História de uso de drogas, alteração em ECG é variável de acordo com intoxicação, mas comumente há QT longo	Reposição volêmica e antídotos*
Tamponamento cardíaco	Trauma torácico, cirurgia cardíaca recente, AESP em taquicardia com QRS estreito (sinusal)* + alternância elétrica se derrame volumoso (posteriormente pode evoluir com bradicardia e assistolia)	Pericardiocentese (punção de Marfan)

Existe alguma utilidade do ecocardiograma beira leito durante a PCR?

- O ECO/POCUS (Ultrassom *point of care*) desde que não atrapalhe as compressões torácicas pode contribuir no diagnóstico diferencial das causas da PCR, principalmente nos casos de AESP/ assistolia, identificando derrame pericárdico importante e sugerindo tamponamento cardíaco como causa da parada, sinais de embolia pulmonar, pneumotórax, hipovolemia, disfunção sistólica grave dos ventrículos.
- Outro aspecto importante é a avaliação prognóstica: a capacidade de identificar o paciente que vai sobreviver é maior quando a PCR é por AESP em comparação com assistolia. A presença de contração ventricular vista no POCUS tem sensibilidade de 60% e especificidade de 90% para predizer o retorno à circulação espontânea.
- A indicação conforme a última diretriz do ACLS é IIb

Dica

- Se o paciente em PCR tiver uma pressão arterial invasiva, manter a PA diastólica acima de 20 mmHg durante as compressões torácicas

QUADRO 17.4
Situações especiais

Gestantes
- Realizar compressões torácicas um pouco acima do habitual e deslocar o útero para a esquerda, com auxílio de outro socorrista
- Não há contraindicação à desfibrilação

TEP
- Em pacientes com PCR causada por TEP presumido ou conhecido, é razoável administrar fibrinolíticos

Intoxicação por antidepressivos tricíclicos
- O uso de bicarbonato de sódio pode ser considerado

Hipomagnesemia associada a *torsades de pointes*
- Recomenda-se o uso de sulfato de magnésio 1 a 2 g, IV, em *bolus*

Hipercalcemia
- Gluconato de cálcio a 10% 15 a 30 ml, IV, 2 a 5 min
- Bicarbonato de sódio a 8,4% 1 ml/kg, IV, em 5 min
- Glicose a 50% 50 ml + insulina R 10 UI, IV, em 15 a 30 min

Algumas particularidades da RCP em pacientes com COVID 19

Podemos reanimar o paciente em prona? Como proceder?
- O primeiro passo sempre é a segurança da equipe que deve estar adequadamente paramentada antes de iniciar a RCP, com a máscara N95/ PFF2, óculos de proteção ou protetor facial (face shield), luvas, toucas e aventais impermeáveis.
- A pronação/supinação dos pacientes graves internados na UTI requer uma equipe bem treinada e demanda tempo e organização. No momento da PCR, podemos iniciar as manobras de RCP nos pacientes pronados evitando a perda de tempo com a supinação e o risco de extubação acidental ou perda de acessos venosos.
- Para isto devemos colocar uma mão sobreposta a outra sobre o meio da coluna torácica na região interescapular, aproximadamente na altura do ângulo inferior da escápula (ou até dois corpos vertebrais abaixo, usualmente entre T7 e T10) e com a ajuda de outro socorrista deve-se fazer uma contrapressão pela parte anterior do tórax (região inferior do esterno). Manter 100 a 120 compressões por minuto.
- As pás para uma eventual desfibrilação podem ser aplicadas de forma póstero lateral (uma na linha axilar média à esquerda e a outra sobre a escápula direita) ou anteroposterior ou ambas na posição biaxilar. Se a reanimação não estiver adequada deve-se despronar (supinar) o paciente.

- Sugestão: diluir 900 mg (6 ampolas de amiodarona) em 500 ml de SG 5% e iniciar a 1 mg/min por 6 horas (34 ml/h), seguida de 0,5 mg/min por 18 horas (17 ml/h).

D (*disability*: déficit neurológico)

- Controlar a temperatura para otimizar a recuperação neurológica: evitar e tratar hipertermia e, em pacientes comatosos após RCE, considerar (se temperatura > 36°C) a implementação de ações para o controle direcionado de temperatura (Quadro 17.5).
- Controle glicêmico: evitar hipoglicemia e glicemia > 180 mg/dL.

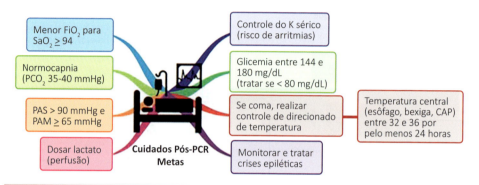

Figura 17.4 – Metas pós PCR.

QUADRO 17.5
Controle direcionado de temperatura

Monitoração e sedação
- ECG contínuo, PA invasiva (manter PAM > 80 mmHg), balanço hídrico (passar SVD), temperatura central (termômetro esofágico, timpânico ou cateter de artéria pulmonar)
- Hemograma, plaquetas, coagulograma, gasometria arterial, potássio, magnésio, cálcio e fósforo no início e a cada 6 horas (realizar glicemia de sangue coletado de acesso venoso)
- Sedação e analgesia adequadas (p. ex., fentanil 1-2 μg/kg [dose de ataque] e 1-4 μg/kg/h [dose de manutenção] e midazolan 2 a 6 mg [dose de ataque] e 1-2 mg/h [dose de manutenção])
- Bloqueio neuromuscular se houver tremores refratários

Indução
- A temperatura-alvo a ser atingida é 32 a 36°C
- Métodos não invasivos disponíveis: pacotes de gelo, mantas térmicas, equipamentos comerciais de resfriamento de superfície e infusão de soluções geladas
- Infusão rápida de solução salina a 4°C na dose de 30 a 40 ml/kg
- Pacotes de gelo nas superfícies do pescoço, das axilas e das virilhas (cuidado com lesões de pele induzidas pelo frio – trocar a cada 10 min)

Manutenção
- Manter temperatura entre 32 e 36°C durante 12 a 24 horas
- Não alimentar o paciente
- Monitorar presença de arritmias graves, sangramentos, sedação e bloqueio neuromuscular

Reaquecimento
- Pode ser ativo (utilização de dispositivos) ou passivo
- Velocidade de 0,2 a 0,4°C/hora, durante 12 horas, até que se atinja temperatura entre 35 e 37°C
- Suspender reposição de eletrólitos antes de iniciar reaquecimento e sedação ao atingir 35°C
- Pode ocorrer febre pós-reaquecimento, devendo ser tratada agressivamente

E (Exames para diagnóstico diferencial e encaminhar para a UTI)

- Realizar exame físico, com aferição de sinais vitais, coleta de exames laboratoriais gerais e realização de eletrocardiograma (ECG) de urgência, buscando identificação da causa da PCR (supra de ST, distúrbios hidroeletrolíticos, etc.). Prever, tratar e prevenir a disfunção múltipla de órgãos.
- Identificar e tratar SCA (encaminhar a instituições que tenham laboratório de hemodinâmica disponível) e outras causas reversíveis. Conforme o estudo COACT publicado no NEJM em 2019 não houve benefício do encaminhamento imediato para hemodinâmica, de forma rotineira, em pacientes pós-PCR que não apresentassem supra no ECG. Portanto, deve-se instituir todos os cuidados pós retorno à circulação espontânea e avaliar se há realmente o diagnóstico de evento coronário agudo, além de considerar o estado neurológico antes de enviar para o cateterismo e encaminhar o paciente à unidade de terapia intensiva (UTI) ou direto para sala de hemodinâmica na suspeita de síndrome coronária aguda com supra-ST.

Algoritmo de cuidados pós-ressuscitação

Considerações importantes

- As etapas do algoritmo de SBV e SAV são apresentadas como uma sequência para facilitar o socorrista que atua sozinho a priorizar as ações. Mas grande parte dos atendimentos de PCR é realizada em equipe, cujos membros executam várias ações simultaneamente.
- Durante o manejo da PCR, deve-se priorizar RCP de qualidade e desfibrilação precoce, se indicada, pois elas têm impacto na taxa de alta hospitalar. Medicações e via aérea definitiva, apesar de melhorarem taxa de RCE, não têm influência na taxa de alta hospitalar.
- Este capítulo foi realizado de acordo com as diretrizes da *American Heart Association* (AHA) 2015 (mais recente até o momento) e as atualizações publicadas até o primeiro semestre de 2020.

Observação

Apesar das diretrizes da AHA sobre o ACLS recomendarem como classe I de indicação o controle direcionado de temperatura (Quadro 17.5) nos pacientes que persistam comatosos após PCR em FV/TV, os trabalhos iniciais apresentaram vários vieses como randomização inadequada e viés de desempenho (muitos pacientes do grupo controle ficaram com temperatura acima de 37°C). Portanto, com base nos estudos mais recentes (TTM Trial NEJM 2013) e de boa qualidade, a comparação de hipotermia induzida (33°C) com normotermia (36°C) não mostrou benefício. Sugerimos que a hipotermia mais intensiva não seja realizada de maneira rotineira neste contexto, devendo-se manter a temperatura próxima 36°C, evitando hipertemias.

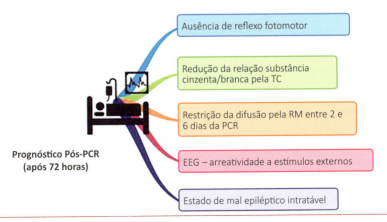

Figura 17.5 – Sinais de prognóstico neurológico adverso pós-PCR.

Leitura sugerida

- Bernoche C, Timerman S, Polastri TF, Giannetti NS, Siqueira AWS, Piscopo A et colaboradores. Atualização da Diretriz de Ressuscitação Cardiopulmonar e Cuidados de Emergência da Sociedade Brasileira de Cardiologia – 2019. Arq Bras Cardiol. 2019; 113(3):449-663
- Guimarães HP, Timerman S e colaboradores. Recomendações para Ressuscitação Cardiopulmonar (RCP) de pacientes com diagnóstico ou suspeita de Covid-19. Associação Brasileira de Medicina de Emergência (ABRAMEDE), Associação de Medicina Intensiva Brasileira (AMIB), Sociedade Brasileira de Cardiologia (SBC). 2020.
- Kleinman ME, Goldberger ZD, Rea T, et al. 2017 American Heart Association Focused Update on Adult Basic Life Support and Cardiopulmonary Resuscitation Quality: An Update to the American Heart Association Guidelines for Cardiopulmonary Resuscitation and Emergency Cardiovascular Care. Circulation. 2018 Jan 2;137(1):e7-e13. doi: 10.1161/CIR.0000000000000539. Epub 2017 Nov 6.
- Link MS, Berkow LC, Kudenchuk PJ, et al. Adult Advanced Cardiovascular Life Support: 2015 American Heart Association Guidelines Update for Cardiopulmonary Resuscitation and Emergency Cardiovascular Care. Circulation. 2015 Nov 3;132(18 Suppl 2):S444-64.
- Neumar RW, Shuster M, Callaway CW, et al. Executive Summary: 2015 American Heart Association Guidelines Update for Cardiopulmonary Resuscitation and Emergency Cardiovascular Care. Circulation. 2015 Nov 3;132(18 Suppl 2):S315-67.
- Panchal AR, Berg KM, Kudenchuk PJ, et al. 2018 American Heart Association Focused Update on Advanced Cardiovascular Life Support Use of Antiarrhythmic Drugs During and Immediately After Cardiac Arrest: An Update to the American Heart Association Guidelines for Cardiopulmonary Resuscitation and Emergency Cardiovascular Care. Circulation. 2018 Dec 4;138(23):e740-e749.

Capítulo 18

Pericardite Aguda

Dirceu Thiago Pessoa de Melo
Fabio Mastrocola

Introdução

- A pericardite aguda é uma doença comum causada pela inflamação do pericárdio e representa 5% de todas as causas não isquêmicas de dor torácica na sala de emergência. Sua principal causa são as infecções virais, que representam 85 a 90% dos casos, embora também possa ser secundária a afecções sistêmicas e infecções bacterianas. Por definição, as pericardites são consideradas agudas quando a duração é até 4-6 semanas.
- O quadro clínico depende essencialmente da etiologia. A maioria dos casos de pericardite aguda é de etiologia viral/idiopática e, muitas vezes, é composto por pródromos virais como febre, mialgia e sintomas de vias aéreas superiores ou trato gastrointestinal. Em pacientes com etiologia neoplásica, autoimune ou tuberculosa a febre e a toxemia são menos frequentes.

A dor torácica da pericardite aguda possui que características?

- A dor torácica tem característica pleurítica, início súbito, de forte intensidade, que piora com a inspiração profunda e irradia para o pescoço e músculo trapézio. A dor comumente tem caráter postural, com piora em decúbito dorsal e melhora ao sentar. Ou seja, a sintomatologia é bastante distinta da dor anginosa.

- Exame físico: pode revelar paciente febril, com toxemia, taquicardia e propedêutica pulmonar sugestiva de derrame pleural. O atrito pericárdico está presente em 85% dos casos e caracteriza-se por som rude, irregular, mais bem audível na borda esternal esquerda. Pode possuir caráter intermitente, por isso é importante a realização de exame físico seriado.
- Diagnóstico: é realizado por meio dos critérios descritos a seguir.

Critérios diagnósticos de pericardite aguda
1. Dor torácica sugestiva. 2. Atrito pericárdico. 3. Alterações eletrocardiográficas sugestivas. 4. Derrame pericárdico novo ou aumento do preexistente. Diagnóstico se dois ou mais critérios estiverem presentes.
Principais etiologias das doenças pericárdicas (Figura 18.1)

Pericardite infecciosa:
- viral: Coxsackie, Echo, EBV, CMV, HIV, B19, SARS-CoV2.
- bacteriana: meningo, pneumo, gonococo, tuberculose, clamídia, borreliose;
- fúngica: cândida, histoplasma;
- parasitária: *Toxoplasma, Entamoeba histolytica, Echinococcus.*

Doença pericárdica neoplásica:
- tumores primários;
- metástases de tumores secundários:
    - pulmão;
    - mama;
    - linfoma;
    - TGI;
    - sarcomas/melanoma;
    - outros.

Doenças autoimunes:
- lúpus;
- artrite reumatoide;
- espondilite anquilosante;
- esclerose sistêmica, dermatomiosite, poliarterite nodosa, febre familiar do Mediterrâneo, síndrome de Reiter.

Processos autoimunes:
- febre reumática;
- síndrome pós-pericardiotomia;
- pós-infarto agudo do miocárdio (síndrome de Dressler);
- pericardite crônica autorreativa;
- toxicidade por drogas.

Pericardite associada a doenças de órgãos adjacentes:
- IAM (pericardite epistenocárdica) normalmente em infartos grandes não reperfundidos. Ocorre de forma bem mais precoce que a de Dressler, poucos dias após o infarto;
- miocardite;
- dissecção de aorta;
- infarto pulmonar;
- insuficiência cardíaca (hidropericárdio);
- pneumonia.

Desordens metabólicas:
- insuficiência renal;
- hipotireoidismo/mixedema;
- doença de Addison;
- cetoacidose diabética;
- pericardite por colesterol.

Trauma:
- trauma penetrante;
- ruptura esofágica;
- pós-procedimentos invasivos: passagem de marca-passo, estudo eletrofisiológico, biópsia endomiocárdica, intervenções valvares e coronárias percutâneas.

Gravidez.

Idiopática.

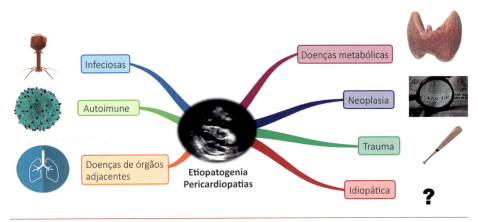

Figura 18.1 – Etiopatogenia das pericardiopatias.

Exames complementares

- Eletrocardiograma (ECG): as alterações típicas incluem supradesnivelamento do segmento ST com concavidade para cima e infradesnivelamento de PR (Figuras 18.2 e 18.3). Tipicamente, há envolvimento mais frequente das derivações DI, DII, aVF e V3-V6. A evolução eletrocardiográfica é altamente variável e sofre influência do tratamento; de maneira didática, quatro estágios são descritos (Tabela 18.1).

Tabela 18.1 – Estágios eletrocardiográficos da pericardite aguda	
Estágio I	Supra de ST difuso com concavidade para cima. Desvio de segmento PR com polaridade oposta à da onda P
Estágio II	Precoce: reversão das alterações do segmento ST, segmento PR desviado ou retorna ao normal Tardio: progressivo achatamento e inversão de onda T
Estágio III	Inversão de T generalizada
Estágio IV	Eletrocardiograma retorna ao traçado basal/persistência da T invertida

- Laboratório: leucocitose e elevação de PCR e VHS são comuns. A alteração dos marcadores de necrose miocárdica (CK-MB e troponina) pode ocorrer por comprometimento miocárdico e deve sugerir o diagnóstico de miopericardite. A realização de sorologias virais e cultura para vírus tem baixo rendimento diagnóstico e não altera a conduta. As provas de atividade reumatológica, como FAN e FR, não devem ser realizadas rotineiramente, mas apenas guiadas pela suspeita clínica de doença autoimune.
- Radiografia de tórax: normal na maioria dos pacientes, entretanto aumento da área cardíaca pode ocorrer na presença de derrame pericárdico > 200 ml ou nos casos de miopericardite com insuficiência cardíaca aguda.
- Ecocardiograma: importante para detectar a presença de derrame pericárdico, sinais de tamponamento ou alterações de contratilidade segmentar. Está indicado em todos os casos, especialmente quando há alteração dos marcadores de necrose miocárdica ou sinais de comprometimento hemodinâmico.

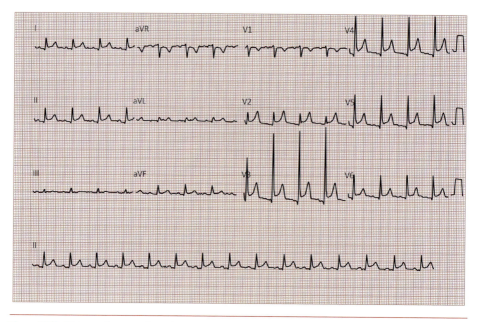

Figura 18.2 – Eletrocardiograma de paciente com pericardite aguda: supradesnivelamento de ST difuso (exceto V1 e aVR) com concavidade para cima e infradesnivelamento do segmento PR.

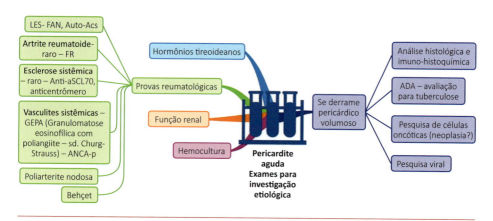

Figura 18.3 – Exames para investigação etiológica.

 Qual exame não invasivo é considerado o padrão-ouro para diagnóstico de pericardite aguda?

- Ressonância magnética cardíaca! Tem boa sensibilidade para detecção de derrame pericárdico, avaliação da espessura do pericárdio e comprometimento do miocárdio. Além disso, a presença de realce tardio pericárdico pelo gadolínio pode sugerir inflamação aguda, dado que tem importância prognóstica e terapêutica.

Tratamento

- A maioria dos casos de pericardite aguda viral ou idiopática apresenta bom prognóstico, com curso autolimitado. Entretanto, é importante que o médico esteja atento aos sinais de alto risco de complicações e às evidências clínicas de etiologia não viral, que apresentam evolução e tratamento específicos (Figuras 18.4 a 18.6).

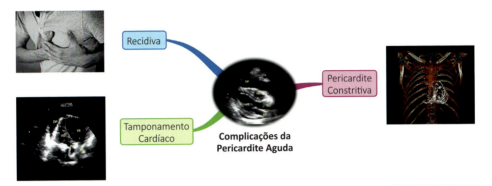

Figura 18.4 – As três principais complicações da pericardite aguda.

Sinais de alto risco de complicações

- Pulso paradoxal.
- Sinal de Kussmaul.
- Derrame pericárdico moderado a importante.
- Imunossupressão.
- Uso de anticoagulante oral.
- Trauma torácico recente.
- Pericardite recorrente.
- Falha terapêutica após 7 dias de tratamento.

Sinais sugestivos de etiologia não viral

- Anemia.
- Emagrecimento.
- Sudorese noturna.
- Pneumonia bacteriana em tratamento.
- Imunossupressão.
- IAM recente.
- Neoplasia prévia.
- Tuberculose prévia.
- Doenças autoimunes.
- Cirurgia cardíaca.
- Radioterapia.

Medidas gerais

- Anamnese e exame físico detalhados.
- ECG, radiografia de tórax.
- HMG, PCR, VHS, troponina.
- Ecocardiograma, especialmente nos casos com alteração de marcadores de necrose ou instabilidade hemodinâmica.
- Ressonância cardíaca nos casos duvidosos.

Anti-inflamatórios não hormonais

- Têm como objetivo o alívio dos sintomas.
- Ibuprofeno na dose de 600 mg 8/8 h. Essa dose deve ser mantida até o desaparecimento dos sintomas e normalização da PCR (duração normalmente de 1 a 2 semanas). Após essa etapa, reduzir 1/3 da dose por semana (ficará 400 mg 8/8 h e depois 400 mg 12/12 h) até a retirada completa (usualmente em 2 a 4 semanas). Tem bom perfil de segurança com poucos efeitos colaterais e efeito favorável no fluxo coronariano.
- Em pacientes com DAC, especialmente no pós-infarto agudo do miocárdio (pericardite epistenocárdica), o ácido acetilsalicílico (AAS) é o agente de escolha associado a colchicina. Sugerimos a dose inicial de AAS 500 mg VO 6/6 h.
- A proteção gástrica com inibidores de bomba de prótons está indicada.

Colchicina

- Testada no estudo COPE *Trial (Colchicine for Acute Pericarditis)*. Trata-se de estudo prospectivo, aberto, que selecionou 120 pacientes com primeiro episódio de pericardite aguda, divididos em dois grupos de tratamento: 1) AAS e colchicina; 2) AAS sem colchicina. No grupo com colchicina foram observadas redução dos sintomas nas primeiras 72 horas e menor taxa de recidiva em 18 meses.
- Colchicina 0,5 mg duas vezes ao dia, por 3 meses. Utilizar 1 x/dia em pacientes com menos de 70 kg.
- Diarreia é frequente. Cautela em pacientes com insuficiências renal e hepática, discrasias sanguíneas, distúrbios da motilidade gastrointestinal e em uso de drogas metabolizadas pelo citocromo P450.

Corticoide

- Associado a melhora rápida dos sintomas, mas com aumento das taxas de recidiva, portanto seu uso precoce deve ser evitado.
- No COPE *Trial* a prednisona aumentou em quatro vezes a chance de recidiva em relação ao grupo sem corticoide.
- Indicado nos casos de pericardite secundária a tuberculose, doenças autoimunes, uremia e também na pericardite durante a gravidez. Pode ser considerado nos casos de pericardite viral ou idiopática, com falha terapêutica ao uso de anti-inflamatórios não hormonais (AINH).
- Iniciar com prednisona na dose 0,2-0,5 mg/kg e manter por 2 a 4 semanas, até resolução dos sintomas e normalização da PCR. Nos casos de tuberculose e doenças autoimunes, doses mais elevadas podem ser necessárias (1-2 mg/kg). O desmame da prednisona deve ser lento, principalmente quando a dose for menor que 20 mg.
- Sugestão de esquema para casos de pericardite aguda refratária ao AINH + colchicina:
- Prednisona 40 mg por 2 semanas, começando o desmame após melhora dos sintomas e normalização das provas inflamatórias, reduzindo para 30 mg por mais 1 semana, 20 mg por 2 semanas, 15 mg por 2 semanas, 10 mg por 2 semanas, 5 mg por mais 3 semanas (tempo de tratamento: 3 meses).

Imunossupressores/Imunomoduladores

- Imunoglobulina, azatioprina, ciclosporina e antagonistas da interleucina-1 (anakinra) podem ser considerados em casos de pericardite incessante ou recorrente com falha documentada às terapias anteriormente descritas.

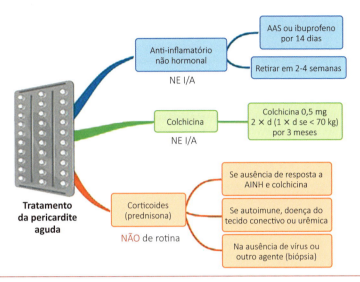

Figura 18.5 – Tratamento da pericardite aguda.

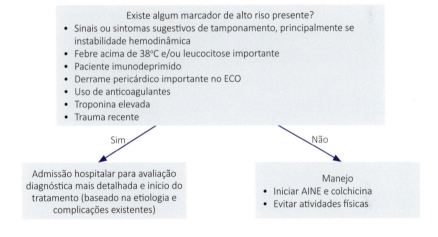

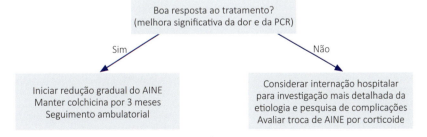

Figura 18.6 – Fluxograma para tratamento da pericardite aguda.

Leitura sugerida

- Adler Y, Charron P, Imazio M, Badano L, Barón-Esquivias G, Bogaert J, et al. 2015 ESC Guidelines for the diagnosis and management of pericardial diseases: The Task Force for the Diagnosis and Management of Pericardial Diseases of the European Society of Cardiology (ESC) Endorsed by: The European Association of Cardio-Thoracic Surgery (EACTS). Eur Heart J. 2015;36(42):2921-64.
- Imazio M, Gaita F. Diagnosis and treatment of pericarditis. Heart 2015;101(14):1159-68.
- Imazio M. Acute pericarditis: Clinical presentation and diagnostic evaluation. UpToDate, junho 2020.
- Imazio M. Acute pericarditis: Treatment and prognosis. UpToDate, junho 2020.
- Imazio M. Contemporary management of pericardial diseases. Curr Opin Cardiol. 2012;27:308.
- Klein AL, Abbara S, Agler DA, Appleton CP, Asher CR, Hoit B, et al. American Society of Echocardiography clinical recommendations for multimodality cardiovascular imaging of patients with pericardial disease: endorsed by the Society for Cardiovascular Magnetic Resonance and Society of Cardiovascular Computed Tomography. J Am Soc Echocardiogr. 2013;26(9):965-1012.
- LeWinter M. Clinical practice. Acute pericarditis. N Engl J Med 2014;371:2410.
- Montera MW, Mesquita ET, Colafranceschi AS, Oliveira Jr AC, Rabischoffsky A, Ianni BM, et al. Sociedade Brasileira de Cardiologia. I Diretriz Brasileira de Miocardites e Pericardites. Arq Bras Cardiol. 2013;100(4 supl. 1):1-36.

Capítulo 19

Derrame Pericárdico e Tamponamento Cardíaco

Dirceu Thiago Pessoa de Melo
Fabio Mastrocola

Derrame pericárdico

- Em pacientes com derrame pericárdico sem sinais de instabilidade, a abordagem deve se basear na avaliação etiológica e no monitoramento do tamanho do derrame.
- O contexto clínico em que o derrame ocorre pode fornecer pistas: presença de neoplasias, colagenoses, tuberculose, infarto do miocárdio, pericardite aguda, hipotireoidismo ou insuficiência renal.

Principais etiologias do derrame pericárdico

- Pericardite infecciosa: viral, tuberculose.
- Doença pericárdica neoplásica: mama, pulmão, linfoma, tumores do TGI, melanoma.
- Doenças autoimunes: lúpus eritematoso sistêmico, artrite reumatoide, esclerodermia.
- Pericardite associada a doenças de órgãos adjacentes: IAM (pericardite epistenocárdica), miocardite, dissecção de aorta, infarto pulmonar, insuficiência cardíaca (hidropericárdio), pneumonia.
- Desordens metabólicas: insuficiência renal, hipotireoidismo/mixedema, doença de Addison, cetoacidose diabética, pericardite por colesterol.
- Trauma: trauma penetrante, ruptura esofágica.
- Pós-procedimentos invasivos: passagem de marca-passo, estudo eletrofisiológico, biópsia endomiocárdica, intervenções valvares e coronárias percutâneas.
- Gravidez.
- Idiopática.

 Tenho que investigar a fundo todo paciente com derrame pericárdico para definir a etiologia?

- Não. Em pacientes com derrame pericárdico pequeno, sem repercussão hemodinâmica, sinais inflamatórios ou suspeita de doenças sistêmicas potencialmente tratáveis, a investigação etiológica usualmente não é necessária.

- Em pacientes com derrame pericárdico idiopático volumoso (> 20 mm durante a diástole) ou relacionado ao colapso de câmaras cardíacas, a maioria dos especialistas indica drenagem (percutânea ou cirúrgica), por causa do risco de tamponamento que ocorre subitamente em até 1/3 dos casos. Nos casos sem comprometimento hemodinâmico, a drenagem com biópsia pericárdica pode ser indicada quando considerada fundamental para a definição da etiologia e terapêutica específica (quimioterapia, imunossupressão etc.).
- Em pacientes com neoplasia, HIV, doenças autoimunes ou em uso de terapia imunossupressora, o derrame pericárdico deve ser avaliado com cautela, levando em conta o *status* funcional do paciente, estado nutricional e prognóstico. Nesses casos, o derrame pericárdico pode ser causado tanto pela doença de base como por infecções oportunistas. Muitas vezes a distinção entre essas duas entidades mediante avaliação clínica e não invasiva é difícil e, mais uma vez, a pericardiocentese com biópsia pode ser necessária em casos selecionados para definir o tratamento.

Indicações para puncionar derrame pericárdico significativo

- Sinais/sintomas de tamponamento cardíaco.
- Tuberculose.
- Neoplasia.
- Pericardite bacteriana (derrame purulento).
- Paciente HIV-positivo.
- Na suspeita de etiologia com tratamento específico.

Resolvi drenar o derrame do meu paciente. Que via escolher? Punção percutânea, cirurgia aberta, videopericardioscopia?

- Em derrames pericárdicos bacterianos, traumáticos, loculados ou de localização posterior a pericardiocentese percutânea é tecnicamente mais difícil, sendo mais adequada a abordagem cirúrgica, que pode ser aberta ou por videopericardioscopia.
- Nos casos de derrame sem diagnóstico definido a abordagem cirúrgica é mais adequada, por permitir a inspeção direta e biópsia guiada de regiões suspeitas do pericárdio.
- A videopericardioscopia seria o tratamento de eleição em grande parte dos casos, por ser uma abordagem menos agressiva e que permite boa visualização e manipulação do pericárdio. Entretanto, é menos acessível devido a necessidade de materiais específicos e de maior custo e equipe especializada.
- A pericardiocentese deve ser reservada para os casos instáveis ou naqueles em que a etiologia já está definida e o objetivo é apenas a punção para esvaziamento do derrame. Idealmente fazer guiada pelo ecocardiograma.

- A avaliação com exames complementares é discutida no tópico a seguir.

Análise de líquido e biópsia pericárdica

- Líquido pericárdico: a avaliação bioquímica é semelhante a dos derrames pleurais, sugerindo exsudato: proteínas no líquido > 3,0 g/dL e proteínas no líquido/soro > 0,50; LDH no líquido > 200 mg/dL e LDH no líquido/soro > 0,60. Deve-se também analisar a celularidade, glicose, marcadores tumorais (CEA, AFP, CA19-9, CA-125), cultura para fungos, bactérias e micobactérias, além de reação em cadeia de polimerase (PCR) para vírus cardiotróficos e o bacilo da tuberculose.
- Níveis de adenosina deaminase (ADA) > 40 U/L no líquido pericárdico são sugestivos de TB.
- Biópsia pericárdica: usualmente tem baixo rendimento, sendo inespecífica na maioria dos casos. O uso da videotoracoscopia com biópsia do pericárdio guiada por visualização direta aumenta a acurácia do método e deve ser considerada nos pacientes estáveis.

Tamponamento cardíaco

- O tamponamento cardíaco se caracteriza pela restrição ao enchimento das câmaras cardíacas causada pelo acúmulo de líquido e aumento da pressão no espaço intrapericárdico. O aumento da pressão intrapericárdica determina redução da pressão miocárdica transmural e da complacência das câmaras cardíacas. O resultado é redução do enchimento diastólico e queda do débito cardíaco e da pressão arterial.
- Quadro clínico: depende da etiologia e da velocidade de acúmulo de líquido no espaço pericárdico. Nas patologias que ocasionam hemorragia (dissecção, trauma, iatrogênicas, rotura miocárdica), a pressão intrapericárdica aumenta rapidamente em questão de minutos a horas, com quadro clínico de choque cardiogênico e até parada cardiorrespiratória em AESP ou assistolia (Figuras 19.1 e 19.2). Em processos inflamatórios de baixa intensidade a compressão cardíaca ocorre em questão de dias a semanas, e os sinais e sintomas de pericardite podem preceder o quadro de instabilidade hemodinâmica (Figura 19.3).
- Em alguns casos, pode ocorrer derrame pericárdico com baixa pressão.
- Nessa condição um derrame que, em condições normais, não causaria tamponamento o faz em decorrência da redução das pressões intracardíacas ou da volemia (p. ex., hemodiálise, perdas sanguíneas, uso excessivo de diuréticos em pacientes com derrame). Como não há estase jugular ou sinais de pressão de enchimento elevada, o diagnóstico clínico é bem mais difícil.

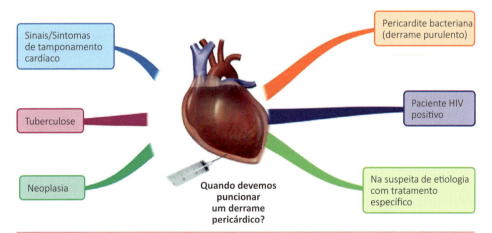

Figura 19.1 – Indicações para puncionar derrame pericárdico significativo.

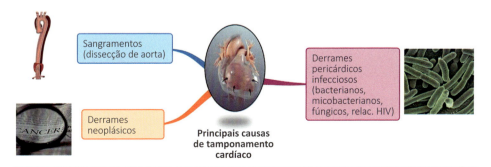

Figura 19.2 – Principais causas de tamponamento cardíaco.

- Exame físico: taquipneia com pulmões limpos, taquicardia, hipotensão arterial, abafamento de bulhas, estase jugular e pulso paradoxal. A hipotensão associada ao abafamento de bulhas e turgência jugular é conhecida como a tríade de Beck que, embora seja pouco sensível, é sugestiva do diagnóstico de tamponamento cardíaco.

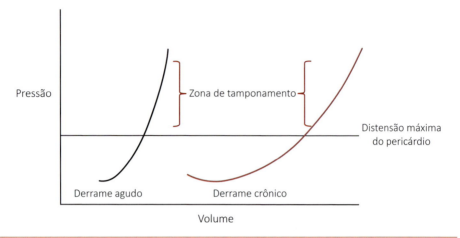

Figura 19.3 – Em derrames agudos, pequenas variações de volume causam rápida elevação da pressão e tamponamento em minutos a horas. Em derrames crônicos, em decorrência dos mecanismos adaptativos, maior variação de volume é necessária para atingir a zona de tamponamento.

Considerações sobre o pulso paradoxal

- Em condições normais, a inspiração determina queda da pressão intratorácica, aumento do retorno venoso e distensão do ventrículo direito (VD). Entretanto, em vigência do tamponamento, a pressão intrapericárdica aumentada impede a distensão da parede livre do VD, restringindo sua expansão. Com isso, o septo interventricular se desloca em direção ao ventrículo esquerdo (VE). O resultado é a disfunção diastólica do VE, queda do débito cardíaco e pulso paradoxal, definido como a queda da pressão arterial sistólica > 10 mmHg durante a inspiração.
- O pulso paradoxal tem alto valor preditivo para a presença de tamponamento, e por isso deve ser pesquisado em todos os pacientes. No entanto, deve-se ressaltar que também pode ser causado por doenças que levam a sobrecarga do VD (infarto de VD, embolia pulmonar) ou pressão intratorácica muito negativa durante a inspiração (asma, obesidade).
- A melhor maneira de quantificar o pulso paradoxal é utilizando o esfigmomanômetro. Deve-se insuflar o manguito acima da PA sistólica (ausência de pulsos) e desinsuflar lentamente. Quando auscultar os primeiros batimentos, perceber que serão fásicos e variando com a respiração (durante a inspiração desaparecem e são auscultados novamente durante a expiração) – anotar esta PA (p. ex., PAS 110 mmHg). Continuar desinsuflando lentamente (continuará percebendo batimentos fásicos) até que os batimentos, que anteriormente variavam com a respiração, permaneçam audíveis durante todo o ciclo cardíaco. Anotar esta PA (p. ex., PAS: 90 mmHg). A quantificação do pulso paradoxal será a diferença entre o primeiro nível de PA e o segundo (Figuras 19.4 e 19.5), ou seja, PA variável com a respiração e PA com batimentos contínuos (p. ex., 110-90 mmHg = 20 mmHg).

Exames complementares

- **Eletrocardiograma:** taquicardia sinusal, complexos QRS de baixa voltagem, com amplitude máxima de 5 mm em derivações do plano frontal e 10 mm no plano horizontal. Alternância elétrica definida como alteração da amplitude do QRS a cada batimento em decorrência da mobilidade do coração no fluido pericárdico (*swinging heart syndrome*) (Figura 19.6). Achados compatíveis com pericardite podem estar presentes.

- **Radiografia de tórax:** normal na maioria dos pacientes. Usualmente, 200 ml de líquido são necessários para determinar aumento da área cardíaca. Em pacientes com derrames de lenta instalação pode haver grande aumento de área cardíaca com morfologia globosa. O exemplo clássico é o derrame secundário a hipotireoidismo.
- **Ecocardiograma:** é o exame mais importante para pacientes com suspeita de tamponamento cardíaco. Seus achados podem preceder o surgimento de hipotensão arterial e pulso paradoxal, permitindo diagnóstico e tratamento precoces. Em casos duvidosos, o uso do ecocardiograma transesofágico poderá ser considerado.
- **Tomografia e ressonância cardíaca:** são exames pouco utilizados em pacientes com suspeita de tamponamento, em razão da necessidade de transporte do paciente e uso de contraste endovenoso. Em pacientes com janela ecocardiográfica desfavorável podem ser úteis para detectar derrames loculados, espessamento e calcificação pericárdica, colapso de câmaras cardíacas e dilatação da veia cava inferior.
- **Cateterismo cardíaco direito:** não é indicado de rotina para o diagnóstico de tamponamento, entretanto é útil quando o cateter de artéria pulmonar foi utilizado por outros motivos. O padrão clássico é composto de pulso paradoxal, queda do débito cardíaco, perda do descendente Y e equalização das pressões de enchimento nas quatro câmaras cardíacas.

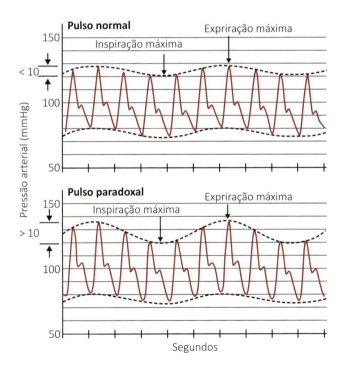

Figura 19.4 – Representação do pulso paradoxal mostrando a variação significativa da PA com a respiração. Adaptado de: Roy CL et al. Does This Patient With Pericardial Effusion Have Cardiac Tamponade? JAMA, abril 2007.

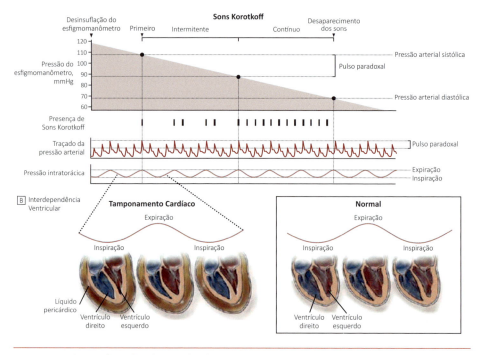

Figura 19.5 – Fisiopatologia do pulso paradoxal no tamponamento. Referência: Roy CL, et al. Does This Patient With Pericardial Effusion Have Cardiac Tamponade? JAMA, abril 2007.

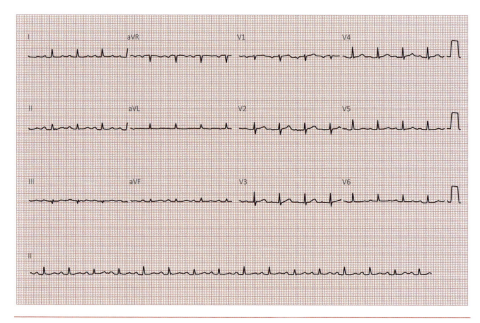

Figura 19.6 – Eletrocardiograma: baixa voltagem e alternância elétrica em paciente com derrame pericárdico importante.

Tratamento do tamponamento

Medidas gerais no tamponamento

- Repouso no leito, monitor cardíaco, oxigênio se hipoxemia, acesso venoso.
- Infusão de SF a 0,9%, IV. O aumento da pré-carga pode elevar as pressões de enchimento e evitar o colapso precoce das câmaras cardíacas.
- Evitar ventilação mecânica não invasiva (VNI), por reduzir a pré-carga e as pressões de enchimento, precipitando o colapso das cavidades.
- Pela mesma razão não se devem usar diuréticos.
- Os pacientes betabloqueados podem apresentar deterioração hemodinâmica mais precoce, pela perda da taquicardia compensatória que mantém o débito cardíaco nas fases iniciais.
- O uso de drogas vasoativas/inotrópicos tem pouco benefício.

Dica

- Em pacientes com forte suspeita clínica, ou seja, alta probabilidade pré-teste, o ecocardiograma não deve ser usado para descartar o diagnóstico de tamponamento que é, em última análise, eminentemente clínico. Nesses casos, o tratamento com drenagem do líquido (percutânea ou cirúrgica) não deve ser retardado, e a melhor forma de comprovar o tamponamento é mediante a melhora hemodinâmica que ocorre após a intervenção.

Pericardiocentese percutânea

- Deve ser realizada com o uso de agulha e fio-guia, através do acesso subxifoide. A agulha deve ser direcionada para o ombro esquerdo, mantendo ângulo de 30° com a pele. Esse posicionamento é extrapleural e evita lesões de coronárias, do epicárdio e das artérias mamárias. Após posicionamento da agulha, introduz-se um fio-guia através do qual um cateter *pigtail* será posicionado para drenagem. Em derrames volumosos recomenda-se a drenagem lenta para evitar a síndrome de descompressão aguda do ventrículo direito. O procedimento pode ser guiado pelo ecocardiograma à beira do leito ou por radioscopia no laboratório de hemodinâmica. As complicações graves têm prevalência de 1,3 a 1,6% e incluem perfuração do miocárdio e das artérias coronárias, embolia de ar, pneumotórax e perfuração de vísceras abdominais e cavidade peritoneal.
- Contraindicações: pós-operatório de cirurgia cardíaca, ruptura de parede livre ventricular, dissecção de aorta, derrame loculado e de difícil acesso (posterior). Nesses casos, a formação de coágulos torna impossível a remoção de material com o uso de agulhas e a drenagem cirúrgica deve ser indicada.

Considerações sobre causas específicas de derrame pericárdico

1. **Tuberculose:** comumente associada a estados de imunossupressão (HIV, uso de corticoides, etilismo, uso de drogas), apresenta mortalidade de 85% em casos não tratados e evolução para pericardite constritiva em 30-50% dos casos. A apresentação clínica é variável e pode incluir: sinais de pericardite aguda, derrame pericárdico, constrição ou tamponamento. O diagnóstico é feito pela identificação do *Mycobacterium tuberculosis* no tecido ou líquido pericárdico em associação com granulomas caseosos na análise histológica. Em muitos casos a identificação do agente não é possível, e os sinais de tuberculose extracardíaca são usados para realização de diagnóstico presuntivo. A pericardiocentese em geral revela líquido pericárdico com alto teor de proteínas e leucócitos (usualmente com predomínio de linfomononucleares). A dosagem no líquido da adenosina deaminase (ADA) > 40 U/L tem sensibilidade de 83% e especificidade de 78% para o diagnóstico, enquanto a PCR (*polimerase chain reaction*) para *Mycobacterium tuberculosis* tem 75% e 100%, respectivamente. A biópsia pericárdica tem baixo rendimento e recomenda-se que seja realizada sob videopericardioscopia sempre que possível. O tratamento deve ser realizado com quatro drogas: rifampicina, isoniazida, pirazinamida, etambutol (RHZE) pelo período de 2 meses, seguido por isoniazida e rifampicina por mais 4 meses. A

associação de corticoide é controversa e não reduziu mortalidade ou risco de tamponamento num trabalho com 1.400 pacientes em comparação ao placebo (⅔ eram HIV-positivo), mas pode diminuir a evolução para pericardite constritiva principalmente nos casos de grandes derrames pericárdicos, elevado número de leucócitos no líquido pericárdico e/ou sinais iniciais de constrição. Não há consenso sobre a dose inicial e sobre a melhor forma de fazer o desmame. Um dos esquemas sugeridos que foi o utilizado no estudo sul africano é prednisona 60 mg por 4 semanas, 30 mg por 4 semanas, 15 mg por 2 semanas e 5 mg por 1 semana, conforme recomenda o *guideline* da ISDA (Sociedade Americana de Infectologia); outro esquema que foi utilizado no IMPI *Trial* é prednisolona 120 mg por 1 semana, 90 mg na segunda semana, 60 mg na terceira, 30 mg na quarta, 15 mg na quinta e 5 mg na sexta.

Evitar o uso de rotina em pacientes HIV-positivo pelo risco aumentado de neoplasias com a terapia (sarcoma de Kaposi).

2. **Neoplasias:** em pacientes com neoplasia o derrame pericárdico pode ocorrer por três causas básicas: 1) invasão direta pela neoplasia; 2) radioterapia/quimioterapia; 3) infecção. A diferenciação entre essas três condições é essencial e envolve a análise de dados clínicos, exames de imagem e do líquido pericárdico. Os tumores primários do pericárdio são raros, os principais são: mesotelioma, fibrossarcomas, linfangiomas, teratomas, hemangiomas e lipomas. Entretanto, o acometimento pericárdico por metástases tumorais é frequente, sendo importante causa de derrame pericárdico e a principal causa de tamponamento cardíaco em países desenvolvidos. Metástases pericárdicas são encontradas em 15-30% das autópsias de pacientes com doenças neoplásicas. O carcinoma de pulmão é responsável por 40% dos derrames neoplásicos; o câncer de mama e o linfoma determinam outros 40%. Os tumores do trato gastrointestinal, melanoma e sarcoma são menos frequentes. O sarcoma de Kaposi tem incidência aumentada nos pacientes com HIV. Os pacientes são assintomáticos na maioria dos casos, embora possa ocorrer dispneia, tosse, dor torácica, atrito pericárdico, sinais de tamponamento ou de síndrome constritiva. O diagnóstico é feito através da confirmação de células neoplásicas em líquido ou tecido pericárdico. A tomografia e a ressonância magnética cardíaca podem revelar massas mediastinais, derrames pericárdico e pleural. O tratamento da pericardite neoplásica depende do quadro clínico, do tipo histológico do tumor e do prognóstico da doença de base do paciente. Para pacientes com derrame leve/moderado e estabilidade hemodinâmica recomenda-se como primeira opção o tratamento da neoplasia de base com quimioterápicos/radioterapia, o que pode reduzir a taxa de recidiva em até 67%. Para os pacientes com derrames volumosos (> 20 mm) deve ser considerada a drenagem cirúrgica ou percutânea, pelo alto risco de tamponamento. Nos pacientes com derrames recorrentes e sem resposta ao tratamento da doença de base, as seguintes opções terapêuticas podem ser consideradas: 1) janela pericárdica; 2) instilação intrapericárdica de agentes citostáticos/esclerosantes/imunomoduladores; 3) radioterapia; 4) colocação de cateter intrapericárdico para drenagem permanente; 5) pericardiectomia.

Leitura sugerida

- Adler Y, Charron P, Imazio M, Badano L, Barón-Esquivias G, Bogaert J, et al. 2015 ESC Guidelines for the diagnosis and management of pericardial diseases: The Task Force for the Diagnosis and Management of Pericardial Diseases of the European Society of Cardiology (ESC) Endorsed by: The European Association of Cardio-Thoracic Surgery (EACTS). Eur Heart J. 2015;36(42):2921-64.
- Klein AL, Abbara S, Agler DA, Appleton CP, Asher CR, Hoit B, et al. American Society of Echocardiography clinical recommendations for multimodality cardiovascular imaging of patients with pericardial disease: endorsed by the Society for Cardiovascular Magnetic Resonance and Society of Cardiovascular Computed Tomography. J Am Soc Echocardiogr. 2013;26(9):965-1012.
- Montera MW, Mesquita ET, Colafranceschi AS, Oliveira Jr AC, Rabischoffsky A, Ianni BM, et al. Sociedade Brasileira de Cardiologia. I Diretriz Brasileira de Miocardites e Pericardites. Arq Bras Cardiol. 2013;100(4 supl. 1):1-36.

Capítulo 20

Balão Intra-aórtico

Cristiano Guedes Bezerra
Eduardo França Pessoa de Melo
Fábio Augusto Pinton

Introdução

- Introduzido há mais de 50 anos, o balão intra-aórtico (BIA) ainda é o dispositivo de suporte circulatório mais utilizado no mundo para o tratamento do choque cardiogênico.
- A mortalidade no grupo de pacientes com infarto agudo do miocárdio (IAM) e choque cardiogênico ainda é alta, sendo cerca de 55% no estudo GUSTO-1 (1997) e de 54,6% no APEX-AMI (2011).
- De acordo com dados do registro TBRIDGE (*The Brazilian Registry of Intra-aortic balloon pump in Decompensated heart failure – Global Evaluation*), que incluiu pacientes com miocardiopatia avançada em choque cardiogênico tratados com BIA em unidade de terapia intensiva de hospital quaternário brasileiro, a mortalidade em 30 dias foi de 36,1%, sendo que a mortalidade intra-hospitalar foi de 75%, com redução drástica para 29% se os pacientes fossem submetidos a transplante cardíaco.
- Apesar de não haver na literatura estudos randomizados que demonstrem redução de mortalidade, o BIA é frequentemente indicado em pacientes com IAM e instabilidade hemodinâmica, em que se espera recuperação do miocárdio atordoado. Por outro lado, sua utilização na insuficiência cardíaca (IC) avançada é controversa, porém está associada à estabilização clínica e manutenção da perfusão tecidual durante as fases avançadas da doença, podendo ser indicado como ponte para recuperação ou transplante cardíaco.
- Com a correta seleção dos pacientes e início precoce da terapia com BIA, um benefício significativo a muitos pacientes com disfunção ventricular esquerda é atingido.
- O funcionamento do BIA é baseado no princípio da contrapulsação, em que o sangue é impulsionado também durante a diástole e o desempenho ventricular esquerdo é facilitado pela deflação do BIA imediatamente antes da próxima sístole ventricular.
- Este dispositivo pode ser inserido, de forma rápida e percutânea, na sala de hemodinâmica, no centro cirúrgico ou em ambiente de terapia intensiva (à beira do leito) por equipe habilitada.

Mecanismo de ação

- A insuflação do BIA durante a diástole aumenta a perfusão coronariana e a oferta de oxigênio, ao passo que sua desinsuflação imediatamente antes da próxima sístole ventricular diminui subitamente a pós-carga, facilitando o trabalho cardíaco, aumentando a ejeção ventricular e diminuindo a tensão nas paredes do ventrículo esquerdo (VE) e o consumo de oxigênio (Tabela 20.1).
- Portanto, a terapia de contrapulsação exerce efeitos benéficos tanto na sístole quanto na diástole.

Tabela 20.1 – Mecanismo de ação do BIA

Insuflação na diástole	Desinsuflação na sístole
Aumento da pressão diastólica na raiz da aorta	Redução da pós-carga por efeito de "vácuo"
Aumento da perfusão coronária	Redução do trabalho cardíaco e do consumo miocárdico de O_2
Aumento da oferta de O_2 ao miocárdio	Aumento do débito cardíaco

Indicações e contraindicações

Indicações (Tabela 20.2)

- Síndrome coronária aguda.
- Angina instável refratária.
- Angina pós-IAM.
- Complicações do IAM (comunicação interventricular, insuficiência mitral importante com ou sem ruptura de cordoalha).
- Suporte para procedimentos diagnósticos ou terapêuticos na sala de hemodinâmica.
- Arritmias ventriculares refratárias relacionadas à isquemia.
- Cirurgias cardíacas e não cardíacas em pacientes com disfunção sistólica importante do VE (indicação em casos excepcionais).
- Suporte profilático para cirurgia cardíaca (Figura 20.1).
- Desmame de circulação extracorpórea.
- Pós-operatório de cirurgia cardíaca.
- Suporte profilático para cirurgias não cardíacas de grande porte.
- Ponte para dispositivos de assistência ventricular de longa permanência.
- Miocardiopatia isquêmica ou não isquêmica.
- Choque cardiogênico.
- IC refratária ao tratamento clínico.
- Ponte para o transplante cardíaco.
- Contusão cardíaca com disfunção ventricular esquerda.

Tabela 20.2 – Diretriz de assistência circulatória mecânica da Sociedade Brasileira de Cardiologia – 2016

Recomendações para implante de BIA	Classe	Nível de evidência
Choque cardiogênico pós-IAM	IIa	B
Complicação mecânica pós-IAM com choque cardiogênico	IIa	C
Angina refratária após tratamento clínico otimizado	IIa	C
Choque cardiogênico em miocardiopatia crônica isquêmica ou não isquêmica	IIa	C
Suporte em intervenções de pacientes de alto risco cardíaco	IIb	C

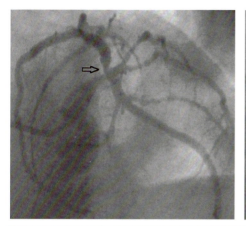
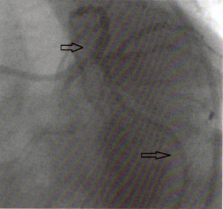

Figura 20.1 – Uso do BIA durante angioplastia de alto risco em paciente com disfunção ventricular esquerda grave e lesão de tronco da coronária esquerda trifurcado distal e artéria descendente anterior. Setas indicam a lesão-alvo antes e após angioplastia e o BIA insuflado (chamar atenção para a marca radiopaca na extremidade distal do BIA).

Contraindicações

- Insuficiência aórtica (IAo) importante.
- Dissecção/aneurisma de aorta abdominal e torácica.
- Calcificação aortoilíaca importante ou doença arterial periférica grave.
- Diátese hemorrágica.
- Trombocitopenia grave.

- Com a insuflação do BIA na diástole ocorre aumento da pressão na raiz da aorta e se a válvula aórtica não for competente ocorre piora da regurgitação aórtica, sobrecarga do ventrículo esquerdo e piora hemodinâmica e da congestão pulmonar. É importante ressaltar que o refluxo aórtico discreto não é contraindicação ao uso do BIA.

Técnica de inserção

- Precauções de barreira máxima: campos estéreis amplos – cobrir todo o corpo do paciente, máscara, gorro, avental, lavar as mãos com degermante.
- Após anestesia local, puncionar com uma agulha 18 gauge, em um ângulo de 45°, a artéria femoral comum, cerca de 2 cm abaixo do ligamento inguinal (espinha ilíaca anterossuperior e tubérculo púbico), lembrando as possíveis complicações relacionadas à técnica da punção (a punção alta pode ocasionar hematoma retroperitoneal, ao passo que a punção baixa pode estar associada a pseudoaneurisma).
- Após punção, deve-se avançar o fio-guia pela agulha até o nível aproximado da aorta torácica proximal, remover a agulha (deixando apenas o fio-guia) e fazer pequena incisão local com o bisturi.
- É importante ressaltar que se houver qualquer dificuldade ou resistência ao avanço do fio-guia, este não deve ser forçado, sendo recomendada a utilização da fluoroscopia (raios X) ou de guias hidrofílicos dedicados no laboratório de hemodinâmica.
- O tamanho do balão deve ser escolhido de acordo com a altura do paciente, conforme orientações do fabricante.

Técnica de inserção do BIA com introdutor

- Avançar o introdutor acoplado no dilatador pelo fio-guia.

- Avançar o BIA através do fio-guia por dentro do introdutor apenas após visualizar o fio-guia na extremidade distal do BIA. Deve-se ter certeza de que toda a membrana do BIA está livre da borda proximal do introdutor.
- Após localização correta do BIA (por meio de radiografia de tórax ou medições feitas previamente ao procedimento), suturar o introdutor e o "Y" na pele e avançar a capa de segurança até o introdutor.
- A ponta do BIA deve ser posicionada cerca de 2 cm distalmente à artéria subclávia esquerda.
- Em caso de passagem à beira do leito, deve-se medir a distância entre o ângulo de Louis, a cicatriz umbilical e obliquamente em direção à artéria femoral.
- Na radiografia de tórax visualiza-se a ponta radiopaca do BIA entre o segundo e o terceiro espaços intercostais (aproximadamente na altura da carina da traqueia). Se o BIA estiver muito inserido pode ocorrer prejuízo do fluxo para a artéria subclávia esquerda, ao passo que se estiver pouco inserido pode ocorrer diminuição do desempenho de suporte circulatório, portanto, seu posicionamento deve ser acompanhado com radiografias de tórax.

Técnica de inserção do BIA sem introdutor

- Antes da punção é preciso aplicar anestesia local e divulsionar a pele e o tecido subcutâneo para diminuir aderências no momento em que o BIA é inserido.
- Após punção e inserção do fio-guia, avançar o BIA apenas após visualizar o fio-guia na extremidade distal do BIA.
- Após localização correta do BIA (por meio de radiografia de tórax ou medições feitas previamente ao procedimento), suturar o "Y" na pele e avançar a capa de segurança.

Ciclagem

- O sistema precisa de um sinal (*trigger*) para identificar o início do ciclo cardíaco e coordenar a contrapulsação. O modo de ciclagem preferido é pelo eletrocardiograma (ECG) (o sistema usa a onda R como *trigger*).
- A insuflação do BIA ocorre no início da diástole e a desinsuflação, um pouco antes da sístole ventricular. A insuflação máxima do BIA com 40 cc alcança 15 mm de diâmetro e preenche 70 a 80% da luz da aorta, "deslocando" o sangue proximalmente e aumentando as perfusões cerebral e coronariana e a pressão diastólica.
- A desinsuflação imediatamente antes da sístole cardíaca resulta em diminuição de consumo de oxigênio e aumento de débito cardíaco por diminuição de pós-carga.

Ajustes e funcionamento do BIA

- A insuflação e a desinsuflação devem ser bem sincronizadas com o ciclo cardíaco, que é monitorado continuamente pelas curvas de ECG e de pressão arterial (PA).
- A insuflação do BIA ocorre no início da diástole (nó dicrótico da curva de pressão arterial). Um "V" profundo deve ser observado no nó dicrótico da curva de pressão arterial quando o balão infla.
- Com a insuflação do balão, a pressão diastólica aórtica aumenta e um segundo pico de pressão é observado (o chamado aumento diastólico, que é idealmente maior que a pressão sistólica).
- Para avaliar o funcionamento do BIA e otimizar o sincronismo preciso é necessário observar o traçado da curva de pressão arterial e conhecer seus efeitos hemodinâmicos (Tabela 20.3).
- O BIA normofuncionante resultará em redução da pressão sistólica assistida, redução da pressão diastólica final assistida e o pico do aumento diastólico será maior que a pressão sistólica não assistida, como se pode observar na Figura 20.2 (Figura 20.3).

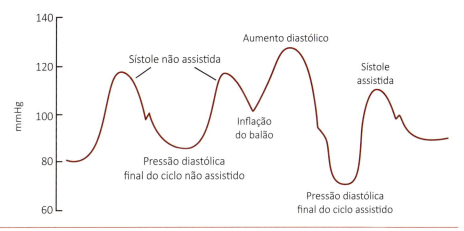

Figura 20.2 – BIA normofuncionante resulta em redução da pressão sistólica assistida, redução da pressão diastólica final assistida e o pico do aumento diastólico será maior que a pressão sistólica não assistida.

Tabela 20.3 – Efeitos indesejáveis do BIA – ajuste inadequado de ciclagem			
Ajuste inadequado	**Curva pressórica**	**Efeitos**	
Insuflação precoce		Sístole cardíaca contra o balão insuflado Aumento da pós-carga Aumento do consumo miocárdico de O_2 Redução do débito cardíaco	
Desinsuflação precoce		Redução do tempo de aumento diastólico Queda na PA diastólica com reversão de fluxo nas carótidas e coronárias Isquemias cerebral e miocárdica	
Insuflação tardia		Redução do aumento diastólico Redução da perfusão coronária Redução da efetividade da assistência circulatória	
Desinsuflação tardia		Sístole cardíaca contra o balão insuflado Aumento da pós-carga Aumento do consumo miocárdico de O_2 Redução do débito cardíaco	

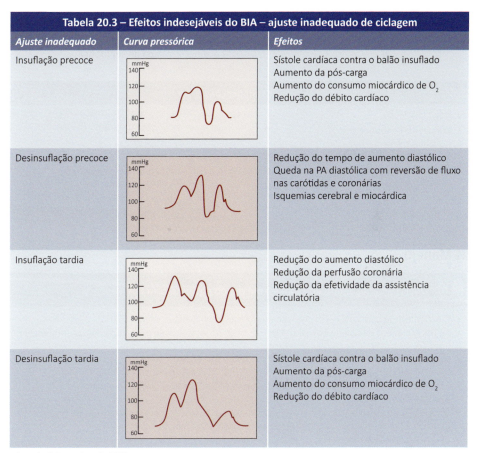

Adaptado de Trost JC, et al., 2006.

Fatores que interferem no aumento diastólico

- Relacionados à ciclagem.
- Diminuição do volume sistólico (taquicardia ou baixa fração de ejeção).
- Aumento da resistência vascular periférica.
- Drogas vasoativas.
- Temperatura corporal.
- BIA dentro do introdutor.
- Posição inadequada.
- Dobra no cateter.
- Vazamento de gás pela membrana do BIA.
- Baixo suprimento de hélio.

Complicações

- Com o desenvolvimento da tecnologia e preparo da equipe, as complicações vêm diminuindo perfazendo uma incidência de apenas 6,2% no registro Benchmark (1997-2005), com 37 mil pacientes, sendo 2,6% de sangramento em local de punção, 2,5% por isquemia de membro inferior e 1% de outras complicações.
- Os fatores de risco para isquemia de membro inferior após BIA são idade acima de 75 anos, doença vascular periférica, diabetes *mellitus*, sexo feminino, superfície corporal diminuída (< 1,65 m^2).

Complicações

- Sangramento local.
- Hematoma de retroperitônio.
- Isquemia de membro inferior e amputação.
- Dissecção ou ruptura de aorta.
- Infecção (na ausência de outro foco provável para um quadro febril, considerar remover o BIA e trocar o sítio de inserção).
- Trombocitopenia.
- Ruptura do balão.

Manejo

 Quais cuidados tenho que tomar com o meu paciente com BIA?

- O paciente deve permanecer em decúbito horizontal, com o membro inferior restrito.
- Ao trocar curativo do sítio de inserção, pesquisar sinais de sangramento ou secreção que possam sugerir infecção.
- Avaliar sinais de isquemia do membro inferior a cada 6 horas (checar pulso, utilizar Doppler, avaliar cor e temperatura do membro).
- Verificar hemograma com plaquetas, coagulograma (avaliar hemólise, plaquetopenia, ação de anticoagulantes).
- Checar sinal do eletrocardiograma e a atuação do BIA nas curvas de pressão para avaliar efeito hemodinâmico do mesmo e escolher modo de ciclagem ótimo para o paciente.
- Checar a quantidade de gás hélio no monitor do BIA.
- Avaliar a posição da ponta radiopaca do cateter de BIA a cada 12-24 horas na radiografia de tórax.

Retirada e desmame

 Quando e como fazer o desmame do BIA?

- Após melhora dos parâmetros de macro-hemodinâmica (diurese, pressão arterial, frequência cardíaca, perfusão tecidual) e micro-hemodinâmica (saturação venosa central, lactato, *base excess*, CO_2 *gap*, bicarbonato), pode-se começar a diminuir o suporte mecânico.
- Inicialmente, é recomendado que seja diminuída a dose de inotrópico pela metade para possível *backup* após desligado o suporte circulatório mecânico.
- O suporte com BIA pode ser diminuído de duas formas, sendo a primeira a mais usada rotineiramente: diminuir a frequência da assistência (1:2, 1:4, 1:8) ou a intensidade da assistência (grau de insuflação do BIA).
- Com o paciente em uso de doses no máximo moderadas de inotrópicos (p. ex., dobutamina 10 µg/kg/min), passa-se o BIA para 1:2 e, após 3 a 6 horas, reavaliam-se os parâmetros de macro e micro-hemodinâmica e, se houver boa tolerância, prossegue-se o desmame, deixando o BIA em 1:3 por mais 3 a 6 horas. Caso ocorra evolução favorável após diminuição do suporte (BIA 1:3, dobutamina em doses moderadas), o BIA poderá ser retirado. Ou seja, durante o desmame do suporte circulatório deve-se deixar o BIA em 1:2 ou 1:3 por apenas 6-12 horas, devendo, ao final do período, o BIA ser retirado se desmame bem tolerado ou retornar à assistência em 1:1 para se tentar desmame posteriormente.
- Alguns serviços utilizam heparina não fracionada (HNF) em dose plena, por causa do possível efeito pró-trombótico que o BIA pode apresentar. Se esse for o caso, o ideal é manter a HNF ligada enquanto o BIA estiver em 1:2 e 1:3, já que o risco de trombose é maior nesse momento.
- Após desligar HNF e avaliar as provas de coagulação, deve-se tracionar o cateter até travar no introdutor, retirando o conjunto cateter-introdutor, pressionando a artéria femoral.
- Permitir um jato de sangue para drenagem de possíveis coágulos e comprimir por cerca de 30 minutos proximalmente à punção. É importante ressaltar que nunca se deve tentar retirar o BIA através do introdutor, uma vez que ele entra pelo introdutor, porém não consegue sair através dele. O paciente deve ficar em repouso por 6 horas após a retirada.

O BIA na miocardiopatia avançada

- Os pacientes coronariopatas em choque cardiogênico habitualmente recebem assistência circulatória com BIA no laboratório de hemodinâmica. Por sua vez, os pacientes com IC avançada encontram-se internados na unidade de terapia intensiva (UTI) sob suporte de inotrópicos, vasopressores e, por vezes, ventilação mecânica e terapia substitutiva renal.
- Uma das vantagens do BIA é que esse dispositivo pode ser inserido por médicos habilitados à beira do leito, em ambiente de terapia intensiva, nos pacientes que necessitam de aumento de suporte hemodinâmico.
- O registro brasileiro TBRIDGE incluiu 223 pacientes com miocardiopatia avançada (fração de ejeção do ventrículo esquerdo de 24 ± 10%, sendo 30% acometidos por doença de Chagas) internados em UTI cardiológica que receberam suporte circulatório com BIA.
- Analisou-se a mortalidade em 30 dias, bem como variações na saturação venosa central de oxigênio (SVO_2), lactato arterial e uso de fármacos vasoativos 48 horas após a instalação do dispositivo. Em comparação à pré-instalação do BIA, após a instalação houve aumento da SVO_2 (51% *vs.* 66%, p < 0,001) e no uso de nitroprussiato (34% *vs.* 48%, p < 0,001), além de redução do lactato (31 *vs.* 17 mg/dL, p < 0,001) e no uso de vasopressores (36% *vs.* 26%, p = 0,003). A sobrevida em 30 dias foi de 69%, com menor mortalidade nos pacientes chagásicos comparativamente aos não chagásicos (p = 0,008). A terapia de contrapulsação aórtica mostrou-se opção eficaz de suporte circulatório mecânico para pacientes em espera do transplante cardíaco, possibilitando a mudança no perfil de fármacos vasoativos e melhora da perfusão tecidual.

Suporte circulatório no infarto com supra e choque cardiogênico

- Em pacientes sem complicação mecânica, o uso rotineiro do BIA no cenário de IAM com supra e choque cardiogênico não está relacionado a melhores desfechos clínicos. Porém, seu uso deve ser considerado para suporte hemodinâmico em pacientes selecionados, como no choque cardiogênico de rápida evolução, refratário a drogas vasoativas, insuficiência mitral importante ou CIV peri-infarto.
- Apesar de pequeno estudo exploratório não ter mostrado benefício do Impella® em relação ao BIA em pacientes com IAM e choque cardiogênico, seu uso pode ser considerado individualmente em pacientes hipotensos não respondedores a inotrópicos, volume e terapia com BIA como ponte para recuperação do miocárdio atordoado, ponte para transplante cardíaco ou uso de dispositivos de assistência circulatória de longa permanência.
- O estudo IABP SHOCK II randomizou 600 pacientes com IAM e choque cardiogênico para receber BIA ou placebo, além de todo o tratamento padrão usado nesta situação. O *endpoint* primário foi mortalidade em 30 dias. Observou-se que não houve diferença de mortalidade com o uso do BIA. Quando avaliados os vários desfechos secundários (função renal, níveis de lactato, escores de prognóstico, etc.), também não foram encontradas diferenças significativas.
- A diretriz da Sociedade Europeia de Cardiologia (ESC 2017) para manejo do infarto com supra faz as seguintes recomendações: o uso do BIA deve ser considerado em pacientes com instabilidade hemodinâmica/choque cardiogênico devido a complicações mecânicas do infarto (classe de recomendação IIa, nível de evidência C); o uso de suporte circulatório mecânico de curta duração pode ser considerado em choque refratário (classe de recomendação IIb, nível de evidência C); o BIA não deve ser utilizado de forma rotineira (classe III, nível de evidência B).

Impella®

- É um dispositivo de suporte circulatório avançado que pode ser inserido no laboratório de hemodinâmica.
- Tem a finalidade de melhorar o débito cardíaco, a perfusão coronariana e tecidual, além de diminuir o trabalho miocárdico (MVO_2) e o consumo de oxigênio.
- Composto por uma bomba de fluxo axial contínuo, sua porção distal é colocada na cavidade ventricular esquerda e sua porção proximal, na aorta ascendente (por onde é ejetada parte do débito cardíaco). Permite fluxos de 2,5 L/min (Impella® 2.5), 4 L/min (Impella® CP) ou 5,0 L/min (Impella® 5.0). No Brasil, atualmente, o modelo disponível é o Impella® CP.
- É realizada a canulação da artéria femoral seguida da passagem retrógrada do dispositivo pela válvula aórtica e do posicionamento da bomba microaxial na aorta ascendente por fluoroscopia. É necessária a anticoagulação plena com HNF. O tempo de permanência com o dispositivo pode ser de até 4-7 dias.
- Suas indicações são semelhantes às do BIA, recebendo destaque para choque cardiogênico pós-IAM, assistência durante cirurgia cardíaca e na angioplastia de alto risco.
- A angioplastia de alto risco é caracterizada pelo grande território miocárdico em risco durante abordagem (lesões de tronco, multiarteriais com oclusões crônicas, lesões calcificadas que necessitam de aterectomia) e pela baixa reserva miocárdica (disfunção ventricular esquerda importante). Na angioplastia de alto risco o procedimento é feito sob suporte circulatório e este é retirado imediatamente após o término ou nas 6-12 horas seguintes. O uso do Impella® CP nesses pacientes tem a finalidade de prevenir instabilidade hemodinâmica no procedimento devido à manipulação de cateteres e materiais durante o tratamento, podendo reduzir eventos adversos durante e após o procedimento e facilitar uma revascularização completa (Figura 20.3).
- Dentre as angioplastias de alto risco destaca-se a intervenção no tronco da coronária esquerda devida ao grande território de isquemia em risco. O exemplo clássico é a lesão de tronco distal, que envolve a bifurcação entre as artérias descendente anterior e circunflexa, com associação

de oclusão crônica da artéria coronária direita em paciente com disfunção ventricular esquerda, na qual a utilização de suporte hemodinâmico com BIA ou Impella® pode ser benéfica.
- Alguns trabalhos mostram superioridade desse dispositivo em relação ao BIA. Nos registros americanos multicêntricos (USpella) em pacientes com IAM, esse dispositivo se mostrou eficaz em otimizar a hemodinâmica dos pacientes nos quais a terapia convencional foi insuficiente para suporte adequado (88% após revascularização miocárdica, 88% após uso de altas doses de inotrópicos e 68% após uso de BIA). O Impella® melhorou a IC de 1,9 para 2,5 L/min/m², a PAM de 73 para 87 mmHg, e a fração de ejeção de 29 para 37%.
- A superioridade do Impella® em relação ao BIA precisa ser mais bem demonstrada, mas esse dispositivo parece ser uma alternativa interessante a ser usada em pacientes que não respondem bem à terapêutica habitual, inclusive com o suporte do BIA.
- Suas contraindicações são: trombo mural no VE, prótese aórtica mecânica, estenose aórtica grave; insuficiência aórtica moderada a importante; doença arterial periférica grave, disfunção importante de ventrículo direito, comunicação interatrial ou comunicação interventricular (CIV), incluindo CIV pós-IAM; ruptura de parede livre de VE e tamponamento cardíaco.

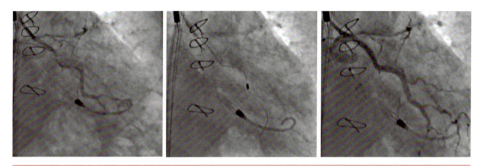

Figura 20.3 – Uso do Impella® CP durante angioplastia de alto risco com aterectomia rotacional em paciente revascularizado, com disfunção ventricular esquerda grave e lesão calcificada de tronco da coronária esquerda e artéria circunflexa. As fotos representam, respectivamente: A. angiografia pré-intervenção mostrando lesão acentuada de artéria circunflexa tortuosa e calcificada; B. uso da aterectomia rotacional (*rotablator*) para tratamento da acentuada calcificação coronária; e C. resultado final da angioplastia após implante de *stents*.

Leitura sugerida

- Anderson RA, Ohman EM, Holmes DR Jr, et al. Use of intra-aortic balloon counterpulsation in patients presenting with cardiogenic shock: observations from the GUSTO-I Study. Global utilization of streptokinase and TPA for occluded coronary arteries. J Am Coll Cardiol. 1997;30:708-15.
- Ayub-Ferreira SM, Souza Neto JD, Almeida DR, Biselli B, Avila MS, Colafranceschi AS, et al. Diretriz de Assistência Circulatória Mecânica da Sociedade Brasileira de Cardiologia. Arq Bras Cardiol. 2016;107(2 Supl. 2):1-33.
- Bezerra CG, Adam EL, Baptista ML, Ciambelli GS, Kopel L, Bernoche C, et al. Aortic Counterpulsation Therapy in Patients with Advanced Heart Failure: Analysis of the TBRIDGE Registry. Arq Bras Cardiol. 2016 Jan;106(1):26-32.
- Briguori C, Sarais C, Pagnotta P, et al. Elective versus provisional intra-aortic balloon pumping in high-risk percutaneous transluminal coronary angioplasty. Am Heart J. 2003;145:700-7.
- Chen EW, Canto JG, Parsons LS, et al. Relation between hospital intra-aortic balloon counterpulsation volume and mortality in acute myocardinal infarction complicated by cardiogenic shock. Circulation. 2003;108:951-7.
- Cheng JM, den Uil CA, Hoeks SE, van der Ent M, Jewbali LS, van Domburg RT, et al. Percutaneous left ventricular assist devices vs. intra-aortic balloon pump counterpulsation for treatment of cardiogenic shock: a meta-analysis of controlled trials. Eur Heart J. 2009;30(17):2102-2108.

- Donelli A, Jansen JRC, Hoeksel B, et al. Performance of a real-time dicrotic notch detection and prediction algorithm in arrhythmic human aortic pressure signals. J Clin Monit. 2002;17:181-5.
- FDA Executive Summary, Classification of Intra-Aortic Balloon Pump Devices. Dec. 5, 2012. p. 15.
- Feres F, Costa RA, Siqueira D, Costa Jr JR, Chamié D, Staico R et.al. Diretriz da Sociedade Brasileira de Cardiologia e da Sociedade Brasileira de Cardiologia Intervencionista sobre Intervenção Coronária Percutânea. Arq Bras Cardiol. 2017;109(1 Supl. 1):1-81.
- Ferguson JJ, Cohen M, Freedman RJ Jr, et al. The current practice of intra-aortic balloon counterpulsation: results from Benchmark Registry. J Am Coll Cardiol. 2001;38:1456-62.
- French JK, Armstrong PW, Cohen E, et al. Cardiogenic shock and heart failure post-percutaneous coronary intervention in ST-elevation myocardial infarction: observations from "Assessment of Pexelizumab in Acute Myocardial Infarction". Am Heart J. 2011;162:89-97.
- Ibanez B, James S, Agewall S, et al. 2017 ESC guidelines for the management of acute myocardial infarction in patients presenting with ST-segment elevation. Eur Heart J. 2017;Epub ahead of print.
- Kahn JK. Intra-aortic balloon pumping. Theory and clinical applications in the 21st century. A monograph for the clinician. US Cardiology. 2004;1(1):1-6.
- Ouweneel DM, Eriksen E, Sjauw KD, van Dongen IM, Hirsch A, Packer EJ, et al. Percutaneous mechanical circulatory support versus intra-aortic balloon pump in cardiogenic shock after acute myocardial infarction. J Am Coll Cardiol. 2017;69(3):278-287.
- Sanborn TA, Sleeper LA, Bates ER, et al. Impact of thrombolysis, intra-aortic balloon pump counterpulsation, and their combination in cardiogenic shock complicating acute myocardial infarction: a report from the SHOCK Trial Registry. Should we emergently revascularize occluded coronaries for cardiogenic shock? J Am Coll Cardiol. 2000;36:1123-9.
- Stone GW, Ohman EM, Miller MF, et al. Contemporary utilization and outcomes of intra-aortic balloon counterpulsation in acute myocardial infarction. The Benchmark Registry. J Am Coll Cardiol. 2003;41:1940-5.
- Thiele H, Zeymer U, Neumann FJ, Ferenc M, Olbrich HG, Hausleiter J, et al.; IABP-SHOCK II Trial Investigators. Intraaortic balloon support for myocardial infarction with cardiogenic shock. N Engl J Med. 2012;367(14):1287-1296.
- Trost JC, Hillis LD. Intra-aortic balloon counterpulsation. Am J Cardiol. 2006;97:1391-8.

Capítulo

21

Marca-passo Provisório

Marco Túlio Hercos Juliano

Introdução

- As modalidades de estimulação cardíaca temporária comumente usadas são a esofágica, a transcutânea, a endocárdica e a epimiocárdica.
- As indicações de estimulação cardíaca temporária não são tão consensuais quanto as de estimulação definitiva.

Abordagem inicial das bradicardias na emergência ou terapia intensiva

- A abordagem inicial das bradicardias envolve cuidados básicos sugeridos pelo suporte avançado de vida em cardiologia (monitoração dos sinais vitais e eletrocardiograma, suplementação de oxigênio e acesso venoso periférico), detecção dos sinais de repercussão hemodinâmica (hipotensão, angina, ICC ou síncope) e a pesquisa por causas e doenças subjacentes (Figura 21.1).
- Bradicardias sintomáticas em geral devem ser tratadas inicialmente com atropina. Não havendo resposta, deve-se promover infusão endovenosa de dopamina ou adrenalina ou acoplar o paciente ao marca-passo transcutâneo (MPTC).
- Se a causa da bradicardia for transitória, com expectativa de rápida resolução, o MPTC pode ser considerado a melhor estratégia. Se a bradicardia for permanente ou sem expectativa de resolução em curto prazo, recomenda-se o implante do marca-passo temporário endocárdico transvenoso (MPTV), visto que a estimulação pelo MPTC pode provocar dor e desconforto, necessitando frequentemente de sedação e analgesia.
- Deve-se lembrar que a atropina costuma ter efeito em bradicardias sinusais ou bloqueios atrioventriculares (BAV) nodais, devendo ser evitada nos bloqueios infranodais pelo risco de exacerbar a dissociação atrioventricular. Usar com cautela nas bradicardias associadas a infarto, pois o aumento da frequência cardíaca pode piorar a isquemia miocárdica.

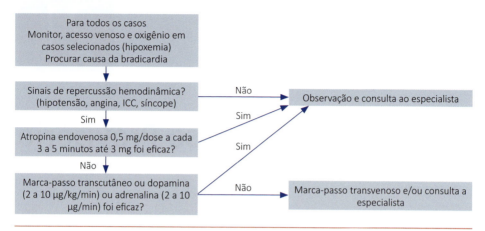

Figura 21.1 – Bradicardia no adulto. Adaptado de: Neumar RW, et al., 2010.

Indicações

Distúrbios do ritmo na fase aguda do infarto agudo do miocárdio (IAM) (Tabela 21.1)

- Infartos inferiores com frequência cursam com bradicardia ou BAV, visto que o nó sinusal e o nó atrioventricular são geralmente irrigados pela coronária direita ou circunflexa. Não obstante, a isquemia da parede inferior induz aumento do tônus vagal e inibição do tônus simpático (reflexo de Bezold-Jarisch). Esses distúrbios do ritmo costumam ser transitórios, revertendo com a recanalização da artéria culpada. Os BAV associados a infartos anteriores guardam pior prognóstico. Denotam grande massa ventricular em risco e maior chance de o distúrbio ser persistente e necessitar de marca-passo definitivo.

Tabela 21.1 – Condutas perante distúrbios do ritmo na fase aguda do IAM	
Atropina	• Bradicardia sinusal sintomática (geralmente no infarto inferior) • BAV nodal sintomático (segundo grau tipo I ou terceiro grau com escape juncional e QRS estreito)
Marca-passo	• Bradicardia sinusal sintomática não responsiva à atropina • BAV de segundo grau tipo I (Wenckebach) sintomático, BAV de segundo grau 2:1 fixo e BAV de segundo grau tipo II (Mobitz II) • BAV de terceiro grau (total) • Bloqueio de ramo alternante [alternância de BRD e BRE ou BRD fixo com alternância de bloqueios fasciculares (BDAS e BDPI)] • Surgimento de bloqueio bifascicular • Arritmia ventricular dependente de bradicardia e TV incessante por mecanismo de reentrada

Adaptado de: Piegas LS, et al., 2015.

Bradicardias não associadas ao infarto agudo do miocárdio

a. Bradicardias sintomáticas refratárias às medicações (doença do nó sinusal, BAV de segundo e terceiro graus).
b. BAV de terceiro grau com QRS largo [a origem do escape tem mais importância que o valor isolado da frequência cardíaca (FC)].
c. Disfunções de marca-passos definitivos em pacientes dependentes da estimulação.

Considerar o uso profilático em situações especiais

a. Durante cateterização cardíaca direita (Swan-Ganz ou biópsia endocárdica) em pacientes com bloqueio de ramo esquerdo preexistente [a manipulação do ventrículo direito (VD) pode causar BRD e, assim, BAV de terceiro grau].
b. Cardioversão elétrica em pacientes com disfunção ou doença do nó sinusal.
c. BAV ou bloqueio de ramo novo na vigência de endocardite aguda, principalmente de válvula aórtica.
d. Suporte terapêutico para tratamentos farmacológicos que podem piorar a bradicardia vigente.
e. Antes de cirurgias de grande porte em pacientes com BAV de segundo grau tipo II ou bloqueio bifascicular e histórico de síncope inexplicada.
f. No intraoperatório de cirurgias cardíacas com risco de lesão direta ou indireta do sistema de condução.

No tratamento de taquiarritmias

a. Para reversão de taquicardias ventriculares recorrentes, estimulando o ventrículo por curto intervalo de tempo em frequência acima da taquicardia (*overdrive supression*).
b. Supressão de taquicardias dependentes de bradicardia, estimulando o coração em frequência mais alta que o ritmo próprio do paciente (*overpacing*).

Aplicando a estimulação temporária

- As modalidades de estimulação cardíaca temporária que mais interessam no ambiente de terapia intensiva ou emergência são a estimulação transcutânea e a endocárdica.

Marca-passo transcutâneo

Marca-passo transcutâneo – Como usar?

- Monitorar o paciente. Separar material de reanimação cardiorrespiratória, o MPTC e pás autoadesivas apropriadas.
- A posição das pás mais usada é a anterolateral. A pá com polaridade negativa deve ser colocada junto ao *ictus*.
- Posição anteroposterior pode ser usada.
- Os MPTC funcionam com frequência de 30 a 180 bpm e energias de 0 a 200 miliamperes (mA), com largura de pulso (duração do estímulo) fixa.
- Operam em modo assíncrono (fixo) ou em demanda, estimulando apenas quando a frequência do paciente ficar abaixo de um valor de segurança selecionado pelo médico.
- Em emergências bradicárdicas, seleciona-se a energia máxima para garantir captura ventricular, confirmada por meio do eletrocardiograma (ECG) e da palpação de pulsos (femoral). Diminui-se a energia até que não haja captura. O menor valor de energia capaz de produzir captura é o limiar de estimulação ou captura. Programa-se uma energia ao redor de 10 a 20% acima do limiar e a FC apropriada para a condição clínica.
- No paciente estável, seleciona-se uma FC cerca de dez batimentos acima do ritmo próprio e energias progressivamente maiores até que ocorra captura. Programa-se energia 10 a 20% acima do limiar e a FC apropriada à situação. Se a bradicardia for intermitente ou iminente, seleciona-se uma FC mínima para que o marca-passo opere em demanda.

- Os principais problemas encontrados durante a estimulação transcutânea são o desconforto produzido por ela e a falha de captura (Tabela 21.2).

Tabela 21.2 – Causas e soluções para problemas durante a estimulação transcutânea

Não há aparente captura

Causas	Soluções
Má posição das pás	Reposicionar as pás evitando escápula, esterno e coluna
Eletrodo negativo posicionado posteriormente	Posicionar o eletrodo negativo anteriormente junto ao *ictus* em V3
Mau contato entre a pele e o eletrodo	Limpar a pele, retirar debris, fazer tricotomia
Mau contato entre as peças envolvidas	Checar conexões
Bateria descarregada	Trocar a bateria ou o gerador todo
Aumento de ar intratorácico	Reduzir a pressão positiva da ventilação, drenar pneumotórax
Derrame pericárdico	Drenagem pericárdica
Isquemia miocárdica, distúrbio metabólico	Suporte básico e avançado de vida, correção dos distúrbios metabólicos e eletrolíticos, corrigir hipóxia, isquemia
Limiar alto	Tricotomia, aplicar pressão e gel fresco às pás

Estimulação é dolorosa

Causas	Soluções
Corpo estranho com capacidade de condução entre os eletrodos	Retirar corpo estranho
Eletrodo sobre lesões, abrasões na pele	Reposicionar os eletrodos, cuidado durante a tricotomia
Ansiedade ou baixa tolerância à dor	Sedativos, analgésicos (benzodiazepínicos, opioides)
Suor ou depósitos na pele	Limpar a pele, remover debris
Limiar alto	Aplicar pressão às pás e gel fresco às pás

Adaptado de: Peters RW, et al., 2008.

Marca-passo endocárdico transvenoso

- Pode ser passado à beira do leito com auxílio do eletrocardiograma (ECG) endocavitário ou ecocardiograma ou, ainda, sob visão direta, utilizando-se a fluoroscopia.
- Monitorar e preparar o paciente com atenção ao local escolhido para a obtenção do acesso venoso central. Separar o marca-passo externo (gerador de pulsos), o cabo-eletrodo bipolar de marca-passo provisório e material para punção venosa central.
- O MPTV é um gerador de pulsos geralmente unicameral que permite ajuste de frequência (em geral, de 30 a 180 bpm), energia de estimulação (0,1 a 20 mA com largura de pulso fixa de 1 a 2 ms) e sensibilidade (0,1 mV até modo assíncrono). Alguns geradores expressam a energia de estimulação em volts (V). Os geradores de dupla câmara têm seu uso praticamente restrito à estimulação temporária em pós-operatório de cirurgia cardíaca, em que a exposição do coração facilita o implante de eletrodos no átrio e ventrículo.
- Para passagem do marca-passo à beira do leito, faz-se necessário um cabo intermediário que liga o cabo-eletrodo ao ECG.
- As veias jugular interna, subclávia e femoral são as mais usadas para o acesso do eletrodo ao coração. Destas veias, a mais recomendada é a jugular interna direita, seguida pela subclávia esquerda. A escolha deve levar em consideração fatores ligados ao paciente, à experiência do médico e à rotina do serviço em que se trabalha.

- As veias femorais são seguras em pacientes com coagulopatia, mas se prestam a pouco tempo de uso, pois infectam e trombosam com mais facilidade.

 Marca-passo transvenoso – Como implantar utilizando o eletrocardiograma endocavitário?

- Conecta-se o polo distal (negativo) do cabo-eletrodo do marca-passo a uma derivação precordial (V) do ECG, usando o cabo intermediário para que a ponta do cabo-eletrodo explore a atividade elétrica intracardíaca. Registra-se desta forma um eletrocardiograma endocavitário (Figura 21.2).
- Quando o cabo-eletrodo entra no VD, alguns padrões eletrocardiográficos definem regiões específicas. Os complexos rS caracterizam a região subtricuspídea; os complexos RS, a ponta do VD; os complexos RSR'S' ou complexo em W, a via de saída do VD; e os complexos rsr's' alargados, o seio coronário.
- Quando o eletrodo tocar a parede do ventrículo haverá inscrição de um supradesnivelamento do segmento ST, devendo-se proceder aos testes de captura e sensibilidade. Ficar atento quando a corrente de lesão for muito grande ou ocorrer infradesnivelamento do segmento ST; pode ter ocorrido perfuração ventricular.

 Marca-passo transvenoso – Como implantar utilizando o fluoroscópio?

- É o modo mais seguro e eficaz de implantar o MPTV. É possível visualizar a progressão do eletrodo e deixá-lo em posição estável e segura (Figura 21.3).
- Alguma familiaridade com o fluoroscópio é necessária.
- Após posicionamento do eletrodo, fazer os cálculos de limiares (Tabela 21.3).

Tabela 21.3 – Marca-passo transvenoso – Como calcular os limiares?

Limiar de sensibilidade	• Para calcular o limiar de sensibilidade é necessário que o paciente apresente escape acima do valor mínimo de frequência do marca-passo, em geral 30 bpm. Assim, recomenda-se fazer o teste de sensibilidade antes do de captura, visto que a estimulação em frequência acima do escape pode inibi-lo definitivamente • Programa-se, então, a frequência do marca-passo abaixo da frequência de escape do paciente. A sensibilidade do aparelho é então ajustada ao máximo (o menor valor numérico). Diminui-se progressivamente a sensibilidade (aumentando o valor numérico) até o marca-passo deixar de sentir o ritmo próprio do paciente e começar a emitir espículas desnecessárias. O último valor de sensibilidade com o qual o marca-passo apropriadamente se inibiu diante do ritmo próprio é o limiar de sensibilidade. Recomenda-se programá-la em 50 a 25% do valor encontrado • Um método fácil para memorizar esse procedimento é pensar na sensibilidade como a altura de um muro que se interpõe entre o marca-passo (observador) e o batimento próprio do paciente. Um muro baixo permite que o marca-passo enxergue normalmente toda a atividade elétrica do coração (sensibilidade alta significa baixo valor numérico). Um muro alto impede o marca-passo de enxergar a mesma atividade elétrica (sensibilidade baixa significa alto valor numérico) (Figura 21.4)
Limiar de comando ou captura	• Para cálculo do limiar de captura ajusta-se a frequência do marca-passo para um valor cerca de 10 bpm acima do escape. Verifica-se a presença de captura com a energia inicialmente selecionada e diminui-se progressivamente até que se notem espículas não seguidas de despolarização ventricular (perda de captura). O menor valor de energia capaz de produzir a captura é o limiar. Recomenda-se programar a energia de estimulação cerca de três até cinco vezes o limiar encontrado, visto que este deverá se elevar nos dias seguintes pelo edema e inflamação na interface eletrodo-coração (Figura 21.5)

- Após o procedimento, fazer exame físico dirigido, ECG de 12 derivações e radiografia de tórax (PA e perfil). Se o cabo-eletrodo estiver adequadamente posicionado no VD, a estimulação artificial produzirá QRS com morfologia de BRE. Caso o QRS produzido tenha morfologia de BRD, considerar algumas possibilidades.

- Veia cava superior
  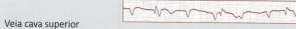
  - Onda P negativa, menor que no átrio e QRS pequeno.

- Átrio alto
  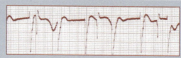
  - Onda P grande, negativa e QRS pequeno em relação à onda P.

- Átrio médio
  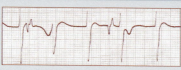
  - Onda P torna-se bifásica, mantém sua dimensão e o QRS permanece pequeno.

- Átrio baixo
  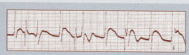
  - Onda P torna-se positiva, ainda grande em relação ao QRS. Note a corrente de lesão atrial no final do traçado.

- Veia cava inferior
  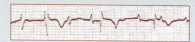
  - Note que a onda P torna-se menor, positiva, e o QRS não aumenta como esperaríamos se o cabo entrasse no VD.

- Ventrículo direito
  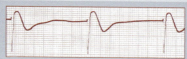
  - QRS de grandes proporções com pequena corrente de lesão. Ritmo atrial nesse caso é de fibrilação atrial.

- Ventrículo direito (má impactação)
  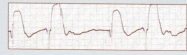
  - QRS grande, corrente de lesão visível, porém muito variável. O supradesnível do ST muda de um QRS para outro.

- Ventrículo direito (boa impactação)
  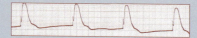
  - QRS grande, corrente de lesão visível e homogênea entre os vários QRS. É o mesmo paciente do item 6.

- Via de saída do ventrículo direito (introdução excessiva)
  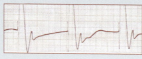
  - Além do supradesnível do ST excessivo, notar os complexos em W.

Figura 21.2 – Eletrocardiograma endocavitário.

Capítulo 21 – Marca-passo Provisório

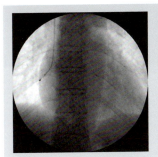 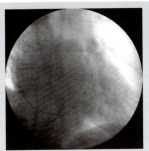 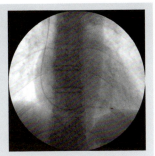

Átrio médio com curvatura do eletrodo voltada para a parede lateral. Uma rotação anti-horária sobre o cabo-eletrodo nesse momento fará a ponta do eletrodo voltar-se para a entrada do VD.	Após entrar no VD, a tendência do eletrodo é voltar-se cranialmente. Novamente uma rotação anti-horária direcionará o eletrodo à ponta do VD. Ao entrar no VD o eletrodo poderá impactar diretamente na região subtricuspídea.	Uma vez na ponta do VD é hora de deixar um pouco de redundância (alça) de eletrodo como medida de segurança. Nesse exemplo, a posição do cabo-eletrodo é estável e a redundância dele é satisfatória.

Figura 21.3 – Posicionamento do cabo-eletrodo com auxílio da fluoroscopia com punção de veia jugular interna direita. Imagens obtidas no centro cirúrgico do InCor (Unidade Cirúrgica de Estimulação Cardíaca Artificial).

Causas de QRS com morfologia de BRD após colocação de marca-passo provisório

- Perfuração do septo interventricular com estimulação do ventrículo esquerdo (VE).
- Cateterização inadvertida do seio coronário (estimulando VE).
- Ativação septal preferencialmente esquerda (não patológica).

- Com a radiografia do tórax avalia-se a posição do cabo-eletrodo e a ocorrência de lesões relacionadas à punção e manipulação do eletrodo. Se este estiver no seio coronário ou no VE, seu trajeto será posterior na radiografia de tórax em perfil. Complementar investigação com ecocardiograma, se necessário.
- A estimulação cardíaca temporária também pode produzir complicações, como infecção, trombose venosa e outras relacionadas ao seu funcionamento. Serão citados os problemas mais comuns relacionados ao funcionamento do sistema de estimulação e as sugestões de solução (Tabela 21.4).

Tabela 21.4 – Problemas relacionados ao funcionamento da estimulação cardíaca endocárdica temporária. Causas e soluções

Problemas	Causas	Soluções
Não há espícula	1. Fios soltos, danificados 2. Esgotamento da bateria 3. *Oversensing* (sensibilidade excessiva) 4. Curto-circuito entre os fios	1. Conectar, consertar ou trocar os fios 2. Trocar a bateria 3. Ajustar a sensibilidade (diminuí-la) 4. Isolar os fios

Continua...

Tabela 21.4 – Problemas relacionados ao funcionamento da estimulação cardíaca endocárdica temporária. Causas e soluções (continuação)

Problemas	Causas	Soluções
Falha de captura (espícula sem comando)	1. Deslocamento do cabo-eletrodo ou perfuração do VD 2. Baixa energia programada 3. Desgaste de bateria 4. Cabo-eletrodo danificado 5. Aumento do limiar de captura	1. Reposicionar o cabo-eletrodo 2. Aumentar a energia de estimulação 3. Trocar a bateria 4. Trocar o cabo-eletrodo 5. Aumentar a energia de estimulação, testar inversão de polaridade, reposicionar eletrodo, procurar distúrbios metabólicos e eletrolíticos ou drogas que possam alterar o limiar de estimulação
Perda de sensibilidade	1. Má posição do cabo-eletrodo 2. *Undersensing* (sensibilidade muito baixa) 3. Desgaste de bateria 4. Marca-passo externo defeituoso 5. Interferência elétrica, causando reversão para modo assíncrono	1. Reposicionar o cabo-eletrodo 2. Aumentar a sensibilidade 3. Trocar a bateria 4. Trocar o marca-passo externo 5. Corrigir a causa da interferência, aterrar monitor e eletrocardiógrafo
Estimulação diafragmática ou do nervo frênico	1. Energia de estimulação muito alta 2. Cabo-eletrodo em posição inadequada 3. Perfuração ventricular	1. Reduzir energia de estimulação 2. Checar Rx e reposicionar cabo-eletrodo 3. Avaliar sinais de tamponamento e reposicionar o cabo-eletrodo

Adaptado de: Andrade JCS, et al., 2007.

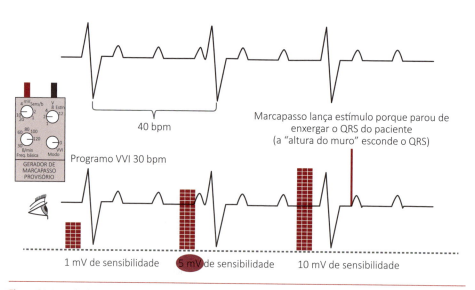

Figura 21.4 – Calculando o limiar de sensibilidade.

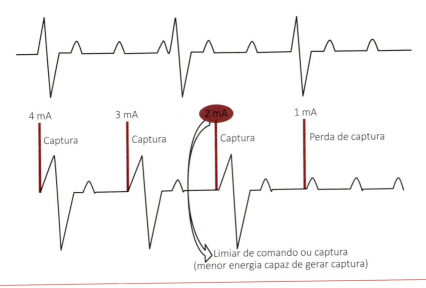

Figura 21.5 – Calculando o limiar de comando.

◖ Leitura Sugerida

- Andrade JCS, Benedetti H, Andrade VS. Marca-passo provisório e estimulação cardíaca temporária. In: Melo CS, Pachón MJC, Greco OT, et al., org. Temas de marca-passo. 3ª ed. São Paulo: Casa Editorial Lemos; 2007. v. 1, p. 211-22.
- Andrade JCS, Cal RGR, Cirenza C, et al. Marca-passo cardíaco. In: Elias Knobel (Org.). Condutas no paciente grave. 3ª ed. São Paulo: Atheneu; 2006. v. 2, p. 2307-18.
- Gonzales MM, Timmerman S, Gianotto-Oliveira R, Polastri TF, Canesin MF, Lage SG, et al. Sociedade Brasileira de Cardiologia. I Diretriz de Ressuscitação Cardiopulmonar e Cuidados Cardiovasculares de Emergência da Sociedade Brasileira de Cardiologia. Arq Bras Cardiol. 2013;101(2 Supl. 3):1-221.
- Hayes DL, Ganz LI, Downey BC. Temporary cardiac pacing. Disponível em: <http://www.uptodate.com>. Acessado em: 17 jul. 2017.
- Neumar RW, Otto CW, Link MS, et al. Part 8: Adult Advanced Cardiovascular Life Support: 2010 American Heart Association Guidelines for Cardiopulmonary Resuscitation and Emergency Cardiovascular Care. Circulation. 2010;122(suppl. 3):S729-67.
- Peters RW, Vijayaraman P, Ellenbogen KA. Indications for permanent and temporary cardiac pacing. In: Ellenbogen KA, Wood MA. Cardiac pacing and ICDs. 5th ed. Oxford: Blackwell Publishing; 2008. v. 1, p. 1-45.
- Piegas LS, Timmerman A, Feitosa GS, Nicolau JC, Mattos LAP, Andrade MD, et al. V Diretriz da Sociedade Brasileira de Cardiologia sobre Tratamento do Infarto Agudo Do Miocárdio com Supradesnível do Segmento ST. Arq Bras Cardiol. 2015;105(2)1-105.

Capítulo 22

Cardioversão Elétrica

Humberto Graner Moreira

- A cardioversão elétrica é uma terapia destinada à reversão das taquiarritmias, podendo ser realizada em caráter eletivo ou de emergência. Ela se diferencia da cardioversão química ou farmacológica, em que o retorno ao ritmo sinusal é obtido pela administração de fármacos específicos. Como modalidade de terapia elétrica, a cardioversão também é diferente da desfibrilação, na qual o choque é aplicado de forma não sincronizada. Assim, de agora em diante e para não sermos redundantes, sempre que nos referirmos ao termo "cardioversão elétrica", entendam que se trata da corrente elétrica aplicada de modo sincronizado ao ciclo cardíaco.

Qual a diferença entre cardioversão elétrica e desfibrilação?

A cardioversão elétrica difere da desfibrilação em dois aspectos (Figura 22.1):
- a quantidade de energia necessária para reverter o ritmo é geralmente menor que a necessária para a desfibrilação;
- o choque é sincronizado na cardioversão. Mesmo que disparado aleatoriamente pelo operador, a corrente elétrica é liberada junto à onda R do complexo QRS.

- Quando se aplica uma corrente elétrica pelo tecido cardíaco, esta energia é capaz de despolarizar o miocárdio, deixando-o refratário à propagação de ondas reentrantes do circuito arritmogênico. Isso permite que o nó sinusal volte a disparar automaticamente e reassuma a atividade elétrica coordenada do coração.

Indicações e contraindicações

- A cardioversão elétrica da sala de emergência está indicada para a reversão rápida de taquiarritmias supraventriculares ou ventriculares monomórficas que se apresentem com instabilidade hemodinâmica. Também pode ser aplicada em taquicardias estáveis que não respondem às medidas farmacológicas iniciais. As decisões para cada cenário estão detalhadas nos capítulos específicos.

E a taquicardia ventricular polimórfica instável?

- Nesses casos, como os dispositivos vão ter dificuldade em sincronizar com os complexos QRS aberrantes e polimórficos, o indicado é aplicar um choque não sincronizado com a carga máxima do aparelho, à semelhança da desfibrilação.

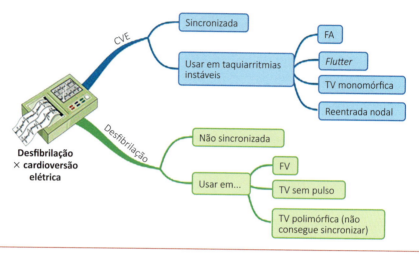

Figura 22.1 – Diferenças entre cardioversão e desfibrilação.

- Normalmente não há contraindicações para cardioversão elétrica de emergência, quando realizada em situações ameaçadoras. Mesmo a presença de marca-passo ou cardiodesfibrilador implantado (CDI) não exclui a possibilidade de a terapia elétrica ser realizada, exigindo apenas modificações na execução do procedimento.
- Gestantes também podem ser cardiovertidas, observando o posicionamento normal das pás no tórax, evitando o contato com o abdome. Opcionalmente, e sobretudo no terceiro semestre com útero gravídico maior, a posição anteroposterior das pás pode ser preferível.

Fatores que influenciam o sucesso da cardioversão elétrica

- Mesmo sendo uma terapia com altas taxas de sucesso, deve-se atentar para alguns fatores que podem modificar a resposta do paciente ao choque.

Fatores relacionados aos dispositivos

- Choque monofásico versus bifásico – você pode encontrar cardioversores monofásicos, ou seja, a corrente elétrica segue apenas uma direção entre as pás; ou bifásicos, nos quais a corrente percorre os dois sentidos. Aparelhos bifásicos permitem reverter a arritmia com menor energia.
- Posição das pás – ao preferir as posições anterolateral ou anteroposterior para se colocar as pás, o objetivo é permitir que a corrente elétrica percorra a maior massa de tecido miocárdico possível. Pás muito próximas ou muito superficiais reduzem a eficácia do choque.
- Pás manuais versus adesivas – o uso de pás manuais permite maior contato com o tórax do paciente e é preferível, por serem ligeiramente mais eficazes do que as pás adesivas. Estas podem não aderir adequadamente à pele, aumentando a impedância do choque e a densidade da corrente sobre uma menor área.

Fatores relacionados ao paciente

- Tipo de arritmia – normalmente, ritmos organizados requerem menor energia para serem revertidos do que ritmos desorganizados. Nestes casos (p. ex., fibrilação atrial), existem múltiplos circuitos envolvendo grande área miocárdica, e a corrente liberada deve despolarizar a maioria dessas células cardíacas para que sejam interrompidos.
- Condições clínicas associadas – hipotensão, congestão pulmonar, distúrbios eletrolíticos ou acidose podem servir tanto como gatilhos para a taquicardia como diminuem a taxa de sucesso da cardioversão elétrica.
- Uso de medicamentos – algumas medicações aumentam ou diminuem o limiar de energia necessário para a reversão das taquiarritmias. Em geral, bloqueadores dos canais de sódio (p. ex., procainamida, lidocaína, propafenona) aumentam a energia requerida para o sucesso da cardioversão, enquanto os bloqueadores dos canais de potássio (p. ex., amiodarona, solatol) diminuem esse limiar.
- Impedância transtorácica – está associada à energia elétrica dissipada para os outros tecidos torácicos, como pulmões, vasos, arcabouço osteomuscular e gordura.
- Gel condutor – é utilizado para reduzir a impedância torácica, mas sua composição deve ser checada. Aqueles que possuem sais em sua composição são mais eficazes para a condução elétrica.

Realizando o procedimento

- Tecnicamente, a cardioversão é um procedimento simples, mas o médico deve estar atento aos fatores abordados anteriormente, que podem interferir no sucesso do procedimento.
- O paciente deve estar na sala de emergência, sob monitoração contínua. Se a condição clínica do paciente permitir, certifique-se do diagnóstico eletrofisiológico obtendo um eletrocardiograma de 12 derivações. O carrinho de emergência deve estar disponível, assim como equipamentos para manejo de vias aéreas, incluindo material para intubação. Como este procedimento será realizado em caráter de emergência, muitas vezes sem tempo adicional, esteja familiarizado com o aparelho cardioversor-desfibrilador, e garanta que tudo o que você poderá precisar esteja acessível e funcionante no início do plantão (Figura 22.2).

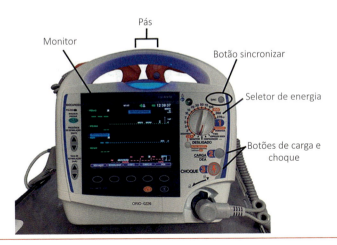

Figura 22.2 – Apesar das diferenças físicas entre os fabricantes, os elementos de um aparelho cardioversor--desfibrilador são os mesmos. Esteja sempre familiarizado com o dispositivo do seu local de trabalho.

- A cardioversão elétrica é dolorosa, e o paciente precisará ser sedado adequadamente com medicação intravenosa. A escolha entre agentes hipnóticos, sedativos e analgésicos é determinada por fatores como a condição clínica do paciente e a probabilidade de efeitos adversos cardiopulmonares, e é discutida em detalhes no Capítulo 23. Um resumo prático pode ser visto no Quadro 22.1.
- Atenção com a ventilação, pois a sedação pode induzir algum grau de depressão respiratória. Ofereça oxigênio suplementar antes do procedimento, quando indicado. Alguns hospitais podem dispor de um capnógrafo para auxiliar durante a sedação desses pacientes.
- Após garantir que o paciente esteja sob efeito de sedoanalgesia, aplique gel condutor na superfície das pás e posicione-as adequadamente. As pás devem ser colocadas abaixo da clavícula direita, próximo à borda esternal, e sobre a linha axilar média esquerda, entre o quarto e quinto espaço intercostal (Figura 22.3). Caso seja optado pela posição anteroposterior, a pá anterior é colocada sobre o ápice cardíaco e a posterior, no espaço entre a coluna torácica e a borda inferior média da escápula esquerda. Se necessário, os pelos do tórax do paciente devem ser raspados no local onde as pás serão posicionadas.

QUADRO 22.1
Dica prática da sedação para CVE

- Se instabilidade hemodinâmica, PA limítrofe ou disfunção ventricular importante (FE < 40%), um esquema interessante é: fentanil 1 ml + etomidato 1 ml a cada 10 kg de peso (dose 0,2 mg/kg).
- Paciente hipertenso ou normotenso, sem disfunção do VE: fentanil 1 ml + propofol 1 ml a cada 10 kg (dose 1 mg/kg). Em idosos, podemos iniciar com doses mais baixas, 0,5 ml a cada 10 kg (0,5 mg/kg).
- Outra opção muito utilizada é fentanil 1 a 2 ml + midazolam 0,5 ml (1 mg/ml) a cada 10 kg (0,05 mg/kg).

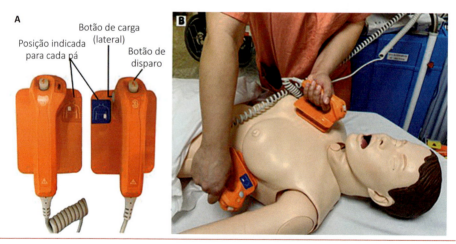

Figura 22.3 – Posicionamento adequado das pás para realizar a cardioversão elétrica. A. Observe que o fabricante indica a melhor posição para cada pá. Uma vez selecionada a energia, a carga pode ser feita com o botão lateral, e o choque é administrado apertando os dois botões de disparo. B. Posicionamento padrão das pás sobre o tórax.

- Pressione o botão de "Sincronização" (ou "SYNC", em alguns aparelhos), e garanta que o dispositivo esteja reconhecendo adequadamente os complexos QRS. Para isso, alguns dispositivos "marcam" os complexos, ou emitem sinais sonoroso e/ou luminosos coincidentes com os ciclos cardíacos. Se não tiver certeza da sincronização, ajuste os eletrodos, aumente o ganho, mude a derivação e sincronize novamente (Figura 22.4A e B).

Capítulo 22 – Cardioversão Elétrica

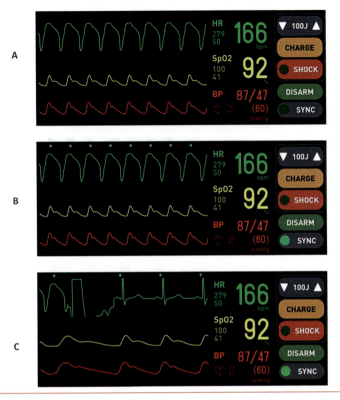

Figura 22.4. A. Monitor revela taquicardia ventricular com instabilidade. O próximo passo é garantir a sincronização ativando a função correspondente no aparelho. B. Com a sincronização, o dispositivo passa a sinalizar com um pequeno círculo superior sobre cada complexo QRS. Em alguns aparelhos essa sinalização se dará apenas com o sinal luminoso no painel lateral. C. Após a escolha da energia desejada e o disparo do choque sincronizado, observe neste o retorno ao ritmo sinusal.

Por que é importante sincronizar o aparelho para a cardioversão elétrica?

- O ciclo cardíaco tem um período refratário e um período vulnerável. Quando sincronizamos o aparelho, este identifica os complexos QRS (período refratário) e libera o choque administrado para coincidir com o pico da onda R. Se um choque de baixa energia ocorrer durante a repolarização ventricular (onda T), considerada o período vulnerável, há grande chance de se precipitar uma fibrilação ventricular. Este é chamado de fenômeno R sobre T (Figura 22.5).
- Portanto, não proceda com a cardioversão sem se assegurar da sincronização!
- No exemplo da Figura 22.5 podemos observar o que ocorre no ECG de um paciente com arritmia supraventricular que recebeu choque externo não sincronizado, gerando na sequência um ritmo de fibrilação ventricular.

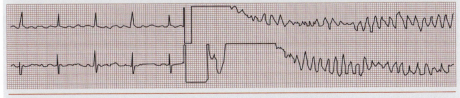

Figura 22.5 – Choque não sincronizado degenerando para fibrilação ventricular.

249

- Selecione o nível apropriado de energia e anuncie em voz alta que irá administrar o choque, garantindo que ninguém esteja em contato com o paciente ou o leito. Faça uma ligeira compressão com as pás sobre o tórax do paciente.
- Dispare o choque (pelas próprias pás, ou pedindo a alguém pressionar o botão de disparo no cardioversor). Pode haver um pequeno atraso até o dispositivo aplicar o choque sincronizado (Figura 22.4C).
- Após o choque, reavalie o ritmo do paciente. Se o paciente permanecer com a taquiarritmia, um segundo choque pode ser administrado imediatamente:
  □ confira o nível de consciência e a persistência da sedação;
  □ revise novamente se o aparelho está SINCRONIZADO (alguns aparelhos retornam à configuração inicial após o choque);
  □ aumente a energia a ser realizada;
  □ realize o choque sequencial.
- Havendo reversão ao ritmo sinusal, revise os sinais vitais do paciente ao monitor e mantenha vigilância no *drive* respiratório do paciente. Se necessário, garanta o suporte com oxigênio suplementar ou ventilações com bolsa-valva-máscara. Registre novo ECG de 12 derivações. Espera-se que a sedação tenha efeito rápido, e raramente são necessárias drogas reversoras, como o flumazenil.

Situações especiais

- Marca-passo e CDI – para que o choque elétrico não danifique os dispositivos, deve-se aplicar as pás a uma distância mínima de 10 cm dos mesmos. A posição anteroposterior é uma boa alternativa.
- Gestantes – a cardioversão elétrica é segura para o feto e deve ser realizada sem demora na gestante com taquicardia e risco de complicações, observando as mesmas recomendações anteriormente citadas.
- Crianças – naquelas com peso até 10 kg deve-se utilizar pás pediátricas de tamanho adequado. Em crianças com peso > 10 kg podem-se utilizar as mesmas pás para adultos. A dose deve ser de 0,5 a 1 J/kg de peso na primeira tentativa, e 2 J/kg de peso subsequentes.

Complicações

Embora a maioria das cardioversões seja realizada sem complicações, elas podem ocorrer:
□ queimaduras superficiais no contato com as pás;
□ bradicardia induzida em pacientes com doença do nó sinusal, infarto do miocárdio inferior, FA de baixa resposta;
□ fibrilação ventricular quando a sincronização for inadequada;
□ embolização de coágulo atrial em pacientes com FA ou *flutter* atrial sem anticoagulação adequada;
□ apneia, hipóxia, hipercapnia ou hipotensão podem ocorrer como efeitos adversos da sedação e analgesia;
□ profissionais médicos que acidentalmente tocam o paciente durante a cardioversão podem receber o choque elétrico e/ou queimar-se.

> **A troponina aumentou após a cardioversão! E agora?**
>
> - A cardioversão elétrica pode levar a um aumento discreto nos níveis de troponina. Normalmente, essa injúria não tem relação prognóstica e é menos frequente quando se utilizam aparelhos bifásicos com baixa energia.
> - Mas o médico deve sempre avaliar a possibilidade de isquemia miocárdica como causa da própria taquiarritmia, ou em consequência desta (desbalanço oferta × demanda)

> **Revisando: *Checklist* para cardioversão elétrica**
>
> - Monitor multiparamétrico de sinais vitais, equipamento de vias aéreas próximo.
> - Sedação e analgesia.
> - Aplicar as pás (com gel condutor) sobre o tórax do paciente. Pressione firmemente.
> - Ative o modo "Sincronização" e garanta que o aparelho esteja reconhecendo os complexos QRS.
> - Selecione o nível de energia adequado.
> - Garanta que ninguém esteja em contato com o leito do paciente.
> - Aplique o choque.
> - Verifique se houve retorno ao ritmo sinusal. Choques adicionais (com energia crescente) podem ser necessários.
> - Após a reversão: realize novo ECG, verifique sinais vitais e reavalie a estabilidade hemodinâmica do paciente.

Leitura sugerida

- Burton JH, Vinson DR, Drummond K, Strout TD, Thode HC, McInturff JJ. Electrical cardioversion of emergency department patients with atrial fibrillation. Ann Emerg Med. 2004;44(1):20-30.
- Cakulev I, Efimov IR, Waldo AL. Cardioversion: Past, Present, and Future. Circulation. 2009;120:1623-1632.
- Faddy SC, Jennings PA. Biphasic versus monophasic waveforms for transthoracic defibrillation in out-of-hospital cardiac arrest. Cochrane Database Syst Rev. 2016;2:CD006762.
- Fumagalli S, Tarantini F, Caldi F, et al. Multiple shocks affect thoracic electrical impedance during external cardioversion of atrial fibrillation. Pacing Clin Electrophysiol. 2009;32:371.
- Goktekin O, Melek M, Gorenek B, et al. Cardiac troponin T and cardiac enzymes after external transthoracic cardioversion of ventricular arrhythmias in patients with coronary artery disease. Chest. 2002;122:2050.
- Kerber RE, Martins JB, Kelly KJ, Ferguson DW, Kouba C, Jensen SR, et al. Self-adhesive preapplied electrode pads for defibrillation and cardioversion. J Am Coll Cardiol. 1984 Mar;3(3):815-20.
- Link MS, Berkow LC, Kudenchuk PJ, Halperin HR, Hess EP, Moitra VK, et al. Part 7: Adult Advanced Cardiovascular Life Support: 2015 American Heart Association Guidelines Update for Cardiopulmonary Resuscitation and Emergency Cardiovascular Care. Circulation. 2015 Nov 03;132(18 Suppl. 2):S444-64.
- Link MS. Clinical practice. Evaluation and initial treatment of supraventricular tachycardia. N Engl J Med. 2012 Oct 11;367(15):1438-48.
- Myerburg RJ, Castellanos A. Electrode positioning for cardioversion of atrial fibrillation. Lancet. 2002;360:1263.
- Neumar RW, Otto CW, Link MS, Kronick SL, Shuster M, Callaway CW, et al. Part 8: adult advanced cardiovascular life support: 2010 American Heart Association Guidelines for Cardiopulmonary Resuscitation and Emergency Cardiovascular Care. Circulation. 2010 Nov 02;122(18 Suppl. 3):S729-67.
- Sweeney RJ, Gill RM, Steinberg MI, Reid PR. Ventricular refractory period extension caused by defibrillation shocks. Circulation. 1990;82:965.

Capítulo 23

Sedação e Analgesia na Emergência

Humberto Graner Moreira
Fabio Mastrocola

Introdução

- Pacientes em atendimento no setor de emergência muitas vezes requerem alívio imediato da dor e ansiedade que acompanham a queixa principal, assim como sedação e analgesia adequada para procedimentos médicos à beira do leito. Nesse contexto, é importante garantir o equilíbrio entre a eficácia do tratamento, o conforto e a segurança para o paciente.
- Analgesia é definida como diminuição ou ausência de sensibilidade à dor.
- Sedação é a diminuição do estado de alerta em relação ao meio ambiente e de sua capacidade de resposta aos estímulos externos. Embora a Sociedade Americana de Anestesiologistas (ASA) tenha descrito quatro níveis de sedação, é importante reconhecer que existe um *continuum*.
- São estes os níveis de sedação:
  - Mínima: equivale à ansiólise, com efeito mínimo no sensório. As vias aéreas, ventilação espontânea e função cardiovascular não são afetadas e o paciente é capaz de demonstrar resposta normal à estimulação verbal.
  - Moderada: é uma depressão da consciência na qual o paciente pode responder a estímulos externos (verbais ou táteis). A ventilação espontânea é adequada, a via aérea não requer proteção ou intervenção, e não há repercussão hemodinâmica.
  - Profunda: é uma depressão da consciência na qual o paciente não pode ser despertado, mas é capaz de responder a estímulos repetidos ou dolorosos. As vias aéreas podem exigir proteção ou intervenção, a ventilação espontânea pode ser adequada e a função cardiovascular é geralmente mantida.
  - Anestesia geral: é um estado de inconsciência no qual o paciente não responde a estímulos dolorosos, cirúrgicos ou procedimentais. As vias aéreas geralmente requerem proteção ou intervenção, a ventilação espontânea é frequentemente inadequada, pode haver repercussão hemodinâmica.
- Existe ainda a sedação dissociativa, caracterizada por um estado de depressão da consciência semelhante à catalepsia, caracterizado por analgesia profunda e amnésia, mas preservação dos reflexos de proteção de vias aéreas e respiração espontânea.
- Sedação leve ou moderada podem ser realizadas por médicos com treinamento apropriado. No entanto, dentro do *continuum* entre esses diferentes níveis, é importante destacar

que a indução de sedação profunda muitas vezes pode levar à anestesia geral, motivo pelo qual toda sedação deve ser realizada em sala apropriada, com equipamentos adequados disponíveis.
- O médico deve pesar o potencial de dor e desconforto de um procedimento com os riscos associados aos medicamentos utilizados. No entanto, em situações de emergência nem sempre é possível esclarecer previamente o paciente sobre o procedimento (incluindo sedação e analgesia) ou obter seu consentimento formal, sobretudo quando houver risco iminente de lesão grave ou morte. Ainda assim, a necessidade de intervenção imediata sob sedação/analgesia deve ser devidamente registrada em prontuário, justificando o caráter de emergência e as medicações utilizadas.

Avaliação do paciente pré-sedação

- Antes de se realizar a sedação, deve-se avaliar o paciente quanto aos riscos e benefícios envolvidos no procedimento. Atualmente, não existem escores ou testes pré-procedimentos validados para este fim. Por isso, o médico ainda depende exclusivamente da história clínica e do exame físico, da monitoração de sinais vitais, do *status* mental e da via aérea. São estes os elementos que permitirão escolher adequadamente as medicações e doses a serem administradas. Deve-se focar em obter informações sobre doenças pregressas, medicamentos de uso contínuo e história de alergias ou reações adversas à sedação ou anestesia prévia.

Avaliação de risco

- De maneira global, embora a classificação proposta pela Sociedade Norte-Americana de Anestesiologia (ASA) tenha sido desenvolvida para avaliar o risco cirúrgico relacionado à anestesia, é também a mais utilizada para a avaliação clínica do paciente pré-sedação. Por este sistema o paciente é classificado em seis níveis:
  - Classe I – paciente normal e saudável;
  - Classe II – paciente com doença sistêmica leve;
  - Classe III – paciente com doença sistêmica grave;
  - Classe IV – paciente com doença sistêmica grave ameaçadora à vida;
  - Classe V – paciente moribundo, que não é esperado sobreviver ao procedimento;
  - Classe VI – paciente com morte encefálica definida e doador de órgãos.
- A sedação periprocedimento no pronto-socorro foi estudada mais extensivamente em pacientes com ASA classes I e II, e a taxa de complicações nesses pacientes é baixa. A presença de Classe III ou superior é fator de risco independente para resultados adversos relacionados à anestesia geral. Este paciente deve ter os cuidados redobrados quando da administração de sedação ou analgesia.

Avaliação da via aérea

- As vias aéreas também devem ser examinadas para avaliar a anatomia e a facilidade de uma potencial intubação. Vários sistemas de classificação são utilizados para prever a dificuldade de intubar o paciente. A mais comum é a de Mallampati, que permite avaliar e classificar as vias aéreas quando o paciente abre a boca e expõe a língua (Figura 23.1). A maioria dos procedimentos de emergência irá requerer sedação leve a moderada, e mesmo pacientes com vias aéreas difíceis podem ser manejados apenas com suporte ventilatório não invasivo. Independentemente disto, recomenda-se que os equipamentos e materiais para obtenção de uma via aérea avançada sejam separados e disponibilizados antes de qualquer procedimento que envolva sedação.

Jejum pré-procedimento

- O jejum antes de um procedimento sob sedação/analgesia é outro tema de preocupação pelo risco de broncoaspiração. Esta é uma complicação rara, mas potencialmente fatal, rela-

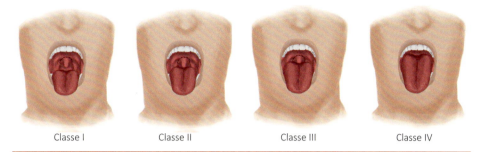

| Classe I | Classe II | Classe III | Classe IV |

Figura 23.1 – Exemplo da classificação de Mallampati em quatro classes. Da esquerda para direita: Classe I: capaz de visualizar a úvula, palato mole, pilares amigdalianos; Classe II: capaz de visualizar o palato mole e úvula, mas os pilares amigdalianos ficam escondidos pela língua; Classe III: apenas o palato mole e a base da úvula são visíveis; Classe IV: apenas o palato mole é visível.

cionada sobretudo a sedação profunda e anestesia geral. O maior risco de aspiração ocorre durante a intubação e extubação. As recomendações atuais são de pelo menos 2 horas de jejum para líquidos claros, 4 horas para leite e 6 horas para sólidos. No entanto, situações de emergência nem sempre permitirão ao médico controle sobre esta variável. As diretrizes do Colégio Americano de Médicos de Emergência (ACEP) afirmam que "a ingestão recente de alimentos não é uma contraindicação para administrar sedação e analgesia periprocedimento, mas deve ser considerada na escolha do melhor momento e do nível de sedação desejado".

Medicamentos analgésicos e sedativos

Opioides

- Os opioides são agentes que induzem analgesia sistêmica, alguma ansiólise e sedação leve. São tipicamente administrados junto com benzodiazepínicos para aumentar a sedação e induzir amnésia. Agem pela ligação a receptores opioides específicos (*mu*) no sistema nervoso central e no periférico. De modo geral, os opioides sintéticos têm efeitos mínimos sobre o sistema cardiovascular, mas podem causar hipotensão e bradicardia devido ao efeito vasodilatador discreto e à inibição do tônus simpático. Adicionalmente, há um risco de induzir depressão respiratória dose-dependente mediada por receptores *mu2*. Os opioides também inibem significativamente a resposta do sistema nervoso ao CO_2 e podem afetar a adaptação ventilatória à hipóxia, principalmente em idosos ou portadores de DPOC.
- Na sala de emergência, os opioides mais comumente utilizados são a morfina, o fentanil e sufentanil. A meperidina raramente é utilizada na atualidade, pois não possui vantagens sobre os já citados.

Morfina

- A morfina é o agente mais antigo e mais frequentemente utilizado para o tratamento da dor no pronto-socorro. Pode ser administrada por via oral (VO), intramuscular (IM), intravenosa (IV), subcutânea (SC) ou intranasal, além de intraespinal e peridural. Na sua forma intravenosa, tem início de ação rápido, sua ação dura aproximadamente 4 horas, e a eliminação é renal, motivo pelo qual pode requerer ajustes em pacientes com redução na taxa de filtração glomerular. A dose-alvo é de 0,1 a 0,15 mg/kg (5-10 mg para adultos). Inicia-se com administração de 2 a 4 mg e pode-se titular doses adicionais a cada 5 a 10 minutos, conforme necessário. O principal efeito adverso é a hipotensão, explicada parcialmente pela liberação

de histamina. O risco de depressão respiratória é maior quando o paciente recebe sedativos associados.
- Apresentação: ampolas de 10 mg/1 ml ou 2 mg/2 ml. Sugestão: diluir uma ampola de 10 mg em 9 ml de água para injeção (ficará 1 mg/ml) e fazer 3 ml.
- Nome comercial: o medicamento de referência é o Dimorf®.

 Morfina é a analgesia padrão para o paciente com infarto agudo do miocárdio?

- Em pacientes com síndromes coronarianas agudas, o uso de morfina para analgesia tem sido cada vez mais desencorajado devido ao risco de interação inibitória da ação antiplaquetária dos inibidores P2Y12. Pacientes que receberam dose de ataque de clopidogrel concomitante à administração de morfina apresentaram um aumento na taxa de complicações isquêmicas. Por isso, seu uso deve ser restringido para casos de dor intensa e refratária a outras medidas terapêuticas.

Fentanil

- O fentanil é um opioide sintético aproximadamente 100 vezes mais potente que a morfina. Atravessa rapidamente a barreira hematoencefálica e, portanto, apresenta um início de ação muito rápido (menos de 2 minutos). No entanto, os níveis séricos diminuem rapidamente por causa da redistribuição e da meia-vida de eliminação, de aproximadamente 3 a 4 horas. Contudo, após infusão contínua tende a acumular no organismo e aumentar a duração de seus efeitos. A repercussão cardiovascular, como hipotensão, é mínima, e a depressão respiratória é incomum.
- A dose intravenosa é 1-3 µg/kg (cerca de 50-200 µg em adultos), titulada em incrementos de 50 a 100 µg. É o medicamento preferido para analgesia em procedimentos curtos e em casos de trauma com potencial comprometimento hemodinâmico. Sob sedação contínua, a dose é de 1-4 µg/kg/h.
- Apresentação: Ampolas de 2, 5 ou 10 ml. Cada ml contém 50 µg de fentanila.
- Nomes comerciais: Fentanest®, Anesfent®, Unifental®.
- Para um adulto de aproximadamente 70 kg, a dose inicial sugerida é de 2 ml (usualmente de 2 a 4 ml). Para dose de manutenção colocar cinco ampolas de 10 ml em bomba de infusão contínua e iniciar a 3 ml/h.

Sufentanil

- É um opioide sintético cinco a dez vezes mais potente que o fentanil. Seu início também é rápido, similar ao fentanil. A meia-vida de eliminação é de 2 a 3 horas, não se acumula significativamente, e por isso a recuperação é rápida mesmo após doses repetidas ou infusão contínua. A dose indicada varia de 0,5 a 5,0 µg/kg.
  - Apresentação: ampolas com 1 ml e 5 ml com 50 µg/ml e ampolas de 2 ml com 5 µg/ml (indicada para uso epidural).
  - Nomes comerciais mais utilizados: Sufenta®, Fastfen®.

Analgésico não opioide

Cetamina ou quetamina

- A cetamina é um anestésico e analgésico dissociativo com curta duração de ação. A respiração e os reflexos das vias aéreas são mantidos ao mesmo tempo em que o paciente perde a percepção do ambiente. Administrado por via intravenosa, o início da ação é rápido e a duração é de 15 a 30 minutos. A dose recomendada é de 1-2 mg/kg IV.
- Raramente produz depressão hemodinâmica. Por outro lado, a recuperação deste estado dissociativo pode levar a alucinações e agitação, um efeito adverso comum em adultos. Estas

reações adversas podem ser atenuadas com a administração de um benzodiazepínico antes da recuperação. Laringoespasmo é uma complicação rara, mas potencialmente grave.
- Por induzir relaxamento da musculatura lisa brônquica, é um bom agente para sedação e analgesia em pacientes asmáticos. Além disso, seus efeitos cardiovasculares são mínimos e pode ser utilizado em pacientes hemodinamicamente instáveis (p. ex., indução à intubação). A cetamina também tem sido utilizada como analgésico em doses mais baixas (0,1-0,5 mg/kg) em conjunto com outros sedativos, como propofol.
  - Apresentação: ampolas de 2 ml (100 mg) ou 10 ml (500 mg), com 50 mg/ml.
  - Nomes comerciais mais utilizados: Ketamin®, Ketalar®.
- A dose intravenosa deve ser administrada em aproximadamente 60 segundos, infusões mais rápidas aumentam o risco de efeitos colaterais. Dose para indução na sequência rápida para intubação de 3 ml (considerando a dose de 2,0 mg/kg para adulto de 70 kg).

Benzodiazepínicos

- Os benzodiazepínicos agem estimulando receptores específicos no SNC, potencializando a atividade inibitória do ácido gama-aminobutírico (GABA). Os efeitos esperados são sedação, ansiólise, amnésia anterógrada e ações anticonvulsivantes. Portanto, não possuem propriedades analgésicas.
- O efeito adverso mais significativo é a depressão respiratória, e consequentemente hipoxemia. A depressão cardiovascular, manifestando-se como hipotensão associada a taquicardia reflexa, também deve ser considerada. No entanto, em pacientes estáveis e hígidos, doses usuais de benzodiazepínicos raramente apresentam esses problemas, mas a cautela deve ser redobrada com pacientes com hipovolemia, insuficiência cardíaca, DPOC ou quando da administração conjunta com analgésicos opioides. Por ter metabolização hepática, cuidados adicionais devem ser tomados quando utilizados em pacientes hepatopatas.
  - Os benzodiazepínicos mais comuns incluem diazepam, midazolam e lorazepam.

Diazepam

- O diazepam foi o primeiro benzodiazepínico disponibilizado para utilização intravenosa. A dose inicial em adultos varia de 2 a 10 mg. O início de ação é relativamente rápido, mas a sua ação pode durar até 6 horas. Além disso, seu metabólito intermediário é ativo e a meia-vida de eliminação pode ultrapassar 20 horas. Estas características farmacológicas limitam o uso do diazepam para situações de emergência. Seu metabolismo se dá quase exclusivamente no fígado, e, portanto, não deve ser utilizado em pacientes com insuficiência hepática. Pode precipitar *delirium*, confusão, excitação paradoxal, tromboflebite e dor durante injeção, o que exige acesso venoso calibroso e alguma diluição. A administração por via intramuscular pode levar a níveis séricos erráticos e imprevisíveis, e deve ser evitada.
- Apresentação: 10 mg/2 ml.

Midazolam

- O midazolam tem propriedades lipofílicas e hidrofílicas, o que permite rápida passagem pela barreira hematoencefálica e efeito sedativo em menos de 5 minutos. Após uma dose de *bolus* intravenoso de 0,05 a 0,15 mg/kg (doses maiores de 0,2 mg/kg podem ser feitas em pacientes < 60 anos, na ausência de hipotensão e sem comorbidades graves) o início de ação é de 60 segundos, e seus efeitos duram aproximadamente 30 minutos, este tempo pode ser maior em idosos. Por causa destas propriedades, é o benzodiazepínico de escolha para sedação em curto prazo no pronto-socorro. Por outro lado, para sedações por um prazo maior, pode ser administrado em infusão contínua na dose de 0,03 a 0,2 mg/kg/h.
- Ressalta-se que, como ocorre com outros sedativos, a farmacocinética do midazolam pode ser variável conforme o contexto clínico, como idosos, presença de outras comorbidades

ou doentes críticos. Após infusão contínua, pode ainda induzir *delirium* e síndrome de abstinência.
- Apresentação: 15 mg/3 ml, 5 mg/5 ml e 50 mg/10 ml.
- Sugestão: diluir a ampola de 15 mg/3ml em 12 ml (total 15 ml), concentração 1 mg/ml ou utilizar a ampola de 5 mg/5 ml que tem a mesma concentração e fazer dose inicial de 5 mg = 5 ml (paciente de 70 kg).
- Dose de manutenção: 3 ampolas de 50 mg/10 ml + SF a 0,9% 120 ml, concentração de 1 mg/ml. Iniciar com 5 ml/h.
- Nomes comerciais: Dormonid®(referência), Dormire®, Dormium®.

Lorazepam

- O lorazepam é um benzodiazepínico hidrossolúvel, de ação intermediária: seus efeitos começam em 3-5 minutos, atingem o pico em 20 a 30 minutos e duram de 1 a 4 horas. O intervalo de doses em adultos é geralmente de 1-4 mg.
- Algumas vantagens do lorazepam em relação a outros benzodiazepínicos incluem o metabolismo por conjugação, o que o torna mais adequado para uso na presença de insuficiência renal ou hepática. Também não possui metabólitos ativos, e pode ser preferível para administração intravenosa contínua (0,03-0,1 mg/kg/h).

Barbitúricos

- Os barbitúricos agem no sistema nervoso central sobre os receptores inibidores gabaérgicos e causam diminuição do metabolismo cerebral, do fluxo sanguíneo cerebral e reduzem a PIC. São sedativos muito potentes, com efeito amnésico, e o tiopental é o único agente disponível no Brasil. É considerado um barbitúrico de ação ultracurta, e por isso, muito útil em procedimentos como intubação endotraqueal e sedação no pronto-socorro. Após uma dose de indução de tiopental (2 a 5 mg/kg), o início de ação é rápido (10 a 30 segundos) e a duração da ação é de aproximadamente 7 a 10 minutos. Não possui ação analgésica. O tiopental sofre metabolismo hepático, e muitos metabólitos são farmacologicamente ativos. Como é uma droga de *clearance* baixo, volume de distribuição relativamente grande e uma meia-vida de eliminação de 5 a 12 horas, tem risco de acúmulo em doses repetidas ou infusão contínua.
- São frequentemente usados como adjuvantes dos analgésicos para procedimentos dolorosos. Devem ser administrados com cautela a pessoas com DPOC ou insuficiência cardíaca, pelos riscos de depressão respiratória, ação hipotensora e efeitos inotrópicos negativos.
  - Apresentação: frasco-ampola com 0,5 g e 1,0 g.
  - Nome comercial: Thiopentax®.
  - O tiopental sódico é normalmente dissolvido em água para injeção ou solução de cloreto de sódio injetável a 0,9%.
  - Modo de preparo: 0,5 g + 20 ml de diluente ou 1,0 g em 40 ml = 25 mg/ml.

Sedativos não barbitúricos

- Sedativos não barbitúricos têm todas as propriedades sedativas dos barbitúricos. Eles ganharam popularidade significativa na sedação em departamentos de emergência. Os dois mais usados são propofol e etomidato.

Propofol

- O propofol é um composto derivado de alquilfenol preparado em uma emulsão lipídica. Originalmente concebido como agente de indução anestésica, também é utilizado como sedativo de ação curta para administração em *bolus* ou infusão contínua. Ele atua estimulando o receptor ácido gama-aminobutírico (GABA-A), subunidade alfa-1, e também inibe receptores N-metil-D-aspartato (NMDA), mas em menor escala. O início de ação é rápido (< 1 minuto), e

a duração de seus efeitos é de aproximadamente 10 minutos. A depuração do medicamento não é afetada pela disfunção renal ou hepática, pois não possui metabólitos ativos.
- Em casos de sedação para procedimentos rápidos no pronto-socorro, a dose inicial é de 1 mg/kg, podendo ser titulada até o efeito ideal (máximo 5 mg/kg). Em idosos, recomenda-se iniciar com 0,5 mg/kg. Pode ser utilizado também para sedação em pacientes sob ventilação mecânica com perspectiva de curta duração (dose inicial 5-10 µg/kg/min). Isso porque pacientes expostos à medicação por longo período e doses mais altas podem apresentar a síndrome da infusão do propofol. Esta é caracterizada por insuficiência cardíaca, rabdomiólise, acidose metabólica, hepatomegalia, falência renal, hipercalcemia, hipertrigliceridemia e cursa com alta mortalidade. O tratamento consiste na cessação imediata da infusão do propofol e diálise precoce.
- Propofol induz uma depressão respiratória dose-dependente. Períodos de apneia são relativamente frequentes após uma dose de indução, mesmo em indivíduos jovens saudáveis. O risco é maior em pacientes idosos e com o uso de doses maiores. Também tem efeito depressor direto do sistema cardiovascular, levando à diminuição da pressão arterial e da frequência cardíaca. Como a sua ação é curta, esses efeitos usualmente são transitórios e sem repercussões. Mas a administração concomitante com opioides, muitas vezes necessária (pois o propofol é um sedativo/amnésico puro), pode potencializar o risco destes efeitos adversos. O propofol é contraindicado em pacientes com alergias a soja ou ovos.
  - Apresentação: Propofol a 1%, ampolas de 10 mg/ml com 20 ml e a 2%, 20 mg/ml com 20 ml e para sedação contínua, frasco-ampola com 50 ml tanto a 1% quanto a 2%.
  - O propofol não necessita de diluição (pronto para uso).
  - Dica: se utilizar a apresentação a 1% e optar pela dose de 1 mg/kg, a dose será de 1 ml a cada 10 kg. Exemplo 70 kg = 70 mg = 7 ml (10 mg/ml).
  - Nomes comerciais: Diprivan® (referência), Propovan®, Profolen®.

Etomidato

- O etomidato é um composto derivado de imidazol com propriedades sedativas. Administrado por via intravenosa, após uma dose de indução (0,2 a 0,4 mg/kg), o início de ação é rápido (< 1 minuto) e a duração curta, mas dose-dependente (5 a 10 minutos). Seu efeito hipnótico é mediado pelos receptores $GABA_A$ e não possui efeito analgésico, nem altera o tônus da musculatura brônquica. Seus efeitos cardiovasculares são desprezíveis, e por isso é uma ótima opção para pacientes hemodinamicamente instáveis.
- Náusea e vômito são comuns na fase de recuperação, como também são as mioclonias durante e logo após a injeção. A incidência de mioclonia pode ser diminuída com a administração prévia de fentanil (25 a 50 µg). Sua principal aplicação é a indução para intubação endotraqueal, principalmente em pacientes com risco de comprometimento hemodinâmico. A dose recomendada para intubação é de 0,3 mg/kg em adultos, embora a dose possa ser reduzida para 0,15 mg/kg em pacientes críticos. Também pode ser usado em procedimentos como dose única. Devido ao risco de disfunção cortical adrenal em pacientes críticos, e porque o medicamento é misturado ao propilenoglicol, sua infusão contínua não é recomendada.
  - Apresentação: ampolas de 10 ml com 2 mg/ml. Não necessita de diluição (pronto para uso).
  - Nome comercial: Hypnomidate®.
  - Se optar pela dose de 0,2 mg/kg, a relação também será de 1 ml a cada 10 kg.
  - Exemplo: 70 kg × 0,2 = 14 mg, como cada ml tem 2 mg, dose ficará 7 ml. Se optar por 0,3 mg/kg, será 1,5 ml a cada 10 kg, 70 × 0,3 = 21 mg/2 mg = 10,5 ml.

Dexmedetomidina

- A dexmedetomidina é um agonista alfa$_2$-adrenérgico altamente seletivo que promove sedação, ansiólise, hipnose, analgesia e simpatólise. O início da ação é rápido e a meia-vida da droga é de aproximadamente 4 minutos após uma infusão de 10 minutos. É indicada para

sedação em UTI nos pacientes sob ventilação mecânica. Também é indicada para sedação de pacientes não intubados durante procedimentos cirúrgicos.
- Apresentação: 100 µg/ml, ampolas com 2 ml.
- Modo de preparo: 1 ampola (2 ml) em 48 ml de cloreto de sódio a 0,9%, concentração de 4 µg/ml.
- Nome comercial: Precedex®.
- Para pacientes adultos é recomendável iniciar dexmedetomidina com uma dose de 1,0 µg/kg por 10 minutos, seguida por uma infusão de manutenção que pode variar de 0,2 a 0,7 µg/kg/h. A taxa de infusão de manutenção pode ser ajustada para se obter o efeito clínico desejado.
- Exemplo: Paciente de 70 kg, se optarmos por uma dose de manutenção de 0,4 µg/kg/h = 28 µg = 7 ml/h (cada ml tem 4 µg).

Antagonistas

Flumazenil

- Flumazenil antagoniza competitivamente os efeitos sedativos e inclusive a depressão respiratória causada por benzodiazepínicos. Sua principal indicação é para *overdose* iatrogênica. Após uma dose inicial de 0,2 mg, tem início de ação em 1 a 2 minutos, com pico de ação em 10 minutos. Sua ação é geralmente mais curta que a dos benzodiazepínicos de ação mais prolongada, e por isso os efeitos sedativos dos benzodiazepínicos ainda circulantes podem voltar a se manifestar. Caso necessário, doses adicionais de 0,1 mg podem ser administradas a cada 60 segundos até uma dose total de 1 mg, o que sustenta a reversão por até 60 minutos. Tenha cuidado em usuários crônicos de benzodiazepínicos, pois pode precipitar abstinência aguda e convulsões.
- Apresentação: ampolas de 5 ml, com 0,1 mg/ml.
- Nome comercial: Lanexat®.
- Dose inicial de 0,2 mg (2 ml) IV em 15 segundos, se o grau adequado de consciência não for atingido, ir administrando doses adicionais de 0,1 mg (1 ml) a cada 60 segundos.

Naloxona

- A naloxona é um antagonista competitivo dos opiáceos. O início da ação após a administração intravenosa de uma dose de 1 a 4 µg/kg é rápido, com efeitos aparecendo em 2-3 minutos. O tempo de duração é curto, 30 a 45 minutos, e doses adicionais podem ser repetidas até um total de 2 mg. Isto porque alguns opioides podem ter ação mais longa do que este antagonista. Se o paciente apresentar sinais de depressão respiratória antes do final do procedimento, 0,1-0,4 mg podem ser administrados para reversão parcial. Praticamente nenhum efeito adverso ocorre quando a naloxona é administrada para reverter a sedação periprocedimento.
- Apresentação: ampola de 1 ml de 0,4 mg/ml.
- Nome comercial: Narcan®.
- Superdose de opioide: suspeita ou comprovada – uma dose inicial de 0,4 a 2 mg deve ser aplicada por via intravenosa. Se não for obtido o nível desejado de reação ou melhora nas funções respiratórias, deve-se repetir a dose com 2 ou 3 minutos de intervalo. Se nenhuma resposta for observada após administração de 10 mg do Narcan®, o diagnóstico de toxicidade induzida por opioides deve ser questionado.
- Depressão pós-operatória (por opioide): para uma reversão gradual da depressão causada por opioide após seu uso durante cirurgia, doses menores de em geral, são suficientes. Para reversão inicial da depressão respiratória, devem ser injetados gradativamente de 0,1 a 0,2 mg por via intravenosa em 2 ou 3 minutos de intervalo.

Tabela 23.1 – Resumo das principais medicações utilizadas para sedação e analgesia no pronto-socorro

Medicações	Dose IV	Efeitos	Início de ação	Duração da ação
Hipnóticos				
Propofol	0,5-1 mg/kg	Sedação, anestesia, amnésia	1 min	3-5 min
Midazolam	0,05-0,15 mg/kg	Sedação, ansiólise, amnésia	1-2 min	30-60 min
Diazepam	1-2 mg	Sedação, ansiólise	2-3 min	6 horas
Cetamina	5-10 mg	Analgesia, amnésia, estado dissociativo	1-2 min	60 min
Etomidato	0,2-0,4 mg/kg	Sedação, ansiólise	1 min	5-10 min
Analgésicos				
Morfina	2-4 mg	Analgesia	3-10 min	3-4 horas
Fentanil	1-3 µg/kg	Analgesia	2-3 min	30-60 min
Sufentanil	1-2 µg/kg	Analgesia	2-3 min	15 min
Agentes reversores				
Naloxona	0,4 mg (máx. 3 mg)	Reverter ação de opioides	2-3 min	30-45 min
Flumazenil	0,2 mg (máx. 1 mg)	Antagonista de benzodiazepínico	1-2 min	30-60 min

Adaptado de Anesthesiology. 2018 Mar;128(3):437-479.

Escolhendo a estratégia de sedação e analgesia mais adequada

- Os benzodiazepínicos em combinação com um analgésico opioide são os esquemas mais utilizados e populares no País (Tabela 23.2). Apesar de os benzodiazepínicos serem agentes sedativos eficazes, o propofol tem ganhado maior popularidade nas últimas 2 décadas. Uma revisão sistemática recente não mostrou diferença entre propofol e midazolam na sedação para procedimento, e ambos foram seguros e sem eventos adversos importantes. A maior preocupação com propofol ainda é a depressão respiratória, o que pode restringir seu uso em pacientes com doença cardiovascular ou pulmonar. Nessas circunstâncias, o etomidato pode ser uma alternativa melhor.
- A combinação de cetamina e propofol, conhecida como quetofol, também é uma estratégia frequentemente utilizada. Esta combinação satisfaz o equilíbrio sedação-amnésia-analgesia, ideal na sedação periprocedimento. É definida como uma mistura 1:1 de cetamina 10 mg/ml e propofol 10 mg/ml. O tempo médio de recuperação é de 10 a 15 minutos, comparável a outros regimes, e a combinação atenua os efeitos adversos da cetamina.

Tabela 23.2 – Sugestão de esquemas de sedação com as devidas características e efeitos colaterais

Medicamentos	Dose	Características da sedação	Efeitos adversos
Quetamina + propofol	(1:1) 0,375-1,5 mg/kg IV	Analgesia, amnésia, ansiólise, sedação profunda, indução e despertar rápidos	Depressão respiratória, vômitos, bradicardia transitória
Quetamina + midazolam	1 mg/kg + 0,02-1 mg/kg IV	Analgesia, amnésia, ansiólise, sedação profunda	Depressão respiratória, vômito, vertigem, fenômeno de emergência, hipertensão e taquicardia
Etomidato + fentanil	0,2 mg/kg + 1-2 µg/kg IV	Analgesia, ansiólise, indução e despertar rápidos	Mioclonia, depressão respiratória, hipotensão, vômitos
Propofol + fentanil	1 mg/kg + 1-2 µg/kg IV	Analgesia, amnésia, ansiólise, indução e despertar rápidos	Depressão respiratória, hipotensão
Midazolam + fentanil	0,04-0,3 mg/kg + 1-3 µg/kg IV	Analgesia, amnésia, ansiólise, indução e despertar lentos	Depressão respiratória, vômitos, bradicardia transitória, vertigem

Adaptada de: Eberson CP, Hsu RY, Borenstein TR. Procedural Sedation in the Emergency Department. J Am Acad Ortho Surgeons. 2015;(23):4,233.

Monitorando sedação e analgesia

- O nível de consciência do paciente (ou seja, o nível de sedação) deve ser regularmente avaliado pelo exame clínico direto. Durante a realização do procedimento pelo médico, outro profissional de saúde qualificado deve ser responsável pelo monitor multiparamétrico, sinalizando quaisquer alterações nos sinais vitais do paciente (pressão arterial, frequência e ritmo cardíaco, frequência respiratória e oximetria de pulso). Deve-se ressaltar que a oximetria de pulso nem sempre é um parâmetro fidedigno da ventilação do paciente sedado. Ao receber oxigênio suplementar, este pode facilmente manter níveis seguros de oxigênio, mas desenvolver hipoventilação e hipercapnia importantes.
- Adicionalmente, a capnografia pode ser muito útil na avaliação de depressão respiratória. Apesar de os estudos com capnografia periprocedimento no pronto-socorro serem escassos, a hipercapnia geralmente precede a hipoxemia em um paciente com depressão respiratória, e o oxímetro de pulso pode não ser suficiente. A hipóxia é um marcador tardio de ventilação inadequada.
- Esta monitoração deve seguir-se também no período de recuperação após a sedação, até garantir retorno a um nível de consciência seguro, autonomia da capacidade ventilatória, reflexos de vias aéreas e estabilidade dos sinais vitais.

Se a paciente for gestante, que sedativo posso utilizar para um procedimento?

- Mesmo infrequente, o emergencista pode ser surpreendido com uma gestante em taquicardia que necessita de cardioversão, por exemplo. E a primeira dúvida é "o que eu posso usar"? De maneira geral, nenhum agente sedativo ou analgésico foi provado ser teratogênico. Mas estas medicações podem alterar a hemodinâmica materna e fetal, e alguns cuidados devem ser considerados. Via de regra, o propofol parece ser mais seguro (Classe B: estudos em animais mostraram riscos, mas estudos em humanos não mostraram). Etomidato, e também os opioides podem ser considerados em baixas doses (Classe C: estudos em animais mostraram risco, mas não há estudos em humanos, ou nenhum estudo foi realizado). Benzodiazepínicos devem ser evitados, pois existem evidências de risco fetal em humanos (Classe D). A cetamina deve ser evitada, pois não há dados a respeito de sua segurança em grávidas.

Casos Clínicos

Homem de 74 anos, portador de DPOC avançada, em franca insuficiência respiratória aguda, broncoespasmo e rebaixamento do nível de consciência. Os sinais vitais são FC = 88 bpm, PA = 148/66 mmHg, SaO_2 = 79%, FR = 32 irpm. Peso aparente de 75 kg. Você opta por intubação orotraqueal.

- Mesmo pacientes com algum grau de comprometimento do nível de consciência devem receber medicação sedativa adicional, com o objetivo de reduzir reflexos e risco de broncoaspiração. Para paciente hemodinamicamente estável com broncoespasmo grave que necessite de intubação, sugerimos indução com cetamina e/ou propofol. Etomidato ou midazolam são alternativas aceitáveis. O pré-tratamento pode ser feito com um opioide de ação curta, 2 a 3 minutos antes. A indução na sequência rápida de intubação deve ser seguida de bloqueio neuromuscular, geralmente com succinilcolina ou rocurônio. Sugestão:
  □ fentanil 150 μg (3 ml) IV, e após 3 minutos:
  □ cetamina 30 mg (0,6 ml) IV (0,4 mg/kg), associada a
  □ propofol 30 mg (3 ml) IV (0,4 mg/kg, proporção 1:1).
- Em pacientes hipotensos a preferência é por cetamina ou etomidato. Um opioide de ação curta deve ser EVITADO em paciente com choque ou instabilidade hemodinâmica significativa.
- Atenção: virtualmente, todos os agentes sedativos podem causar hipotensão quando administrados a pacientes hemodinamicamente instáveis. Para tentar mitigar isso, administre *bolus* de solução cristaloide IV sempre que possível e/ou prepare e inicie a infusão de noradrenalina antes de administrar o agente de indução nesses pacientes.
- Por fim, vale a pena anotar que a lidocaína pode atenuar o aumento da resistência das vias aéreas e suprimir os reflexos da tosse durante a intubação. Pacientes com asma e DPOC podem se beneficiar de uma dose única de lidocaína 1,5 mg/kg, administrada 1 a 3 minutos antes da indução.

Homem de 57 anos com quadro clínico sugestivo de infarto agudo do miocárdio e apresentando taquicardia ventricular, com FC = 165 bpm. Outros sinais vitais são PA = 84/56 mmHg, SaO_2 = 95%, FR = 21 irpm. Tem antecedente de hipertensão arterial e diabetes, e o peso é de 70 kg.

- Trata-se de paciente com provável SCA e uma taquicardia ventricular INSTÁVEL. Neste caso, está indicada a cardioversão elétrica sincronizada. A escolha da sedação e analgesia deve ser determinada pelo comprometimento cardiovascular. Uma boa escolha para sedação é o etomidato, que praticamente não interfere na pressão arterial.

Evitem analgesia com morfina devido ao risco de inibição dos efeitos dos antiplaquetários inibidores P2Y12. Fentanil pode ser associado em dose baixa, sob risco de piorar hipotensão, o que também não descarta a possibilidade de realizar apenas o hipnótico. Sugestão:
- etomidato 14 mg (7 ml) IV (0,2 mg/kg) – isoladamente ou associado a:
- fentanil 50 µg (1 ml) IV (0,7 µg/kg, dose baixa).
■ Lembrar da dica prática de 1 ml de etomidato para cada 10 kg, neste caso foram 7 ml (70 kg).

Mulher de 47 anos com taquicardia supraventricular refratária a manobra vagal, adenosina ou betabloqueador. Você opta por cardioversão elétrica. Apresenta PA = 132/76 mmHg, FC = 173 bpm, SaO_2 97%, FR 18 irpm. Peso 60 kg.

■ Apesar de a paciente estar relativamente estável, muitas vezes você vai optar por realizar a cardioversão elétrica "eletiva" como forma de resolver definitivamente a taquicardia refratária. Aqui, as combinações de midazolam + fentanil ou propofol + fentanil são boas escolhas. Apesar do risco de depressão respiratória ou hipotensão, a condição hemodinâmica atual permite maior segurança para aplicação destas drogas. Sugestão:
- Midazolam 3 mg (3 ml) IV (0,05 mg/kg) + fentanil 60 µg (aproximadamente 1 ml) IV (1 µg/kg);
ou
- Propofol 60 mg (6 ml) IV (1 mg/kg) + fentanil 60 µg (aproximadamente 1 ml) IV (1 µg/kg).

Você leu o capítulo todo e não consegue guardar as doses dos medicamentos? Vamos lembrar de uma sugestão bem prática!

- Se hipotensão, PA limítrofe ou disfunção ventricular importante: um esquema interessante é: fentanil 1 a 2 ml + etomidato 1 ml a cada 10 kg de peso (dose 0,2 mg/kg). Outro medicamento a ser lembrado neste contexto é a cetamina.
- Paciente hipertenso ou normotenso, sem disfunção do VE: fentanil 1 a 2 ml + propofol 1 ml a cada 10 kg (dose 1 mg/kg). Para CVE, principalmente em idosos, podemos iniciar com doses mais baixas, 0,5 ml a cada 10 kg (0,5 mg/kg).
- Outra opção muito utilizada é fentanil 1 a 2 ml + midazolam 0,5 ml (1 mg/ml) a cada 10 kg (0,05 mg/kg).

Leitura sugerida

- American Society of Anesthesiologists Task Force on Sedation and Analgesia by Non-Anesthesiologists. Practice guidelines for sedation and analgesia by non-anesthesiologists. Anesthesiology. 2002;96(4):1004-17.
- Burton JH, Bock AJ, Strout TD, Marcolini EG. Etomidate and midazolam for reduction of anterior shoulder dislocation: a randomized, controlled trial. Ann Emerg Med. 2002;40(5):496-504.
- Coll-Vinent B, Sala X, Fernandez C, et al. Sedation for cardioversion in the emergency department: analysis of effectiveness in four protocols. Ann Emerg Med. 2003;42(6):767-72.
- Devlin JW, Skrobik Y, Gélinas C, et al. Clinical Practice Guidelines for the Prevention and Management of Pain, Agitation/Sedation, Delirium, Immobility, and Sleep Disruption in Adult Patients in the ICU. Crit Care Med. 2018;46(9):e825-e873.
- Falk J, Zed PJ. Etomidate for procedural sedation in the emergency department. Ann Pharmacother. 2004;38(7-8):1272-7.

- Frazee BW, Park RS, Lowery D, Baire M. Propofol for deep procedural sedation in the ED. Am J Emerg Med. 2005;23(2):190-5.
- Furtado RHM, Nicolau JC, Guo J, et al. Morphine and Cardiovascular Outcomes Among Patients With Non-ST-Segment Elevation Acute Coronary Syndromes Undergoing Coronary Angiography. J Am Coll Cardiol. 2020;75(3):289-300.
- Green SM, Roback MG, Miner JR, Burton JH, Krauss B. Fasting and emergency department procedural sedation and analgesia: a consensus-based clinical practice advisory. Ann Emerg Med. 2007;49(4):454-61.
- Green SM. Research advances in procedural sedation and analgesia. Ann Emerg Med. 2007;49(1):31-6.
- Hunt GS, Spencer MT, Hays DP. Etomidate and midazolam for procedural sedation: prospective, randomized trial. Am J Emerg Med. 2005;23(3):299-303.
- Miner JR, Burton JH. Clinical practice advisory: Emergency department procedural sedation with propofol. Ann Emerg Med. 2007;50(2):182-7, 187.e1.
- Miner JR, Martel ML, Meyer M, et al. Procedural sedation of critically ill patients in the emergency department. Acad Emerg Med. 2005;12(2):124-8.
- Practice Guidelines for Moderate Procedural Sedation and Analgesia 2018: A Report by the American Society of Anesthesiologists Task Force on Moderate Procedural Sedation and Analgesia, the American Association of Oral and Maxillofacial Surgeons, American College of Radiology, American Dental Association, American Society of Dentist Anesthesiologists, and Society of Interventional Radiology. Anesthesiology. 2018;128(3):437-479.
- Ruth WJ, Burton JH, Bock AJ. Intravenous etomidate for procedural sedation in emergency department patients. Acad Emerg Med. 2001;8(1):13-8.
- Vinson DR, Bradbury DR. Etomidate for procedural sedation in emergency medicine. Ann Emerg Med. 2002;39(6):592-8.
- Willman EV, Andolfatto G. A prospective evaluation of "ketofol" (ketamine/propofol combination) for procedural sedation and analgesia in the emergency department. Ann Emerg Med. 2007;49(1):23-30.

Capítulo 24

Acesso Venoso Central

Humberto Graner Moreira

- O acesso venoso central é um componente fundamental no tratamento de pacientes críticos na sala de emergência.
- O objetivo deste capítulo é descrever alguns passos importantes para auxiliar na decisão de quando, onde, e como obter o acesso, aumentando as suas chances de sucesso e diminuindo riscos.
- As principais indicações para implante do cateter venoso central (CVC) na sala de emergência são:
  - reposição de volume;
  - acesso venoso de emergência;
  - administração de medicamentos irritativos: vasopressores, cloreto de cálcio, solução salina hipertônica, reposição de alta dose de potássio;
  - colocação de cateter para hemodiálise;
  - necessidade de retirada frequente de sangue para exames, quando não é possível obter um acesso venoso.

Eu preciso sempre passar um cateter venoso central para iniciar vasopressores?

- Não! Principalmente em situações nas quais a passagem do CVC pode atrasar o início do tratamento de emergência. A literatura recente demonstra que podemos iniciar terapia com vasopressores em veia periférica de bom calibre, até que a estabilização clínica permita a passagem de um cateter definitivo. Regra geral, os acessos periféricos podem ser utilizados para este fim com o menor tempo possível, idealmente até 6 horas.

- As contraindicações para o acesso central são relativas. Isso porque depende das alternativas e da própria urgência do procedimento.

Tabela 24.1 – Problemas que podem ser considerados "contraindicações" e as alternativas propostas

Problema	Solução
Infecção no sítio de inserção	Avaliar outro sítio para punção
Anatomia ou pontos de referência distorcidos (cirurgia prévia, radioterapia)	
Trombose venosa profunda	
DPOC grave	Evitar subclávia devido à hiperinsuflação pulmonar e maior risco de pneumotórax. Ter maior cuidado também na punção jugular
Paciente agitado ou combativo	Considerar sedação e/ou intubação, se necessária
Pneumotórax ou volumoso derrame pleural no tórax contralateral	Evitar jugular interna ou subclávia. Preferir acesso venoso femoral
Paciente sob ventilação mecânica com altas pressões expiratórias	Opte por puncionar a veia femoral. Se for possível reduzir temporariamente a pressão ventilatória, jugular pode ser considerada
Trauma abdominal ou hemorragia retroperitoneal	Preferir jugular interna ou subclávia
Presença de dispositivos de estimulação cardíaca (marcapasso o CDI)	Preferir jugular interna ou femoral

 E se o paciente apresentar alguma coagulopatia?

- Coagulopatia não é contraindicação absoluta para CVC, ponderar o risco × benefício de forma individualizada.
- Escolha um local compressível (femoral ou jugular interna) e com o qual você tenha mais experiência. A punção guiada por ultrassom aumenta o sucesso da primeira punção e minimiza riscos de hematoma. Evite o entalhe com bisturi prévio à dilatação. Sugerimos avaliar a correção dos distúrbios da coagulação antes da passagem do cateter quando RNI ≥ 1,5, TTPA ≥ 50 s e/ou plaquetas <50 mil
- Finalmente, se ainda não houver segurança, considere o uso de um cateter periférico calibroso na veia jugular externa ou fossa antecubital antes de considerar o CVC para esses pacientes.

- Ao considerar a necessidade de CVC, algumas etapas são importantes para garantir o sucesso do procedimento.

Definindo o sítio de punção

- As três principais veias profundas utilizadas para a colocação de um cateter são: jugular interna, subclávia, femoral.

Qual veia devo escolher?

- Primeiro, escolha o sítio de punção com o qual se sinta mais confortável e considere o cenário clínico do paciente. Por exemplo, para pacientes hipovolêmicos, a subclávia é uma boa opção. Esta também é uma boa escolha no trauma, quando os pacientes costumam usar colar cervical, impedindo o acesso jugular; ou mesmo na suspeita de lesão pélvica ou abdominal, onde o acesso femoral tem restrições. Evite locais com anatomia distorcida. A inserção do marca-passo transvenoso é mais fácil através da jugular interna direita ou subclávia esquerda. A Tabela 24.2 resume e pode ajudar a decidir pelo local do acesso. Por fim, embora a veia femoral seja relativamente fácil de canular, exige cuidados redobrados com higiene e pode atrapalhar a mobilização do paciente no leito (Tabela 24.2).

Tabela 24.2 – Comparação entre os sítios de punção venosa de acordo com situações clínicas selecionadas

	Veia		
	Jugular interna	*Subclávia*	*Femoral*
TCE ou trauma raquimedular	Não	Sim	Sim
Durante parada cardiorrespiratória	Não	Não	Sim
Trauma abdominal ou pélvico	Sim	Sim	Não
Obesidade mórbida	Mais fácil	Sim	Mais Difícil
Possibilidade de compressão	Sim	Não	Sim
Risco de TVP*	Baixo	Baixo	Alto
Risco de infecção*	Alto	Baixo	Alto
Risco de lesão mecânica*	Médio	Alto	Baixo
Complicações mais comuns	Lesão na carótida, pneumotórax	Pneumotórax, hemorragia	Lesão no nervo ou artéria femoral

Legenda: TCE – traumatismo crânio-encefálico, TVP – trombose venosa profunda. *O risco é classificado relativamente aos outros acessos, não se refere a números absolutos.

- Se o ultrassom estiver disponível, o local deve ser avaliado antes da preparação e cobertura da pele. Anatomia vascular anormal ou distorcida podem contraindicar um local preferido.

Preparando para o procedimento

- Definido qual a veia será cateterizada, o próximo passo é posicionar o paciente e a bandeja de materiais de maneira adequada para maximizar o espaço, a área de acesso, e o conforto do paciente.
- Geralmente, os serviços já trazem kits preparados, mas você deve conferir se nada está faltando antes de iniciar o procedimento (Quadro 24.1 e Figura 24.1).

QUADRO 24.1
Quais os materiais e medicamentos necessários?

- Bandeja preparada para colocação do material estéril
- Cateter venoso central: lúmen simples/duplo/triplo, cateter de diálise
- luvas estéreis, touca, máscara e óculos de proteção
- capote estéril
- campos ou toalhas estéreis
- Solução anti-séptica para pele (por exemplo, clorexidina)
- lidocaína 1%
- Gaze estéril
- Bisturi com lâmina nº 11
- Material de sutura com fio mononylon.
- Sistema com solução cristaloide e equipos pré-montados

- Se tiver um ultrassom à disposição, este também deve estar preparado, colocado de forma a facilitar a visualização pelo operador, e com uma bainha estéril no transdutor.
- Com relação ao paciente, a posição de Trendelenburg é recomendada para acesso subclávio e jugular se o paciente puder tolerar com segurança o reposicionamento. Garanta primeiro a segurança da via aérea e ventilações: se houver desconforto respiratório importante, pode ser necessário intubação orotraqueal antes de se obter acesso central.

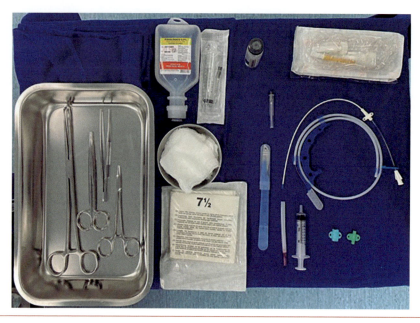

Figura 24.1 – Exemplo de mesa montada com os principais materiais para a passagem do cateter venoso central.

◖ A cateterização da veia central – regras gerais

- Depois que o local é selecionado e o paciente está posicionado, a pele deve ser limpa. As soluções à base de clorexidina reduzem a infecção da corrente sanguínea associada à linha central em comparação com as soluções alcoólicas de iodopovidona.
- A mesa de apoio com o material acima deve ser posicionada ergonomicamente ao alcance do braço do fornecedor. Evite colocar os materiais sobre os campos estéreis no leito, pois os pacientes podem se mover inesperadamente durante o procedimento.
- O local de inserção deve ser anestesiado com lidocaína a 1%. Utilize sempre o ultrassom, quando disponível. Ele é útil para confirmar a anatomia e pontos de referência adequados antes da instrumentação e guiar de forma dinâmica e em tempo real a penetração da agulha e passagem do fio guia.

A técnica de Seldinger modificada é a mais comumente utilizada para acesso venoso central.

- A punção do vaso escolhido é feita com uma agulha introdutora de grande calibre.
- Deve-se avançar a agulha com movimentos suaves, utilizando os pontos anatômicos de referência, ou sob visualização direta pelo ultrassom.
- Uma pequena pressão negativa e contínua é aplicada à seringa durante o avanço e recuo da agulha. A habilidade de se aspirar continuamente, mantendo o controle rigoroso da agulha, requer prática.
- Uma fez obtido um primeiro *flush*, segure o êmbolo, e aspire um pouco mais, tendo a certeza da posição intravascular.
- IMPORTANTE! A confirmação de que se puncionou a veia, e não a artéria, é mandatória antes da dilatação. A injeção de uma solução salina sob visualização ecográfica é útil e segura. A cor do sangue nem sempre é confiável para diferenciar arterial de venoso em estados hipóxicos, assim como a pulsatilidade pela agulha também pode enganar em pacientes muito hipotensos.

Passei o cateter na artéria. E agora?

- Se você identificar que puncionou a artéria, mas ainda não passou o cateter, remova a agulha e pressione por 5 a 10 minutos. Pode haver dificuldade para compressão no caso de artéria subclávia.
- Caso o cateter já tenha sido passado na artéria, o ideal é que a equipe da cirurgia vascular seja acionada para a retirada deste, e outro sítio venoso profundo deve ser considerado para o procedimento de emergência.

- Em seguida, introduza o fio-guia através da agulha até aproximadamente 20 cm. Pode-se apoiar a mão que segura a agulha contra o paciente para se evitar o movimento acidental desta. O fio-guia deve ser avançado facilmente. Se houver resistência, remova o fio, confirme novamente a posição da agulha com nova aspiração, e tente novamente reorientando a ponta J do fio-guia.
- Sempre tenha gaze ao alcance rápido. Colocar gaze no local de punção da pele enquanto pega os materiais para a próxima etapa é simples e mantém seu campo limpo.
- Com o fio estabilizado, remova a agulha, e faça uma pequena incisão com bisturi no local da saída do fio-guia.
- Sempre mantendo o controle sobre o fio-guia, avance o dilatador através da pele até alcançar o vaso. Segure o dilatador próximo à pele e avance sempre em pequenos incrementos.
- Em seguida, remova o dilatador, garanta a hemostasia local com pressão firme com gaze, e introduza o cateter pelo fio-guia. Mais uma vez, o controle do fio-guia é fundamental: tracione este até a saída pela extremidade externa do cateter, segure o fio, e avance o cateter em direção ao vaso.
- Finalmente, remova o fio-guia, lave os lúmens do cateter (cuidado com bolhas no sistema), e fixe-o à pele de acordo com o local adequado.

Pontos-chave

- Disponha de todos os suprimentos em uma mesa **antes** de iniciar o procedimento.
- Não faça uma varredura cega com a agulha "procurando a veia"; remova e reinsira sempre que necessário.
- Cheque sempre se a veia está canulada antes de dilatar
- Tenha sempre o fio-guia de fácil acesso. A retirada da seringa mantendo a agulha firme, e a inserção do fio-guia são etapas cruciais para se evitar perda do vaso.
- A estabilização do fio-guia ao avançar o dilatador ajuda a evitar torções e "quebras" deste.
- Tente retirar o fio-guia e girar levemente se tiver problemas para avançar.
- Não negligencie a monitorização do paciente, pois o quadro clínico pode deteriorar durante o procedimento.

- A seguir, iremos descrever as peculiaridades dos principais sítios de punção para a obtenção de um CVC.

Veia jugular interna

- Vantagem: fácil acesso, principalmente guiado por ultrassom, o que minimiza o risco de complicações. Fácil compressão, permite boa mobilidade do paciente.
- Desvantagem: maior taxa de infecção, mas geralmente pouco menor do que o acesso femoral. Risco de pneumotórax é menor que a subclávia, mas ainda presente. Marcos anatômicos ruins em pacientes obesos, edemaciados.
- Referências anatômicas: a veia jugular interna se origina no forame jugular e desce para se juntar à veia subclávia. Na porção média e inferior do pescoço médio, encontra-se lateral e depois anterolateralmente à artéria carótida. Ao nível da cartilagem tireoidiana, a veia tem percurso mais profundo em relação ao músculo esternocleidomastóideo. O vaso emerge por trás deste músculo para o triângulo criado pelas suas inserções esternal e clavicular, logo acima da clavícula. A canulação jugular do lado direito é preferida devido ao caminho direto para a veia cava superior.

- Com relação às outras opções de acesso, geralmente é a abordagem mais acessível e segura para equilibrar o risco de complicações quando todo o resto é igual.
- Com o paciente em decúbito dorsal, e em Trendelenburg, gire a cabeça de 15° a 30° para expor adequadamente o sítio de acesso. Girar o pescoço além disso comprimirá e achatará o vaso.
- Pacientes com pescoço rígido ou tecido corporal redundante podem ser mais difíceis de posicionar. Basta colocar um lençol ou toalha embaixo do ombro no mesmo lado que a veia alvo afasta a cabeça do paciente do local, proporcionando um campo de trabalho maior.
- Marque os pontos de referência da superfície: o ápice do triângulo esternocleidomastóideo ou borda medial do músculo esternocleidomastóideo posterior é um ponto comum e seguro para a punção. A artéria carótida pode ser palpada medialmente a este ponto (Figura 24.2A).

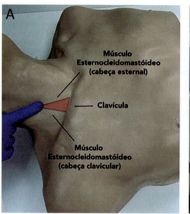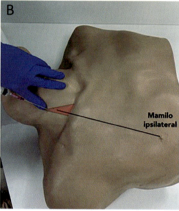

Figura 24.2 – Referências anatômicas para a punção da veia jugular interna. A cabeça deve ser apenas levemente fletida. Identificar o triângulo formado pelas bordas do músculo esternocleidomastóideo. Próximo ao ápice deste triângulo, inserir a agulha com a ponta em direção ao mamilo ipsilateral até puncionar a veia.

- Quando não se dispõe de ultrassom, pode-se usar uma agulha comum calibre 22 para se localizar a veia, minimizando complicações caso a carótida seja puncionada.
- Insira a agulha a 30° na pele e direcione-a ao mamilo ipsilateral. Após a punção da veia jugular interna, mantenha a agulha localizadora firme no lugar e introduza a agulha própria do cateter adjacente e ao longo da mesma trajetória da primeira agulha (Figura 24.2B).
- A profundidade típica da veia jugular está a menos de 2 cm da superfície da pele. Variações podem exigir uma inserção mais profunda da agulha, mas cuidado com o risco de pneumotórax.
- Após a punção definitiva, insira o cateter usando a técnica de Seldinger, conforme descrito anteriormente.
- Além do pneumotórax, uma complicação temida é a punção ou cateterização da artéria carótida. O reconhecimento rápido da punção arterial seguido da retirada imediata da agulha e aplicação de compressão adequada geralmente não tem complicações. Mas sangramentos graves podem levar a hematoma de pescoço e comprometimento das vias aéreas, além do risco de isquemia cerebral.

Dica

- Quando for tentar a veia jugular interna, prepare também o campo para a subclávia ipsilateral. E vice-versa. Com isso, aproveita-se a assepsia e antissepsia, os campos estéreis, e diminui o risco de complicações bilaterais.

Veia subclávia

- Vantagem: menor taxa de infecção e trombose, mais conforto e mobilidade para o paciente.
- Desvantagem: maior risco de complicações mecânicas, como pneumotórax ou punção arterial.
- Referências anatômicas: a artéria subclávia é posterior ao fino músculo escaleno anterior, que é posterior à veia subclávia. O nervo frênico é lateral ao músculo escaleno anterior. O ápice do pulmão pode se estender até a 1ª costela. Embora o ápice do pulmão direito seja um pouco mais inferior ao pulmão esquerdo, a subclávia ESQUERDA é uma rota mais direta para o CVC, resultando em menos complicações vasculares e cateteres mal posicionados.
- O acesso venoso subclávio é um local comum e frequentemente preferido, pois tem baixo risco de complicações mecânicas e infecciosas.
- Considere sempre a punção ipsilateral à doença pulmonar unilateral grave ou ao dreno torácico existente. Isso atenua a repercussão clínica caso haja um pneumotórax relacionado ao procedimento.
- Não é praxe a orientação por ultrassom da cateterização subclávia, embora possa ser feita.
- Garanta que o tórax esteja posicionado adequadamente em perfeito decúbito dorsal, sem rotações. Vire a cabeça do paciente para o lado oposto à punção, e faça uma pequena tração do membro superior para baixo. Não coloque lençol sob o ombro.
- A punção pode ser feita com a seguintes referências:
  - Um centímetro inferior ao meio do terço médio da clavícula.
  - Lateral à linha médio-clavicular.
  - A largura de dedo lateral ao ângulo da clavícula.
- Ao introduzir aproximadamente 2cm, sob a borda inferior da clavícula, gire levemente e direcione a ponta da agulha para a incisura jugular do esterno, o mais paralelo possível da pele (10°–15°). Você pode sinalizar com a mão não dominante sobre a incisura para guiar a penetração da agulha (Figura 24.3).

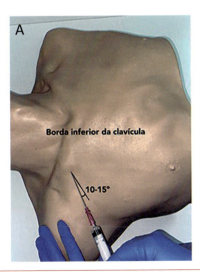
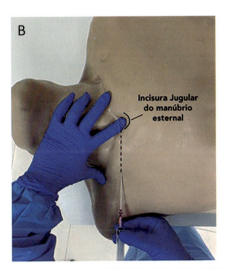

Figura 24.3 – Referências anatômicas para a punção da veia subclávia. A agulha deve inicialmente avançar aproximadamente 1 cm por sob a clavícula, sempre inclinado para longe dos pulmões, praticamente paralela ao tórax. A partir daí, avance a seringa suavemente em direção à fúrcula esternal até a punção da veia subclávia.

- Uma vez sob a clavícula, continue avançando a agulha em um plano quase paralelo à pele, aproximadamente 2 a 3 cm, até que o sangue venoso seja aspirado livremente na seringa. Após a punção do vaso, insira o cateter pela técnica de Seldinger, conforme descrito anteriormente.
- Pneumotórax e punção arterial subclávia são preocupações comuns com este sítio de punção venosa, mas ainda assim a taxa de complicações mecânicas permanece baixa.

Veia femoral

- Vantagem: menor taxa de complicações mecânicas, acesso anatômico simples.
- Desvantagem: maior risco de trombose e infecção, maior dificuldade com cuidados com o cateter e mobilização do paciente.
- Referências anatômicas: primeiro, deve-se localizar as bordas do triângulo femoral: ligamento inguinal (superior), músculo adutor longo (medial), músculo sartório (lateral). Sob o triângulo, as estrutura se organizam na seguinte ordem (de lateral a medial): nervo, artéria, veia, vasos linfáticos.
- Mnemônico – NAVEL. Identifique logo abaixo do ligamento inguinal a onda de pulso: a veia femoral é medial à artéria (cuidado com as variantes!).
- Os cateteres venosos femorais geralmente são evitados em favor do acesso venoso jugular interno ou subclávio, mas ainda desempenham papel importante em certos cenários, como situações de emergência e acesso para hemodiálise quando a veia jugular interna direita não é uma opção.
- A perna ipsilateral deve ser levemente abduzida e girada externamente para a exposição no local de acesso. É possível obter boa janela acústica para a realização do procedimento guiado por ultrassom.
- Insira a agulha 1 a 2 cm abaixo do ligamento inguinal. A punção e cateterização da veia acima da borda superior do triângulo femoral aumenta o risco de hemorragia retroperitoneal ou intrabdominal.
- Avance a agulha em um ângulo de 30° com a pele, bisel para baixo, em direção ascendente, a 1 cm medial ao pulso palpável. A partir da punção da veia, prossiga com a técnica de Seldinger já descrita.
- A complicação mais temida é a hemorragia retroperitoneal, que pode ocorrer sem qualquer evidência de sangramento superficial ou formação de hematoma. Por isso, muitas vezes seu reconhecimento é tardio, quando já existe repercussão hemodinâmica.

Confirmando a posição do CVC

- Mesmo garantindo que a veia foi adequadamente canulada, confirmar a posição do cateter é algo comum e rotineiro, principalmente com a radiografia simples. Mais do que verificar o pertuito do cateter, a radiografia de tórax, por exemplo, é útil para identificar pneumotórax após passagem de um cateter jugular ou subclávia.
- Outros métodos estão em desuso, como gasometria ou flush de solução salina com ultrassom.
- O mais importante é garantir os passos até aqui descritos, para que uma punção inadvertida de artéria, ou um espaço extravascular, seja detectado ainda na punção, e antes da dilatação e passagem do cateter.
- Mesmo sob orientação de ultrassom, artefatos e a sonda desalinhada podem dar a falsa garantia de que você está no lúmen do vaso ou no vaso correto. Após a colocação do fio-guia, aproveite o ultrassom já próximo para provar a colocação adequada do vaso, da pele à circulação central. A confirmação ultrassonográfica em dois planos demonstrou ter 100% de sensibilidade e especificidade para confirmação da colocação do sistema venoso.

Removendo um CVC

- Coloque o paciente em decúbito dorsal ou na posição Trendelenburg.
- Remova a sutura e o curativo.
- Para CVC Jugular e subclávia: Peça para o paciente expirar profundamente e segurar, enquanto puxa o cateter durante a expiração. Esta manobra aumenta a pressão intratorácica em comparação com a pressão atmosférica, reduzindo assim a risco de embolia gasosa.
- Mantenha a pressão por pelo menos 1 minuto para parar o sangramento e faça um curativo no sítio de punção.
- Se houver suspeita de infecção relacionada ao CVC, corte a ponta com uma tesoura estéril e envie para cultura.

Considerações sobre a técnica guiada por ultrassom

- A punção venosa central orientada por ultrassom aumenta as taxas de sucesso e diminui as complicações mecânicas quando comparada às técnicas tradicionais baseadas em referências anatômicas.
- A visualização em tempo real da agulha resulta em menos tentativas de passagem da agulha, maior sucesso na primeira passagem e menores complicações.
- A anatomia venosa é melhor visualizada usando um transdutor linear de alta frequência (5–10 MHz). Frequências mais altas geram melhor resolução, mas menor penetração.
- Nas imagens os vasos sanguíneos aparecem como imagens tubulares anecoicas (em preto), enquanto o tecido ao redor é delimitado por diferentes escalas de cinza. As artérias são pulsáteis e não compressíveis com o transdutor, já as veias possuem válvulas e têm paredes mais finas, não são pulsáteis, e são facilmente compressíveis.
- Pode-se utilizar o ultrassom para identificar a localização do vaso antes do procedimento e se apoiar em pontos de referência externos durante o procedimento (técnica estática), ou realizar a punção sob visualização ecográfica contínua durante o procedimento (técnica dinâmica).
- A vantagem da visão estática é que o transdutor não é necessário durante o procedimento, no entanto, a passagem do cateter continua sendo "às cegas".
- A visualização dinâmica é preferível, permite a visualização direta durante o procedimento, mas requer maior habilidade e técnica com o transdutor simultâneo à punção.
- A visualização das estruturas vasculares pode ser adquirida em um eixo longo (longitudinal) ou curto (transversal) (Figura 24.4).
- A visão do eixo longo permite a visualização completa da agulha durante todo o procedimento, permitindo ajuste da profundidade da agulha, mas tende a ser mais difícil tecnicamente.

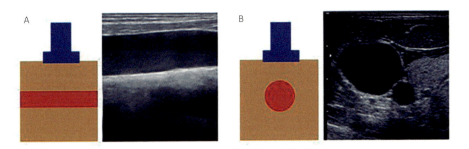

Figura 24.4 – A. Eixo longo ou longitudinal. B. Eixo curto ou transversal, mostrando a veia jugular interna (tamanho maior) e a artéria carótida.

> **Dica**
>
> - A chave nesta visão é que, uma vez obtida uma boa seção da veia, não mova o transdutor para visualizar a agulha; mova a agulha para a visualização do ultrassom ajustando levemente a trajetória.
> - A visão em eixo curto permite manobras laterais na posição, mas não é tão boa para visualizar a profundidade da agulha ao longo do procedimento. A perfuração da parede posterior é mais comum nessa visão.

> **Dica**
>
> - Lembre-se de posicionar o transdutor de ultrassom de modo que o campo de visualização cruze o vaso no local previsto de inserção da agulha. Lembre-se de que apenas a ponta da agulha é visualizada quando se cruza o plano do ultrassom.

- Mesmo depois que o fio-guia é inserido, o ultrassom pode ser usado também para garantir o trajeto adequado deste, já que é essencial confirmar a localização do fio antes da dilatação e passagem do cateter.
- Por fim, a ecografia é útil também para confirmar a posição do cateter por meio de um teste com *flush* de solução salina.

Mensagens finais

- O acesso venoso central é um procedimento comumente realizado em uma variedade de cenários de emergência.
- Não existe o melhor sítio para punção, ou o "padrão-ouro": a decisão de qual veia cateterizar depende da habilidade do médico, condição clínica do paciente, e características anatômicas deste.
- O conhecimento dos pontos fortes e fracos de cada sítio de punção permite se antecipar a possíveis problemas e minimizar o risco de complicações.

Leitura sugerida

- Deshpande KS, Hatem C, Ulrich HL, et al. The incidence of infectious complications of central venous catheters at the subclavian, internal jugular, and femoral sites in an intensive care unit population. Crit Care Med. 2005;33(1):13-20
- Lai NM, Lai NA, E O'Riodan, et al. Skin antisepsis for reducing central venous catheter-related infections. Cochrane Database Syst Rev.(7)2016
- McGee DC, Gould MK. Preventing complications of central venous catheterization. N Engl J Med. 2003 Mar 20;348(12):1123-33.
- Parienti JJ, Morgardon N, Megarbane B, et al. Intravascular complications of central venous catheterization by insertion site. N Engl J Med. 2015;373(13):1220-1229
- Rupp SM, Apfelbaum JL, Blitt C, et al. Practice guidelines for central venous access: a report by the American Society of Anesthesiologists Task Force on Central Venous Access. Anesthesiology. 2012;116(3):539-573
- Stein JC, Cole W, Kramer N, Quinn J. Ultrasound-guided peripheral intravenous cannulation in emergency department patients with difficult IV access. Acad Emerg Med. 2004;11:581-582
- Timsit JF. What is the best site for central venous catheter insertion in critically ill patients? Crit Care. 2003;7(6): 397–399.
- Wu SY, Ling Q, Wang J, et al. Real-time Two-dimensional ultrasound guidance for central venous cannulation. Anesthesiology. 2013;118(2):361-375

Capítulo

25

Pericardiocentese

Humberto Graner Moreira

Introdução

- A pericardiocentese foi descrita pela primeira vez em 1840, e desde então é o principal procedimento para investigar a etiologia de um derrame pericárdico ou tratar o tamponamento cardíaco. Inicialmente, o procedimento era realizado totalmente às cegas por meio de uma abordagem subxifoide. Posteriormente, a fluoroscopia e o eletrocardiograma (ECG) foram incorporados para orientar o procedimento.
- Nos últimos 40 anos, o ecocardiograma tem sido o padrão-ouro para a realização da pericardiocentese sob visualização direta das estruturas envolvidas, pela sua disponibilidade e facilidade na execução.
- O acúmulo de líquido pericárdico é geralmente devido à inflamação ou infecção do pericárdio e estruturas adjacentes. Embora menos frequente, mas igualmente importante, o hemopericárdio pode resultar de distúrbios da coagulação, complicações cirúrgicas ou de procedimentos percutâneos, dissecção da aorta ou ruptura do miocárdio. Infiltração neoplásica ou quilopericárdio são complicações mais raras. A Tabela 25.1 resume as causas mais importantes de derrame pericárdico.
- Aproximadamente 20 a 30 ml de acúmulo de líquido no espaço pericárdico já podem ser detectados por diferentes modalidades de exames de imagem.
- Um aumento na silhueta cardíaca na radiografia de tórax é normalmente observado com pelo menos 200 ml de líquido.
- Mais do que o volume absoluto, a velocidade no acúmulo de líquido pericárdico é o fator mais crítico na repercussão hemodinâmica. Um grande volume de líquido pericárdico acumulado lentamente pode não ter efeito hemodinâmico significativo, ao passo que um derrame pericárdico agudo pode levar a tamponamento mesmo com pequenos volumes.

Tabela 25.1 – Causas de derrame pericárdico

Inflamação no pericárdio (pericardite)	• Viral, bacteriana, fúngica, por protozoários • Doenças autoimunes • Pós-operatório: síndrome pós-pericardiotomia • Síndrome de Dressler (pós-infarto agudo do miocárdio)
Aumento na produção e/ou redução no *clearance* do líquido pericárdico	• Insuficiência cardíaca congestiva • Síndrome nefrótica • Cirrose
Trauma	• Trauma penetrante no tórax • Iatrogênico • Pós-cirurgia cardíaca ou torácica • Complicação de intervenção coronária percutânea • Complicação de procedimento eletrofisiológico
Dissecção da aorta	• hemopericárdio
Malignidade	• Tumores primários ou implantes metastáticos no pericárdio (bem mais frequentes que os primários) • Tumores de mediastino • Síndrome pós-radioterapia • Derrame relacionado a tratamento quimioterápico
Metabólica	• Uremia • Hipotireoidismo • Medicações

Quando realizar a pericardiocentese?

- Nem todos os derrames pericárdicos precisam de uma pericardiocentese. Os riscos e benefícios associados devem ser cuidadosamente pesados. Derrames pequenos de etiologia já definida quase sempre podem ser tratados conservadoramente.
- Até mesmo derrames moderados de causas secundárias (como na insuficiência cardíaca congestiva ou pericardite idiopática aguda) geralmente não requerem pericardiocentese, devendo-se tratar apenas a condição de base. Nesses casos, recomenda-se a avaliação seriada para verificar o efeito terapêutico ou a progressão do derrame.
- As indicações para pericardiocentese são as seguintes:
    - tamponamento pericárdico ou derrames volumosos;
    - derrames pericárdicos sintomáticos;
    - suspeita de pericardite purulenta;
    - derrame de etiologia pouco clara;
    - derrames pericárdicos que comprimem outros órgãos (p. ex., traqueia, pulmão).
- Em pacientes assintomáticos, a pericardiocentese raramente é indicada.

Como realizar o procedimento?

- A pericardiocentese à beira do leito deve ser realizada por indivíduos experientes; caso contrário, a abordagem cirúrgica deve ser indicada.
- Preferencialmente, o procedimento deve ser realizado em um ambiente equipado com ecocardiografia bidimensional e/ou fluoroscopia.
- Aliás, o ecocardiograma costuma ser a ferramenta mais importante nesse cenário. Este exame permite confirmar o diagnóstico do derrame pericárdico, estimar seu volume e auxiliar na

decisão pela pericardiocentese, por exemplo, na presença de tamponamento cardíaco. Além disso, a punção de líquido pericárdico guiada por ecocardiograma facilita a execução à beira do leito de modo rápido e seguro em situações de emergência.
- Se a situação clínica permitir aguardar, qualquer anormalidade da coagulação deve ser corrigida.
- Um ECG deve ser obtido antes do procedimento e a monitoração eletrocardiográfica deve ser contínua durante o procedimento. Se a agulha da pericardiocentese tocar o miocárdio, a corrente de lesão causa elevação do segmento ST no monitor de ECG. Isso é facilmente perceptível por quem realiza o procedimento, permitindo recuar a agulha e reposicionar.

Do que vou precisar para fazer a pericardiocentese?

- Uma agulha com bisel curto, calibre mínimo 16 e comprimento de 9 cm (pode ser agulha de cateter venoso central longo).
- Seringas (10, 20 e 50 ml).
- Conector de seringa de três vias.
- Solução antisséptica de clorexidina e álcool ou solução de povidona-iodo.
- Monitor eletrocardiográfico ou multiparamétrico.
- Tubos de coleta de amostras para análise de fluidos e culturas.
- Agulha de pequeno calibre para anestesia local e lidocaína 1% a 2%.
- Luvas, máscara, óculos, gorro, capote, campos estéreis e gaze.
- Lâmina cirúrgica (Nº 11).
- Solução isotônica estéril de cloreto de sódio.
- Cateter monolúmen 6 ou 7, com preferência para *pigtail*.
- Fio-guia flexível.
- Conector tipo "jacaré".

- O carrinho de emergência com desfibrilador e equipamentos de vias aéreas devem estar próximos ao leito. Também devem estar disponíveis, e com fácil acesso, os medicamentos de emergência (p. ex., atropina, adrenalina, lidocaína).

Como é a técnica para realizar a punção?

- Posicione o paciente em um ângulo de 30 a 45 graus com a cabeça erguida para permitir que o líquido pericárdico se acumule na porção inferior do coração.
- Prepare o local de maneira estéril, procedendo com a higiene e assepsia do terço inferior do tórax e andar superior do abdome. Cubra tudo com os campos estéreis, exceto uma pequena área ao redor do processo subxifoide.
- Palpe o processo subxifoide, à largura de um dedo abaixo da borda da costela. Este local facilita o avanço do cateter, pois evita o tecido fibroso mais próximo da parte inferior do esterno. Marque o local.
- Faça a infiltração da pele e dos tecidos subcutâneos com lidocaína para anestesia local.
- Neste momento, pode-se fazer uma pequena incisão (aproximadamente 5 mm) e separar o tecido subcutâneo com uma pinça, com o objetivo de diminuir a resistência durante a inserção da agulha. Esta medida é opcional, pois a punção direta com a agulha, sem incisões adicionais, também é permitida.
- Com o cabo da derivação V1 do ECG acoplado ao "jacaré", conecte-o na extremidade distal da agulha já acoplada à seringa, para a monitoração eletrocardiográfica.
- Inserção da agulha pericárdica: insira a agulha no ângulo entre a junção xifoesternal e a margem costal, primeiro perpendicularmente ao tórax e, em seguida, incline a cerca de 45° do plano anatômico, movendo-se sob o processo subxifoide em direção ao ombro esquerdo. Se o paciente for obeso, poderá ser necessária uma agulha mais longa e alguma força para inclinar a seringa no processo subxifoide em direção ao coração (Figura 25.1).

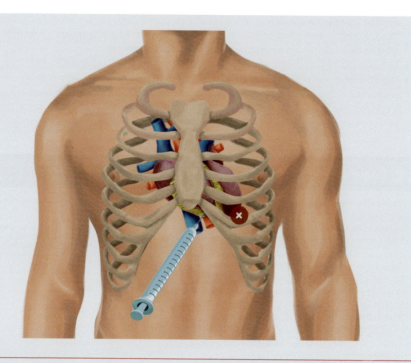

Figura 25.1 – Abordagem subxifoidiana da pericardiocentese. A agulha é inserida no ângulo entre a junção xifoesternal e a margem costal esquerda a cerca de 45º do plano transversal anatômico (Adaptado de: Loukas M, Walters A, Boon JM, Welch TP, Meiring JH, Abrahams PH. Pericardiocentesis: a clinical anatomy review. Clin Anat. 2012;25(7):872-881.)

- Avance a agulha para o espaço pericárdico, percebido como uma membrana fibrosa mais resistente. Tenha cuidado ao avançar a agulha pelo diafragma, pois a pressão excessiva para a frente pode resultar em um salto repentino do pericárdio para a câmara cardíaca. À medida que a agulha avança, o líquido ou sangue colorido na seringa sinaliza a provável entrada no pericárdio (observe que os derrames crônicos costumam ser amarelo-claros, ocasionalmente serossanguinolentos ou, menos comumente, de coloração marrom-escura. Derrames agudos resultantes de trauma, câncer, ruptura do miocárdio ou dissecção aórtica são francamente hemorrágicos).
- Você pode confirmar a posição intrapericárdica com imagens ecocardiográficas. Após entrar no espaço pericárdico, uma injeção de 5 a 10 ml de solução salina agitada através da agulha aparece como contraste de microbolhas e confirma a posição intrapericárdica da agulha (o conector de três vias auxilia nesse processo, permitindo a conexão da seringa com solução salina na terceira via). Se a ponta da agulha estiver no VD, as bolhas serão vistas na cavidade do VD e serão dispersadas rapidamente pela ejeção do VD.
- Se a agulha penetrar no epicárdio, o traçado no monitor de ECG pode revelar supradesnivelamento do segmento ST ou extrassístoles ventriculares. Tracione a agulha.
- Aspire o líquido devagar. Normalmente 50-100 ml são suficientes para melhorar a hemodinâmica do paciente.
- Caso haja indicação de drenagem contínua, retire a seringa, faça uma pequena incisão na pele junto à agulha (se não tiver sido feita antes), introduza o fio-guia através da agulha, retire a agulha, introduza o cateter *pigtail* até o pericárdio, retire o fio-guia, conecte o cateter ao sistema de drenagem fechado.
- Suture o cateter na pele fixando o tubo e cubra com curativo estéril.

Complicações e contraindicações

- As complicações potenciais da pericardiocentese incluem punção ventricular, com consequente tamponamento pericárdico, arritmias ventriculares e até mesmo parada cardiorrespiratória. Outros eventos adversos incluem pneumotórax, laceração hepática, laceração de artéria ou veia coronária, lesão diafragmática e infecção (tardia).
- Com o advento do procedimento guiado por ecocardiografia, as taxas de morbimortalidade da pericardiocentese foram significativamente reduzidas. Realizar o procedimento às cegas, assumindo o risco de maior incidência de complicações, só se justifica em situações de emergência, cuja instabilidade hemodinâmica grave não pode esperar.
- Deve-se ter em mente que o tamponamento devido a dissecção da aorta, ruptura da parede livre do miocárdio ou trauma é contraindicação importante, considerada absoluta pela maioria dos autores, pois essas condições precisam de intervenção cirúrgica para tratamento (só considerar a pericardiocentese em situações extremas e como medida heroica, como em um paciente em parada cardiorrespiratória por tamponamento ou na iminência dela, em local onde não há possibilidade de cirurgia). Uso de anticoagulantes ou distúrbios da coagulação são contraindicações relativas, pois não devem impedir a realização de pericardiocentese de emergência, mas exigirão medidas adicionais para hemostasia.

Próximos passos após a pericardiocentese

- Após a punção inicial, e não havendo necessidade de drenagem, aplica-se uma compressão no local por alguns minutos para melhor hemostasia. Caso tenha sido instalado sistema de drenagem, proceda com a fixação do dreno e cuidados com o sistema.
- Deve-se realizar uma radiografia de tórax para verificar possíveis complicações, como pneumomediastino ou pneumotórax, ou pneumoperitônio. Encaminhe amostra do líquido pericárdico para análise, e alguns dos exames a serem solicitados dependerão das hipóteses diagnósticas.

Que exames pedir na avaliação do derrame pericárdico?

- Com relação ao líquido pericárdico, solicitar: proteínas totais, LDH, análise citológica, pesquisa de células neoplásicas, culturas, ADA e outros exames, como PCR viral, de acordo com a suspeita clínica.
- Não esquecer de solicitar proteínas e LDH séricos para fazer a relação do valor encontrado no líquido pericárdico × sérico. Informações mais detalhadas no capítulo de Derrame Pericárdico.

- O paciente pós-pericardiocentese deve permanecer em regime de terapia intensiva nas próximas horas, pois há risco de que a deterioração clínica e hemodinâmica secundária às complicações se manifeste mais tardiamente. O ambiente monitorado permite o reconhecimento e o tratamento rápido destas intercorrências.

Leitura sugerida

- Adler Y, Charron P, Imazio M, Badano L, Barón-Esquivias G, Bogaert J, et al. 2015 ESC guidelines for the diagnosis and management of pericardial diseases: The Task Force for the Diagnosis and Management of Pericardial Diseases of the European Society of Cardiology (ESC) Endorsed by: The European Association for Cardio-Thoracic Surgery (EACTS). Eur Heart J. 2015;36:2921-64.
- Fitch MT, Nicks BA, Pariyadath M, McGinnis HD, Manthey DE. Videos in clinical medicine. Emergency pericardiocentesis. N Engl J Med. 2012;366(12):e17.
- Halpern DG, Argulian E, Briasoulis A, Chaudhry F, Aziz EF, Herzog E. A novel pericardial effusion scoring index to guide decision for drainage. Crit Pathw Cardiol. 2012;11:85-88.

- Imazio M, De Ferrari GM. Editorial commentary: Pericardiocentesis: No more a subspecialty technique!. Trends Cardiovasc Med. 2019;29(7):384-385.
- Loukas M, Walters A, Boon JM, Welch TP, Meiring JH, Abrahams PH. Pericardiocentesis: a clinical anatomy review. Clin Anat. 2012;25(7):872-881.
- Maggiolini S, De Carlini CC, Imazio M. Evolution of the pericardiocentesis technique. J Cardiovasc Med (Hagerstown). 2018;19(6):267-273.
- Sinnaeve PR, Adriaenssens T. A contemporary look at pericardiocentesis. Trends Cardiovasc Med. 2019;29(7):375-383.

Capítulo
26

Valvopatias na Unidade de Emergência

Diana Lampreia Sepulveda
Fabio Mastrocola

- É muito comum a chegada de pacientes valvopatas nos pronto-socorros. Comumente a apresentação é a de insuficiência cardíaca descompensada. Neste capítulo vamos avaliar os aspectos peculiares do manejo das principais valvopatias.
- Os princípios do manejo da insuficiência mitral aguda são discutidos no capítulo de complicações mecânicas do infarto agudo do miocárdio.

Estenose mitral

- A estenose mitral (EM) é uma obstrução ao enchimento do ventrículo esquerdo resultante de uma anormalidade do aparato valvar mitral impedindo sua completa abertura durante a diástole.
- No setor de emergência, os pacientes com estenose mitral podem apresentar-se com insuficiência cardíaca, edema agudo de pulmão associado a taquiarritmias (ex: fibrilação atrial de alta resposta ventricular) e/ou choque cardiogênico.
- Em nosso meio, a etiologia reumática é a mais frequente.
- Há outras situações que podem simular uma estenose mitral. Entre elas temos trombo ou mixoma no átrio esquerdo e, raramente, endocardite mitral que cursa com grandes vegetações.

Fisiopatologia

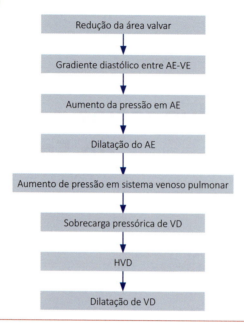

Figura 26.1 – Fisiopatologia de estenose mitral. AE: átrio esquerdo; VE: ventrículo esquerdo; VD: ventrículo direito; HVD: hipertrofia ventricular direita.

Fatores agravantes

- O aumento da frequência cardíaca provoca a diminuição do tempo de diástole que, por sua vez, ocasiona mais dificuldade para o esvaziamento do átrio esquerdo e, como consequência, a piora dos sintomas.

Principais condições que levam ao aumento da frequência cardíaca com a consequente piora do quadro clínico
• Anemia • Gravidez • Hipertireoidismo • Febre • Infecção • Arritmia

- Os pacientes se apresentam geralmente com dispneia, sinais de falência de câmaras direitas (turgência jugular, hepatomegalia e edema de membros inferiores) ou palpitação (decorrente de FA).
- Cerca de 10% a 20% dos pacientes com EM apresentam eventos embólicos sistêmicos, sobretudo os idosos e portadores de fibrilação atrial (FA). O desenvolvimento de FA leva à piora hemodinâmica e dos sintomas devido a perda da sístole atrial que repercute na redução do débito cardíaco, elevação da frequência cardíaca com encurtamento da diástole e, consequentemente, aumento do gradiente transvalvar mitral.
- Uma das situações mais temidas é o edema agudo de pulmão.

Apresentação clínica

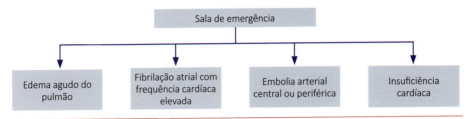

Figura 26.2 – Apresentações clínicas da estenose mitral na sala de emergência.

- O diagnóstico pode ser estabelecido por achados ao exame físico.
    - a ausculta cardíaca inicial pode estar prejudicada pela situação clínica do paciente, principalmente quando há congestão pulmonar;
    - hiperfonese da primeira bulha;
    - estalido de abertura protodiastólico. Este ruído pode ser de difícil percepção devido à intensa dispneia ou pelo barulho do ambiente da sala de emergência;
    - sopro diastólico em ruflar e reforço pré-sistólico (este último se o paciente estiver com o ritmo sinusal);
    - em caso de hipertensão pulmonar (HP), B2 hiperfonética e sopro sistólico em foco tricúspide.
    - estase de veia jugular, edema de membros inferiores e nos casos mais avançados, o desenvolvimento de ascite.

 Dica

- Em pacientes com estenose mitral importante em fibrilação atrial com frequência cardíaca elevada, muitas vezes é difícil auscultar ruflar diastólico

---

 Dica

- Considerar o diagnóstico de estenose mitral em pacientes jovens que chegam na sala de emergência com quadro de Acidente Vascular Cerebral Isquêmico (AVCI) ou gestante com quadro de edema agudo de pulmão.

Exames complementares

- Os exames que ajudam no diagnóstico na sala de emergência são o eletrocardiograma (ECG), a radiografia de tórax e o ecocardiograma transtorácico (ETT).
- Radiografia de tórax:
    - congestão pulmonar – nos campos pulmonares há sinais de congestão pulmonar e linhas horizontais B de Kerley. Em algumas situações pode haver derrame pleural;
    - dilatação do átrio esquerdo identificado pela presença de duplo contorno à direita;
    - quarto arco à esquerda (aumento do átrio esquerdo);
    - elevação do brônquio fonte esquerdo decorrente do aumento do átrio esquerdo - sinal da *bailarina*;
    - a hipertensão pulmonar (HP) é reconhecida pela retificação ou abaulamento da artéria pulmonar.
- ECG:
    - o ritmo pode ser sinusal, taquicardia atrial ou de fibrilação atrial;
    - frequência cardíaca elevada;

- o eixo pode estar desviado para a direita;
- sobrecarga atrial esquerda;
- sinais de sobrecarga ventricular direita.
- Ecocardiograma transtorácico:
  - espessamento, sinais de calcificação e redução da mobilidade e abertura das cúspides da valva mitral;
  - aumento do átrio esquerdo e das câmaras direitas;
  - gradiente diastólico aumentado através da valva mitral;
  - área valvar mitral reduzida;
  - sinais de HP;
  - em determinadas situações de emergência é importante a avaliação do escore valvar (escore de Wilkins) para uma eventual indicação de valvoplastia por cateter-balão. O escore valvar avalia mobilidade, espessamento, sinais de calcificação e o aparato subvalvar. O escore ideal preconizado é ≤ 8 pontos, porém, em alguns pacientes como gestantes ou de alto risco cirúrgico, pode ser realizada a valvoplastia por balão com escore um pouco mais elevado (até 10, se aparato subvalvar e calcificação ≤ 2) e isso vai depender da gravidade do paciente e da experiência da equipe de hemodinamicistas com o procedimento.

Dicas

- Para evitar erro nos cálculos, a aferição dos gradientes transvalvares e a medida da área de fluxo pelo *pressure-half-time* (PHT) devem ser realizados com frequência cardíaca controlada
- Em situações de frequência cardíaca elevada a forma ideal de se obter a área da valva mitral é pela planimetria

Conduta na sala de emergência

- A princípio, todos os pacientes com exacerbação de uma valvopatia devem ser internados para compensação clínica. Os objetivos do manejo inicial desses pacientes são:

1. Alívio da dispneia e da congestão pulmonar:
   - Suporte ventilatório (desde oxigênio inalatório, ventilação não invasiva com pressão positiva como CPAP/BIPAP até ventilação invasiva)
   - Os diuréticos e a restrição salina devem ser usados quando há evidências de congestão vascular pulmonar e/ou sistêmica. O diurético de escolha é a furosemida IV.
2. Controle da frequência cardíaca:
   - Usar betabloqueadores preferencialmente. Se possível, checar função do VD antes de iniciar o BB, pois pode ocorrer piora do débito cardíaco em pacientes com disfunção do ventrículo direito.
   - Os bloqueadores dos canais do cálcio do tipo não diidropiridínicos como o verapamil e diltiazem podem ser utilizados naqueles pacientes em que está contraindicado o uso de beta bloqueador;
   - O digital pode ser usado para o controle da frequência cardíaca, da fibrilação atrial e nos pacientes que apresentam disfunção sistólica do VD.

 O EAP na estenose mitral importante deve ser tratado de forma diferente?

- Uma apresentação comum do portador estenose mitral na unidade emergência é a piora abrupta e intensa da dispneia, podendo levar ao quadro de edema agudo pulmonar, ocasionado por uma taquiarritmia, normalmente um fibrilação atrial de alta resposta ventricular. Além de diurético intravenoso e VNI como nos outros casos, uma medida de grande importância é o controle rápido da FC. O medicamento mais usado no pronto socorro é o metoprolol IV (5 mg em 2 minutos).
- Deve-se ter cautela no uso de betabloqueadores em pacientes com disfunção do ventrículo direito.

Propranolol	40 mg de 8-8h
	Dose máxima de 240 mg
Atenolol	Iniciar com 25 mg de 12-12h
	Aumentar conforme FC e resposta clínica
Diltiazem	30 mg de 8-8h
Verapamil	80 mg de 8-8h
Deslanol (Cedilanide)	Iniciar com 01 amp. IV
2 ml-0,2 mg/ml	A dose de 2 mg/dia não deve ser excedida

Dica

- Em caso de instabilidade hemodinâmica deve-se proceder a cardioversão elétrica imediata.

3. A anticoagulação está indicada em todos os pacientes com fibrilação atrial, nos pacientes em que há trombo no átrio esquerdo ou para casos de eventos trombóticos prévios. Iniciar heparina de baixo peso molecular seguida por anticoagulante (varfarina).

Esquema de heparinização

Heparinas de baixo peso molecular (HBPM)	1 mg/kg/dose de 12-12h
Enoxaparina	Em idosos acima de 75 anos: 0,75 mg/kg via SC de 12/12 horas
Varfarina sódica	Iniciar com 5 mg. Doses menores se uso de amiodarona ou pacientes idosos.

Dicas

- Em pacientes com função renal normal e clearance de creatinina entre 15-30 ml/min: 1 mg/kg SC 1 vez ao dia;
- Em pacientes com lesão renal aguda (clearance de creatinina < 15 ml/min) não utilizar enoxaparina. Utilizar preferencialmente heparina não-fracionada (HNF).
- O uso dos novos anticoagulantes não está permitido até o momento em pacientes portadores de estenose mitral.

- O tratamento definitivo da estenose mitral requer um procedimento hemodinâmico (valvuloplastia percutânea por cateter-balão) ou uma cirurgia (plastia ou troca valvar).

Valvoplastia percutânea por cateter-balão

- Procedimento de escolha, idealmente para os pacientes com escore ecocardiográfico de Wilkins ≤ 8.
- É a primeira opção para pacientes gestantes que evoluem com IC refratária secundária à estenose mitral e deve ser realizada após o primeiro trimestre.
- Contraindicada nos pacientes com anatomia desfavorável (escore de Wilkins ≥ 11) associada à calcificação importante e comprometimento do aparato subvalvar, presença de trombo no átrio esquerdo, regurgitação mitral moderada a importante.
- Outras condições que requeiram abordagem cirúrgica para tratamento como, por exemplo, coronariopatia ou outras valvopatias concomitantes.
- Solicitar sempre um ecocardiograma transesofágico (ETE) antes do procedimento pois este exame avalia melhor o aparato subvalvar, a calcificação valvar e a presença de trombos no átrio esquerdo (AE) e no apêndice atrial esquerdo (AAE).

- Caso o paciente apresente trombo no AE ou AAE é preferível indicar a cirurgia ou, em casos em que a valva seja muito favorável para a valvoplastia, pode-se anticoagular o paciente com varfarina durante 1 mês e, depois, repetir o ETE. Se o trombo desaparecer, proceder a valvoplastia. Caso contrário, indicar a cirurgia.
- Pacientes com indicação para valvoplastia mas que apresentam FA paroxística ou permanente, AE maior que 50mm de diâmetro ou história de tromboembolismo prévio, devem sempre ser submetidos ao ETE antes do procedimento para afastar a presença de trombos.

Cirurgia

- Indicada nos casos em que a valvoplastia por cateter-balão não é possível
- A comissurotomia geralmente é preferível à cirurgia de troca da valva, porém, depende da habilidade do cirurgião e de uma anatomia valvar favorável.

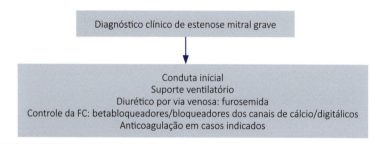

Figura 26.3 – Fluxograma de atendimento inicial de pacientes com estenose mitral na emergência.

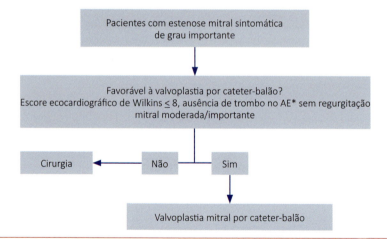

Figura 26.4 – Conduta intervencionista na estenose mitral. Legenda: AE = átrio esquerdo. * trata-se de contraindicação transitória. Caso desapareça o trombo com a anticoagulação, é possível realizar a valvoplastia com cateter balão.

Insuficiência aórtica aguda

- A insuficiência aórtica (IAo) é uma condição caracterizada pelo retorno do sangue através da valva aórtica em direção ao ventrículo esquerdo durante a diástole.

- As causas mais frequentes de IAo aguda são dissecção da aorta, endocardite infecciosa, complicações de valvoplastia por balão, complicações após procedimentos percutâneos como implante percutâneo da valva aórtica (TAVI), disfunção de próteses, situações como trauma torácico levando a laceração ou ruptura de uma cúspide aórtica.
- Trata-se de uma condição grave em que não há tempo suficiente para que sejam desenvolvidos mecanismos compensatórios e esta situação requer tratamento de emergência.

Fisiopatologia

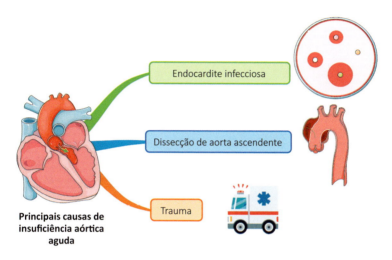

Figura 26.5 – Principais causas de insuficiência aórtica aguda.

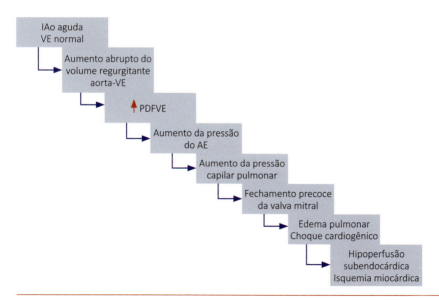

Figura 26.6 – Fisiopatologia da IAo aguda. IAo: insuficiência aórtica aguda; PDFVE: pressão diastólica final do ventrículo esquerdo; AE: átrio esquerdo.

Apresentação clínica

IAo Aguda

- Taquicardia é o único mecanismo que mantém o débito cardíaco.
- Pressão de pulso aumentada é um achado menos frequente.
- Hipotensão.
- Choque cardiogênico.
- Sopro diastólico curto e suave embora este sinal possa estar ausente.
- Em alguns pacientes, um ruído apical diastólico médio e tardio (sopro de Austin Flint) pode ser auscultado
- Componente sistólico no sopro pode estar presente (sobrecarga volumétrica e ventrículo esquerdo hiperdinâmico).
- B3 presente.

Dicas

- Os achados típicos de exame físico que observamos na insuficiência aórtica crônica importante (ex: pulso de Corrigan, sinal de Muller, etc) estão geralmente ausentes na valvopatia aguda. Isso porque não há tempo para o organismo se adaptar e o que muitas vezes é observado é a vasoconstrição periférica a qual inibe o surgimento destes sinais. Isso também justifica o fato de que na insuficiência aórtica aguda a pressão diastólica não estar reduzida como na valvopatia crônica.
- O sopro da IAo aguda não costuma ser holodiastólico já que o grande volume regurgitante para o interior do VE causa elevação das pressões de enchimento desta câmara o que causa equalização rápida da PA na aorta e no VE, reduzindo assim a intensidade do sopro no meio da diástole.

Principais características clínicas e hemodinâmicas da IAo aguda

Parâmetros	Achados clínicos
Frequência cardíaca	Elevada
Tamanho do VE	Normal
Pressão sistólica aórtica	Normal ou ligeiramente diminuída
Pressão diastólica aórtica	Normal ou discretamente diminuída
Pressão de pulso	Normal ou discretamente aumentada
Fração de ejeção	Normal
Pressão diastólica final do VE	Muito elevada
Volume sistólico	Normal ou discretamente elevado
Débito cardíaco	Diminuído

- A IAo aguda se apresenta como um quadro muito grave, com súbita falta de ar e sinais de colapso hemodinâmico rapidamente progressivo. São paciente graves, hipotensos, com evidência de vasoconstrição periférica grave e congestão pulmonar.

Exames complementares

- ECG:
    - Alterações inespecíficas da onda ST-T, taquicardia sinusal.
- Radiografia de tórax:
    - Congestão pulmonar, mediastino alargado nos casos de dissecção de aorta.
- Ecocardiograma transtorácico (ETT):
    - Estabelece o diagnóstico, quantifica a severidade da lesão, determina a etiologia, avalia as consequências hemodinâmicas (dimensões e função do VE, presença de hipertensão pulmonar).

- Obs.: O tamanho do VE e a fração de ejeção podem ser normais.
- Ecocardiograma transesofágico (ETE):
  - Útil na suspeita de endocardite infecciosa para identificação ou confirmação de vegetação valvar, presença de abscesso perivalvar, disfunção aguda de prótese valvar. O ETE também é um excelente método para avaliar casos em que há suspeita de dissecção aórtica, sobretudo da aorta ascendente que é o tipo de dissecção responsável pelos quadros de IAo aguda.
- Tomografia de Tórax (TC de tórax):
  - Útil, também, no diagnóstico de dissecção da aorta.

Conduta na sala de emergência

- Para os pacientes com insuficiência aórtica aguda, o objetivo inicial é oferecer suportes hemodinâmico e ventilatório, principalmente se estiverem hipotensos, em EAP ou choque cardiogênico.
- Vasodilatadores, como o nitroprussiato de sódio, podem ser usados por diminuírem a pós-carga e, assim, melhorar o fluxo no sentido VE-Ao, bem como inotrópicos com o intuito de melhorar o débito cardíaco em casos selecionados (pacientes com disfunção sistólica do VE).
- O uso de betabloqueadores nesses pacientes deve ser evitado pois podem bloquear a taquicardia compensatória e, por conseguinte, piorar o choque cardiogênico. Exceção é nos casos de dissecção aguda de aorta ascendente (tipo A).
- Pacientes com IAo aguda grave devem ser submetidos à intervenção cirúrgica imediata especialmente quando sua causa é resultante de dissecção da aorta, endocardite infecciosa, disfunção aguda de prótese valvar e trauma. Estas situações apresentam quadros hemodinamicamente instáveis. Se não houver rápida intervenção, a morte pode ocorrer por falência aguda do VE.

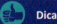

Dica

- Balão intra-aórtico é contraindicado nos pacientes com insuficiência aórtica moderada ou importante já que causa aumento da resistência periférica na diástole resultando em piora do refluxo aórtico.

- Atendimento inicial ao paciente com diagnóstico clínico de IAo aguda.

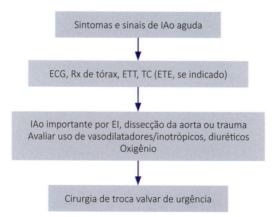

Figura 26.7 – Fluxograma de atendimento inicial ao paciente com diagnóstico clínico de IAo aguda. IAo: insuficiência aórtica; EI: endocardite infecciosa; FE: fração de ejeção; VE: ventrículo esquerdo; ETT: eco transtorácico; ETE: eco transesofágico.

Estenose aórtica

- A clássica estenose valvar aórtica (EAo) importante é definida por 3 parâmetros principais: velocidade máxima de fluxo aórtico ≥ 4,0 m/s, gradiente transvalvar médio ≥ 40 mmHg e área valvar ≤ 1,0 cm². Entretanto, em determinadas situações, o paciente pode apresentar EAo importante com baixo gradiente e baixo fluxo transvalvares, tanto por disfunção sistólica do VE como com função sistólica do VE preservada. A associação de EAo importante com IC resulta em considerável piora do prognóstico dos pacientes.
- O tratamento de pacientes com EAo importante com insuficiência cardíaca (IC) é particularmente desafiador porque estes pacientes desenvolvem congestão grave ou choque cardiogênico devido a elevada pós-carga e a obstrução valvar importante.
- A associação de múltiplas comorbidades também pode contribuir para o pior prognóstico da IC complicando a EAo.
- A disfunção ventricular esquerda ocorre tardiamente na evolução natural desta valvopatia. Na maioria das vezes, sua evolução é lenta e gradual.
- A disfunção aguda do VE nos pacientes portadores de EAo usualmente se relaciona a fatores desencadeantes como infecção e infarto agudo do miocárdio. Portanto, quando ocorre uma descompensação aguda, situações ameaçadoras à vida podem surgir como, por exemplo, choque cardiogênico e síncope. Seu reconhecimento é fundamental para que sejam instituídas medidas para diminuir a sua morbimortalidade.

Fisiopatologia

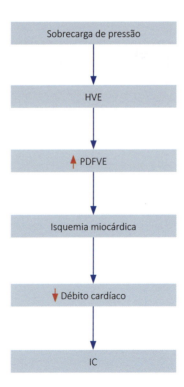

Figura 26.8 – Fisiopatologia da EAo e IC. HVE: sobrecarga ventricular esquerda; PDFVE: pressão diastólica final do ventrículo esquerdo; IC: insuficiência cardíaca.

Classificação da estenose aórtica

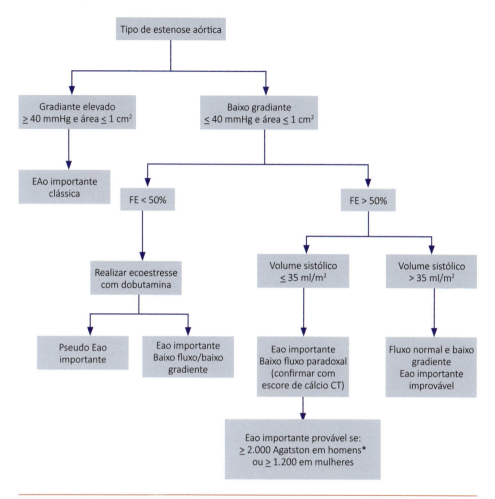

Figura 26.9 – Modificada de Tobias Schmidt. Current Cardiology Reports (2019) 21:47. * Diretriz brasileira de 2017 considera aumento relevante em homens se ≥ 1.650 Agatston.

Apresentação clínica

- O paciente portador de estenose aórtica e disfunção ventricular esquerda apresenta sintomas de insuficiência cardíaca como dispneia aos mínimos esforços, em alguns casos pode chegar em edema agudo de pulmão ou choque cardiogênico.

 Dica

- Alguns pacientes com EAo grave podem apresentar instabilização do quadro clínico devido a sangramento gastrointestinal decorrente de angiodisplasia (síndrome de Heyde). Em outros casos, a piora do quadro clínico tem como causas doenças neoplásicas ou outros tipos de lesões do cólon. Endoscopia digestiva alta e colonoscopia estão indicadas para confirmar estas situações.

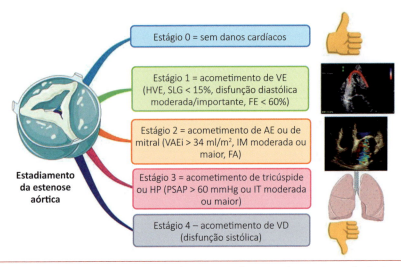

Figura 26.10 – Classificação de estadiamento da estenose aórtica com base na extensão do dano cardíaco Referência: Staging classification of aortic stenosis based on the extent of cardiac damage. European Heart Journal (2017) 38, 3351–3358.

Exames complementares

- ECG: ritmo sinusal ou de fibrilação atrial, sobrecarga ventricular esquerda.
- Radiografia de tórax: área cardíaca aumentada, sinais de congestão pulmonar.
- Ecocardiograma transtorácico: Os principais achados para os pacientes que apresentam EAo grave com IC são: sinais de espessamento e de calcificação valvares, mobilidade e abertura reduzidas, VE com dilatação, hipertrofia das paredes, disfunção sistólica e disfunção diastólica, dilatação do AE, sinais de HP.
- Cateterismo cardíaco: indicado para os pacientes acima de 40 anos em homens (considerar em < 40 se comorbidades) ou mulher na pós menopausa ou com mais de um fator de risco, para afastar doença arterial coronariana concomitante.

Conduta na sala de emergência

Uso de vasodilatadores na EAo com IC.
- Considerar uso principalmente no subgrupo de pacientes que apresentam elevadas pressões de enchimento e disfunção do VE (indicação IIb-C).
- Diminuição da resistência vascular periférica que está aumentada em pacientes com IC levando a um aumento do débito cardíaco.
- Em pacientes com disfunção ventricular esquerda, o nitroprussiato de sódio leva a uma melhora do débito cardíaco.
- Todas as medidas supramencionadas servem como uma ponte para uma intervenção cirúrgica.

Indicação de valvoplastia por balão

- Pode ser indicada como uma ponte para a cirurgia em pacientes portadores de EAo importante com instabilidade hemodinâmica
- Mesmo nas valvoplastias realizadas em caráter de urgência, a morbidade e mortalidade em pacientes com choque cardiogênico permanecem elevadas (50% de mortalidade em 30 dias e 70% em 1 ano). Além disso, a área média da valva aórtica, mesmo após uma valvoplastia considerada bem-sucedida, permanece reduzida (em torno de 0,8 ± 0,2 cm^2 na maioria dos pacientes). Além disso, há o risco para a ocorrência de IAo aguda aumentando a mortalidade nestes pacientes.

Fluxograma de atendimento

- Oxigênio/CPAP
- Acesso venoso
- Diurético: furosemida na dose de 1 mg/kg – para redução da congestão pulmonar
- Em caso de FA fazer o controle da frequência cardíaca

- Nitroglicerina ou
- Nitruprussiato de sódio – iniciar lentamente conforme a resposta (se não houver hipotensão)

- Drogas vasoativas em caso de choque cardiogênico
- Considerar valvoplastia por balão
- Cirurgia de urgência

Figura 26.11 – Fluxograma de atendimento de estenose aórtica na emergência cardiológica. CPAP: pressão positiva contínua nas vias aéreas.

Trombose de próteses valvares

- A trombose de prótese valvar é uma complicação que ocorre com maior frequência em portadores de próteses mecânicas não adequadamente anticoagulados. O risco de trombose é maior na valva mitral devido ao fluxo mais lentificado, em torno de 0,35% ao ano, em comparação à posição aórtica com 0,1% ao ano. Recomenda-se níveis mais intensos de anticoagulação na posição mitral com alvo de INR próximo de 3,0 (2,5 a 3,5) e de 2,5 na aórtica (2 a 3), podendo-se utilizar níveis ainda mais elevados de INR em pacientes selecionados e de maior risco trombótico. A trombose de prótese biológica é evento bem mais raro (aproximadamente 0,03% ao ano) e apesar de algumas diretrizes indicarem o uso de anticoagulação nos primeiros 3 meses após a troca valvar, acreditamos que o risco da anticoagulação seja maior que o benefício em grande parte dos pacientes (principalmente se prótese em posição aórtica) e não recomendamos a anticoagulação de rotina no pós operatório recente, exceto se houver outra indicação de anticoagulação como fibrilação atrial. Considerar o uso de AAS em baixa dose para prótese aórtica e anticoagulação em prótese mitral ou tricúspide por 3 meses.
- As principais manifestações clínicas são os fenômenos tromboembólicos e quadros de insuficiência cardíaca, que podem ocorrer tanto de forma súbita, de enorme gravidade e potencialmente fatais como choque cardiogênico, edema agudo pulmonar ou de maneira mais lenta com sintomas de dispneia progressiva aos esforços, ortopneia, edema de membros inferiores, ascite, síncope, entre outros.
- O exame físico costuma mostrar hipofonese de bulhas e aparecimento ou piora de sopros preexistentes.
- Os principais diagnósticos diferenciais são: a formação de pannus na valva (tecido fibrovascular e/ou de granulação) e a endocardite infecciosa.

 Quando pensar em trombose de prótese valvar?

- Em paciente com prótese valvar que chega à unidade de emergência com dispneia de início recente e/ou episódio embólico.

- O exame mais utilizado para o diagnóstico é o ecocardiograma, começando normalmente pelo transtorácico que tem uma acurácia limitada, mas já pode sugerir o diagnóstico e suas repercussões, ou seja se o trombo causa obstrução ao movimento da prótese e estenose valvar anatômica e/ou funcional e depois prosseguindo com o ecocardiograma transesofágico que é o exame de eleição e possibilita melhor avaliação da prótese, quantificação do tamanho do trombo e suas complicações. Outra opção interessante é o ecocardiograma transesofágico 3D.
- A tomografia computadorizada cardíaca pode ser utilizada para avaliação do trombo e auxiliar no diagnóstico diferencial do pannus, que ocorre com maior frequência na valva aórtica (lembrar que o trombo é muito mais frequente na mitral), costuma ter menor mobilidade e tamanho e apresentação mais insidiosa.
- Para definir o tratamento é muito importante saber se a trombose de prótese é obstrutiva, ou seja, apresenta gradientes transvalvares elevados, ocorre do lado esquerdo (prótese mitral ou aórtica) ou do direito que é muito mais raro e qual a repercussão clínica.
- Os tratamentos possíveis são: apenas otimizar a anticoagulação, trombólise ou cirurgia cardíaca. As principais preocupações em relação à trombólise são o maior risco de embolização e sangramento, além da maior probabilidade de recorrência do trombo.
- A cirurgia costuma ser o tratamento recomendado na maioria dos casos de instalação aguda e muito sintomáticos. A trombólise ficaria reservada, usualmente, para casos de trombos menores e risco cirúrgico muito elevado.

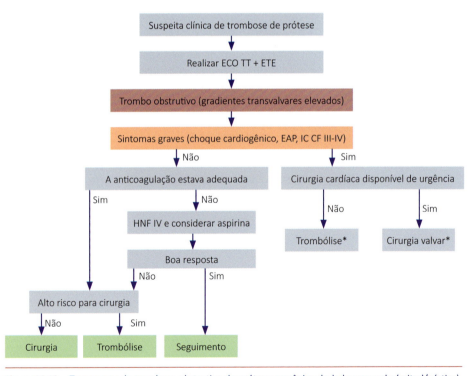

Figura 26.12 – Tratamento da trombose obstrutiva de prótese mecânica do lado esquerdo (mitral/aórtica). Legenda: ECO TT= ecocardiograma transtorácico, ETE ecocardiograma transesofágico, HNF IV= heparina não fracionada intravenosa, * Ponderar riscos × benefícios de cada intervenção de forma individualizada, levando em conta o risco cirúrgico, de sangramento e a experiência do serviço. Referência: Modificado de Guidelines for the management of valvular heart disease 2017 ESC/EACTS

Capítulo 26 – Valvopatias na Unidade de Emergência

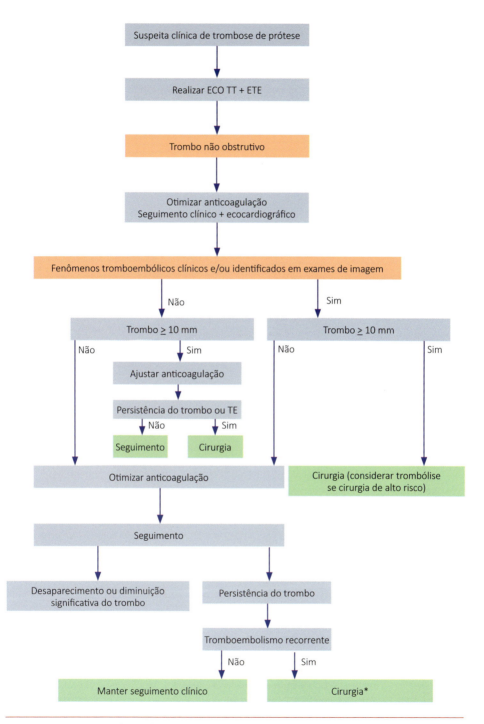

Figura 26.13 – Tratamento da trombose não obstrutiva de prótese mecânica do lado esquerdo. Legenda: cirurgia*= considerar fibrinólise se alto risco cirúrgico. Referência: Modificado de Guidelines for the management of valvular heart disease 2017 ESC/EACTS

Recomendações na trombose de prótese	Classe de recomendação/nível de evidência
Cirurgia de troca valvar de emergência/urgência em trombose de prótese mecânica obstrutiva com sintomas graves, na ausência de comorbidades que impeçam a cirurgia	I C
Trombólise em trombose de prótese mecânica obstrutiva com sintomas graves e cirurgia não disponível ou de muito alto risco ou em trombose do lado direito (valva tricúspide/pulmonar)	IIa C
Considerar cirurgia em trombose de prótese mecânica não obstrutiva com trombo ≥ 10 mm e fenômenos cardioembólicos	IIa C
Anticoagulação utilizando varfarina ou HNF/Enoxaparina em trombose de prótese biológica antes de indicar qualquer reintervenção	I C

Referência: Adaptado de Guidelines for the management of valvular heart disease 2017 ESC/EACTS

 Quais esquemas posso utilizar para trombose de prótese valvar?

1. Alteplase (Actilyse®) que é um ativador de plasminogênio tecidual humano recombinante. Dose 10 mg IV em *bolus* e 90 mg IV em 90 minutos associado a HNF em bomba.
2. Estreptoquinase 1.500.000 U IV em 60 minutos sem a HNF
   Outro esquema descrito é 500.000 U IV em 20 minutos e após 1.500.000 U IV em 10 horas.

Leitura sugerida

- Akinseye OA, Pathak A, Uzoma N. Ibebuogu UN. Aortic Valve Regurgitation: A Comprehensive Review Aortic Regurgitation, Current Problems in Cardiology, http://dx.doi.org/10.1016/j.cpcardiol.2017.10.004
- Baumgartner H, Falk V, Bax JJ, De Bonis M, Hamm C, Holm PJ et al. 2017 ESC/EACTS Guidelines for the management of valvular heart disease. The Task Force for the Management of Valvular Heart Disease of the European Society of Cardiology (ESC) and the European Association for Cardio-Thoracic Surgery (EACTS). Eur Heart J. 2017;38(36):2739-91. doi: 10.1093/eurheartj/ehx391.
- Braunwald E. Braunwald's heart disease: a textbook of cardiovascular medicine. 10th ed. Philadelphia: Elsevier, 2017.
- Bongiovanni D et al. Heart, 2018;104:23–29. doi:10.1136/heartjnl-2016-311037.
- Chirag Bavishi et al. Heart Failure Reviews https://doi.org/10.1007/s10741-018-9726. Bugan B, Yildirim E, Celik M, Cagdas Yuksel U. Acute Aortic Regurgitation in the Current Era of Percutaneous Treatment: Pathophysiology and Hemodynamics. J Heart Valve Dis. 2017;26(1):22-31.
- Current Cardiology Reports, 2019;21:65. https://doi.org/10.1007/s11886-019-1144-6.
- Current Cardiology Reports, 2019;21:47. https://doi.org/10.1007/s11886-019-1135-7.
- David Claveau et al. Annals of Emergency Medicine. Vol 66, no. 4 : October 2015. http://dx.doi.org/10.1016/j.annemergmed.2015.03.027.
- Flato UAP, Guimarães HP, Lopes RD et al. Emergências em doenças das valvas cardíacas. Rev Bras Clin Med, 2009;7:15-20.
- Enriquez-Sarano M, Tajik AJ. N Engl J Med 2004;351:1539-46.
- Godara et al. The Washington Manual of Medical Therapeutics, 34th Edition, 2013.
- Nishimura RA, Otto CM, Bonow RO, Carabello BA, Erwin JP 3rd, Guyton RA et al. ACC/AHA Task Force Members. 2014 AHA/ACC guideline for the management of patients with valvular heart disease: a report of the American College of Cardiology/American Heart Association Task Force on Practice Guidelines. Circulation. 2014;129(23):e521-e643. doi: 10.1161/ CIR.0000000000000031. Erratum in: Circulation. 2014;130(13):e120

- Otto CM. Valvopatias. In: Bonow RO et al. Braunwald: tratado de doenças cardiovasculares. 9. ed. Rio de Janeiro: Elsevier, 2013; p. 1502-76.
- Soeiro AM et al. Cardiologia de emergência em fluxogramas. 2. ed. rev e atual. Barueri: Editora Manole, 2018.
- Soeiro AM et al. Manual de condutas da emergência do InCor: cardiopneumologia. 2 ed. rev e atual. Barueri: Editora Manole, 2017.
- Tarasoutchi F et al. Atualização das Diretrizes Brasileiras de Valvopatias: Abordagem das Lesões Anatomicamente Importantes. Arq Bras Cardiol.Volume 109, Nº 6, Supl. 2, Dezembro 2017.
- Tarasoutchi F, Montera MW, Grinberg M et al. Diretriz Brasileira de Valvopatias – SBC 2011/I Diretriz Interamericana de Valvopatias – SIAC. Arq Bras Cardiol 2011; 97 (5 supl. 1): 1-67.
- Vahanian A, Ducrocq G. Emergencies in valve disease. Curr Opin Crit Care, 2008;14:555-560.
- Wunderlich N et al. Current Cardiology Reports, 2019;21:14. https://doi.org/10.1007/s11886-019-1099-7.

Capítulo 27

Endocardite Infecciosa

Diana Lamprea Sepulveda
Eugenio S. de Albuquerque
Eduardo Cavalcanti Lapa Santos
Fernando Côrtes Remisio Figuinha
Fabio Mastrocola

Introdução

- É uma infecção microbiana da superfície endotelial do coração, normalmente acometendo as valvas cardíacas.
- Apesar dos avanços da medicina, a incidência e a mortalidade da endocardite infecciosa praticamente não mudaram nos últimos 30 anos.
- Continua sendo uma doença potencialmente fatal e associada a graves complicações.

Epidemiologia

- A incidência está em torno de três a dez casos a cada 100 mil habitantes por ano.
- Nos últimos anos, o perfil epidemiológico da endocardite infecciosa vem mudando sensivelmente nos países desenvolvidos.
- Nesses locais, notou-se uma diminuição dos casos associados à valvopatia reumática, enquanto houve um aumento significativo de infecções relacionadas a próteses valvares, dispositivos intracardíacos [p. ex., marca-passo, cardioversor-desfibrilador implantável (CDI) etc.], uso de drogas intravenosas, hemodiálise e acessos venosos centrais (Quadro 27.1).
- Em vários países, foi notada uma ascensão dos estafilococos como principal agente causador de endocardite infecciosa, substituindo os estreptococos. Isso se deve em grande parte à modificação dos fatores de risco associados à infecção.
- No Brasil, contudo, como o principal fator de risco para a endocardite continua sendo a doença valvar reumática, o agente etiológico mais frequente ainda é o *Streptococcus viridans* (Tabela 27.1).
- A abordagem e o tratamento dos pacientes com endocardite infecciosa devem ser realizados por uma equipe multidisciplinar que envolva cardiologistas, infectologistas, cirurgiões cardíacos, neurologistas (em casos selecionados), ecocardiografistas e especialistas em imagem (*Endocarditis Team*). É importante que todos os pacientes com endocardite sejam encaminhados para um hospital de referência em tratamento de endocardite infecciosa.

QUADRO 27.1
Classificação de endocardite infecciosa

Classificação de acordo com a localização, presença ou ausência de dispositivo intracardíaco

1. Endocardite do lado esquerdo em valva nativa
2. Endocardite do lado esquerdo em prótese valvar
   - precoce < 1 ano após a cirurgia
   - tardia > 1 ano após a cirurgia
3. Endocardite do lado direito
4. Endocardite relacionada a dispositivos (marca-passos ou cardioversores ou desfibriladores)

Adaptado de: Habib, et al., 2009.

Tabela 27.1 – Microbiologia

Microbiologia da endocardite infecciosa

Casos com hemoculturas positivas	• Em 85% dos casos de acordo com a literatura internacional • Os agentes mais comuns são os estafilococos, estreptococos e enterococos (*E. faecalis, E. faecium* e *E. durans*) • Há dados da literatura brasileira sugerindo taxas de positividade bem inferiores (cerca de 30 a 40%)
Casos com hemoculturas negativas devido ao uso prévio de antibiótico	• As hemoculturas podem ficar negativas por vários dias • A maior parte é causada por estreptococos da flora bucal e por estafilococos coagulase-negativos
Casos que frequentemente cursam com hemoculturas negativas	• Causados por agentes fastidiosos como o grupo HACEK (*Haemophillus parainfluenzae, H. aphrophilus, H. paraphrophilus, H. influenzae, Actinobacillus actinomycetemcomitans, Cardiobacterium hominis, Eikinella corrodens, Kingella kingae* e *K. denitrificans*), *Brucella* e fungos
Casos que sempre cursam com hemoculturas negativas	• Causados por bactérias intracelulares, as quais não crescem em meios de cultura. Exemplos: *Coxiella burnetii, Bartonella* spp., *Chlamydia* spp., *Tropheryma whipplei* • Responsáveis por mais de 5% dos casos de endocardite infecciosa • Para o diagnóstico etiológico é necessário o uso de outros métodos como testes sorológicos, amplificação de genes ou cultura de células • Em estudo realizado no InCor-SP pelo Dr. Rinaldo Siciliano, aproximadamente 30% dos casos de endocardite comunitária com hemoculturas negativas eram associados à infecção (sorologia positiva) para *Bartonella* ssp. (aproximadamente 20% dos casos) ou *Coxiella burnetti* (8%). A infecção por *Bartonella* foi mais frequente em quem tinha gato em domicílio e as causadas por *Coxiella*, em pessoas da zona rural que tinham contato com gado bovino e ingeriam leite cru (não pasteurizado).

Adaptado de: Habib, et al., 2009.

 Dica

- Não esqueça de pedir sorologias para pacientes com Endocardite Infecciosa adquirida na comunidade com hemoculturas negativas. As sorologias mais importantes são: para *Bartonella* e *Coxiella burnetti*

Fisiopatologia

- A sequência descrita classicamente como causadora da endocardite infecciosa é:
    1. presença de lesão do endotélio (por jatos turbulentos secundários a valvopatias, trauma ocasionado por cateteres intravasculares, impurezas contidas em drogas injetadas na veia, etc.);
    2. deposição de fibrina e plaquetas no local da lesão endotelial como parte do mecanismo natural do organismo de responder à injúria. Esse depósito gera o que se chama de vegetação trombótica não bacteriana;
    3. episódio transitório de bacteremia (por procedimentos invasivos como extração dentária ou mesmo por atividades cotidianas como escovar os dentes);
    4. colonização da vegetação trombótica por bactérias circulantes no sangue;
    5. proliferação da vegetação bacteriana.

Quadro clínico

- O quadro clínico é muito variável e depende de vários fatores, como: agente etiológico, presença ou ausência de cardiopatia prévia, de próteses ou dispositivos intracardíacos.
- Pode apresentar-se de uma forma aguda, como infecção rapidamente progressiva, mas também na forma subaguda ou de uma doença crônica com febre baixa e sintomas inespecíficos que podem confundir a avaliação inicial.
- Febre é o sintoma mais comum (presente em > 90% dos casos).
- Outros sintomas como calafrios, anorexia e perda de peso geralmente estão associados.
- O idoso pode ter uma apresentação atípica, sendo a febre menos comum.
- Pensar em endocardite em pacientes que apresentam febre e fenômenos embólicos (Quadro 27.2 e Figura 27.1).

QUADRO 27.2
Quadro clínico da EI

Atenção: pensar em endocardite caso haja febre associada a um dos seguintes fatores

- a. História prévia de endocardite
- b. Presença de prótese valvar ou de dispositivo intracardíaco (p. ex.: marca-passo)
- c. Presença de novo sopro de regurgitação valvar
- d. Doença valvular ou congênita preexistente
- e. Condições predisponentes (SIDA, pacientes imunodeprimidos)
- f. Predisposição e recente intervenção associada à bacteremia
- g. Sinais de insuficiência cardíaca
- h. Novo distúrbio de condução (p. ex., BAV de primeiro grau, BAVT)
- i. Hemoculturas positivas para patógenos típicos de endocardite
- j. Fenômenos vasculares ou imunológicos; eventos embólicos, manchas de Roth (manchas retinianas hemorrágicas com centro esbranquiçado), lesões de Janeway (pequenas *lesões* eritematosas ou hemorrágicas nas palmas das mãos e plantas dos pés, consequentes a embolia séptica, são normalmente indolores) e nódulos de Osler (são pequenas elevações dolorosas na face anterior da ponta dos dedos, decorrentes de deposição de imunocomplexos).
- Tanto as manchas de Roth, lesões de Janeway, quanto os nódulos de Osler são classicamente descritos na endocardite infecciosa, mas não são patognomônicos da doença, podendo ser encontrados em outras doenças infecciosas ou reumatológicas
- k. Sintomas ou sinais focais neurológicos
- l. Evidência de embolia pulmonar, infiltrados pulmonares (endocardite do lado direito)
- m. Abscessos periféricos (renal, esplênico, cerebral, vertebral) de causa desconhecida
- n. Uso de drogas intravenosas

Adaptado de: Habib, et al., 2009.

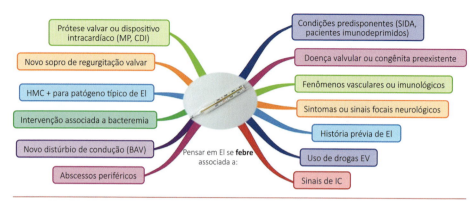

Figura 27.1 – Quando pensar em endocardite infecciosa?

> **O que são lesões de Janeway e nódulos de Osler?**

- **Os nódulos de Osler** são pequenas lesões nodulares violáceas, **dolorosas,** usualmente encontradas nas pontas dos dedos das mãos e dos pés e são decorrentes de uma vasculite mediada por imunocomplexos (fenômenos imunológicos). Já as **lesões de Janeway** (Figura 27.2) são máculas eritematosas, **indolores**, que costumam acometer as palmas das mãos e as plantas dos pés e são decorrentes de microembolizações sépticas (fenômenos vasculares). Apesar de não serem patognomônicos da Endocardite Infecciosa, seu achado reforça a possibilidade do diagnóstico.

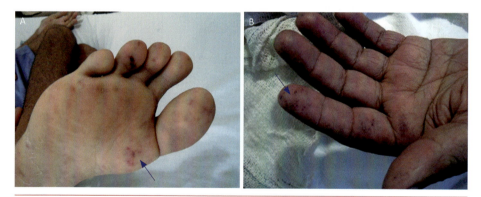

Figura 27.2 – Embolizações periféricas para pés e mãos.

Diagnóstico

Exame físico

- O exame físico de pacientes com suspeita de endocardite pode mudar de um dia para outro e é muito importante examinar o paciente diariamente, procurando sinais de embolização periférica, mudanças na ausculta cardíaca, avaliação de pulsos, de conjuntivas.
- Os achados mais frequentes são:
- Os sopros cardíacos são encontrados em até 85% dos pacientes. Até 25% dos pacientes apresentam complicações embólicas no momento do diagnóstico.
    - aparecimento de um novo sopro;
    - piora de um sopro preexistente em 20% dos casos;

- presença de B3 em casos de ICC;
- presença de nódulos de Osler, manchas de Janeway;
- alterações neurológicas podem ser a manifestação inicial com déficit focal em 10-20%;
- desconforto abdominal decorrente de embolizações, infartos ou abscesso e presença de esplenomegalia.

Dica

- Em nosso meio, são frequentes as péssimas condições dentárias e sempre devemos investigar focos de infecção que possam ter sido a origem da bacteremia que causou a endocardite. Avaliar com cuidado a cavidade oral do paciente procurando lesões predisponentes. Caso nada seja achado, solicitar radiografia panorâmica da mandíbula para pesquisar focos dentários ocultos.

Exames complementares

Exames laboratoriais

- As anormalidades laboratoriais são achados frequentes, porém não são específicas. A anemia é encontrada em até 90% dos casos, especialmente quando a sintomatologia é prolongada, tendo o padrão hematológico das anemias de doenças crônicas.
- Nos casos agudos, quase sempre há leucocitose, sendo a leucopenia rara e associada a esplenomegalia ou a toxicidade por drogas.
- As provas de atividade inflamatória são positivas em praticamente todos os casos, tendo a VHS (velocidade de hemossedimentação das hemácias) e a PCR (proteína C-reativa) valores bastante aumentados, colocando em dúvida o diagnóstico nos casos em que a VHS e a PCR se encontram normais.
- Em casos de sepse alguns marcadores podem demonstrar disfunção de órgãos-alvo (hiperlactatemia, bilirrubina elevada, trombocitopenia e alterações na concentração sérica de creatinina).
- Outros achados são a hipocomplementemia (5 a 10% dos casos) e a positividade do fator reumatoide (até 50% dos casos).
- O exame da urina pode mostrar hematúria microscópica, proteinúria, cilindros hemáticos, piúria, cilindros leucocitários e bacteriúria.
- Alguns exames complementares são fundamentais para a confirmação do diagnóstico: o ecocardiograma e as hemoculturas (Quadro 27.3).

QUADRO 27.3
Hemoculturas

Hemoculturas na suspeita de endocardite infecciosa

- Colher três pares de hemoculturas – cada par é constituído por duas amostras contendo 10 ml de sangue (uma amostra para detectar agentes aeróbios e outra para detectar organismos anaeróbios como *Bacteroides* ou *Clostridium species*). Assim, colhem-se seis garrafas de hemoculturas.
- Colher cada par de hemoculturas de uma veia periférica diferente com técnicas adequadas de assepsia. Evitar a coleta por acesso central, já que isso aumenta o risco de contaminação, levando a resultados falso-positivos.
- O ideal é aguardar pelo menos 30 minutos entre a coleta de cada par de hemoculturas.
- A bacteremia na endocardite é contínua, por esse motivo não há necessidade de aguardar o momento da febre para coletar hemoculturas.
- As hemoculturas devem ser repetidas após 48-72 horas do início da antibioticoterapia para verificar a eficácia do tratamento.

Continua...

> **QUADRO 27.3 (continuação)**
> **Hemoculturas**
>
> *Hemoculturas na suspeita de endocardite infecciosa*
>
> - Hemoculturas negativas na endocardite infecciosa (BCNIE – *Blood culture–negative* IE) podem ocorrer em até 31% de todos os casos. Geralmente ocorrem devido à prévia administração de antibióticos, mas também podem ser causadas por fungos ou bactérias fastidiosas (*Coxiella burnetii*, *Bartonella* spp., *Aspergillus* spp., *Mycoplasma pneumonia*, *Brucella* spp. e *Legionella pneumophila*). O isolamento destes microrganismos requer cultura especializada e seu crescimento é relativamente lento. Em alguns casos é necessário realizar a dosagem de PCR e/ou sorologias.
>
> Com relação às hemoculturas, algumas dicas são importantes:
> - Suspeitar de contaminação se apenas uma amostra estiver positiva.
> - Quando um microrganismo for identificado, as hemoculturas devem ser repetidas após 48 a 72 h para verificar a eficácia do tratamento.

Diagnóstico histológico

- O exame histopatológico de tecido valvular ou fragmentos embólicos continua a ser o padrão-ouro para o diagnóstico da endocardite infecciosa.
- Todo material cirúrgico deve ser colocado em um recipiente estéril com soro fisiológico, sem fixador ou meio de cultura.
- O padrão-ouro para o diagnóstico de endocardite infecciosa é a avaliação patológica da válvula acometida. Assim sendo, nos casos em que for necessária a troca valvar, sempre lembrar de encaminhar a válvula nativa retirada para a anatomia patológica (avaliação microscópica, realização de culturas e, se possível, de exames moleculares como PCR).
- A identificação das bactérias envolvidas na endocardite infecciosa após a cirurgia é muito complicada porque os tratamentos antibióticos tornam o crescimento bacteriano difícil tanto nas hemoculturas como na cultura convencional. A Introdução da técnica de detecção e identificação bacteriana por PCR em tempo real do gene ARNr 16S, permite identificar, na maioria dos casos, a bactéria envolvida.

Ecocardiograma

- O ecocardiograma tem papel fundamental no curso da endocardite, tanto para o seu diagnóstico precoce como para predizer riscos de embolização, identificar outras complicações, observar a repercussão hemodinâmica da doença, a resposta terapêutica, indicar procedimentos cirúrgicos e avaliar seus resultados.
- O exame inicial deve ser o ecocardiograma transtorácico. A utilização da ecocardiografia transesofágica pode ser dispensada em algumas circunstâncias, a depender da qualidade da imagem do ecocardiograma transtorácico, do tipo de endocardite e da disponibilidade do exame transesofágico. Entretanto, apesar dos avanços tecnológicos recentes em relação à qualidade das imagens do ecocardiograma transtorácico, é inegável a superioridade do estudo transesofágico para os pacientes com endocardite infecciosa, sobretudo nos portadores de próteses valvares ou de outros dispositivos intracardíacos, nos casos com potencial para complicações, como na endocardite por *Staphylococcus aureus* ou fungos, nos pacientes imunossuprimidos ou nos pacientes portadores de cardiopatias congênitas. Mais recentemente, foi incorporada ao ecocardiograma a tecnologia tridimensional, especialmente a transesofágica, que oferece qualidade superior de imagens e um melhor entendimento das relações anatômicas entre as diversas estruturas do coração proporcionando, em muitas situações, um diagnóstico mais preciso da doença, com melhor definição da localização e das dimensões da vegetação e uma análise mais adequada de possíveis complicações da doença como um abscesso de anel valvar.
- Dentre os inúmeros algoritmos publicados na literatura para guiar as indicações do ecocardiograma na endocardite infecciosa, sugerimos o publicado em 2015 pelo ESC e demonstrado a seguir (Figura 27.3).

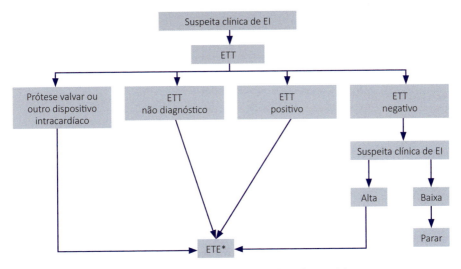

Figura 27.3 – Fluxograma mostrando os passos a serem seguidos diante de suspeita clínica de endocardite infecciosa. Legenda: EI = endocardite infecciosa; ETT = ecocardiograma transtorácico; ETE = ecocardiograma transesofágico.

Exames de imagem

Tomografia computadorizada

- Utilizada para detectar abscessos, pseudoaneurismas.
- Tem acurácia semelhante à do ecocardiograma transesofágico.
- Superior em informações sobre extensão perivalvar.
- Em casos de EI aórtica define tamanho, anatomia.

Medicina nuclear

- 18 F-FDG PET-CT (Tomografia por emissão de pósitrons – tomografia computadorizada com fluorodesoxiglicose).
- As técnicas de medicina nuclear evoluíram como um importante método complementar diagnóstico em pacientes com suspeita de EI e dificuldades diagnósticas. A imagem por SPECT/CT é baseada no uso de leucócitos autólogos marcados com isótopos que se acumulam ao longo do tempo nas imagens tardias, em comparação com as precoces, enquanto o PET/CT é realizada geralmente usando um único momento de aquisição (normalmente depois de 1 h) após a administração de 18F-FDG, que é ativamente incorporada *in vivo* nos leucócitos ativados, monócitos-macrófagos e linfócitos T CD4+ que se acumulam no lugar da infecção. Esta técnica ajuda no diagnóstico daqueles pacientes considerados como "EI possível", de acordo com os Critérios de Duke, no diagnóstico da endocardite de prótese valvar ou de dispositivos intracardíacos, principalmente quando o ecocardiograma é normal ou gera dúvidas, e também ajuda na detecção de complicações embólicas periféricas e infecciosas metastáticas.

> **Atenção com essa dica**
>
> - Deve-se ter cuidado ao se interpretar os resultados do PET/CT com ^{18}F-FDG em pacientes submetidos à cirurgia cardíaca recente, pois uma resposta inflamatória pós-operatória pode resultar em captação cardíaca inespecífica nas primeiras semanas após o procedimento. Além disso, várias condições patológicas podem imitar o padrão de captação de ^{18}F-FDG focalmente aumentada que é comumente atribuída a EI. Exemplos: trombos ativos, placas ateroscleróticas moles, vasculite, tumores cardíacos primários, metástases cardíacas e reação a corpos estranhos.

Critérios de Duke

- Em 2000, os critérios de Duke modificados foram recomendados para a classificação diagnóstica. Esses critérios são baseados em achados clínicos, ecocardiográficos, biológicos, hemoculturas e sorologias (Tabela 27.2).
- Os critérios modificados de Duke são os mais utilizados para o diagnóstico de endocardite. Têm especificidade e sensibilidade ao redor de 80%, ou seja, servem como um guia para o diagnóstico, não devendo substituir o julgamento clínico.
- Em alguns casos de EI de prótese valvar ou de marca-passo ou de CDI (cardiodesfibrilador implantável), o ecocardiograma pode ser normal ou inconclusivo. Os avanços recentes em técnicas de imagem resultaram em uma melhoria na identificação de envolvimento cardíaco e complicações extracardíacas da EI. Alguns estudos demonstraram que a tomografia computadorizada cardíaca, a ressonância magnética cerebral e o 18F-FDG são importantes para algumas dessas situações.
- A PET-CT e a SPECT-CT (tomografia computadorizada por emissão de fóton único) leucocitário radiomarcado podem melhorar a detecção de fenômenos vasculares silenciosos (eventos embólicos e aneurismas infecciosos).
- Algumas publicações propõem adicionar mais três pontos aos critérios diagnósticos:
  - a identificação de lesões paravalvulares utilizando a tomografia cardíaca (TC), devendo ser considerada como um critério maior;
  - em casos de suspeita de endocardite em prótese, realizar 18F-FDG PET-CT (somente após 3 meses do implante da prótese) ou utilizar leucócito radiomarcado SPECT/CT. Caso seja positivo deve ser considerado como um critério maior;
  - a identificação de eventos embólicos recentes ou de aneurismas infecciosos apenas por imagens (eventos silenciosos) deve ser considerada como critério menor.

> **Importante**
>
> - O ecocardiograma transtorácico ou transesofágico, hemoculturas positivas e as manifestações clínicas continuam sendo a principal ferramenta para o diagnóstico da EI. Quando as culturas sanguíneas são negativas, outros estudos microbiológicos são necessários. A sensibilidade dos critérios de Duke pode ser melhorada com as novas modalidades de imagem (TC, PET-CT), que permitem o diagnóstico de eventos embólicos e envolvimento cardíaco quando os achados ecocardiográficos são negativos ou duvidosos. Esses critérios são úteis, mas não substituem o julgamento clínico da equipe de endocardite.

Tabela 27.2 – Critérios de Duke modificados

Critérios maiores de Duke

Hemoculturas positivas	• Agentes típicos de endocardite em duas amostras separadas (*Streptococcus viridans*, *Streptococcus bovis*, bactérias do grupo HACEK; *Staphylococcus aureus* ou enterococos adquiridos na comunidade sem evidência de outro foco de infecção; • Agentes que podem causar endocardite isolados de forma persistente nas hemoculturas – duas amostras positivas colhidas com pelo menos 12 horas de diferença ou três ou mais amostras positivas com intervalo de pelo menos 1 hora entre a primeira e a última; ou • Hemocultura positiva para *Coxiella burnetii* ou IgG > 1:800.
Métodos de imagem positivos para endocardite	• Ecocardiograma revelando vegetação, abscesso, fístula, pseudoaneurisma, perfuração de válvula ou folheto de prótese ou nova deiscência parcial de prótese valvar • Atividade anormal em torno do local da implantação da válvula protética detectada por 18F-FDG PET/CT (somente após 3 meses do implante da prótese) ou leucócitos radiomarcados SPECT/CT • Lesões paravalvulares detectadas por TC cardíaca

Critérios menores de Duke

Fatores predisponentes	• Uso de drogas intravenosas ou cardiopatia predisponente
Febre	• Temperatura superior a 38 graus
Fenômenos vasculares	• Fenômenos vasculares (incluindo aqueles detectados somente por imagem) • Embolia arterial, embolia séptica para os pulmões, aneurisma micótico, hemorragia intracraniana, hemorragia conjuntival, manchas de Janeway
Fenômenos imunológicos	• Glomerulonefrite, nódulos de Osler, manchas de Roth, presença de fator reumatoide
Evidência microbiológica	• Hemoculturas positivas, mas que não preencham critérios maiores

Diagnóstico de endocardite infecciosa (ver Tabela 27.3) definido se:
dois critérios maiores; ou
um critério maior e três menores; ou
cinco critérios menores

PET: Tomografia por emissão de pósitrons.
Adaptado de: Li, et al.

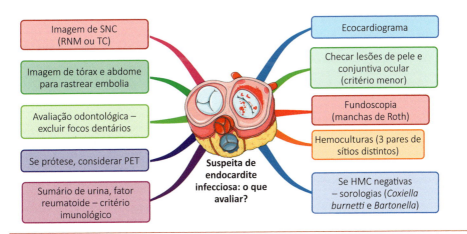

Figura 27.4 – Critérios de Duke.

Tabela 27.3 – Definição de endocardite infecciosa de acordo com os critérios modificados de Duke (Adaptados de Li)

Endocardite definitiva

Critérios patológicos	• Microrganismo demonstrado por cultura ou por exame histológico de uma vegetação ou abscesso intracardíaco ou • Lesões patológicas; vegetação ou abscesso intracardíaco confirmados por exame histológico
Critérios clínicos	• Dois critérios maiores ou um maior e três critérios menores ou cinco critérios menores
Endocardite provável	• Um critério maior e um critério menor ou três critérios menores
Endocardite rejeitada	• Nenhuma evidência patológica de EI na cirurgia ou autópsia • Resolução de sintomas sugestivos de EI com antibióticos por menos de 4 dias • Não preenche os critérios de EI provável
EI: endocardite infecciosa	

Adaptado de: Habib, et al., 2015.

Endocardite infecciosa de próteses

Endocardite de prótese valvar

- Representa 10-30% de todos os casos de EI, com um aumento da incidência nos últimos anos.
- Afeta igualmente próteses biológicas e mecânicas.
- Infecções mais precoces (< 1 ano após a cirurgia)
- Geralmente ocorrem nos primeiros dois meses após a cirurgia, frequentemente se localizam na região de implante do anel da prótese, envolvem a junção e levam a formação de abscessos, deiscência, fístulas e pseudoaneurismas. Os germes mais comuns são *Staphylococcus* coagulase-negativos, fungos e gram-negativos.
- Nestes casos, a bacteremia é secundária à manipulação transoperatória ou à infecção da ferida operatória, dos cateteres endovenosos, do trato urinário ou respiratório.
- As indicações de cirurgia na endocardite de prótese são similares às da endocardite de valva nativa. A maioria das infecções causadas por *Staphylococcus aureus* tem indicação cirúrgica. O mesmo pode ser dito das infecções que ocorrem menos de 1 ano após o implante da prótese valvar.
- EI complicada e EI por *Staphylococcus aureus* estão associadas a um pior prognóstico se tratadas sem cirurgia. Estas formas de endocardite devem ser tratadas de forma agressiva.
- EI de próteses mais tardias tendem a acometer mais os folhetos da prótese, levando à ruptura ou perfuração dos mesmos. Os germes mais frequentes são *Staphylococcus, Enterococcus, Streptococcus, S. bovis*.
- Recentemente, novos métodos, em particular 18F-FDG PET-CT, mostraram ser úteis para o diagnóstico de EI de prótese.
- Os critérios de Duke perdem sensibilidade no diagnóstico de endocardite de prótese.
- Apresentação clínica pode ser atípica, particularmente no pós-operatório precoce, em que a febre e síndromes inflamatórias são comuns.
- O ecocardiograma transesofágico ocupa lugar de destaque no diagnóstico de endocardite de prótese valvar.
- Nos casos de infecção de prótese valvar por S. aureus é necessário usar gentamicina por um período mais prolongado (2 semanas ao invés de 3 a 5 dias). Além disso, recomenda-se a prescrição de rifampicina durante todo o esquema de tratamento (pelo menos 6 semanas).

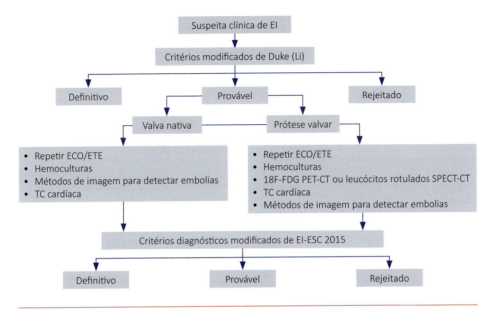

Figura 27.5 – Algoritmo da Sociedade Europeia de Cardiologia para diagnóstico de EI, 2015. Legenda: TC = Tomografia computadorizada; ECO = ecocardiograma; ETE = ecocardiograma transesofágico; PET = tomografia por emissão de pósitrons; SPECT = tomografia computadorizada de emissão fotônica única.

Endocardite infecciosa de marca-passo ou cardiodesfibrilador implantável

- Deve-se fazer uma distinção entre infecção local do dispositivo e EI relacionada ao dispositivo cardíaco.
- A infecção do dispositivo local é definida como uma infecção limitada à bolsa do dispositivo cardíaco e apresenta sinais locais de inflamação na bolsa do gerador, incluindo eritema, calor, flutuação, deiscência da ferida, erosão, sensibilidade ou drenagem purulenta.
- Endocardite de marca-passo é definida como uma infecção que se estende até os eletrodos, folhetos valvulares cardíacos ou superfície endocárdica.
- Vancomicina deve ser administrada inicialmente como cobertura antibiótica empírica até os resultados microbiológicos, podendo ser substituída conforme o agente identificado.. A daptomicina é promissora para tratar a infecção por EI de devices. A duração da terapia deve ser de 4 a 6 semanas.

Endocardite de marca-passo ou de cardiodesfibrilador implantável (CDI)

- Tem aumentado o número de casos de EI de marca-passo e CDI devido à maior frequência de implante desses dispositivos em idosos que já têm outras comorbidades.
- O principal mecanismo dessa infecção é a contaminação do sistema pela flora bacteriana local quando do implante.
- Diversos fatores foram associados a infecções do CDI ou marca-passo definitivo (MP): insuficiência renal, uso de corticosteroides, insuficiência cardíaca congestiva, hematoma em formação, diabetes *mellitus* e uso de anticoagulantes.
- Sempre suspeitar de endocardite em pacientes com marca-passo/CDI que desenvolvem febre.
- O *Staphylococcus* é o responsável pela maioria dos casos.
- O ecocardiograma transesofágico é mais sensível que o transtorácico, principalmente nesse contexto de EI de dispositivos cardíacos eletrônicos implantáveis.

- Há trabalhos mostrando que ao se acrescentarem sinais de infecção local, assim como presença de embolia pulmonar detectada por exames de imagem como critérios maiores de Duke, pode-se aumentar a sensibilidade desse escore para o diagnóstico desse tipo específico de endocardite.
- O tratamento baseia-se na coleta de hemoculturas, retirada do dispositivo intracardíaco associada ao uso de antibióticos.
- Na maioria das vezes, a retirada do marca-passo/CDI pode ser feita de forma percutânea, não necessitando, assim, de cirurgia aberta.
- Considerar cirurgia aberta se: retirada percutânea não for possível, se houver destruição importante da valva tricúspide e/ou se houver vegetações muito grandes (> 20 mm).
- Após a retirada do sistema, evitar colocar marca-passo provisório por causa do alto risco de reinfecção. Avaliar se ainda há necessidade de marca-passo definitivo. Se houver e o paciente for completamente dependente do dispositivo (p. ex., BAVT sintomático), é melhor optar por um marca-passo epicárdico menos sujeito a risco de infecção. Caso não seja necessário o implante imediato de um novo marca-passo, o ideal é aguardar dias ou semanas de antibioticoterapia para, então, implantar o novo sistema, idealmente no lado contralateral ao do marca-passo prévio.
- As hemoculturas devem estar negativas pelo menos 72 h antes da colocação de um novo dispositivo. Nos casos de evidência de infecção valvar remanescente, o implante deve ser adiado por pelo menos 14 dias
- 18F-FDG PET-CT e leucócitos radiomarcados SPECT-CT provaram seu papel no diagnóstico de infecção associada aos dispositivos cardíacos implantados, mas os dados não são suficientes para serem incluídos nos critérios diagnósticos do tópico específico de EI de marca-passo ou desfibrilador.

 Implante de marca-passo ou CDI? Atenção!

- Recomenda-se profilaxia com cefalosporina de primeira geração, como a cefazolina, sendo administrada 1h antes do procedimento, sendo mantido após este (6 g/dia por 24 a 36 horas após a intervenção). Vancomicina, teicoplanina e daptomicina podem ser consideradas em vez da cefazolina em centros onde a resistência à oxacilina é alta, em pacientes de alto risco ou em pacientes com contraindicações às cefalosporinas.

Endocardite de câmaras direitas

Características da endocardite de câmaras direitas

- A EI do lado direito é responsável por 5 a 10% dos casos.
- Os principais fatores de risco são: uso de drogas intravenosas, infecção pelo HIV e imunodepressão.
- Também pode ocorrer em pacientes portadores de marca-passo/CDI e cateter venoso central, além de pacientes com algumas cardiopatias congênitas.
- A valva tricúspide é o sítio usual da infecção.
- *Staphylococcus aureus* é o agente mais comum (60-90% dos casos).
- É comum ocorrer embolia séptica para os pulmões. O paciente apresenta febre, tosse, dor torácica ou hemoptise.
- O prognóstico é bem melhor que o das outras formas de endocardite (mortalidade intra-hospitalar de 7%).
- Sempre usar cobertura para *S. aureus*. Geralmente é utilizada a oxacilina, vancomicina ou daptomicina.
- Se o paciente é usuário de pentazocina, deve ser adicionado um agente antipseudomonas. Se usa heroína dissolvida em suco de limão, pensar em *Candida* spp. (não *Candida albicans*) e deve ser considerado o tratamento antifúngico.
- O tratamento clínico geralmente é eficiente. Considerar cirurgia se:
  - IC direita secundária a insuficiência tricúspide grave sem boa resposta à terapia diurética;
  - EI causada por organismos difíceis de erradicar (por exemplo, fungos persistentes) ou bacteremia por pelo menos 7 dias (por exemplo, *S. aureus*, *Pseudomonas aeruginosa*) apesar da terapia antimicrobiana adequada
  - Vegetação valvar tricúspide > 20 mm que persiste após embolia pulmonar recorrente com ou sem IC direita concomitante.

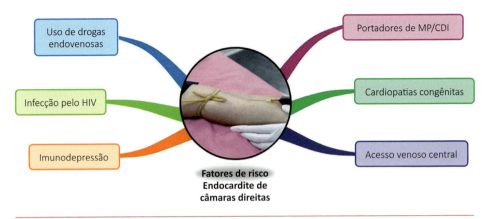

Figura 27.6 – Fatores de risco de endocardite de câmaras direitas.

Endocardite por fungo

- É mais comum em portadores de próteses cardíacas, usuários de drogas intravenosas, de cateteres intravasculares e imunocomprometidos.
- Cândida é o agente encontrado na maioria dos casos, com predomínio de espécies não Albicans (conforme casuística brasileira apresentada pelo grupo do InCor em 2016) e em bem menor proporção o *Aspergillus* spp.
- A mortalidade é elevada (mais de 50%) e o tratamento consiste na associação da terapia antifúngica e cirurgia precoce.
- A terapia antifúngica para cândida na EI inclui anfotericina B lipossomal (3 a 5 mg/kg IV dia) ou outras formulações lipídicas com ou sem flucitosina ou uma equinocandina em doses elevadas (Caspofungina 150 mg, Micafungina 150 mg ou Anidulafungina 200 mg IV dia). Para *Aspergillus*, o voriconazol é a droga de escolha, sendo que alguns especialistas recomendam a adição de uma equinocandina ou anfotericina B. A duração da terapia antifúngica é de no mínimo 6 semanas IV, contada a partir da negativação das hemoculturas. Como usualmente as endocardites fúngicas não tem boa resposta apenas com o tratamento clínico, costuma-se manter 6 semanas após o procedimento cirúrgico.
- Estes pacientes devem manter profilaxia com fluconazol via oral para *Candida* e voriconazol para *Aspergillus*, por tempo indeterminado após o término do tratamento devido ao elevado risco de recorrência chegando a 30 a 40% em algumas séries (sugerimos manter pelo menos 6 meses, sendo razoável manter por 2 anos)
- Nos pacientes não candidatos a cirurgia de troca valvar, devemos manter a terapia supressiva com fluconazol de forma permanente.

Prognóstico

- O prognóstico da EI é influenciado por quatro fatores: características do paciente, presença ou ausência de complicações cardíacas e não cardíacas, o organismo infectante e os achados ecocardiográficos. Pacientes com insuficiência cardíaca, complicações perianulares e/ou EI por *S. aureus* têm mortalidade maior e necessidade de intervenção cirúrgica na fase aguda da doença. Quando três destes fatores estão presentes, a mortalidade pode atingir 79%.
- Pacientes com diabetes, choque séptico, acidente vascular cerebral isquêmico, hemorragia cerebral ou pacientes em hemodiálise também são considerados preditores de pior prognóstico. A persistência de hemoculturas positivas 48-72 h após o início do tratamento antibiótico indica infecção não controlada e é um fator de risco para a mortalidade hospitalar.

Endocardite em TAVI

- A taxa de endocardite infecciosa em pacientes submetidos à TAVI foi relatada como sendo de 1,5%, variando de 0,5% a 3,1%, semelhante às taxas de endocardite infecciosa após a troca de valva aórtica.
- Os estafilococos coagulase-negativos foram as bactérias mais frequentes, seguidos por *Staphylococcus aureus* e enterococos.
- Entre os pacientes submetidos a TAVI, a coexistência de idade mais jovem, sexo masculino, história de diabetes *mellitus* e regurgitação aórtica residual moderada a grave foi significativamente associada ao aumento do risco de endocardite infecciosa. Os pacientes que desenvolveram endocardite apresentaram altas taxas de mortalidade intra-hospitalar e mortalidade em 2 anos.

Tratamento

- O uso de antibióticos é a pedra fundamental do tratamento da endocardite infecciosa. Como as defesas naturais do organismo têm pouca eficácia em combater a infecção, é necessário o uso de antibióticos bactericidas, e não de bacteriostáticos.
- A associação de antibióticos é mais eficaz que a monoterapia para a maioria dos agentes causadores de endocardite.
- Os aminoglicosídeos têm ação bactericida sinérgica quando usados em associação a betalactâmicos e glicopeptídeos, sendo usados na maioria dos esquemas.
- A duração do tratamento de endocardite de valva nativa varia de 2 a 6 semanas, dependendo do organismo envolvido. Já no caso de infecção de prótese valvar, o tratamento deve ser de, no mínimo, 6 semanas.
- Bactérias de crescimento lento exibem tolerância para a maioria dos antimicrobianos (exceto rifampicina). Eles estão presentes em vegetações e biofilmes, e justificam a necessidade de antibioticoterapia prolongada (6 semanas) para esterilizar completamente as válvulas do coração.
- Caso seja necessário realizar troca de valva nativa durante o tratamento de endocardite, deve-se manter no pós-operatório o esquema antibioticoterápico recomendado para valva nativa, e não o usado para endocardite de prótese.
- Mesmo se for necessária cirurgia de troca valvar, o primeiro dia de antibiótico deve ser considerado o dia em que a medicação foi efetivamente iniciada (ou seja, hemocultura negativa, nos casos de hemoculturas positivas no início do tratamento). Só há necessidade de se reiniciar a contagem dos dias após a cirurgia caso as culturas da válvula retirada sejam positivas ou haja padrão histológico de endocardite aguda em atividade. Nesse caso, deve-se direcionar o antibiótico de acordo com os resultados da cultura.
- De forma geral, o início do antibiótico não deve ser postergado, recomendando-se dar a primeira dose da medicação logo após o término da coleta das hemoculturas.
- Algumas considerações importantes:
    - o infectologista tem um papel fundamental no tratamento de EI e deve ser consultado, sempre que possível, para discutir o melhor esquema proposto para o paciente;
    - os aminoglicosídeos devem ser administrados em uma única dose diária para reduzir nefrotoxicidade;
    - a rifampicina deve ser usada para EI de prótese, de marca-passo ou de CDI (cardiodesfibrilador implantável). Depois de 3-5 dias do início da antibioticoterapia (após a bacteremia inicial ter sido eliminada), há redução do risco do agente etiológico adquirir resistência;
    - daptomicina e fosfomicina foram recomendadas no último *guideline* da Sociedade Europeia para tratamento de endocardite estafilocócica, mas elas são consideradas terapias alternativas nestas diretrizes porque não estão disponíveis em todos os países europeus;
    - quando a daptomicina é indicada, deve ser administrada em altas doses ($\geq$ 10 mg/kg uma vez ao dia), combinada com um segundo antibiótico para evitar o desenvolvimento de resistência.

Particularidades:
- Todas as medicações devem ser administradas por via intravenosa (IV), a não ser quando especificado.
- Se houver suspeita de resistência relativa do estreptococo às penicilinas, deve-se associar gentamicina nas 2 primeiras semanas de tratamento.
- Se for endocardite de prótese valvar, deve-se prolongar o tratamento por 6 semanas (gentamicina permanece em 2 semanas).
- Se há suspeita de EI causada por enterococo, deve-se sempre associar gentamicina e prolongar tratamento por 6 semanas.
- Vancomicina não deve ultrapassar 2 g/dia.
- A função renal deve ser monitorizada periodicamente

Esquema de antibioticoterapia (Tabelas 27.4 a 27.10)

Indicação de cirurgia

- Atualmente, 40-50% dos pacientes são submetidos à cirurgia cardíaca durante a hospitalização. A mortalidade cirúrgica da EI depende fortemente de sua indicação. São preditores de mortalidade: pacientes que precisam de cirurgia de emergência ou urgência, pacientes com choque séptico, sinais persistentes de infecção e insuficiência renal (Tabela 27.11).
- É mais comum ocorrer insuficiência cardíaca nos casos de endocardite de valva aórtica do que nos casos envolvendo a valva mitral.
- A causa mais comum de infecção não controlada por antibióticos é a extensão perivalvular da infecção (p. ex., formação de abscesso perivalvar). Esta complicação é mais frequente em endocardite de prótese do que em endocardite de valva nativa.
- Cerca de metade dos pacientes com endocardite necessita de abordagem cirúrgica. As três principais causas são:
  1. insuficiência cardíaca (indicação mais comum de cirurgia na endocardite);
  2. infecção não controlada apenas por antibióticos (segunda indicação mais comum de cirurgia);
  3. prevenção de tromboembolismo.

O momento da cirurgia pode ser dividido em três categorias:
  1. emergência (em menos de 24 horas);
  2. urgência (dentro de dias após a indicação, nesse caso menos que 7 dias);
  3. de forma eletiva, após o término de 1 ou 2 semanas de tratamento com antibiótico.

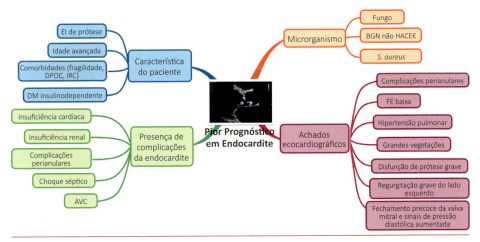

Figura 27.7 – Preditores de pior prognóstico.

Tabela 27.4 – Sugestões de esquemas empíricos de antibióticos em casos de endocardite infecciosa

	Antibiótico	Recomendação
Valva nativa ou prótese valvar implantada há mais de 12 meses	Oxacilina 2 g, IV, de 4/4 h e ampicilina 2 g, IV, de 4/4 h e gentamicina 3 mg/kg/dia IV 1×/dia	IIa C
Prótese valvar implantada há menos de 12 meses	Vancomicina 30-60 mg/kg/dia IV/dia 12-12 h e rifampicina 900–1.200 mg oral ou IV 8-8 h e gentamicina 3 mg/kg/dia IV 1×/dia	IIb C
Em pacientes alérgicos a penicilina	Vancomicina 30-60 mg/kg/dia IV/dia 12-12 com gentamicina 3 mg/kg/dia IV 1×/dia	IIb C

Adaptado de: diretriz Europeia para tratamento da EI, 2015.

Tabela 27.5 – EI em válvulas nativas causada por *Streptococcus viridans* ou *Streptococcus bovis* suscetíveis à penicilina

Antibiótico	Dose	Duração (semanas)	Recomendação
Penicilina G ou Ampicilina	12-18 milhões U/24 h (4 a 6 doses) 100-200mg/kg/dia IV em 4-6 doses	4 4	IB
Ou Ceftriaxona	2 g/24 h, IM ou IV (uma dose)	4	IB
*Penicilina G ou Ampicilina ou ceftriaxona + combinada com gentamicina	12-18 milhões U/24 h (4-6 doses) 100-200mg/kg/dia IV em 4-6 doses 2 g/24 h, IM ou IV 3 mg/kg/24 horas (1x/dia)	2 2 2 2	IB IB IB
Em pacientes alérgicos a beta-lactâmicos Vancomicina	30 mg/kg/24 h (2 doses)	4	IC

Adaptado de: Diretriz Europeia para Tratamento da EI, 2015.
*Tratamento proposto para duas semanas

Em cepas resistentes à penicilina

Antibiótico	Dose	Duração (semanas)	Recomendação
Penicilina G ou Ampicilina ou Ceftriaxona combinada com gentamicina	24 milhões U/24 h (4 a 6 doses) 200mg/kg/dia IV em 4-6 doses 2 g/24 h, IM ou IV (uma dose) 3 mg/kg/24 horas (1×/dia)	4 4 4 2	IB
*Em pacientes alérgicos a beta-lactâmicos	30 mg/kg/24 h (2 doses)	4	IC
Vancomicina combinada com gentamicina	3 mg/kg/24 horas (1×/dia)	6	

Para pacientes com EI de prótese o tratamento deve ser de no mínimo 6 semanas

Tabela 27.6 – Endocardite infecciosa causada por *Enterococcus*

Antibiótico	Dose	Duração (semanas)	Recomendação
Ampicilina e gentamicina	200 mg/kg/dia IV em 4-6 doses 3 mg/kg/dia IV 1×/dia	4-6 2-6*	IB
Ampicilina e ceftriaxone	200 mg/kg/dia IV em 4-6 doses 4 g IV ou IM dia Em duas doses	6 6	IB Esta combinação não é ativa contra *E. faecium*
Vancomicina e gentamicina	30 mg/kg/dia (2 doses) 3 mg/kg/24 horas IV 1×/dia	6 6	IC

*Alguns experts recomendam dar a gentamicina por duas semanas-IIa-B
Para pacientes com EI de prótese o tratamento deve ser de no mínimo 6 semanas

Tabela 27.7 – EI causada por estafilococos na ausência de materiais protéticos

Valva Nativa

Antibiótico	Dose	Duração (semanas)	Recomendação
Meticilino-sensível Oxacilina	12 g/24 h 4 a 6 doses	4-6 A adição de gentamicina não é recomendada porque não foi demonstrado benefício clínico e aumenta toxicidade renal	IB
Alérgicos à penicilina ou meticilino-resistentes Vancomicina	30-60 mg/kg/d IV em 2 doses	4-6	IB
Terapia alternativa daptomicina	10 mg/kg/dia 1×/dia	4-6 A daptomicina é superior à vancomicina para MSSA	IIa

Tabela 27.8 – EI causada por estafilococos na presença de materiais protéticos

Antibiótico	Dose	Duração (semanas)	Recomendação
Meticilino-sensível Oxacilina +	12 g/24 h, IV	≥ 6	IB
rifampicina +	900 mg/24 h (via oral ou IV – 3 doses)	≥6	
gentamicina	3 mg/kg/24 h (1 ou 2 doses)	2	
Meticilino-resistente vancomicina +	30-60 mg/kg/24 h (divididos em 2 doses)	≥ 6	IB
rifampicina +	900 mg/24 h (via oral ou IV – 3 doses)	≥ 6	
gentamicina	3 mg/kg/24 h (1 ou 2 doses)	2	

Tabela 27.9 – EI causada pelo grupo HACEK em válvulas nativas ou não

Regime	Dose	Duração (semanas)
Ceftriaxona	2 g/24 h (1 dose)	4
Se não produz β-lactamase ampicilina e gentamicina	12 g/24 h (4 doses) 12 g/dia IV divididos em 4-6 doses 3 mg/kg/dia divididos em 2-3 doses	4-6
Ciprofloxacina é a alternativa menos válida	1.000 mg/24 h, VO (2 doses) ou 800 mg/24 h, IV (2 doses)	4

Tabela 27.10 – Tratamento de EI de marca-passo e CDI

Antibiótico	Duração (semanas)
Vancomicina	4-6
Daptomicina (pode ser uma alternativa)	4-6

CDI: cardiodesfibrilador implantável.

Tabela 27.11 – Indicação de cirurgia

Insuficiência cardíaca		
• Disfunção grave de prótese ou valva mitral ou aórtica com regurgitação grave, obstrução ou fístula causando EAP refratário ou choque cardiogênico	Emergência	IB
• Disfunção grave de prótese ou valva mitral ou aórtica com regurgitação grave, obstrução causando ICC	Urgência	
Infecção não controlada		
• Abscesso, pseudoaneurisma, fístula, grande vegetação	Urgência	IB
• EI por fungo ou microrganismo multirresistente	Urgência/eletivo	IC
• Febre persistente e culturas persistentemente positivas apesar do uso de antibióticos	Urgência	IIa
• EI de prótese por *Staphylococcus* ou bactérias gram-negativas não HACEK	Urgência/eletivo	IIa
Prevenção de embolismo		
• EI mitral, aórtica, de valva ou prótese com vegetação > 10 mm após um ou mais episódios embólicos, apesar de antibioticoterapia adequada	Urgência	IB
• EI de valva ou prótese mitral ou aórtica com vegetação > 10 mm associada a grave estenose ou regurgitação	Urgência	IIa
• EI de valva ou prótese mitral ou aórtica com vegetações > 30 mm	Urgência	IIa
• EI de valva ou prótese mitral ou aórtica com vegetação > 15 mm*	Urgência	IIb

EAP: edema agudo do pulmão; ICC: insuficiência cardíaca congestiva.
Febre persistente: presença de febre e persistência de hemoculturas positivas depois de 7-10 dias de tratamento com antibiótico.
*A cirurgia pode ser considerada em pacientes com vegetações isoladas e grandes de válvula aórtica ou mitral, embora esta decisão seja mais difícil e deva ser cuidadosamente individualizada.
Adaptado de: Habib, et al,. ESC, 2015.

Importante
- A persistência da febre pode ser decorrente de antibioticoterapia inadequada, presença de microrganismos resistentes, cateteres, complicações embólicas, infecções extracardíacas com abscessos esplênicos ou abscessos intracardíacos. Nestes casos, repetir o ecocardiograma, coletar novas hemoculturas, trocar acessos venosos, realizar exames de imagem para procurar outros sítios de infecção.
- Abscesso perivalvar é mais comum em EI de valva aórtica (10-40%) e em EI de prótese aórtica (56-100%). A localização mais comum é na junção mitroaórtica. Suspeitar de abscesso em casos de febre persistente inexplicada ou um novo bloqueio atrioventricular. Portanto, estes pacientes devem realizar eletrocardiograma de forma rotineira.

Indicação de cineangiocoronariografia

- Antes da realização da cirurgia de troca valvar, deve-se observar se há indicação de coronariografia pré-operatória.
- Entretanto, em duas situações devemos ponderar a indicação de cineangiocoronariografia: pacientes com grandes vegetações em válvula aórtica devido ao risco de embolização durante a manipulação e em cirurgias de emergência. Nesses casos, considerar a realização de angiotomografia de coronárias para excluir a presença de coronariopatia.

Indicações de coronariografia antes de cirurgia valvar
• Homens com > 40 anos. • Mulheres na pós-menopausa. • Pacientes com fatores de risco para doença coronária. • Pacientes com antecedentes de doença arterial coronária.

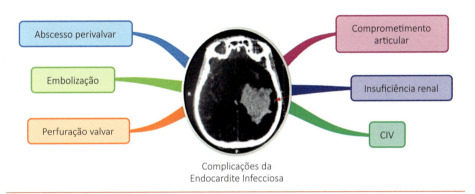

Figura 27.8 – Complicações da endocardite infecciosa.

Outras complicações

Embolizações

- Em casos de endocardite de câmaras esquerdas, o cérebro e o baço são os sítios mais acometidos. Já na endocardite de câmaras direitas e relacionada a dispositivos intracardíacos, como marca-passos, o pulmão é o sítio de embolia mais frequente.
- Pacientes com endocardite infecciosa podem evoluir com infarto agudo do miocárdio secundário a embolização de material séptico para as coronárias.
- Os eventos embólicos podem ser totalmente silenciosos em 20-50% dos pacientes com EI, principalmente para baço ou cérebro.
- O uso de antiagregantes plaquetários não diminui o risco de embolização.
- A maioria dos casos de embolia ocorre nas primeiras 2 semanas de diagnóstico da infecção. Após 2 semanas de tratamento, a incidência dessa complicação diminui. Assim, quando a cirurgia for realizada para prevenção de tromboembolismo, o ideal é que seja feita precocemente (< 1 semana a partir do diagnóstico).

Neurológicas

- Ocorrem em 15-30% dos pacientes e são consequências de embolizações.
- A apresentação clínica é variável, sinais focais predominam e os acidentes vasculares isquêmicos são mais comumente diagnosticados. Pode ocorrer ataque isquêmico transitório, hemorragia intracerebral ou subaracnóidea, abscessos cerebrais, meningite.

- O germe mais associado com complicações neurológicas é o *Staphylococcus*.
- Em pacientes com aneurisma micótico volumoso e com sintomas, a neurocirurgia ou intervenção endovascular pode ser considerada antes da cirurgia cardíaca, dependendo de lesões cerebrais associadas, do estado hemodinâmico do paciente e do risco do procedimento.
- Após um evento neurológico a cirurgia cardíaca não é contraindicada, a menos que o prognóstico neurológico seja ruim.
- Aneurismas micóticos ocorrem mais frequentemente no sistema nervoso central. Devem ser investigados em qualquer paciente com endocardite infecciosa que desenvolva sintomas neurológicos (cefaléia, sinais focais, etc.). Tomografia computadorizada ou angiorressonância são boas opções, mas o padrão-ouro ainda é a arteriografia.

O que é um aneurisma micótico?

- O termo foi usado pela primeira vez por Osler, em 1885, para descrever um aneurisma em formato de cogumelo em um paciente com endocardite infecciosa subaguda. Este termo pode levar falsa impressão de que a causa do aneurisma é uma infecção fúngica, mas na verdade refere-se a qualquer infecção, com exceção de sífilis. O termo mais correto seria aneurisma infectado, pois decorre do enfraquecimento da parede da artéria após microembilizações sépticas de vários agentes, principalmente o S. Aureus. Cabe ressaltar que não ocorre apenas na endocardite, podendo ser encontrado após infecções variadas, como por exemplo a causada por *Salmonella*. A etiologia fúngica é rara.

- Pacientes que vinham em uso de anticoagulante oral e que cursam com AVCI (acidente vascular cerebral isquêmico) embólico durante episódio de endocardite infecciosa devem ter a medicação suspensa, deixando-se em seu lugar heparina não fracionada em bomba de infusão contínua por pelo menos 2 semanas. Controlar o tempo de tromboplastina ativada com atenção. Caso ocorra transformação hemorrágica do AVC, a heparina tem tempo de meia-vida mais curto que a varfarina, além de ter seu efeito facilmente revertido pelo uso de protamina.
- Pacientes que cursam com acidente vascular cerebral hemorrágico (AVCH) devem ficar sem qualquer medicação anticoagulante (Tabela 27.12). Caso o paciente seja portador de prótese valvar mecânica, deve-se discutir com uma equipe multidisciplinar o melhor momento de se iniciar heparina não fracionada em bomba de infusão contínua ou como alternativa heparina fracionada.

Tabela 27.12 – Indicação de cirurgia após um evento neurológico

Após embolia cerebral silenciosa ou ataque isquêmico transitório, a cirurgia pode ser realizada	I	B
Após uma hemorragia cerebral a cirurgia deverá ser realizada (se possível esperar) após 1 mês do evento, devido ao risco de novo sangramento durante a anticoagulação da CEC	IIa	B
Neurocirurgia ou procedimento endovascular são indicados para grandes aneurismas ou ruptura intracranial	I	
Após um AVC a cirurgia pode ser considerada, após excluir hemorragia cerebral pela TC ou RM	IIa	B
Aneurismas infecciosos cerebrais devem ser pesquisados em todos os pacientes com EI e sintomas neurológicos – tomografia computadorizada ou ressonância magnética, e em casos nos quais os outros exames de imagem não demonstrem, a arteriografia (*gold standard*) deve ser realizada	IIa	B
Angiografia pode ser realizada quando os outros métodos forem negativos e persistir a suspeita de aneurisma intracranial	IIa	

Adaptado de: Habib, et al., 2015.

Complicações esplênicas

- Infartos são comuns e geralmente assintomáticos.
- A manifestação clínica é dor abdominal, febre recorrente e bacteremia.
- Inicialmente realizar ultrassom do abdome e em alguns casos, tomografia do abdome.
- O tratamento consiste em antibióticos adequados. Drenagem percutânea é uma alternativa ao tratamento. Esplenectomia está indicada para grandes abscessos, ruptura esplênica e deve ser realizada antes da cirurgia cardíaca.

Manifestações musculoesqueléticas

- Artralgias, mialgias, dores nas costas podem ser a primeira manifestação da doença.
- Artrite periférica ocorre em 14% e espondilodiscites em 1,8-15% dos casos.

Acometimento renal

- Insuficiência renal aguda é uma complicação comum na EI.
- Ocorre em 6-30% dos pacientes com EI.
- As causas são multifatoriais: glomerulonefrite por imunocomplexos, infarto renal por embolia séptica, comprometimento hemodinâmico em casos de IC, sepse, após cirurgia cardíaca, toxicidade dos antibióticos (aminoglicosídeos, vancomicina) e por nefrotoxicidade de agentes de contraste utilizados para exames de imagens.

Distúrbios da condução

- Os distúrbios de condução são complicações raras da EI, sua frequência está entre 1% e 15% dos casos e sua presença está associada a pior prognóstico e maior mortalidade.
- O bloqueio atrioventricular completo é mais frequentemente associado ao envolvimento das válvulas do lado esquerdo, principalmente a valva aórtica (36%).
- A fibrilação atrial pode ser observada, sendo mais frequente em idosos e associada a um pior prognóstico.

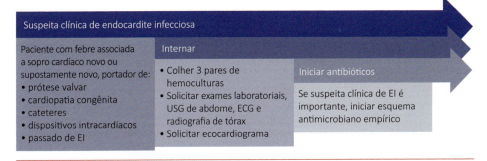

Figura 27.9 – Exemplo de algoritmo de atendimento inicial na sala de emergência.

- Paciente com estenose mitral reumática importante, com quadro de calafrios, queda do estado geral e febre chegando a 38,5° de início há 7 dias, procura o serviço de emergência sendo feito a hipótese diagnóstica de Endocardite Infecciosa Aguda. Qual esquema de antibiótico iniciar?
- Após a coleta de 3 pares de hemoculturas
- Sugerimos iniciar com o esquema abaixo e realizar ajuste conforme hemoculturas
    - Oxacilina 2 g, IV, de 4/4 h e
    - ampicilina 2 g, IV, de 4/4 h ou Ceftriaxona 2 g IV dia e
    - gentamicina 3 mg/kg/dia IV 1×/dia

Adaptado de: Tarasoutchi, et al., 2011.

Leitura sugerida

- Baddour LM, Wilson WR, Bayer AS, et al. Infective endocarditis: diagnosis, antimicrobial therapy, and management of complications: a statement for healthcare professionals from the Committee on Rheumatic Fever, Endocarditis, and Kawasaki Disease, Council on Cardiovascular Disease in the Young, and the Councils on Clinical Cardiology, Stroke, and Cardiovascular Surgery and Anesthesia, American Heart Association: endorsed by the Infectious Diseases Society of America. Circulation. 2005;111:e394-e433.
- Breitkopf C, Hammel D, Scheld HH, Peters G, Becker K. Impact of a molecular approach to improve the microbiological diagnosis of infective heart valve endocarditis. Circulation. 2005 Mar 22.
- Casella F, Rana B, Casazza G, et al. The Potential Impact of Contemporary Transthoracic Echocardiography on the Management of Patients with Native Valve Endocarditis: A Comparison with Transesophageal Echocardiography; Echocardiography: A Journal of CV Ultrasound & Allied Tech.2009;26(8):900-6.
- Habib G, Badano L, Tribouilloy C. Recommendations for the practice of echocardiography in infective endocarditis; European Journal of Echocardiography. 2010;11:202-219.
- Habib G, Hoen B, Tornos P, et al. Guidelines on the prevention, diagnosis, and treatment of infective endocarditis (new version 2009): the Task Force on the Prevention, Diagnosis, and Treatment of Infective Endocarditis of the European Society of Cardiology (ESC). Endorsed by the European Society of Clinical Microbiology and Infectious Diseases (ESCMID) and the International Society of Chemotherapy (ISC) for Infection and Cancer. Eur Heart J. 2009;30:2369.
- Habib G, Lancellotti P, Antunes M, et al. Guidelines on the prevention, diagnosis, and treatment of infective endocarditis (new version 2015): the Task Force on the Prevention, Diagnosis, and Treatment of Infective Endocarditis of the European Society of Cardiology (ESC). Endorsed by European Association for Cardio-Thoracic Surgery, (EACTS), The European Association of Nuclear Medicine (EANM). European Heart Journal. 2015;36:3075-3123.
- Hansalia S, Biswas M, Dutta R, et al. The Value of Live/Real Time Three-Dimensional Transesophageal Echocardiography in the assessment of Valvular Vegetations; Echocardiography. Nov 2009;26(10):1264-73. doi: 10.1111/j.1540-8175.2009.01042.
- Jain R, Kolias TJ. Three-Dimensional Transesophageal Echocardiography of Pacemaker Endocarditis. JASE. 2009;53(14). DOI: 10.1016/j.jacc.2008.09.066.
- Karchmer AW. Infective endocarditis. In: Bonow RO, Mann DL, Zipes DP, et al. Braunwald's heart disease. 9th ed. Philadelphia: Elsevier Saunders; 2012. p. 1540-60.
- Kotilainen P, Heiro M, Jalava J, Rantakokko V, Nikoskelainen J, Nikkari S, et al. Aetiological diagnosis of infective endocarditis by direct amplification of rRNA genes from surgically removed valve tissue. An 11-year experience in a Finnish teaching hospital. Ann Med. 2006;38(4):263-73.
- Kung VWS, Jarral OA, McCormack DJ, et al. Is it safe to perform coronary angiography during acute endocarditis? Interactive Cardiovascular and Thoracic Surgery. 2011;13:158-167.
- Levin ASS, Dias MBGS, Oliveira MS, et al. Guia de Utilização de Anti-Infecciosos e Recomendações para a Prevenção de Infecções Hospitalares. 6ª ed. São Paulo: Hospital das Clínicas; 2012/2014.
- Marín M, Muñoz P, Sánchez M, del Rosal M, Alcalá L, Rodríguez-Créixems M, et al. Molecular diagnosis of infective endocarditis by real-time broad-range polymerase chain reaction (PCR) and sequencing directly from heart valve tissue. Medicine (Baltimore). 2007;86(4):195-202. DOI: 10.1097/MD.0b013e31811f44ec.
- Menichetti F, Dierckx RA, Signore A, Mariani G. Added value of 99mTc-HMPAOlabeled leukocyte SPECT/CT in the characterization and management of patients with infectious endocarditis. J Nucl Med. 2012;53:1235-43.
- Mestres CA, Paré JC, Miro JM y el Grupo de Trabajo de la Endocarditis Infecciosa del Hospital Clínic de Barcelona. Organización y funcionamiento de un grupo multidisciplinario de diagnóstico y tratamiento de la endocarditis infecciosa: perspectiva de 30 años (1985–2014). Revista Española de Cardiología. 2015;68(5):363-368.
- Naqvi TZ, Rafie R, Ghalichi M, et al. Real-Time TEE for the Diagnosis of Right-Sided Endocarditis in Patients with Prosthetic Devices. JACC. 2010;3(3):325-7.

- Rodicio MDR, Mendoza MDC. Identificación bacteriana mediante secuenciación del ARNr 16S: fundamento, metodología y aplicaciones en microbiología clínica. Enferm Infecc Microbiol Clin. 2004;22:238-45.
- Rouzet F, Chequer R, Benali K, Lepage L, Ghodbane W, Duval X, et al. Respective performance of 18F-FDG PET and radiolabeled leukocyte scintigraphy for the diagnosis of prosthetic valve endocarditis. J Nucl Med. 2014;55:1980-5.
- Saby L, Iaas O, Habib G, et al. Positron Emission Tomography/computed tomography for diagnosis of prosthetic valve endocarditis. Journal of the American college of cardiology. 2013;61(23):2374-82.
- Tarasoutchi F, Montera MW, Grinberg M, Barbosa MR, Piñeiro DJ, Sánchez CRM, et al. Diretriz Brasileira de Valvopatias – SBC 2011/I Diretriz Interamericana de Valvopatias – SIAC 2011. Arq Bras Cardiol. 2011;97(5 suppl. 3):1-67.
- Regueiro A, Linke A, Latib A et al. Association Between Transcatheter Aortic Valve Replacement and Subsequent Infective Endocarditis and In-Hospital Death. JAMA.2016;316(10):1083-1092. doi:10.1001/jama.2016.12347.

Capítulo 28

Síndromes Aórticas Agudas

Ferdinand Saraiva Maia
Edmilson Cardoso Filho
Fernando Moraes Neto
Fabio Mastrocola

- O termo "síndrome aórtica aguda" compreende uma série de condições médicas de alta mortalidade que compartilham características fisiopatológicas (lesão às camadas íntima e média da aorta), clínicas, diagnósticas e terapêuticas. Entre as síndromes aórticas agudas, temos a dissecção aguda de aorta (DAA) clássica e suas variantes: hematoma intramural (HIM) e úlcera aórtica penetrante (UAP).

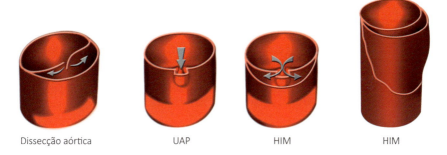

Figura 28.1 – Representação das diferentes síndromes aórticas agudas, dissecção aórtica (esquerda – mostrando a propagação da separação das camadas da aorta por uma maior extensão), úlcera aterosclerótica penetrante (UAP) e hematoma intramural (HIM) ao centro e à direita o caráter limitado em extensão do hematoma intramural (Adaptado de Nienaber CA, Powell JT. Management of Acute Aortic Syndromes. Eur Heart J 2011).

Classificação

- Sob o aspecto anatômico, os sistemas de DeBakey e de Stanford são os mais utilizados para a categorização da lesão.
- O sistema de Stanford classifica as síndromes aórticas como tipo A, quando há acometimento da aorta ascendente, e tipo B, quando a aorta ascendente não está envolvida.
- O sistema de DeBakey classifica as síndromes aórticas de acordo com o local de início da lesão e a sua extensão nas categorias I (acometimento de aorta ascendente que inclui o arco

e tipicamente a aorta descendente), II (acometimento restrito à aorta ascendente) e III (a partir da aorta descendente). As dissecções DeBakey tipo III são subdivididas em 2 grupos: IIIa, quando o acometimento está restrito a aorta descendente torácica; e IIIb, quando se estende para abaixo do diafragma.

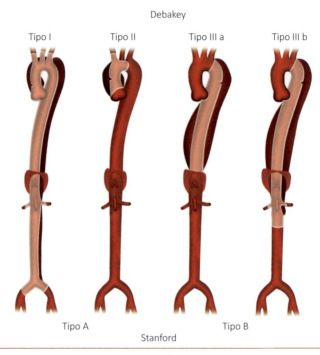

Figura 28.2 – Classificações anatômicas da dissecção aórtica: DeBakey tipo I – a dissecção tem início na aorta ascendente e estende-se por toda a aorta; DeBakey tipo II – a dissecção fica limitada à aorta ascendente; DeBakey tipo III, a origem da dissecção é distal à subclávia esquerda, esta se subdivide em tipo IIIa, quando se limita à aorta torácica, e tipo IIIb, quando compromete a aorta abdominal.

- Sob o aspecto temporal, as síndromes aórticas são divididas em agudas (≤ 14 dias do quadro inicial), subagudas (15 a 90 dias) e crônicas (acima de 90 dias).

Dissecção aguda de aorta

Avaliação clínica inicial

- A Dissecção Aguda de Aorta (DAA) representa cerca de 90% das síndromes aórticas agudas e é caracterizada por um "flap" intimal que determina uma luz verdadeira e uma luz falsa na parede da aorta.
- A dor é a característica marcante, tipicamente com início súbito e de grande intensidade ("pior dor da vida"). Algumas características classicamente descritas, como caráter "lancinante/rasgando" e a migração da dor, são observados em menos de 40% dos casos e não são confiáveis para confirmar ou excluir o diagnóstico. De acordo com a anatomia da dissecção, pode haver sopro de regurgitação aórtica (cerca de 50% das dissecções tipo A), diminuição de pulsos (32%), novo déficit neurológico (~ 15%), síncope (~ 15%), etc.
- O diagnóstico definitivo exige não só elevado grau de suspeição, pois há sobreposição clínica com outras condições mais prevalentes (como a síndrome coronariana aguda), como exames de imagem sofisticados.

- No atendimento clínico inicial, deve-se avaliar a estabilidade hemodinâmica e probabilidade pré-teste de dissecção de aorta, o que pode ser feito por meio do "Aortic Dissection Detection Risk Score (ADD Risk Score)". O escore leva em consideração 3 grupos de informação – condições predisponentes, características da dor e características do exame físico – e atribui a cada grupo um escore de 1 na presença de características de alto risco e 0 na ausência destas características. Um ADD Risk Score de 0 ou 1 é considerado de baixa probabilidade pré-teste e um escore de 2 ou 3 é considerado de alta probabilidade pré-teste.

Tabela 28.1 – Aortic Dissection Detection Risk Score

Condições predisponentes de alto risco	Características da dor de alto risco	Características de alto risco do exame físico
• Síndrome de Marfan (ou outras doenças do tecido conjuntivo) • História familiar de doença aórtica. • Doença da valva aórtica • Aneurisma conhecido de aorta • Manipulação prévia da aorta (incluindo cirurgia cardíaca)	• Dor torácica, abdominal ou dorsal descrita como: – de início súbito OU – de intensidade severa OU – "rasgando"	• Evidência de déficit de perfusão – déficit de pulso; – diferença entre pressões sistólicas – déficit neurológico associado à dor • Novo sopro diastólico aórtico • Hipotensão ou choque

Tabela 28.2 – Fatores de risco associados à dissecção aórtica

Hipertensão:
- fator de risco mais comum → 75% têm história de HAS;
- tabagismo;
- uso de cocaína, crack, anfetaminas;
- feocromocitoma;
- doença renal policística.

Alterações no tecido conectivo:
- doenças hereditárias:
  – síndrome de Marfan;
  – síndrome de Ehlers-Danlos;
  – síndrome de Turner;
  – síndrome de Loeys-Dietz;
- doenças congênitas:
  – válvula aórtica bicúspide;
  – coarctação da aorta.

Inflamação vascular:
- doenças autoimunes:
  – arterite de Takayasu;
  – arterite de células gigantes;
  – doença de Behçet;
  – doença de Ormand;
- infecciosas:
  – sífilis;
  – tuberculose.

Trauma por desaceleração:
- acidente automobilístico;
- queda de altura.

Fatores iatrogênicos:
- intervenção com cateteres;
- cirurgia aórtica/valvular;
- clampeamento aórtico;
- aortoplastia;
- anastomose de enxertos vasculares.

- Os exames laboratoriais são importantes para avaliação global e para o diagnóstico diferencial, e devem incluir: hemograma, creatinina, eletrólitos, AST, ALT, lactato, glicose, gasometria, troponina, CPK e D-dímero. Não existem exames laboratoriais específicos para o diagnóstico de DAA. A dosagem de D-dímero, entretanto, vem ganhando espaço para exclusão da suspeita diagnóstica. Um D-dímero < 500 ng/ml (valor habitualmente usado como ponte de corte na suspeita de embolia pulmonar) nas primeiras 6 horas de dor em um paciente de baixa probabilidade pré-teste (ADD Risk Score 0 ou 1) virtualmente exclui o diagnóstico de dissecção de aorta, com uma taxa de falha inferior a 1%. É importante notar, contudo, que níveis normais de D-dímero podem ser encontrados em pacientes com hematoma intramural, úlcera penetrante ou mesmo dissecção de aorta com trombose completa da luz falsa.
- O eletrocardiograma (ECG) não traz características específicas, e pode ser completamente normal, evidenciar hipertrofia ventricular esquerda ou alterações inespecíficas de repolarização e, eventualmente, isquemia miocárdica.
- A radiografia de tórax também não é particularmente útil, observando-se alargamento do mediastino em cerca de metade dos casos (Figura 28.3)

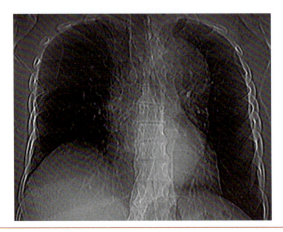

Figura 28.3 – Radiografia de tórax mostrando alargamento de mediastino em paciente com dissecção de aorta.

Avaliação por imagem

- Os exames de imagem diagnósticos incluem o ecocardiograma transesofágico, a angiotomografia computadorizada e a angiorressonância magnética. Todos os três métodos possuem boa acurácia diagnóstica e a escolha por um método específico deve ser guiada pelas características do paciente e pela experiência do serviço.
- O ecocardiograma transtorácico (Eco-TT) muitas vezes faz parte da avaliação na emergência e pode rapidamente distinguir as mais graves e fatais complicações da dissecção de aorta (regurgitação aórtica, tamponamento cardíaco, alterações segmentares da contratilidade do ventrículo esquerdo), mas não tem sensibilidade adequada para excluir o diagnóstico (sensibilidade de 78-100% para dissecções do tipo A, mas inferior a 60% para dissecções do tipo B). O ecocardiograma transesofágico (Eco-TE), por sua vez, tem sensibilidade adequada (99% para dissecções do tipo A e 89% para dissecções do tipo B) e pode ser realizado a beira do leito ou na sala de cirurgia, sem a necessidade de contraste, mesmo em pacientes instáveis. O Eco-TE, entretanto, não é adequado para o seguimento com imagem, e é limitado na avaliação completa da aorta e seus ramos.
- A angiotomografia computadorizada permite uma avaliação completa da aorta e dos seus ramos, com alta resolução espacial, e atinge uma sensibilidade próxima a 100%. As imagens são adquiridas e processadas rapidamente. Protocolos com sincronização com o ECG permi-

tem a avaliação coronariana e de artéria pulmonar, permitindo excluir também o infarto do miocárdio e a embolia pulmonar (protocolos de "triple rule-out"). O uso de contraste iodado aumenta o risco de reações alérgicas e insuficiência renal, e a utilização de radiação ionizante representa uma desvantagem no caso de exames seriados, sobretudo em mulheres e pacientes jovens. Pela ampla disponibilidade, a tomografia é o exame mais utilizado no mundo.

- A ressonância magnética, por sua vez, também apresenta uma sensibilidade elevada (98%) na avaliação da aorta e ramos. O tempo de aquisição das imagens, entretanto, é mais longo (20-30 minutos), o que limita sua utilização em cenários de emergência e instabilidade. Embora o contraste magnético seja menos nefrotóxico que o contraste iodado, reações graves como fibrose sistêmica nefrogênica podem ocorrer em pacientes com disfunção renal avançada. Pela ausência de radiação ionizante, é um excelente exame para seguimento.

Tabela 28.3 – Comparativo entre os diferentes métodos de imagem para diagnóstico

Vantagens e desvantagens dos métodos de imagem nas síndromes aórticas agudas

	Ecocardiograma transtorácico	Ecocardiograma transesofágico	Ressonância	Tomografia
Avaliação completa da aorta	+	++	+++	+++
Reconstrução tridimensional	-	-	+++	+++
Dados funcionais	+++	+++	++	+
Caracterização tissular	-	-	+++	+++
Portabilidade	+++	+++	-	-
Acesso ao paciente durante o exame	+++	+++	+	++
Rapidez de aquisição das imagens	+++	+	+	+++
Necessidade de contraste	-	-	++	+++
Necessidade de sedação	-	+++	-	-
Exposição à radiação	-	-	-	+++

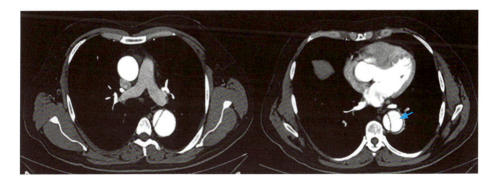

Figura 28.4 – Angiotomografia de aorta demonstrando dissecção tipo B, com a presença de duas luzes apenas na aorta torácica descendente. Repare na figura da direita que a falsa luz (seta azul) costuma ter maiores dimensões (conhecido como "sinal da bola de tênis").

Abordagem diagnóstica integrada

- Pacientes estáveis de baixa probabilidade pré-teste (ADD Risk Score 0 ou 1) podem ser avaliados inicialmente com radiografia tórax e D-dímero. Caso os exames sejam normais, a suspeita de dissecção de aorta está praticamente excluída. Caso algum dos exames esteja alterado, deve-se realizar exames de imagem diagnósticos (ecocardiograma transesofágico, tomografia ou ressonância).
- Se disponível, o ecocardiograma transtorácico pode fazer parte desta avaliação inicial. Entretanto, é importante lembrar que, por mais que eventualmente um ecocardiograma transtorácico possa detectar uma dissecção e contribua para a avaliação de importante diagnósticos diferenciais, como o tamponamento cardíaco e o infarto do miocárdio, um ecocardiograma transtorácico normal não é capaz de excluir o diagnóstico de síndrome aórtica aguda.
- Pacientes de alta probabilidade pré-teste (ADD Risk Score 2 ou 3) devem ser avaliados com Tomografia, Ecocardiograma Transesofágico ou Ressonância, para diagnóstico ou exclusão. Em casos de exames inconclusivos em que a suspeita clínica persista, um segundo método de imagem pode ser empregado. O D-dímero não deve ser dosado nestes pacientes.
- Em pacientes instáveis, é importante que as imagens sejam adquiridas rapidamente. Dessa forma, deve-se dar preferência ao ecocardiograma transesofágico ou à tomografia (caso haja condição clínica para o transporte até o tomógrafo).

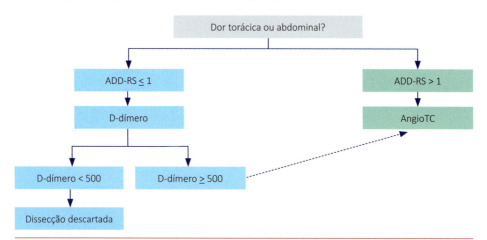

Figura 28.5 – Fluxograma para diagnóstico das síndromes aórticas agudas (SAA). ETT = ecocardiograma transtorácico; ETE = ecocardiograma transesofágico; TC = tomografia computadorizada; DA = dissecção aórtica; RNM = ressonância nuclear magnética; Ao = aorta. Algoritmo baseado na Diretriz Europeia de Diagnóstico e Tratamento, de 2014, modificamos para ressaltar o acionamento da equipe cirúrgica quando do diagnóstico de dissecção tipo A.

Tratamento

- O tratamento clínico inicial deve ser direcionado para o controle da dor e a redução da pressão de cisalhamento na aorta, por meio do controle da frequência cardíaca e da pressão arterial.
- Para obter analgesia adequada, preconiza-se o uso de morfina, sendo o fentanil uma opção em pacientes com maior instabilidade hemodinâmica.
- Para controle de frequência cardíaca, os betabloqueadores intravenosos são a terapia de primeira linha (metoprolol, esmolol e propranolol) e devem ser titulados de forma individual para se obter uma frequência cardíaca menor que 60 batimentos por minuto. Bloqueadores

de canal de cálcio como o diltiazem são uma alternativa nos pacientes verdadeiramente intolerantes a betabloqueadores. É importante que a administração de betabloqueadores preceda o uso de vasodilatadores, para evitar a taquicardia reflexa.
- Se a pressão arterial permanecer elevada, deve-se acrescentar vasodilatadores intravenosos (p. ex., nitroprussiato de sódio) para manter uma pressão arterial sistólica entre 100 e 120 mmHg.

Como fazer o tratamento das síndromes aórticas agudas?

Medidas gerais
- Monitoração cardíaca e hemodinâmica
- Considerar medida invasiva da pressão arterial

Analgesia
- Sulfato de morfina é o agente de escolha
- Ajuda a diminuir a liberação de catecolaminas em resposta à dor
- Dose: 2 a 4 mg, IV, a cada 10 minutos até melhora da dor ou aparecimento de efeitos colaterais

Betabloqueadores
- Na ausência de contraindicações, estão indicados a todos os pacientes
- Iniciar betabloqueador antes dos vasodilatadores para evitar taquicardia reflexa, o que pode aumentar a dissecção
- Usar com cuidado nos pacientes com regurgitação aórtica aguda importante, pois podem bloquear a taquicardia compensatória
- Não há dose máxima de betabloqueador nos quadros de dissecção. O importante é atingir a frequência cardíaca (FC) de aproximadamente 60 batimentos por minuto (bpm)
- O mais usado é o Metoprolol
  - Nome comercial SELOKEN®, ampola de 5 mg/5 ml
  - Dose inicial 5 mg, IV, lento (2 a 5 minutos).
  - Conforme a bula, poderiam ser repetidas mais duas doses de 5 mg, com dose máxima de 15 mg. Entretanto, muitas vezes são necessárias doses acima das recomendadas pela bula para o adequado betabloqueio.
- Outra opção muito interessante devido ao seu rápido início de ação e curta duração é o Esmolol
  - Nome comercial: BREVIBLOC®
  - Apresentação: ampolas de 10 ml de 250 mg/ml e 10 mg/ml
  - Diluir uma ampola de 250 mg em 240 ml de SG5% ou cloreto de sódio 0,9%, concentração 10 mg/ml ou usar a ampola já diluída 10 mg/ml
  - Dose: 0,5 a 1,0 mg/kg em 1 min seguido de 50 µg/kg/min de manutenção. Aumentar 25 µg/kg/min a cada 10 a 20 min, sendo o máximo 300 µg/kg/min
    - Exemplo: paciente de 70 kg, fazer 3,5ml IV em 1 minuto e deixar 21 ml/h em BIC e ir aumentando para manter uma FC próxima de 60.
- Após o adequado betabloqueio se paciente continuar hipertenso, iniciar o nitroprussiato de sódio
  - Nomes comerciais: Nipride®; Nitroprus®.
  - Apresentação: frasco-ampola de 50 mg (pó liofilizado) – 2 ml.
  - Diluentes: soro glicosado a 5% 250 ml
  - Recomendações: bomba de infusão em acesso central ou periférico. Necessária proteção para luz (utilizar equipo fotoprotegido)
  - Dose: de 0,25 a 10 µg/kg/min, IV (1 ampola de 50 mg + SG a 5%, 250 ml -> 200 µg/ml). De maneira prática: iniciar infusão com 5 ml/h, com supervisão efetiva da PA a cada 5 minutos e ir aumentando para manter a PAS entre 100 e 120 mmHg

- As dissecções de aorta do tipo A têm mortalidade de até 50% nas primeiras 48 horas e 90% em 30 dias quando não operadas. Dessa forma, a despeito de uma mortalidade pós-operatória elevada (25-30%), a cirurgia é o tratamento definitivo de escolha, mesmo em pacientes com apresentações desfavoráveis, como idade avançada, choque e déficits neurológicos (alguns pacientes com acometimento extenso do SNC e prognóstico neurológico reservado poderão ter a cirurgia contraindicada). Na maioria dos casos que se apresentam acompanhados de insuficiência aórtica, a valva aórtica é anatomicamente normal e pode ser preservada após o reparo da raiz da aorta. Apenas eventualmente é necessária a troca da valva. A maioria dos serviços advogam contra a avaliação pré-operatória com cateterismo/coronariografia, uma vez que esta retarda o início da cirurgia e pode levar a piora da dissecção pela manipulação do vaso com os cateteres. Um eventual comprometimento dos óstios de coronárias pode ser visualizado durante o procedimento cirúrgico, e o ecocardiograma transesofágico intraoperatório pode reconhecer déficits segmentares que indiquem necessidade de reperfusão.

- Nas dissecções de aorta do tipo B não complicadas, o tratamento clínico isolado na fase aguda é suficiente (sem diferença de desfechos no seguimento de 2 anos em comparação ao tratamento endovascular). Entretanto, em casos selecionados e em centros com grande expertise e bons resultados, o tratamento percutâneo da dissecção tipo B não complicada, feito de forma eletiva (normalmente após mais de 30 dias do evento agudo), foi associado a redução de desfechos no seguimento a longo prazo (acima de 2 anos) no estudo INSTEAD XL.
- Nas dissecções complicadas, definidas como dor recorrente ou persistente, hipertensão não controlada, expansão da aorta, síndrome de má perfusão ou sinais de ruptura (hemotórax, aumento do hematoma periaórtico e mediastinal), procedimentos cirúrgicos ou endovasculares podem ser necessários. A preferência é pelo tratamento endovascular, desde que anatomicamente factível. Os pacientes mantidos em tratamento clínico isolado devem realizar um segundo exame de imagem nos primeiros dias para controle evolutivo.
- A longo prazo, deve-se manter atenção para o controle adequado da frequência cardíaca (menor que 60 bpm) e da pressão arterial (preferencialmente, menor que 120 x 80 mmHg), sendo o betabloqueador a base do tratamento farmacológico. Em pacientes com doença aórtica aterosclerótica, o uso de estatinas é de fundamental importância, assim como a cessação do tabagismo.
- Os pacientes devem ser periodicamente submetidos a exames de imagem (tomografia ou ressonância) para seguimento, preferencialmente com 1, 3, 6 e 12 meses do evento índice e anualmente após isso.

Variantes da dissecção de aorta

Hematoma intramural

- O Hematoma Intramural (HIM) representa 5 a 25% das síndromes aórticas agudas e é caracterizado por hemorragia no interior da parede aórtica na ausência de um "flap" intimal ou falsa luz.
- A apresentação clínica é semelhante à dissecção de aorta, mas habitualmente os pacientes são mais idosos e menos frequentemente apresentam insuficiência aórtica, déficit de pulso ou infarto do miocárdio.
- A tomografia e a ressonância são os métodos de imagem preferenciais.
- Na maioria das vezes, o HIM (Figura 28.6) acomete a aorta descendente (70% dos casos) e pode ter evolução dinâmica, progredindo para dissecção de aorta (30 a 45%), ruptura (20 a 45%) e, eventualmente, regressão (cerca de 10% dos casos).
- O HIM da aorta ascendente (tipo A) implica em mortalidade de até 40% em tratamento conservador, de modo que a cirurgia está geralmente indicada. Em casos de alto risco cirúrgico (idade avançada, comorbidades) e com hematomas pequenos (menores que 11 mm, com aortas menores que 50 mm), é aceitável tentar manter em tratamento clínico isolado. A mortalidade nos HIM de aorta descendente (tipo B), por sua vez, é inferior a 10%, e o tratamento clínico isolado é preferível na ausência de complicações, mantendo-se a vigilância com exames de imagem seriados.

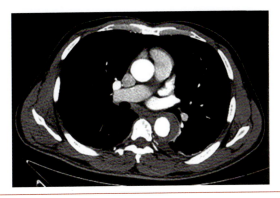

Figura 28.6 – Hematoma intramural em aorta torácica descendente.

Úlcera aórtica penetrante

- A úlcera aórtica penetrante (UAP) é definida como uma ulceração de placa aterosclerótica de aorta, penetrando a lâmina elástica interna para a camada média, associada com graus variáveis de hematoma intramural. Representa menos de 10% das síndromes aórticas agudas, está presente em indivíduos de idade mais avançada e acomete mais frequentemente a aorta descendente.
- A história natural da UAP é controversa, mas evolui mais frequentemente com ruptura de aorta que a dissecção (até 40% dos casos). Dessa forma, a abordagem para o tratamento deve ser individualizada. Atualmente, considera-se o tratamento cirúrgico como de escolha para as UAP do tipo A e o tratamento clínico com seguimento por imagem para as UAP do tipo B.

Tabela 28.4 – indicações de tratamento invasivo na síndrome aórtica aguda	
Dissecção aórtica tipo A	• Indicada a abordagem cirúrgica de emergência em todos os casos • O objetivo principal é prevenir as complicações fatais como ruptura da aorta, tamponamento cardíaco, isquemia visceral, AVC, etc.
Dissecção aórtica tipo B	• Está indicada a abordagem endovascular (preferencial) ou cirúrgica nos casos em que há evolução "complicada": dor recorrente ou persistente, hipertensão não controlada apesar de terapia otimizada, má perfusão e sinais de ruptura (hemotórax, aumento de hematoma periaórtico e mediastinal) • A abordagem cirúrgica está indicada nos casos em que existam contraindicações anatômicas para a abordagem endovascular
Hematoma intramural/úlcera aterosclerótica penetrante	• Indicação de abordagem cirúrgica se localizado em aorta ascendente • Se localizado em aorta descendente há indicação de abordagem (preferencialmente endovascular) se houver dor recorrente ou refratária ou aumento do diâmetro do hematoma

📖 Leitura sugerida

- Bossone E, LaBounty T, Eagle KA. Acute Aortic Syndromes: diagnosis and management, an update. European Heart Journal 2018; 39:739-749
- Erbel R, Aboyans V, Boileau C, Bossone E, Bartolomeo RD, Eggebrecht H et al. 2014 ESC Guidelines on the Diagnosis and Treatment of Aortic Diseases. European Heart Journal 2013; 35:2873-2926
- Nazerian P, Mueller C, Soeiro AM, Leidel BA, Salvadeo SAT, Giachino F et al. Diagnostic Accuracy of the Aortic Dissection Detection Risk Score Plus D-Dimer for Acute Aortic Syndromes: the ADvISED Prospective Multicenter Study. Circulation 2018; 137:250-258

Capítulo 29

Emergências Hipertensivas

Thiago Midlej Brito
Fabio Mastrocola
Francisca Yane Bulcão de Macedo Nagashima

Introdução

- A HAS e as complicações geradas pelo mau controle pressórico são motivos frequentes de atendimento nas unidades de emergência.
- Essas descompensações agudas da pressão arterial (PA) são chamadas de crises hipertensivas.
- As crises hipertensivas são situações clínicas sintomáticas nas quais há elevação acentuada da PA. Pode ser dividida em: urgência hipertensiva, emergência hipertensiva, pseudocrise hipertensiva e hipertensão arterial sistêmica crônica mal controlada.
- Estima-se que 1 a 2% dos hipertensos apresentarão uma verdadeira crise hipertensiva ao longo da vida.
- Ocorre mais em pacientes com hipertensão conhecida, que não fazem uso correto dos anti-hipertensivos prescritos ou que recebam tratamento inadequado.
- Urgência hipertensiva: situação clínica sintomática em que há elevação da PA, **sem** lesão aguda de órgãos-alvo.
- Emergência hipertensiva: situação clínica sintomática em que há elevação da PA, **com** lesão aguda e progressiva de órgãos-alvo, com maior risco de óbito e que requer rápida redução da PA com medicamentos parenterais.
    - Um importante conceito que o médico emergencista deve ter é que os níveis pressóricos na admissão não diferenciam emergências de urgências. Arbitrariamente, para ser considerada crise hipertensiva, a PAD deve estar ≥ 120 mmHg conforme a Diretriz Brasileira de Hipertensão Arterial.
    - A Diretriz Americana de 2017 considerou Emergência hipertensiva níveis pressóricos > 180/120 mmHg associado à lesão de órgão alvo. Entretanto, podem ocorrer lesões em órgãos-alvo com valores inferiores a esses níveis, especialmente em pacientes que não eram previamente hipertensos (a variação súbita da PA é, muitas vezes, mais importante que o valor isolado), como na eclâmpsia ou em jovem com glomerulonefrite aguda.
- HAS crônica mal controlada: pacientes hipertensos que procuram o PS por elevação da PA estando assintomáticos. O tratamento consiste em orientar o paciente a usar as medicações adequadamente, evitar consumo abusivo de sal e a procurar seu médico para ajuste dos medicamentos e seguimento regular.

- Pseudocrise hipertensiva: é a elevação acentuada da pressão arterial desencadeada por dor, desconforto, ansiedade e/ou abandono do tratamento. Não há sintomas importantes ou lesões agudas em órgãos-alvo. Não há evidências de que a redução rápida da pressão tenha mais benefícios que riscos. A conduta é tranquilizar o paciente, utilizar sintomáticos, algumas vezes ansiolíticos e orientá-lo sobre a adesão adequada à dieta e ao tratamento medicamentoso, além de retorno precoce ao seu médico.

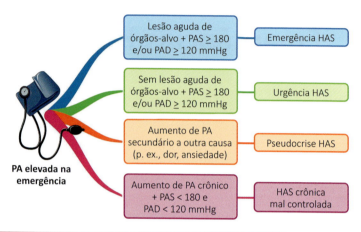

Figura 29.1 – Diagnósticos diferenciais de elevação da PA no paciente avaliado em serviços de pronto-socorro.

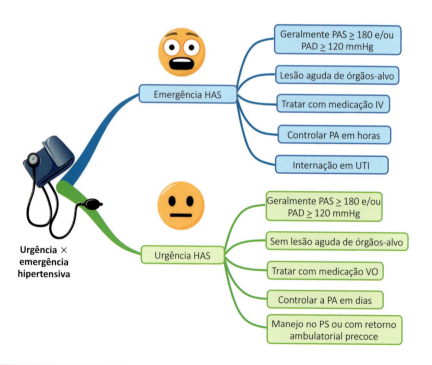

Figura 29.2 – Principais diferenças entre emergências e urgências hipertensivas.

Capítulo 29 – Emergências Hipertensivas

Tipos de emergências hipertensivas

- Encefalopatia hipertensiva.
- AVC hemorrágico.
- AVC isquêmico.
- Hipertensão associada a infarto agudo do miocárdio (IAM)/angina instável.
- Hipertensão associada a edema agudo de pulmão (EAP).
- Hipertensão associada a falência de VE (IC aguda).
- Dissecção aguda de aorta.
- Crise adrenérgica do feocromocitoma.
- Pré-eclâmpsia grave, eclâmpsia e síndrome HELLP (*hemolysis, elevated liver enzyme levels and low platelet levels*).
- Uso de drogas catecolaminérgicas.

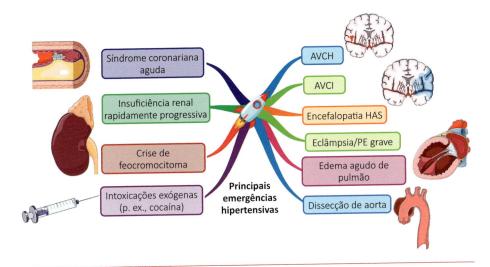

Figura 29.3 – Principais tipos de emergências hipertensivas.

Exemplos práticos

- Gestante na 37ª semana, admitida com cefaleia intensa, escotomas e epigastralgia com PA 170/120 mmHg. Exames laboratoriais evidenciaram relação proteína/creatinina em amostra de urina de 0,5 e Cr 1,3 mg/dL, sem outras alterações significativas. A paciente foi admitida na UTI para ser medicada (Nifedipina 10 mg VO, se não houver resposta adequada Hidralazina 5 mg IV + Sulfato de Magnésio IV) e monitorizada devido ao quadro de pré-eclâmpsia grave, com indicação de antecipação do parto.
- Paciente de 61 anos, tabagista, com dor torácica típica, ECG com supradesnivelamento do segmento ST em parede anterior e PA 190/110 mmHg. Foi encaminhado para sala de hemodinâmica na urgência já em uso de nitroglicerina intravenosa.
- Paciente do sexo feminino, 57 anos, hipertensa, obesa, procura PS por dispneia rapidamente progressiva iniciada após almoço. Ao exame observam-se taquipneia, estertores pulmonares bilaterais até ápices, SO_2 de 84% e PA 210/120 mmHg. Foi feito diagnóstico de edema agudo de pulmão hipertensivo e as medidas iniciais foram realizadas como VNI com pressão positiva (CPAP/BIPAP), diurético de alça, morfina e nitroprussiato de sódio.
- Marido leva a esposa ao PS após ter notado que ela estava confusa. Relata ainda que o quadro iniciou algumas horas após uma discussão no trânsito. Na sala de emergência notava-se confusão mental e PA 240/130 mmHg. Ausculta respiratória e cardíaca normais. TC de crânio que mostrou discreto edema em regiões parieto-occipitais bilaterais. A paciente foi admitida em UTI e posteriormente recebeu diagnóstico de encefalopatia hipertensiva, sendo iniciado o nitroprussiato de sódio IV.

Pode ocorrer emergência hipertensiva com níveis de PA < 180 × 120 mmHg?

- Sim. Isso pode ocorrer em pacientes com níveis de PA previamente normais (p. ex., na pré-eclâmpsia grave/eclâmpsia e na glomerulonefrite difusa aguda pós-estreptocócica).

Avaliação inicial (Tabela 29.1)

	Tabela 29.1 – Avaliação dos casos suspeitos de emergência ou urgência hipertensiva
História clínica	• Questionar sobre tratamento prévio para HAS. • Perguntar sobre o uso de drogas hipertensoras (cocaína, anfetamina, outras drogas simpatomiméticas). • Avaliar sinais de disfunções cardíacas, cerebrais e/ou visuais (cefaleia, alteração do nível de consciência, angina, dispneia, ortopneia, edema pulmonar e déficits focais)
Exame físico	• Verificar medidas da PA nos quatro membros; fundo de olho; estado neurológico (confuso, agitado, déficit); ausculta cardiopulmonar e carotídea; palpação dos pulsos periféricos. Na avaliação do abdome, procurar presença de massa palpável e/ou sopro abdominal
Exames complementares	• Hemograma, urina I, ureia, creatinina, glicemia, eletrólitos, eletrocardiograma (ECG) e radiografia de tórax para todos os pacientes em emergência hipertensiva • Exames para causas secundárias quando houver suspeita. Solicitar ecocardiograma transtorácico para avaliação de HVE e função ventricular e TC de crânio quando houver alteração do nível de consciência ou déficits focais

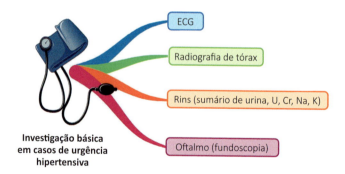

Figura 29.4 – Sugestão de investigação básica para descartar lesões agudas de órgãos-alvo em pacientes com aumento de PA sendo avaliados em serviços de emergência.

Tratamento

- Não há grandes estudos randomizados e de boa qualidade que comparem as diferentes estratégias na redução da PA, exceto em portadores de AVCH. Entretanto, a experiência clínica sugere que redução excessiva da PA, em alguns contextos clínicos, poderia contribuir para o dano renal, cerebral e coronariano, devendo ser realizada com cautela e de forma individualizada em relação ao tipo de emergência hipertensiva e às características clínicas do paciente

(Tabela 29.2). Como por exemplo em casos de Edema Agudo Pulmonar e Dissecção de Aorta tipo A, a redução deve ser feita de forma mais agressiva e rápida, já no AVC isquêmico, especialmente nas primeiras 24 horas (em pacientes não trombolisados), ele deve ser feita de forma menos agressiva, tolerando-se níveis mais elevados para auxiliar na manutenção da perfusão na área isquêmica.

Tabela 29.2 – Tratamento da PA no pronto-socorro

Emergência hipertensiva	• Devem ser internados para o uso de anti-hipertensivos IV (descritos abaixo) • Recomendações gerais conforme Diretriz SBC: • redução imediata da PA ≤ 25% na primeira hora • PA 160/100-110 mmHg em 2 a 6 horas • PA 135/85 mmHg em 24 a 48 horas, impedindo a progressão da lesão de órgão-alvo • A Diretriz americana recomenda abaixar a PAS para < 140 mmHg na primeira hora nos casos de dissecção de aorta, pré-eclâmpsia severa ou eclâmpsia e crise hipertensiva de feocromocitoma. Nas demais situações, reduzir conforme a Diretriz brasileira. • Obs.: A intensidade e a velocidade da redução da PA dependerão do tipo de emergência
Urgência hipertensiva	• Objetivo: redução da PA em 24 a 48 horas com uso de anti-hipertensivos por via oral (VO). Acompanhamento ambulatorial precoce
Pseudocrise	• Objetivo: controle dos fatores desencadeantes (dor, ansiedade, etc.) com uso de analgésicos, ansiolíticos, entre outros

Medicações parenterais

Nitroprussiato de sódio

- Nomes comerciais: Nipride®; Nitroprus®.
- Apresentação: frasco-ampola de 50 mg (pó liofilizado) – 2 ml.
- Diluentes: soro glicosado a 5% 250 ml.
- Recomendações: bomba de infusão em acesso central ou periférico. Necessária proteção para luz (utilizar equipo fotoprotegido).
- Vasodilatador direto arterial e venoso (libera íons cianeto e NO vascular). Reduz resistência vascular periférica sem aumentar retorno venoso. Reduz pré e pós-carga melhorando assim a função do VE em pacientes com ICC e baixo débito cardíaco.
- Deve ser usado com cautela em casos de AVC (pode diminuir PAM, reduzindo a perfusão cerebral e piorando a isquemia). Seu uso requer supervisão direta, em bomba de infusão contínua (BIC) e em unidade de terapia intensiva (UTI).
- Dose: de 0,25 a 10 µg/kg/min, IV (1 ampola de 50 mg + SG a 5%, 250 ml-> 200 µg/ml). De maneira prática: iniciar infusão com 5 ml/h, com supervisão efetiva da PA a cada 5 minutos. Tempo de meia-vida: 2 a 3 minutos.
- Efeitos colaterais: náuseas e vômitos, espasmo muscular e intoxicação por tiocianato, quando em doses elevadas e uso prolongado (normalmente acima de 2 µg/kg/min por mais de 72 horas) pode causar alterações neurológicas irreversíveis, inclusive morte.
- Antídoto: Hidroxicobalamina (precursor da vitamina B_{12}) dose 70 mg/kg IV ou tiossulfato de sódio.
- O tiossulfato de sódio tem apresentação de 250 mg/ml.
- Sugestão: na suspeita de intoxicação em adultos: administrar primeiro 300 mg de nitrito de sódio (10 ml da solução a 3%) IV em 20 minutos. Depois, administra-se 12,5g IV lento (em mais de 10 minutos) de tiossulfato de sódio. Se necessário, repetir após 30 minutos metade da dose do tiossulfato de sódio. Contraindicado o uso associado a hidroxicobalamina.
- Pode-se fazer uso de forma profilática do tiossulfato de sódio para prevenir a intoxicação, principalmente em uso por tempo prolongado.

Nitroglicerina

- Nome comercial: Tridil®.
- Apresentação: ampolas de 25 mg/5 ml e 50 mg/10 ml.
- Diluentes: soro glicosado a 5% ou cloreto de sódio a 0,9%.
- Maior potência venodilatadora (reduz pré-carga) e causa vasodilatação coronária, não é tão potente em baixar a PA como o nitroprussiato.
- Indicações: insuficiência coronariana, EAP (se não for isquêmico o melhor é o nitroprussiato).
- Recomendações: bomba de infusão em acesso central ou periférico. Administrar em frasco de vidro (recipientes de PVC podem adsorver 30 a 80% do princípio ativo).
- Posologia: usual 5 a 20 µg/min – máxima 400 µg/min.
- Modo de usar: iniciar infusão 5-20 µg/min, aumentando-se 5 µg/min a cada 3 a 5 min com titulação da dose. Início de ação em 5 minutos. Tempo de meia-vida de 1 a 4 minutos.
- Diluição:
- Solução-padrão:
  - nitroglicerina 50 mg/10 ml .... 1 ampola (10 ml);
  - soro glicosado a 5% .... 240 ml.
- Concentração da solução: 200 µg/ml.
- Sugestão: Iniciar a 5 ml/h.
- Efeitos colaterais: cefaleia, taquifilaxia, tontura, xerostomia. Raramente pode provocar metemoglobinemia.

Hidralazina

- Nome comercial: Nepresol®.
- Apresentação: ampola 20 mg/1 ml.
- Vasodilatador arterial direto.
- Dose: 5 a 10 mg IV a cada 20 minutos até controle pressórico.
- Diluir 1 ampola em 19 ml de água destilada= 1 mg/ml.
- Indicação: eclâmpsia / pré eclâmpsia grave.

Metoprolol

- Betabloqueador.
- Nome comercial: SELOKEN®.
- Apresentação: ampola de 5 mg/5 ml.
- Betabloqueador.
- Dose: 5 mg, IV lento de 2 a 5 minutos (repetir de 5-5 min até 15 mg conforme a bula, mas na prática podem ser utilizadas doses mais elevadas).
- Indicação: dissecção de aorta, insuficiência coronária.
- Contraindicação: insuficiência cardíaca descompensada, BAV de segundo ou terceiro grau, hipotensão, bradicardia, asma e doença pulmonar obstrutiva crônica.
- Pode causar bradicardia, BAVT e broncoespasmo.

Esmolol

- Nome comercial: BREVIBLOC®.
- Apresentação: ampolas de 10 ml de 250 mg/ml e 10 mg/ml.
- Betabloqueador.
- Diluir uma ampola de 250 mg em 250 ml de SG5% ou Cloreto de sódio 0,9%- concentração 10 mg/ml ou usar a ampola já diluída 10 mg/ml.
- Dose: 0,5 a 1,0 mg/kg em 1 min seguido de 50 µg/kg/min de manutenção. Aumentar 25 µg/kg/min a cada 10 a 20 min, sendo o máximo 300 µg/kg/min (sugerimos não ultrapassar 200 µg/kg/min).
- Exemplo: paciente de 70 kg, fazer 3,5ml IV em 1 minuto e deixar 21 ml/h em BIC.
- Contraindicação: insuficiência cardíaca descompensada, BAV de segundo ou terceiro grau, hipotensão, bradicardia, asma e doença pulmonar obstrutiva crônica.
- Assim como o metoprolol, pode causar bradicardia, BAVT e broncoespasmo.

Furosemida

- Nome comercial: LASIX ®.
- Apresentação: ampola de 20 mg/2 ml.
- Diurético de alça.
- Dose: 20 a 60 mg IV.
- Dose habitual inicial no EAP, diluir 2 ampolas em 16 ml de água destilada.
- Indicação: insuficiência ventricular esquerda; situações de hipervolemia, especialmente o EAP.
- Pode causar hipocalemia.

◼ Medicações orais (Tabela 29.3)

Tabela 29.3 – Medicações orais indicadas para controle da HAS

Medicamento	Classe	Dose	Início de ação	Duração de ação	Efeitos adversos
Captopril	IECA	6,25-50 mg	15-30 min	6-12 h	Piora função renal
Clonidina	Alfa-agonista central	0,1-0,2 mg inicial 0,1 mg/h até 0,8 mg	30-60 min	2-4 h	Tontura, boca seca, sonolência, rebote com suspensão abrupta (quando em uso crônico)
Minoxidil	Vasodilatador direto	5-10 mg	30 min-2 h	8-24 h	Taquicardia, retenção hídrica OBS: pouco usado na prática

◼ Em resumo (Tabela 29.4)

Tabela 29.4 – Diferenças entre urgência hipertensiva e emergência hipertensiva

Urgência	Emergência
• Nível pressórico com elevação acentuada (PAD ≥ 120 mmHg) • Sem lesão aguda de órgãos-alvo • Tratamento com medicação oral • Sem risco de morte iminente • Acompanhamento ambulatorial precoce	• Nível pressórico com elevação acentuada (PAD ≥ 120 mmHg) • Com lesão aguda de órgãos-alvo • Tratamento com medicação parenteral • Com risco de morte iminente • Internação em UTI

◼ Tipos

Encefalopatia hipertensiva

- Caracterizada por falência da autorregulação do fluxo cerebral com hiperperfusão cerebral, disfunção endotelial, quebra da barreira hematoencefálica, edema cerebral (vasogênico) e micro-hemorragias; geralmente reversível com o tratamento.
- Tríade: elevação da PA + alteração do nível consciência + edema de papila (Tabela 29.5).
- Quadro clínico: alterações visuais e do nível de consciência: cefaleia, confusão mental, letargia, de início agudo ou subagudo, papiledema – fundo de olho (FO); náuseas, vômitos, adinamia, sinais focais, desorientação, convulsões; PA elevada.
- Diagnóstico diferencial: HSA, tumores, vasculites, encefalopatias.
- Exames complementares: TC de crânio (edema cerebral simétrico envolvendo a substância branca, principalmente nas regiões parieto-occipitais).
- Fundo de olho: edema de papila, hemorragias e exsudatos.
- Tratamento:

- Monitorização, acesso venoso, oxigênio apenas se hipoxemia.
- Nitroprussiato de sódio: 0,3 µg/kg/min. Cuidado com reduções rápidas e exageradas.
- Anticonvulsivantes: diazepam durante as crises e após, fazer dose de ataque de fenitoína de 15 a 20 mg/kg, IV, em SF, máximo de 50 mg/min.

Tabela 29.5 – Fundoscopia (classificação de Keith-Wagener)	
Grau I	Estreitamento arteriolar (relação AV1:2)
Grau II	Estreitamento arteriolar (relação AV1:3); cruzamento AV patológico
Grau III	Hemorragias, exsudatos
Grau IV	Edema de papila

Acidente vascular cerebral

- Quadro clínico: caracterizado por déficit neurológico focal de instalação súbita, alteração do nível de consciência, convulsões, cefaleia.
- TC de crânio (interpretada em até 45 minutos da chegada) ou a RM de crânio revela área hiperatenuante no AVC hemorrágico (AVCH) e hipoatenuante ou normal nos casos de AVC isquêmico (AVCI).
- AVCI:
  - Se PAS ≥ 220 mmHg e/ou PAD ≥ 120 mmHg: reduzir de 10 a 15% a PAM nas primeiras 24 horas.
  - Se sintomas de início há < 4 h e 30 minutos, avaliar indicações e contraindicações à trombólise com ativador de plasminogênio tecidual. Em pacientes candidatos à trombólise, reduzir a PA se PAS ≥ 185 mmHg e/ou PAD ≥ 110 mmHg.
  - Uso de ácido acetilsalicílico (AAS) após 24 horas do evento. Avaliar necessidade de estatina.
  - Manter paciente euvolêmico, normotérmico e com controle glicêmico adequado. Estimular fisioterapia motora.
- AVCH:
  - Controle pressórico com alvo PAS < 220 mmHg com agentes parenterais (escolha: nitroprussiato ou labetalol). Se PAS 150-220 mmHg, reduzir para < 140 mmHg.
  - Avaliação neurocirúrgica.
  - Anticonvulsivantes se necessário.

Dissecção de aorta

- *Vide* Capítulo 28.

Síndrome coronariana aguda/IAM

- *Vide* Capítulos 3 e 4.

Edema agudo de pulmão (EAP) hipertensivo

- Disfunção diastólica do VE é a principal causa de EAP hipertensivo, assim como na isquemia miocárdica.
- Ocorre inundação dos espaços alveolares, obedecendo a uma sequência previsível: congestão venocapilar > edema intersticial > edema alveolar.
- Exames complementares: marcadores de lesão miocárdica (podem vir positivos por consumo ou lesão associada), radiografia de tórax (alargamento do hilo pulmonar + edema peri-hilar; padrão intersticial difuso), ecocardiograma transtorácico (ECOTT).
- Tratamento: escolha: nitroprussiato de sódio ou nitroglicerina se insuficiência coronariana (ICo) associada.
- Ventilação não invasiva com pressão positiva (CPAP ou BIPAP).

- Diureticoterapia (0,5 a 1 mg/kg) e morfina, 2 a 4 mg (efeito venodilatador e reduz sensação de dispneia).

HAS maligna/acelerada

- Complicação grave de HAS não tratada, mais prevalente no sexo masculino (2H:1M), jovens, etnia negra (80% por HAS primária; se brancos, 80% HAS secundária) e com predisposição genética. Incide em 1% dos hipertensos. Ocorre por hiperatividade de SRAA e SNA, aumento de vasoconstritores e diminuição de vasodilatadores.
- Ocorrem necrose fibrinoide das arteríolas e proliferação miointimal das pequenas artérias, manifestadas por neurorretinopatia e doença renal. Ocorre grave lesão endotelial, com consequente vasculopatia.
- Comprometimento rapidamente progressivo (em geral em meses) de órgãos-alvo por isquemia (coração, rins, cérebro).
- Caracterizada por elevação da PA + alteração de FO (se fundo de olho com grau III de Keith-Wagener, é hipertensão acelerada; se grau IV, é hipertensão maligna).
- Assintomática em 10% dos casos. Pode haver astenia, mal-estar, fadiga e perda de peso. Sintomas de uremia (oligúria), perda de peso, cefaleia (85%), náuseas, vômitos, borramento visual (55%), noctúria (38%). Sintomas de ICC e ICo.
- Envolvimento renal é comum. Pode haver proteinúria não nefrótica e perda de função renal (Cr > 2,3 em 31% dos pacientes). Anatomopatológico com necrose fibrinoide de arteríolas renais ou endarterite obliterante em biópsia renal.
- Exames: hemograma, eletrólitos, função renal, glicemia, urina tipo 1, ECG, radiografia de tórax.
- Anemia hemolítica microangiopática com marcadores de hemólise (intravascular) presentes: reticulócitos, haptoglobina, pesquisa de esquizócitos, bilirrubina, desidrogenase lática (DHL).
- Marcadores bioquímicos cardíacos. ECO; TC de crânio, LCR se necessário.
- Alta mortalidade sem tratamento (90%), sobrevida de 70% em 5 anos com tratamento. Diálise crônica.
- Tratamento de escolha: nitroprussiato de sódio 0,3 µg/kg/min e titular dose.
- No caso de hipertensão maligna não complicada (sem piora da função renal progressiva, cardiovascular ou neurológica) – urgência hipertensiva –, reduzir a PA mais lentamente, em 24 a 48 h, com anti-hipertensivos, VO.
- Em casos mais graves, reduzir a PAM em 20 a 25% em 1 hora até controle adequado da PA.

Cocaína e catecolaminérgicos

- Quadro clínico: ansiedade, tremores, pupilas midriáticas, convulsões, dor precordial, palpitações, entre outros.
- Exames: se possível exame toxicológico, ECG, radiografia de tórax, TC de crânio (se houver alterações neurológicas).
- Tratamento: droga de escolha: benzodiazepínicos associados a nitroprussiato de sódio ou nitroglicerina (no caso de ICo).

Feocromocitoma

- São tumores de células argentafins que se localizam na medula adrenal (feocromocitomas) ou em regiões extra-adrenais (paragangliomas) e que, em geral, produzem catecolaminas.
- Quadro clínico: HAS persistente ou paroxística (50% dos casos) associada à tríade clássica: paroxismos de cefaleia, sudorese e palpitações.
- Diagnóstico: dosagens de catecolaminas e seus metabólitos no sangue e na urina. TC/ressonância nuclear magnética (RNM): para diagnóstico topográfico dos tumores e de metástases, ambas com sensibilidade próxima a 100% para tumores adrenais (RNM é superior nos paragangliomas).

- Tratamento: definitivo é cirúrgico. Na crise podemos usar:
- Droga de escolha: nitroprussiato de sódio ou fentolamina (bloqueador alfa-adrenérgico) injetável.
- Alfabloqueadores (prazosina ou doxazosina) para uso crônico e pré-operatório, combinados ou não com outros agentes, como inibidores da enzima de conversão da angiotensina (IECA), bloqueadores dos canais de cálcio e betabloqueadores (utilizar apenas após o alfabloqueio efetivo).
- Alfametiltirosina: droga inibidora da síntese de catecolaminas para tumores inoperáveis ou pode ser utilizada no preparo pré-operatório, quando disponível.

Pré-eclâmpsia/eclâmpsia

- Pré-eclâmpsia: aparecimento de HAS e proteinúria (> 300 mg/24h ou relação proteína/creatinina em amostra isolada urina > 0,3) após a 20ª semana de gestação em mulheres previamente normotensas.
- Eclâmpsia: corresponde à pré-eclâmpsia complicada por convulsões que não podem ser atribuídas a outras causas.
- Pré-eclâmpsia superposta à HAS crônica: pré-eclâmpsia em gestantes portadoras de HAS crônica, com idade gestacional superior a 20 semanas.
- Quadro clínico: edema, cefaleia, epigastralgia, convulsões (eclâmpsia).
- Achados laboratoriais: proteinúria (> 300 mg/24 h), trombocitopenia, anormalidades da função hepática, anemia hemolítica microangiopática, elevação de DHL.
- Tratamento:
  - Interrupção da gestação (baseada, sobretudo, na idade gestacional, nas condições maternas e fetais e na gravidade da pré-eclâmpsia).
  - Prevenção/tratamento da eclâmpsia: sulfato de magnésio a 50%, 4 g (8 ml) diluídos em 12 ml de água destilada, IV, em 10 minutos, seguido de infusão contínua de 0,6 a 2 g/h (diluir 10 ml de sulfato de magnésio a 50% em 240 ml SF 0,9% e infundir em BIC a 50 ml/h (1 g/h). No máximo a cada 2 horas, verificar se diurese > 25 ml/h e presença de reflexos tendinosos. Suspender se houver sinais de intoxicação como náuseas, calor, sonolência, visão dupla, fala inarticulada e fraqueza. Esses sintomas se desenvolvem com os níveis plasmáticos de Mg de 9 a 12 mg/dL. O desaparecimento do reflexo patelar é um sinal clínico útil para detectar a intoxicação por magnésio. Paralisia muscular e dificuldades respiratórias são observadas nos níveis plasmáticos de 15 a 17 mg/dL. Em casos de intoxicação, usa-se o antídoto: gluconato de cálcio a 10%.
  - Uso de AAS em baixas doses (50 a 100 mg) e suplemento de cálcio (grau de recomendação IIa): pode ser útil quando iniciado em mulheres de risco moderado a alto de pré-eclâmpsia (no caso do AAS, iniciar antes da 16ª semana de gestação).
  - Manter PA < 160 × 110 e > 135 × 85 mmHg.
  - Tratamento agudo: Nifedipina VO 10 mg, podendo repetir a cada 30 minutos. Se controle inadequado, casos mais graves ou impossibilidade de usar medicamento VO, utilizar hidralazina 5 a 10 mg IV diluídos em 19 ml de água destilada, repetir após 20 minutos se necessário, até dose máxima de 30 mg. O nitroprussiato de sódio 0,25 µg (kg/min) até o máximo de 4 µg (kg/min) pode ser usado em casos excepcionais (não usar por mais de 4 horas).
  - Outras opções: Labetalol é considerado medicamento de primeira linha, porém normalmente não disponível no Brasil, dose de 20 mg IV em *bolus* e, se necessário, repetir 40 mg em 10 minutos e até mais duas doses de 80 mg a cada 10 min. até uma dose máxima de 220 mg. Não utilizar em asmáticas ou naquelas com insuficiência cardíaca.
  - Verificar a PA materna de 5 em 5 min. por 20 min. após a medicação. Avaliar a frequência cardiofetal (cardiotocografia) por pelo menos 20 min. após a medicação.

Medicações em emergências hipertensivas (Tabela 29.6)

Dica

- É muito comum encontrarmos prescrições nas quais está escrito: captopril 25 mg, sublingual, se PAS > 180 mmHg. Quem nunca viu? Diante do que foi exposto, não faz sentido esse tipo de item na prescrição, por vários motivos. Primeiro, é necessário certificar o valor da PA em mais de uma medida, com o paciente calmo e com manguito adequado. Segundo, podemos estar diante de uma pseudocrise hipertensiva, onde a conduta seria tratamento de suporte e não com anti-hipertensivo. Terceiro, não há valor determinado de PA para uma crise hipertensiva. Quarto, e mais importante, o paciente pode estar em uma emergência hipertensiva, sendo a redução imediata da PA, essencial.

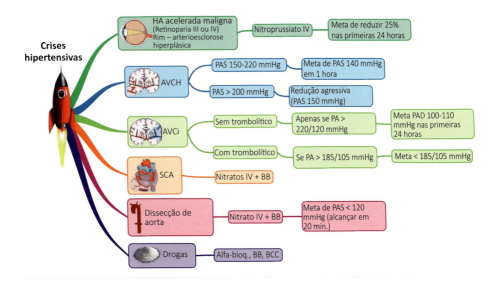

Figura 29.5 – Tratamento das principais emergências hipertensivas.

Dica
Quais as 2 opções de medicamentos usados via oral para redução da PA no Pronto Socorro?

- As duas melhores opções devido ao seu rápido início de ação, redução da PA e segurança são o captopril 25 a 50 mg e a clonidina 0,100 a 0,200 mg. A clonidina tem um efeito sedativo leve, sendo interessante seu uso principalmente em pacientes mais jovens e ansiosos. Lembrar que medicamentos como anlodipino ou enalapril normalmente demoram várias horas para ter um efeito considerável, não sendo medicações de primeira linha para serem usadas nas unidades de emergência.

Leitura sugerida

- Braunwald E, Zipes DP, Libby P, et al. Braunwald's heart disease: a textbook of cardiovascular medicine. 10th ed. Philadelphia: W.B. Saunders Company; 2017.
- Malachias MVB, Souza WKSB, Plavnik FL, Rodrigues CIS, Brandão AA, Neves MFT, et al. 7ª Diretriz Brasileira de Hipertensão Arterial. Arq Bras Cardiol. 2016;107(3 Supl. 3):1-83.
- Ramos JGL, Sass N, Costa SHM. Pré-eclâmpsia nos seus diversos aspectos.- São Paulo: Federação Brasileira das Associações de Ginecologia e Obstetrícia (FEBRASGO), 2017.

- Vaughan CJ, Delanty N. Hypertensive emergencies. Lancet. 2000; 356:411.
- Whelton PK, Carey RM, Aronow WS, et al. 2017 ACC/AHA/AAPA/ABC/ACPM/AGS/APhA/ASH/ASPC/NMA/PCNA Guideline for the Prevention, Detection, Evaluation, and Management of High Blood Pressure in Adults. A Report of the American College of Cardiology/American Heart Association Task Force on Clinical Practice Guidelines for Management of Arterial Hypertension. Eur Heart J. 2007; 28:1462-536.

Capítulo 30

Edema Agudo Pulmonar

Antônio Correia dos Santos Júnior
Fabio Mastrocola

Introdução

- Edema pulmonar se refere ao acúmulo de líquido no interior do alvéolo. No edema pulmonar cardiogênico, isso ocorre, primariamente, devido ao aumento de pressão capilar pulmonar. Edema pulmonar não-cardiogênico engloba uma série de condições clínicas (SDRA, edema pulmonar de grande altitude, edema pulmonar neurogênico, edema pulmonar de reexpansão, TRALI, etc.) nas quais ocorre acúmulo de líquido e proteína nos alvéolos com pressão capilar pulmonar normal.
- Trata-se de uma condição clínica comum na emergência e potencialmente fatal se não for prontamente revertida. A mortalidade intra-hospitalar e a taxa de reospitalização são altas.
- O EAP normalmente se apresenta como consequência de uma insuficiência cardíaca aguda, insuficiência cardíaca crônica com descompensação aguda ou como uma emergência hipertensiva (usualmente é considerado EAP hipertensivo quando PAS ≥ 180 e/ou PAD ≥ 120 mmHg, alguns autores consideram 110 mmHg).

Fisiopatologia

- Classicamente, atribui-se o EAP a um transudato de fluido pobre em proteína decorrente do aumento da pressão capilar pulmonar. Esse aumento de pressão hidrostática, conforme equação de Starling, promove a saída de fluido do capilar para o espaço intersticial e para dentro dos alvéolos, superando a capacidade de reabsorção do sistema linfático.
- Além disso, ainda resultando do aumento de pressão, pode ocorrer injúria mecânica e aumento da permeabilidade capilar (*stress failure*) levando a edema por alta permeabilidade e hemorragia alveolar. A inflamação associada modifica, ainda, a composição e estabilidade do surfactante.

Fatores predisponentes

- Disfunção sistólica do VE (cardiomiopatia dilatada, cardiopatia isquêmica, hipertensiva, valvar);
- Disfunção diastólica do VE (associada à hipertensão, cardiomiopatia hipertrófica, cardiomiopatia restritiva);

- Valvopatia crônica importante;
- Doença renovascular (principalmente bilateral).

Fatores precipitantes

- Sobrecarga de volume (infusão de cristaloide, transfusão).
- Síndromes valvares agudas (insuficiência mitral aguda secundária à isquemia, ruptura de cordoalha por degeneração mixomatosa, endocardite; insuficiência aórtica por endocardite, dissecção aórtica).
- Síndrome coronariana aguda.
- Crise hipertensiva.
- Taquiarritmias.

Dica

- Não esquecer de investigar estenose de artérias renais como causa de edema agudo pulmonar, principalmente quando hipertensivo e recorrente. O exame inicial para investigação é a ultrassonografia com doppler de artérias renais.

Manifestações clínicas

- Predomina, no quadro clínico, dispneia de início súbito e ortopneia. Podem ocorrer ainda tosse e expectoração espumosa e rosácea. O paciente apresenta-se ansioso, com fala entrecortada, sudorese e palidez. Em casos mais graves, pode haver hipoxemia e uso de musculatura acessória.
- Na ausculta pulmonar, são frequentes os estertores crepitantes, inicialmente detectados nas bases, progredindo até ápices nos casos mais graves. Sibilos e roncos também podem estar presentes.
- Na ausculta cardíaca, a presença de terceira bulha tem alta especificidade para disfunção ventricular e aumento da pressão diastólica final do ventrículo esquerdo, sendo, porém, pouco sensível. Na presença de doença valvar, pode-se observar a presença de sopros de regurgitação ou estenose.
- Sinais de congestão sistêmica, como edema de membros inferiores, hepatomegalia e turgência jugular patológica, são mais frequentes nos pacientes com insuficiência cardíaca crônica evoluindo com descompensação.

Exames complementares

Eletrocardiograma (ECG)

- Na vigência de EAP, o ECG pode apresentar alterações inespecíficas do segmento ST e onda T, provavelmente devido a isquemia subendocárdica mesmo na ausência de doença arterial coronariana obstrutiva.
- O ECG é importante, ainda, na identificação de síndrome coronariana aguda ou arritmias como fatores precipitantes (principalmente fibrilação atrial), além de sugerir doença cardíaca prévia (sobrecargas, onda Q patológica, etc.)

Troponina

- Pequenas alterações de troponina ocorrem com frequência, como marcador de injúria miocárdica pelo próprio EAP, tendo importante valor prognóstico. Elevações significativas nas dosagens de troponina sugerem presença de síndrome coronariana aguda.

Peptídeos natriuréticos (BNP e NT-proBNP)

- O BNP é um hormônio natriurético liberado pelos miócitos em resposta ao aumento das pressões de enchimento ventricular. Pode ser utilizado na diferenciação de causas cardíacas e não-cardíacas de dispneia. Valores de BNP < 100 pg/ml e NTproBNP < 300 pg/ml apresentam alto valor preditivo negativo para o diagnóstico de insuficiência cardíaca como causa da dispneia, enquanto níveis de BNP > 500 possuem alto valor preditivo positivo. Para o NT-proBNP, os limites superiores devem ser ajustados conforme a idade: 450 pg/ml em pacientes com menos de 50 anos; 900 pg/ml para pacientes entre 50 e 75 anos; e 1800 pg/ml para pacientes com mais de 75 anos. Níveis mais baixos são encontrados em obesos.

Radiografia de tórax

- Os achados radiográficos podem incluir redistribuição da trama vascular com cefalização dos vasos, infiltrado intersticial com predomínio basal, presença de linhas B de Kerley, além do clássico padrão em asa de borboleta, com edema alveolar peri-hilar bilateral. Aumento da silhueta cardíaca é comum na presença de insuficiência cardíaca. Derrame pleural pode estar presente. Edema pulmonar cardiogênico unilateral é um achado incomum, ocorre com maior frequência do lado direito e geralmente é associado a regurgitação mitral excêntrica.

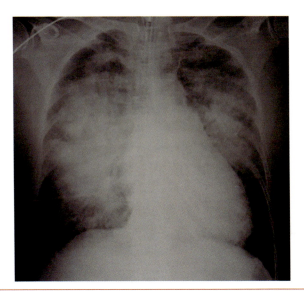

Figura 30.1 – Edema pulmonar com padrão em asa de borboleta. Adaptado de Tsuchyia et al.

Ultrassonografia pulmonar

- A ultrassonografia tem se mostrado uma ferramenta importante na detecção e quantificação do volume de líquido pulmonar extravascular. A congestão pulmonar é marcada pela presença de linhas B, que são artefatos hiperecoicos dirigidos verticalmente a partir da linha pleural, com movimento sincrônico ao deslizamento pulmonar conforme a respiração. A quantidade e confluência das linhas B nos campos pulmonares fornecem uma avaliação semiquantitativa.
- Até 1/3 dos pacientes internados por insuficiência cardíaca com congestão pulmonar documentada por ultrassonografia não apresentam estertores pulmonares ao exame físico. Uma metanálise de seis estudos, com 1827 pacientes, comparando a acurácia da ultrassonografia com a da radiografia de tórax no EAP, mostrou sensibilidade de 88% e especificidade de 90%

para a ultrassonografia, enquanto a radiografia mostrou ter especificidade semelhante e sensibilidade de 73%. Além disso, exames seriados podem ser úteis na avaliação da resposta às medidas terapêuticas. A presença de grande quantidade de linhas B na alta hospitalar, denotando congestão pulmonar residual, é um marcador de mau prognóstico e alto risco de reinternação.

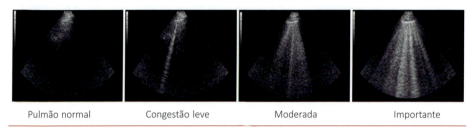

| Pulmão normal | Congestão leve | Moderada | Importante |

Figura 30.2 – Ultrassonografia em um pulmão normal e em pacientes com congestão leve, moderada e importante. Reparar o maior número de linhas B quanto maior a congestão. Adaptado de Picano *et al.*

Ecocardiograma

- O ecocardiograma transtorácico à beira-leito pode fornecer informações importantes na definição da causa do EAP, tais como: presença de disfunção sistólica do ventrículo esquerdo; alterações da contratilidade segmentar sugerindo isquemia; alterações valvares (estenoses ou regurgitações importantes); sinais de disfunção diastólica do VE (hipertrofia ventricular, aumento do volume do átrio esquerdo, alterações ao doppler sugestivas de disfunção diastólica).
- A relação E/e' apresenta uma boa correlação com as pressões de enchimento diastólico do VE e capilar pulmonar. Em estudos com medidas simultâneas de pressões pelo cateterismo e de variáveis do Doppler pelo ecocardiograma, relação E/e' menor que 8 foi preditora de pressão diastólica do VE normal, enquanto relação maior que 15 apresentou alta especificidade para pressão diastólica média do VE maior que 15 mmHg, principalmente em pacientes com fração de ejeção menor que 50%. Relação E/e' maior que 10 foi relacionada a uma pressão capilar pulmonar acima de 15 mmHg com sensibilidade de 97% e especificidade de 78%.

Cateterização de artéria pulmonar

- A cateterização da artéria pulmonar (cateter de Swan-Ganz) com medida de pressão de oclusão de artéria pulmonar, outrora padrão-ouro para o diagnóstico do EAP cardiogênico (quando maior que 18 mmHg), é raramente utilizada nos dias atuais, em virtude do desenvolvimento e ampla disponibilidade de métodos diagnósticos não invasivos. A avaliação invasiva pode ser utilizada em casos selecionados após pesar relação risco × benefício, como choque de origem indefinida após avaliação não-invasiva; pacientes que não melhoram com as medidas terapêuticas; ou pacientes com insuficiência cardíaca grave em avaliação para dispositivo de assistência ventricular ou transplante.

Tratamento

- O paciente com edema agudo de pulmão deve ser avaliado e estabilizado rapidamente na sala de emergência, pelo risco de deterioração respiratória e hemodinâmica.
  O manejo na emergência inclui:
  - História clínica e exame físico focados;
  - Monitorização (sinais vitais, monitorização eletrocardiográfica contínua, oximetria de pulso, medida não invasiva de pressão arterial);
  - Acesso venoso periférico e coleta de exames laboratoriais;

- Oxigênio suplementar e suporte ventilatório (não invasivo ou invasivo), conforme necessário;
- Manter o paciente em posição sentada;
- Início precoce de diurético e vasodilatador.

Suporte respiratório

- Uso de oxigênio suplementar é recomendado para pacientes com SpO_2 menor que 92%. O uso rotineiro em pacientes sem hipoxemia deve ser desencorajado.
- Em pacientes com desconforto respiratório, acidose respiratória e/ou hipoxemia sem melhora com oxigênio, um teste com ventilação não invasiva (VNI) pode ser benéfico, uma vez que não exista indicação clara de intubação de emergência nem contraindicações à VNI.
- Uma metanálise de 24 ensaios clínicos com 2.664 pacientes mostrou que o uso de VNI em pacientes com edema pulmonar cardiogênico, comparado ao tratamento padrão, teve benefício em redução de mortalidade hospitalar e da necessidade de intubação orotraqueal.

 Qual é melhor no edema agudo, o CPAP ou BIPAP?

- No EAP cardiogênico não há diferença significativa entre os dois modos.
- O CPAP (*Continuous Positive Airway Pressure*) é mais simples e fácil de utilizar no PS, devendo-se conectar uma fonte de oxigênio à uma máscara apropriada com válvula expiratória que manterá uma pressão constante tanto na inspiração quanto na expiração. Sugerimos iniciar com uma pressão de 5 a 10 cmH_2O.
- Já o BIPAP (*Bilevel Positive Airway Pressure*) requer um aparelho apropriado (ventilador) que propiciará dois níveis de pressão, um na inspiração chamado IPAP e outro na expiração que é o EPAP, iniciar com EPAP de 5 a 10 cm e IPAP de até 15 cmH_2O.
- Quais as contraindicações ao uso da ventilação não invasiva (VNI) com pressão positiva (CPAP ou BIPAP)?
  - Instabilidade hemodinâmica
  - Parada cardiorrespiratória
  - Rebaixamento do nível de consciência (exceto se acidose hipercápnica no paciente com DPOC)
  - Excesso de secreção e/ou obstrução na via aérea
  - Trauma recente ou deformidade facial
  - Não colaboração/ má adaptação à VNI

Diuréticos

- Reduzem o volume intravascular, diminuindo a pressão venosa central e capilar pulmonar. Além disso, furosemida possui um efeito agudo de venodilatação mesmo antes do efeito diurético.
- O início precoce de diureticoterapia intravenosa é essencial no manejo da congestão pulmonar. Em pacientes que não usam diurético cronicamente, pode-se iniciar com furosemida 40 mg em *bolus* (2 ampolas). O início do efeito diurético normalmente ocorre em 30 minutos, com pico após 1-2 horas. Após esse período, o paciente deve ser reavaliado e administrado o dobro da dose inicial caso ainda se mantenha em edema pulmonar. Em indivíduos que fazem uso crônico de furosemida, o *bolus* inicial deve ser 1-2,5 vezes a dose oral diária.
- Na presença de resistência ao diurético, pode ser considerado o uso de furosemida em infusão contínua (5-40mg/h), além da associação com diurético tiazídico e/ou espironolactona.
- O paciente deve ser monitorizado em relação ao *status* volêmico, diurese, melhora da dispneia e hipoxemia, estabilidade hemodinâmica e distúrbios eletrolíticos. Doses altas de furosemida podem causar ototoxicidade.

- Apresentação: Furosemida ampolas de 20 mg/2 ml.
- Nome comercial: LASIX®.
- Sugestão de diluição: 2 ampolas + 16 ml de água para injeção (água bidestilada estéril, conhecida como ABD).

Vasodilatadores

- Podem ser utilizados visando redução da pré-carga (venodilatadores) e pós-carga (vasodilatadores arteriais).
- Nitroglicerina causa primariamente vasodilatação venosa, reduzindo a pressão de enchimento do VE. Em doses maiores, podem agir também na vasodilatação arterial. A dose inicial é de 5-10 mcg/min em infusão contínua, seguida de titulação conforme necessário e tolerado. Efeitos adversos comuns são cefaleia e hipotensão, prontamente revertida após desligar a infusão pela meia-vida curta. É contraindicada em pacientes que fizeram uso recente de inibidores da PDE5 (sildenafila < 24 horas, tadalafila < 48 horas). A infusão contínua leva a taquifilaxia após cerca de 48h.
- Nitroprussiato é um vasodilatador arterial e venoso. Por causar uma redução mais importante da resistência vascular sistêmica, é necessária monitorização constante da pressão arterial. A dose inicial é de 5-10 mcg/min em infusão contínua, seguida de titulação até dose máxima de 400 mcg/min. O uso prolongado e em doses elevadas aumenta o risco de intoxicação por cianeto e tiocianato.
- Na sala de emergência, ainda antes da obtenção de acesso venoso, pode ser utilizado o dinitrato de isossorbida 5 mg sublingual. A dose pode ser repetida a cada 5 minutos, até o máximo de 15 mg.
- Na ausência de hipotensão, vasodilatadores podem ser usados como agentes de primeira linha associados ao diurético. Em um registro incluindo 4.953 pacientes admitidos por insuficiência cardíaca aguda, o uso precoce de vasodilatadores em associação ao diurético foi associado a menor mortalidade hospitalar. Os vasodilatadores têm papel ainda mais importante em pacientes com hipertensão severa, além de pacientes com regurgitação mitral ou aórtica agudas.

 Qual o principal vasodilatador no EAP hipertensivo?

- É o nitroprussiato de sódio, pois é um vasodilatador arterial mais potente que a nitroglicerina (predominantemente venodilatadora), levando à redução mais rápida e intensa da PA. A nitroglicerina deverá ser reservada para casos de SCA quando não há hipotensão, IAM de VD ou outras contraindicações
  - Nomes comerciais: Nipride®; Nitroprus®.
  - Apresentação: frasco-ampola de 50 mg (pó liofilizado) – 2 ml.
  - Diluentes: soro glicosado a 5% 250 ml
  - Recomendações: bomba de infusão em acesso central ou periférico. Necessária proteção para luz (utilizar equipo foto protegido)
- De maneira prática: iniciar infusão com 5 ml/h, com supervisão efetiva da PA a cada 5 minutos. Tempo de meia-vida: 2 a 3 minutos.

Morfina

- Embora não recomendada de rotina, pode ser usada para alívio dos sintomas de dispneia e ansiedade, na dose de 2-4 mg intravenosa. Possui também um efeito venodilatador.

- Apresentação: ampolas de 2 mg/2 ml ou 10 mg/1 ml.
- Nome comercial: Dimorf®.
- Sugestão diluir uma ampola de 10 mg + 9 ml de ABD e fazer de 2 a 4 mg.

Inotrópicos

- Não devem ser utilizados rotineiramente no EAP, sendo reservados para os casos de insuficiência cardíaca com disfunção ventricular com sinais de baixo débito/choque cardiogênico. Não devem ser utilizados em pacientes com insuficiência cardíaca com fração de ejeção preservada.

- Pacientes em uso de inotrópico necessitam de monitorização eletrocardiográfica e de pressão arterial contínuas, idealmente em ambiente de terapia intensiva.
- Dobutamina é o inotrópico mais comumente utilizado, agindo através de estimulação beta-1 adrenérgica. A dose inicial é de 2,5-5 mcg/kg/min, podendo ser titulada até 20 mcg/kg/min.
- Milrinona é um inotrópico inibidor da fosfodiesterase. Além do efeito inotrópico, tem efeito vasodilatador sistêmico e pulmonar, podendo causar hipotensão. A dose recomendada é de 0,375 a 0,750 mcg/kg/min.
- Outro inotrópico disponível, porém pouco utilizado na emergência, é a Levosimendana, que age aumentando a sensibilidade da troponina pelo cálcio. Também pode causar hipotensão.

Tabela 30.1 – Drogas mais utilizados no manejo de emergência do EAP

Medicação	Dose inicial	Dose máxima	Observações
Furosemida	40 mg IV ou 0,5 a 1 mg/kg IV 1 a 2,5× a dose total diária, se usuários crônicos de diurético	600 mg/dia	Risco de ototoxicidade em doses altas. Observar eletrólitos e função renal.
Dinitrato de Isossorbida	5 mg SL	15 mg (3 doses de 5/5 min)	Contraindicado se uso recente de inibidor de fosfodiesterase 5.
Nitroglicerina	5-10 mcg/min	200-400 mcg/min	Contra-indicado se uso recente de inibidor de fosfodiesterase 5. Taquifilaxia após 24-48h.
Nitroprussiato	5-10 mcg/min	400 mcg/min	Uso com cuidado em doença coronariana. Risco de intoxicação por cianeto/tiocianato em uso prolongado. Efeito hipotensor mais potente. Usar equipo fotoprotegido.
Morfina	2-4 mg IV		Risco de bradicardia, hipotensão, depressão respiratória.
Dobutamina	2,5-5 mcg/kg/min	20 mcg/kg/min	Risco de taquicardia e arritmias.

Edema agudo pulmonar nas síndromes coronarianas agudas

- O paciente com SCA e EAP deverá ser submetido o mais rápido possível à estratificação invasiva, especialmente na SCA com supra. Caso o paciente não apresente rápida melhora da congestão com diureticoterapia + VNI + Nitroglicerina IV (se na ausência de contraindicações) e inotrópicos em casos selecionados, o paciente deverá ser submetido a IOT para realização do cateterismo.

Cuidados hospitalares e para a alta

- Embora alguns pacientes de baixo risco (por exemplo, EAP hipertensivo rapidamente revertido) possam receber alta da emergência com seguimento próximo, a maioria será hospitalizada (sugerimos que todos pacientes com EAP sejam internados para uma melhor e mais rápida avaliação). No internamento, é importante: avaliar os fatores precipitantes da descompensação (pesquisar má aderência ao tratamento; investigar doença coronariana, hipertensão secundária ou infecções quando indicado; controlar frequência ou ritmo na fibrilação atrial; fazer a transição de diurético venoso para oral com otimização do status volêmico; otimizar tratamento medicamentoso (anti-hipertensivos; tratamento da insuficiência cardíaca com fração de ejeção reduzida); profilaxia de tromboembolismo venoso. Na alta hospitalar, o paciente deve ser bem orientado e o seguimento ambulatorial deve ser próximo, evitando novas hospitalizações.

Leitura sugerida

- Berbenetz N, Wang Y, Brown J, Godfrey C, Ahmad M, Vital FM, et al. Non-invasive positive pressure ventilation (CPAP or bilevel NPPV) for cardiogenic pulmonary oedema. Cochrane Database Syst Rev. 2019;4:CD005351.
- Colucci WS, Chen HH. Natriuretic peptide measurement in heart failure. Post TW, ed. UpToDate. Waltham, MA: UpToDate Inc. https://www.uptodate.com (acessado em 15/07/2020.)
- Dobbe L, Rahman R, Elmassry M, Paz P, Nugent K. Cardiogenic Pulmonary Edema. Am J Med Sci. 2019;358(6):389-97.
- Gargani L, Pang PS, Frassi F, Miglioranza MH, Dini FL, Landi P, et al. Persistent pulmonary congestion before discharge predicts rehospitalization in heart failure: a lung ultrasound study. Cardiovasc Ultrasound. 2015;13:40.
- Maw AM, Hassanin A, Ho PM, McInnes MDF, Moss A, Juarez-Colunga E, et al. Diagnostic Accuracy of Point-of-Care Lung Ultrasonography and Chest Radiography in Adults With Symptoms Suggestive of Acute Decompensated Heart Failure: A Systematic Review and Meta-analysis. JAMA Netw Open. 2019;2(3):e190703.
- Mebazaa A, Parissis J, Porcher R, Gayat E, Nikolaou M, Boas FV, et al. Short-term survival by treatment among patients hospitalized with acute heart failure: the global ALARM-HF registry using propensity scoring methods. Intensive Care Med. 2011;37(2):290-301.
- Meyer TE. Approach to diagnosis and evaluation of acute decompensated heart failure in adults. Post TW, ed. UpToDate. Waltham, MA: UpToDate Inc. https://www.uptodate.com (acessado em 15/07/2020.)
- Nagueh SF, Middleton KJ, Kopelen HA, Zoghbi WA, Quiñones MA. Doppler tissue imaging: a noninvasive technique for evaluation of left ventricular relaxation and estimation of filling pressures. J Am Coll Cardiol. 1997;30(6):1527-33.
- Ommen SR, Nishimura RA, Appleton CP, Miller FA, Oh JK, Redfield MM, et al. Clinical utility of Doppler echocardiography and tissue Doppler imaging in the estimation of left ventricular filling pressures: A comparative simultaneous Doppler-catheterization study. Circulation. 2000;102(15):1788-94.
- Perna ER, Macín SM, Parras JI, Pantich R, Farías EF, Badaracco JR, et al. Cardiac troponin T levels are associated with poor short- and long-term prognosis in patients with acute cardiogenic pulmonary edema. Am Heart J. 2002;143(5):814-20.
- Picano E, Pellikka PA. Ultrasound of extravascular lung water: a new standard for pulmonary congestion. Eur Heart J. 2016;37(27):2097-104.
- Pinto DS, Garan AR. Pathophysiology of cardiogenic pulmonary edema. Post TW, ed. UpToDate. Waltham, MA: UpToDate Inc. https://www.uptodate.com (acessado em 15/07/2020.)
- Ware LB, Matthay MA. Clinical practice. Acute pulmonary edema. N Engl J Med. 2005;353(26):2788-96.
- Zipes DPa, Libby Pa, Bonow ROa, Mann DLa, Tomaselli GFa, Braunwald EHd. Braunwald's heart disease : a textbook of cardiovascular medicine. Eleventh edition / Douglas P. Zipes, Peter Libby, Robert O. Bonow, Douglas L. Mann, Gordon F. Tomaselli. ed.

Capítulo 31

Acidente Vascular Cerebral

Mário Luciano de Mélo Silva Júnior
Fabio Mastrocola
Eduardo Sousa de Melo
Marcelo Marinho de Figueiredo

Introdução

- O acidente vascular cerebral (AVC) está entre as principais causas de morbimortalidade no mundo inteiro e, nos sobreviventes, trata-se de condição que tende a gerar dependência para a realização das atividades da vida diária e, consequentemente, altos custos à família e ao sistema de saúde. Como a maior parte dos casos é decorrente de fatores de risco modificáveis, a otimização do tratamento deles é essencial.

 Você sabia que o AVC é a segunda causa de óbito e a principal causa de incapacidade no Brasil?

Epidemiologia e fatores de risco

- Aproximadamente 80 a 90% dos AVCs no mundo poderiam ser evitados, sendo esta realidade também já comprovada no Brasil. Dados de um estudo em Joinville mostraram que medidas preventivas reduziram de 144 casos por 100.000 habitantes em 1995 para 91 casos/100.000 habitantes em 2013 (Cabral et al., 2016).
- A ocorrência do AVC é tão mais frequente quando mais idosa é a população, de modo que a idade é o fator de risco não modificável mais importante (cerca de 80% dos casos ocorrem em idosos).
- A hipertensão arterial sistêmica (HAS) é o fator modificável mais frequente. Cerca de 50% dos casos de AVC podem ser atribuídos a HAS e a redução de cada 10 mmHg na pressão arterial sistólica pode diminuir o risco de AVC em 1/3. Sendo assim, medidas como a restrição de sal na dieta, atividades físicas regulares, diminuição do consumo de álcool e adesão ao tratamento medicamentoso devem ser estimulados.
- Hiperlipidemia é um problema frequente e deve ser avaliada em todos os pacientes com AVC, especialmente nos aterotrombóticos. A redução dos valores de LDL se correlaciona com menores taxas de recorrência de eventos cardiovasculares.
- O diabetes aumenta o risco de AVC em torno de 60%. Os mecanismos envolvidos são vários, mas podem ser resumidos a indução de inflamação sistêmica e disfunção endotelial, que le-

vam a alterações micro e macrovasculares, bem como ocorrência de síndrome metabólica e as complicações dela. Deve-se ter como alvo uma HbA1c menor que 7%, podendo ser menos agressivo (ao redor de 8%), quando há maior risco de hipoglicemia, múltiplas comorbidades, doença de longa duração, presença de complicações micro e macrovasculares, má aderência e reduzida expectativa de vida.

- Tabagismo dobra o risco de AVC e deve ser desestimulado em todos os pacientes, oferecendo estratégias para lidar com os sintomas de abstinência. Obesidade, sedentarismo, síndrome da apneia/hipopneia obstrutiva do sono também devem ser rastreadas e tratadas.
- Estenose carotídea define doença vascular e um risco moderado de AVC e alto risco de infarto do miocárdio. Pacientes com estenose assintomática (que nunca tiveram AVC) devem ter tratamento medicamentoso otimizado, enquanto os que tiveram AVC relacionado a estenose devem ser avaliados individualmente sobre abordagem invasiva.
- O achado de microangiopatia (também chamada de leucoaraiose), lesão na substância branca caracterizada por hipodensidade na tomografia computadorizada (TC) ou hipersinal em T1 e T2 na ressonância magnética (RM), sobretudo em regiões periventriculares e nucleocapsulares, indica um risco aumentado de AVC e de declínio cognitivo.
- Fibrilação atrial (FA) é uma condição que se torna substancialmente mais frequente com a idade, e que faz com que o mecanismo mais comum de AVC dentre os muito idosos (> 80 anos) seja o cardioembólico. Em pacientes com FA, o risco de AVC é amplamente variável, devendo ser estratificado pelo escore CHA2DS2VASc (é inferior a 1% ao ano nos pacientes com escore 0 ou 1 e superior a 5%, quando maior que 6) e escores ≥ 2 em homens e ≥ 3 em mulheres indicam anticoagulação, preferencialmente com os anticoagulantes de ação direta (chamados de DOACs ou NOACs) como a dabigatrana, apixabana, edoxabana e rivaroxabana.

◼ Apresentação clínica

- Independente da etiologia isquêmica ou hemorrágica, em ambos temos sintomas decorrentes de um dano neurológico focal, sendo impossível diferenciar os tipos de AVC apenas pelo quadro clínico. A forma de apresentação mais típica é o início súbito, ou seja, sintomas atingindo intensidade elevada em segundos ou poucos minutos.
- No encéfalo, temos divisões anatômicas em lobos, mas existe também uma distribuição funcional, com áreas executando funções específicas como as áreas motora, sensitiva, de linguagem ou visual, por exemplo. Dessa forma, a depender do local exato da agressão isquêmica ou hemorrágica, surgirão os sintomas focais e típicos do AVC. Uma apresentação característica é a hemiparesia com assimetria facial e afasia/disartria – o Serviço de Atendimento Médico de Urgência utiliza seu acrônimo (SAMU) para lembrar a população sobre o AVC quando o indivíduo repentinamente não puder Sorrir, Abraçar ou cantar uma Música. Outros sintomas como incoordenação ou desequilíbrio, incapacidade de marcha, ver os objetos "duplicados" (diplopia) ou perder a visão, dificuldade para se comunicar (tanto sobre compreender o que é dito, como para se expressar), voz anasalada, perda de sensibilidade em uma parte do corpo ou mesmo cefaleia proeminente, devem levar à suspeita da ocorrência de um AVC.
- Frequentemente se questiona AVC em idosos com rebaixamento agudo do nível de consciência. Apesar de estar dentro do espectro de manifestações, não é frequente esta apresentação no AVC na ausência de outros achados focais (anisocoria, assimetria na localização de estímulo doloroso, etc.) e outras causas devem ser consideradas, como infecção, choque, disglicemia, intoxicação, etc.
- Na emergência, é importante excluir condições que possam mimetizar um AVC, especialmente hipo ou hiperglicemias, estado pós-ictal de evento convulsivo e *delirium*. A anamnese e o exame físico devem ser dirigidos – foco no modo de instalação da queixa, precisão do momento no qual o déficit ocorreu e presença de fatores de risco; exame físico que corrobore o déficit e buscar por dados de pressão arterial, sopro carotídeo, pulso irregular e ausência de pulsos periféricos. Deve-se obter invariavelmente glicemia capilar (HGT) e não se deve

retardar o tratamento agudo (ou o transporte) do paciente aguardando por outros resultados de exames – exceto se história de trombocitopenia ou uso de varfarina.

Avaliação diagnóstica

- Os AVCs são divididos em dois grandes grupos, a saber:
  a. AVC hemorrágico (AVCH), que corresponde a cerca de 20% dos casos. São subdivididos em hemorragia subaracnoidea (HSA), que está relacionada a aneurismas intracranianos, e hemorragia parenquimatosa, associada a regimes hipertensivos não controlados, levando ao rompimento de artérias profundas.
  b. AVC isquêmico (AVCI), que são os demais 80%. São categorizados, segundo classificação TOAST, em cardioembólico, aterotrombótico, doença de pequenos vasos (lacunar), outras causas específicas e causa desconhecida (criptogênico).
- Há um outro grupo de eventos vasculares do sistema nervoso, que é o ataque isquêmico transitório (AIT). Nesse caso, o déficit que se instala apresenta melhora completa (na maioria das vezes dentro da primeira hora) sem deixar lesão anatômica (ausência de infarto cerebral). Previamente, se utilizava apenas o tempo para definir esta doença, usando a reversão em até 24 horas do início dos sintomas como critério. Entretanto, grande parte dos pacientes que revertem sintomas nas primeiras 24 horas, ainda assim apresentam lesão na TC ou RM e tem maior risco de recorrência do que aqueles sem lesão estrutural. Esses dados embasam a modificação do critério diagnóstico de "tempo menor que 24 horas" para a ausência de lesão isquêmica na neuroimagem. Pelo risco de até 20% de recorrência dos sintomas em 3 meses, trata-se de um grupo de pacientes que deve ser estratificado e avaliado preferencialmente em ambiente hospitalar.

Paciente com 62 anos, com passado de fibrilação atrial, em uso de varfarina, admitido com hemiparesia direita, vômitos, sonolência e disartria há 4 horas. Pressão arterial de 220 × 120 mmHg, estamos diante de um AVCI ou AVCH?

- O quadro clínico isoladamente é incapaz de diferenciar a etiologia isquêmica ou hemorrágica. Para diferenciá-los é imprescindível a realização do exame de neuroimagem, imediatamente após a estabilização clínica.
- Entretanto, alguns achados como níveis pressóricos muito elevados, rebaixamento do nível de consciência, rigidez de nuca, cefaleia importante, vômitos e crises convulsivas são mais comuns nos eventos hemorrágicos.

- O método de neuroimagem pode ser tanto a TC ou RM, respeitadas as contraindicações, disponibilidade e duração do exame. No contexto da emergência, com proposta de trombólise venosa, a TC vai gerar os dados necessários ao seguimento do protocolo (não haver sangramento intracraniano).
- Uma recente mudança com o avanço do tratamento com a trombectomia mecânica, é a obrigatoriedade do estudo dos vasos cervicais e cerebrais na admissão hospitalar, especialmente para os casos em janela terapêutica. Na maioria das unidades de emergência os protocolos fazem uso da TC, desta forma, além da TC de crânio sem contraste, deve-se solicitar angiotomografia arterial de vasos cervicais e cerebrais. É possível a utilização da angio-RM em serviços que utilizem a RM como exame inicial de neuroimagem.

Dica importante

- Não dar alta para o paciente com suspeita de AVC isquêmico, com TC de crânio normal, pois muitas vezes o exame só terá alterações significativas após 24 horas. Ou seja, TC normal no paciente com menos de 24 horas do início dos sintomas não permite descartar AVC.
- Já a RM de crânio detecta as alterações de forma bem mais precoce. Entretanto é menos disponível, tem maior custo e tempo de realização do exame.

> **Fique atento à mudança de recomendação.**
> **Não esquecer de fazer angiotomografia cerebral!**
>
> As obstruções em artérias de maior calibre como a carótida interna e o seguimento M1 da cerebral média, têm resposta inadequada ao trombolítico venoso, com baixas taxas de recanalização. Portanto, devem ser encaminhados para o tratamento endovascular.

- Monitoração cardíaca, em busca de arritmias, deve ser realizada nas primeiras 24 horas do evento. Todos os pacientes devem realizar ao menos um eletrocardiograma e ecocardiograma (medição do átrio esquerdo, busca por trombos murais, aneurisma de ponta de VE, entre outros achados).
- No caso de AVCs hemorrágicos, a TC mostra hiperdensidade intracraniana intra-axial (AVCH parenquimatoso) ou nos espaços liquóricos (HSA). Apesar de sangramentos parenquimatosos poderem extravasar para o LCR, essa distinção não costuma ser difícil pelos padrões de imagem e territórios envolvidos. AVCs hemorrágicos hipertensivos ocorrem principalmente em putâmen, tálamo, cerebelo e ponte (Figura 31.1).

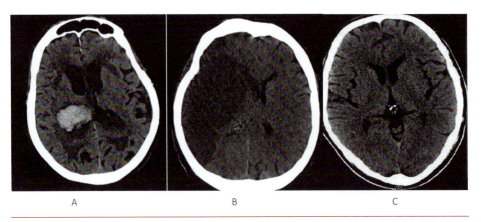

Figura 31.1 – TC de crânio sem contraste em paciente de 58 anos admitido com quadro súbito de hemiparesia esquerda há 3 horas. O objetivo principal da neuroimagem é diferenciar AVCI e AVCH, sendo facilmente identificado o AVCH (A) pela sua área espontaneamente hiperdensa. Caso este mesmo caso clínico se tratasse de um AVCI, poderíamos tanto ver uma área hipodensa (B) no parênquima cerebral, como seria comum a ausência de alterações por estarmos nas primeiras 24 horas de início dos sintomas (C).

Tratamento

AVC isquêmico agudo

- Como todos pacientes críticos, os indivíduos com AVC agudo devem receber o protocolo ABCDE. Patência de vias aéreas, respiração confortável e parâmetros circulatórios adequados. A hipertensão arterial, que geralmente cursa com o AVCi, deve ser tolerada até cerca de 220 × 120 mmHg ou PAM de 130 mmHg, exceto se o paciente for candidato a trombólise/trombectomia ou apresentar outras condições, como IC descompensada, dissecção de aorta ou IAM. Pode tratar-se de mecanismo cerebral compensatório e é importante para manter a perfusão na zona de penumbra vascular (área adjacente ao infarto cerebral que está hipoperfundida, mas que pode ser recuperada).

Devo controlar a PA na fase aguda do AVC isquêmico?

- Na maioria dos casos não, pois os altos níveis pressóricos contribuem com a perfusão no território cerebral em sofrimento, mas ainda viável (área de penumbra).
- Reduzir 15% em 24 h se PAS > 220 e/ou PAD > 120 mmHg.
- Utilizar betabloqueadores ou nitroprussiato de sódio intravenosos. No Brasil não temos disponíveis o Labetalol e o Nicardipino recomendado por diretrizes internacionais.
- Se opção por trombólise, manter PA ≤ 180 × 105 mmHg.

- O tratamento do AVC tornou-se promissor com o advento da trombólise e posteriormente da trombectomia mecânica, atingindo taxas de funcionalidade muito interessantes nos pacientes tratados. Entretanto, apenas uma parcela dos pacientes recebe este tratamento, principalmente porque chegam fora da curta janela de tratamento no serviço especializado.
- O objetivo da terapia é essencialmente recanalizar o vaso obstruído, restabelecendo assim o fluxo sanguíneo para a região acometida. Em virtude da isquemia em curso, uma área central chamada core evoluirá invariavelmente para necrose. A recanalização vascular buscar recuperar a perfusão da área de penumbra, que tem baixo fluxo sanguíneo e está em disfunção, mas diferentemente do core, ainda sem dano permanente. Apesar de ser possível a redução da área de core, as medidas visam primordialmente salvar o tecido isquemiado da área de penumbra, evitando a expansão do core (Figura 31.2).

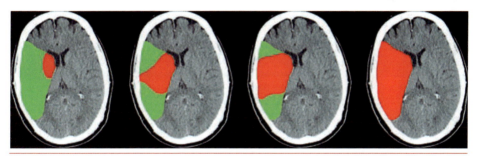

Figura 31.2 – Representação do core em vermelho e área de penumbra em verde, mostrando a expansão do core e consequente piora do dano neurológico (adaptado de H Bart van der Worp, Jan van Gijn. Clinical practice. Acute ischemic stroke. N Engl J Med. 2007 Aug 9;357(6):572-9)

- A trombólise venosa consiste no uso do alteplase, um ativador do plasminogênio tecidual recombinante (rt-PA), para degradar o trombo recém-formado. Devido ao seu caráter inespecífico e às alterações teciduais que ocorrem na adjacência da isquemia, existe uma série de contraindicações ao uso da alteplase e um tempo limite (chamado de janela terapêutica) para sua aplicação. A trombectomia mecânica lança mão de um dispositivo para chegar ao trombo e retirá-lo por via endovascular (procedimento radioguiado), sem uso de medicações locais.
- Para ser candidato a trombólise é necessário que o horário do início dos sintomas/sinais seja bem caracterizado – não pode haver dúvidas nesse sentido. Por exemplo, indivíduos que acordam com os sintomas (*wake up stroke*) são encarados como início dos sintomas no momento em que foram dormir (último momento em que foram vistos sem sintomas). Como critérios de inclusão para receber a trombólise temos: maior de 18 anos, AVC isquêmico agudo com déficit neurológico significativo e estar na janela terapêutica (< 4,5 h do *ictus*). A mensuração do déficit neurológico é feita pela NIHSS (*National Institute of Health Stroke Scale* – escala NIH de AVC), que pode variar de 0 a 42, com maiores valores indicando piores déficits. "Déficit neurológico significativo" é entendido como NIH maior que 3 pontos, entretanto déficits com valores menores de NIH comprometendo linguagem e visão devem ser considerados.

Dica

Para calcular o NIH stroke scale (escala de pontos que estima a gravidade do AVC), na versão em português, é só acessar:
www.nihstrokescale.org/Portuguese/2_NIHSS-português-site.pdf

- Atualmente, a trombólise venosa com alteplase (dose de 0,9 mg/kg, máximo de 90 mg/dose, para correr em 1 hora – 10% da dose calculada em *bolus* e o restante em bomba de infusão contínua) pode ser feita em até 4,5 h do *ictus*. Os resultados são tão melhores quanto mais rápido é iniciado o tratamento (número necessário para tratar [NNT] = 3,6 para tratamento nos primeiros 90 minutos, e NNT = 5,9 quando o tratamento ocorre entre 3 e 4,5 h). Tempo é cérebro.
- Entretanto, antes de indicar trombólise, uma série de critérios de exclusão deve ser checada (Quadro 31.1). Caso algum resultado laboratorial saia após o início da trombólise, contraindicando o procedimento, o tratamento deve ser imediatamente suspenso (p. ex., plaquetopenia).
- Há alguns pontos que devemos discutir sobre as contraindicações. Caso não haja contraindicações na história clínica, o tratamento não deverá ser postergado, aguardando o resultado dos exames. Se o paciente é candidato a trombólise, exceto por PA proibitiva, deve-se introduzir um anti-hipertensivo venoso de meia-vida curta, como metoprolol, esmolol ou nitroprussiato, para adequação e estabilização da PA. Note, de modo geral, que os critérios de exclusão devem ser pesados com rigor (risco de sangramento *vs*. risco de sequelas definitivas): um idoso de 84 anos, atleta em atividade, que se apresenta com AVCi (NIH = 8) há 3,5 h do *ictus*, provavelmente irá receber trombólise.

QUADRO 31.1
Checklist de critérios de exclusão para trombólise venosa

- Sangramento na TC ou história sugestiva de HSA
- Sangramento ativo (exceto menstruação)
- Hipertensão não controlada (≥ 185 × 110 mmHg)
- AVCi há menos de 3 meses
- Trauma craniano grave há menos de 3 meses
- Cirurgia intracraniana/intraespinhal há menos de 3 meses
- História de sangramento, malformação arteriovenosa ou aneurisma intracraniano
- Punção arterial recente em sítio não compressível
- Câncer de trato gastrointestinal presente ou hemorragia digestiva há menos de 3 semanas
- Distúrbio da coagulação – trombocitopenia, TTPa > 40 s, INR > 1,7, heparina plena há < 24 h, uso de NOACs há < 48 h
- Endocardite infecciosa
- Dissecção da aorta
- Neoplasia intracraniana
- > 80 anos*
- AVC prévio*
- Diabetes*
- NIH > 25*
- Infarto > 1/3 do território da ACM*

*Contraindicações para trombólise em janela estendida (3-4,5 h).
NOACs = novos anticoagulantes orais.

Contraindicações relativas ao trombolítico

- NIHSS baixo (< 4).
- Crise convulsiva como sintoma inicial.
- Sintomas melhorando rapidamente.

Capítulo 31 – Acidente Vascular Cerebral

 Trombólise no AVC isquêmico, quais passos devo seguir?

- Primeiro passo é estabelecer o diagnóstico clínico de AVC.
- Checar se o início dos sintomas ocorreu há menos de 4,5 h.
- O déficit neurológico é "persistente" (não está melhorando de forma significativa).
- Excluir outras possíveis causas para o déficit, como hipo e hiperglicemia.
- TC de crânio sem evidência de sangramento.
- Verificar se existem contraindicações ao trombolítico.
- Controlar PA (se > 185 × 110 mmHg é contraindicado, após início do trombolítico manter ≤ 180 × 105 mmHg).
- Pegar 2 acessos venosos periféricos calibrosos. Um é para uso exclusivo do trombolítico.
- Calcular a dose de alteplase baseada no peso (0,9 mg/kg com dose máxima de 90 mg, sendo 10% em *bolus* e o restante em 60 minutos).
- Cada frasco da solução reconstituída de alteplase (nome comercial Actilyse) terá 50 mg em 50 ml, ou seja, 1 mg/ml.
- Exemplo: paciente de 67 kg × 0,9 = 60,3 mg (aproximadamente 60 ml, infundir 6 ml em cerca de 60 segundos e 54 ml em 60 minutos, de preferência em bomba de infusão).

 Posso usar o tenecteplase como trombolítico no AVCi?

- A maioria dos trabalhos mostrando benefício do uso do trombolítico no AVCi foi com o alteplase. Entretanto, o tenecteplase teria algumas vantagens como maior meia-vida, ser mais fibrinoespecífico e poder ser administrado em *bolus* (maior facilidade e sem necessidade de acesso exclusivo). Após o resultado do estudo EXTEND IA-TNK, publicado no NEJM em 2018, os pacientes que foram submetidos a trombólise com tenecteplase antes da trombectomia tiveram resultados mais favoráveis (maior taxa de reperfusão) em comparação aos que usaram alteplase. Portanto, é muito provável que no futuro as novas diretrizes venham a incorporar o uso do tenecteplase como trombolítico no AVCi.
- Dose 0,25 mg/kg em *bolus*, dose máxima de 25 mg.

  ▪ O candidato a trombectomia mecânica (NNT entre 3 e 7), por sua vez, tem uma janela terapêutica um pouco maior, de até 6 h do *ictus*. Indicações para o procedimento incluem boa funcionalidade pré-AVC, ter como causa do AVC oclusão da carótida interna ou segmento proximal da artéria cerebral média (entenda-se: oclusão de vasos proximais, acessíveis ao aparelho), idade maior que 18 anos, NIH > 5 e ASPECTS (*Alberta Stroke Program Early Computed Tomography Score*, uma escala que avalia alterações isquêmicas na TC de crânio, que varia de 0 a 10, com escores mais altos inferindo menores alterações isquêmicas na TC) > 5. Riscos do procedimento incluem hematoma no sítio de punção e dissecção arterial.

 Quais são as janelas terapêuticas para o tratamento do AVCi?

- Até 4,5 h – trombolítico intravenoso.
- Até 6 h – tratamento endovascular (trombectomia).
- Até 9 h – trombólise em casos selecionados, utilizando protocolos específicos com RM ou TC com estudo da perfusão.
- 6 até 24 h – trombectomia em casos selecionados com avaliação de cérebro viável.

Obs.: Os pacientes devem ser tratados, preferencialmente, em unidades especializadas no tratamento de AVC.

> **Novidades no tratamento do AVC isquêmico**
> - Alguns estudos randomizados vêm sendo publicados recentemente, como o WAKE-UP *trial* (NEJM 2018) e o EXTEND (2019), mostrando que talvez o mais relevante não seja o tempo (isoladamente) do início dos sintomas, mas a presença de cérebro com isquemia, mas ainda viável, ou seja, com potencial de recuperação com a reperfusão.
> - A presença de área viável foi avaliada por protocolos específicos utilizando a RM no WAKE-UP e a TC com perfusão no EXTEND *trial*, mostrando o benefício do trombolítico em até 9 h do suposto início dos sintomas, naqueles pacientes com significativas áreas de cérebro viável (penumbra).
> - Já o tratamento endovascular (trombectomia) adicionado ao tratamento padrão foi superior ao tratamento padrão isoladamente, em pacientes com sintomas entre 6 e 24 h e oclusão da carótida ou segmento proximal da artéria cerebral média no DAWN *trial* (NEJM 2018), realizando a avaliação da área de penumbra através da RM (*diffusion-weighted* ou DWI) ou pela TC com estudo da perfusão utilizando um *software* específico (RAPID, iSchemaView).
> - Provavelmente o tempo para tratamento do AVCi, em casos selecionados, será estendido nas próximas diretrizes. Entretanto, no momento a quantificação da área de penumbra não está disponível na grande maioria dos hospitais.

- Antes dos impactantes estudos de trombectomia mecânica usando stent-retrievers de 2015, aguardava-se o desfecho da trombólise venosa, encaminhando para trombectomia mecânica apenas os pacientes que não tivessem respondido à terapia sistêmica. Atualmente, caso exista oclusão de carótida distal ou ramo M1 da artéria cerebral média, a trombólise venosa é iniciada e imediatamente se ativa a equipe de neuro-intervenção, que iniciará a trombectomia assim que esteja preparada, independente do resultado da trombólise venosa ou mesmo do fim desta terapia (Figura 31.3).

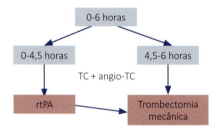

Figura 31.3 – Fluxograma dos tipos de tratamento a serem realizadas conforme a janela terapêutica de admissão.

- Apesar de não terem sido formalmente estudados em *trials* com esse objetivo, dados recentes apontam que a trombectomia em indivíduos muito idosos (> 80 anos) melhora o prognóstico. Entretanto, a proporção de indivíduos nesse grupo que atingem independência funcional é menor que nos mais jovens. Assim, a idade isoladamente não deve ser o fator que contraindica o procedimento.
- Infartos grandes (isquemia proximal de artéria cerebral média ou carótida interna), podem evoluir com edema substancial, causando efeito de massa e risco de herniação cerebral e morte por hipertensão intracraniana. Nesses casos, a craniectomia descompressiva é uma abordagem que aumenta a sobrevida e a funcionalidade, sobretudo quando realizada precocemente e em menores de 60 anos.
- Após terapia de reperfusão cerebral devemos manter vigilância rigorosa sobre o paciente, incluindo avaliação neurológica seriada e monitoração em unidade especializada. Piora neurológica indica nova TC com urgência, buscando por complicações do tratamento (sangramento intracraniano). Após trombólise, evitar punção venosa ou arterial em sítio não compressível, passagem de sondas (nasoenteral ou vesical) e administração de medicações anticoagulantes/antiagregantes por pelo menos 24 h.

Como deve ser a monitoração após a trombólise

Fazer NIHSS resumida (itens 2, 5ab, 6ab, 9, 11):
- 15 em 15 minutos durante a infusão;
- 30 em 30 minutos nas primeiras 2 horas;
- 60 em 60 minutos nas primeiras 6 horas;
- 2 em 2 h até completar 24 horas.

Se piora na NIHSS, suspeitar de sangramento, parar infusão (se ainda em curso) e repetir TC. Se houver sangramento, considerar administração de crioprecipitado 10 U (deixar fibrinogênio acima de 150 mg/dL) e ácido épsilon-aminocaproico (Ipsilon) 4 g + 250 ml de SF correr em 1 hora e deixar 1 g/hora por pelo menos 8 horas ou ácido tranexâmico (Transamin) 10 a 15 mg/kg correr em 20 minutos.

PA (manter PA ≤ 180 × 105 mmHg) nas primeiras 24 horas:
- 15 em 15 minutos nas primeiras 2 horas;
- 30 em 30 minutos nas primeiras 6 horas;
- 60 em 60 minutos até completar 24 horas.
- Controle glicêmico: manter entre 140 e 180 mg/dL.
- Iniciar AAS após 24 horas.
- Realizar TC de crânio de controle após 24 horas.

- A possibilidade de dieta via oral deve ser avaliada caso a caso (a disfagia pode ser sutil), de preferência por um fonoterapeuta. Na sua ausência, existem protocolos que avaliam a deglutição oferecendo água em pequenas quantidades, em caso de tosse ou engasgos, evitar a via oral e passar sonda nasoenteral. Profilaxia de trombose venosa profunda deve ser instituída assim que possível, habitualmente desde a admissão, com uso de enoxaparina ou heparina não-fracionada subcutânea (exceto se trombólise venosa realizada, nesses casos usar compressão pneumática intermitente nas primeiras 24 horas).

Tempos máximos recomendados no tratamento do AVC

- Porta à avaliação médica inicial ≤ 10 minutos.
- Porta ao acionamento equipe/código de AVC ≤ 15 minutos.
- Porta à realização da TC de crânio ≤ 25 minutos.
- Porta à interpretação da imagem ≤ 45 minutos.
- Porta ao início do trombolítico (se indicado) ≤ 60 minutos e ≤ 90 minutos se trombectomia.
- Porta à admissão na unidade de AVC ≤ 3 horas.

AVC hemorrágico agudo

- A apresentação clínica do AVCH é variável, tendendo a ser mais grave que a do AVCi, com sinal focal que progride para vômitos, rebaixamento do nível de consciência, decorticação e descerebração. Assim, os cuidados com as vias aéreas, respiração e circulação devem ser precoces. O manejo específico do AVCH precisa da definição, com base em parâmetros de história e imagem, do mecanismo do sangramento, se aneurismático ou parenquimatoso. No grupo de idosos, lembrar de tumores e metástases, que podem sangrar, bem como da angiopatia amiloide e do uso de anticoagulantes; ao passo que as malformações arteriovenosas (causa frequente de AVCH em jovens) são raras.
- As particularidades do tratamento do AVCH parenquimatoso são basicamente deter a expansão do hematoma, tratar/prevenir hidrocefalia obstrutiva e herniação cerebral. Sendo assim, o controle pressórico agressivo é fundamental para evitar expansão do hematoma. Altos níveis pressóricos são frequentemente vistos nos pacientes com AVCH, independentemente de haver diagnóstico prévio de HAS, tanto por mecanismos compensatórios, como por estresse. O nível ideal de pressão ainda não está claro, principalmente nas horas iniciais e em pacientes sem monitoração da pressão intracraniana. Entretanto, parece ser seguro obter pressão

sistólica em torno de 140 mmHg naqueles pacientes que se apresentam com PA entre 150 e 220 mmHg. Como agentes hipotensores, preferir os de meia-vida curta e que não causam aumento da pressão intracraniana.
- Em pacientes em uso de varfarina, deve ser induzida reversão dos efeitos dela com vitamina K e plasma fresco congelado ou concentrado do complexo protrombínico (este com ação mais rápida e eficaz); bem como protamina deve ser prescrita se uso de heparina em dose plena. No caso dos novos anticoagulantes orais (NOACs), até o momento o único "antídoto" disponível no Brasil é o Praxbind® (idarucizumabe), agente reversor do anticoagulante oral dabigatrana. Em breve teremos o Andexanet Alfa, agente reversor dos anticoagulantes inibidores do fator Xa (apixabana e rivaroxabana). Quando o reversor não estiver disponível, recomenda-se a transfusão de plasma fresco congelado. O uso de antiagregação plaquetária é comum nesses pacientes e também não há agente específico para reversão; a transfusão de plaquetas não parece melhorar os desfechos e inclusive pode ser maléfica.
- Todos os pacientes devem ser avaliados por equipe de neurocirurgia para indicação ou não de monitoração invasiva da pressão intracraniana e intervenção (drenagem do hematoma, craniectomia descompressiva e derivação ventricular).
- No caso de HSA, é importante abordar o aneurisma precocemente, evitar o ressangramento e a isquemia cerebral tardia. Em todos os pacientes neurocríticos evitar disglicemias, febre, infusão de soluções hipotônicas e hipotensão. Não há indicação de fármacos antiepilépticos profilaticamente.

Tratamento na fase subaguda e crônica

- O tratamento secundário consiste em reabilitação e busca do mecanismo que ocasionou o evento, direcionando para as melhores medidas de prevenção secundária.
- No AVC isquêmico é recomendada a introdução de antiagregantes plaquetários (AAS 160-325 mg/dia) nas primeiras 48 h, com manutenção até 2 semanas do evento. Após esse período, a manutenção com AAS 50-325 mg/dia é recomendada para todos os casos de AVCi não cardioembólico; costumamos utilizar 100 mg/dia. Estatinas também estão recomendadas.
- Pacientes com AIT de alto risco, ou seja, escore ABCD2 > 3 (Tabela 31.1) e AVCi *minor* (NIH < 4), que não sejam candidatos a anticoagulação, parecem se beneficiar de dupla antiagregação por 3 semanas (AAS + clopidogrel). Porém, a manutenção por longo prazo de dupla antiagregação não diminui recorrência de AVC e aumenta a chance de sangramento.
- Em 2020 foi publicado no NEJM o estudo THALES, randomizado e duplo cego, com mais de 11 mil pacientes e que comparou a adição do Ticagrelor (180 mg dose de ataque e depois 90 mg 12/12h) ao AAS X AAS + placebo em pacientes com AVCi leves a moderados (NIHSS < 5) ou AITs e que não tinham indicação de trombólise ou trombectomia, mostrando uma redução do desfecho composto de AVCi ou morte em 30 dias, mas com aumento de sangramentos graves e sem diferença na incapacidade. Portanto, o uso do Ticagrelor pode ser considerado em casos selecionados, especialmente em pacientes com baixo risco de sangramentos e AVCi leves ou AITs.
- Pacientes nos quais se define uma fonte cardíaca de êmbolos (fibrilação atrial, trombo cardíaco) devem receber anticoagulação. O tempo para introdução desta depende sobretudo da extensão da isquemia – quanto maior a isquemia, maior o tempo para iniciar anticoagulação. De modo geral, lesões pequenas devem aguardar 3 dias para início da anticoagulação, enquanto AVCs extensos (maiores que 1/3 da artéria cerebral média), em pacientes com potencial de complicações (p. ex., hipertensão de difícil controle, transformação hemorrágica inicial) podem precisar de até 4 semanas para iniciar. O intervalo ideal ainda não está claro e o peso entre o risco de recorrência (nova embolização) *vs.* risco de sangramento intracraniano deve ser ponderado caso a caso.
- Pacientes com FA e AVCi já pontuam o suficiente na CHA2DS2VASc e devem receber anticoagulação. Nos casos de alto risco para transformação hemorrágica, os pacientes devem receber AAS durante o intervalo para anticoagulação. O risco de sangramentos maiores deve ser

Tabela 31.1 – Escala ABCD2

Critério	Pontuação
Idade ≥ 60 anos	1
PAS ≥ 140 e/ou PAD ≥ 90 mmHg	1
Sintomas Distúrbio da fala Hemiparesia	1 2
Duração dos sintomas 10-60 min > 60 min	1 2
Diabetes	1

Pontuação total > 3 indica AIT de alto risco. PA = pressão arterial, S = sistólica, D = diastólica.

avaliado pelo HAS-BLED (escala que avalia hipertensão, disfunção hepática ou renal, história de AVC ou de sangramento, INR lábil, idade > 65 anos, uso de outras drogas que aumentem sangramento e uso de álcool) e escores de 3 ou mais indicam alto risco de sangramento. O risco entre a ocorrência de sangramento, suporte social para socorro e outros fatores devem ser ponderados em função do risco de AVC. Em casos de risco proibitivo da anticoagulação, a associação de AAS + clopidogrel é superior ao AAS isolado, mas também com maior risco de sangramento.

- Uma alternativa mais recente para pacientes com FA não valvar e de alto risco para anticoagulação prolongada é o fechamento radioguiado do apêndice atrial esquerdo. Trata-se de procedimento que oclui o apêndice atrial esquerdo, que é o lugar de maior estase sanguínea no coração esquerdo e, consequentemente, fonte da maioria dos trombos que serão embolizados. O paciente precisa utilizar cerca de 45 dias de anticoagulação e antiagregação plaquetária após o procedimento, então o candidato ao procedimento – que tem mostrado bons resultados nesse grupo – é o paciente que tem alto HAS-BLED (mas que tolera um curto período de anticoagulação), que precisa de antiagregação por outros motivos (p. ex., doença coronariana), pacientes de baixa adesão ao tratamento medicamentoso e frágeis, com risco de quedas. O *guideline* mais recente da AHA coloca o fechamento percutâneo do apêndice atrial como categoria IIb de evidência.
- Para FA não valvar, tanto a varfarina quanto os NOACs são terapias bem estudadas. A varfarina tem menor custo de aquisição e seu efeito é passível de reversão, mas necessita de frequente dosagem de INR e ajuste de medicação, tem interação com várias outras medicações e com a dieta. Os NOACs têm custo mais elevado, mas mantêm o efeito terapêutico de forma mais uniforme, início de ação rápido, não necessitam de ajustes regulares, não têm interação relevante com dieta nem com medicações. Uma crítica ao uso dos NOACs era a falta de antídotos em casos de sangramento, mas recentemente foram aprovados o idarucizumab (anticorpo contra dabigatrana – vale ressaltar que a dabigatrana também pode ser filtrada por hemodiálise) e o andexanet alfa (Xa recombinante, que foi aprovado para reversão dos efeitos da rivaroxabana e da apixabana), fato este que pode otimizar o tratamento de hemorragias.
- Vale salientar que os NOACs devem ser iniciados após 7 dias do AVC e que os *trials* de trombólise retiraram os pacientes em uso de NOACs. Os trabalhos com NOACs em idosos têm mostrado eficácia (evitar AVC) e segurança (ausência de hemorragias) superiores ou equivalentes à dos inibidores da vitamina K, inclusive no grupo maior de 80 anos. Para FA valvar (isto é, FA relacionada a estenose mitral moderada/grave ou a prótese valvar mecânica) apenas a varfarina está bem estudada.
- Pacientes com doença carotídea com estenose > 70% culpada pelo AVC devem ser abordados, de preferência, nas primeiras 2 semanas do evento. A indicação de endarterectomia ou

angioplastia com *stent* deve levar em consideração a idade do paciente, a anatomia vascular (> 70 anos e anatomia irregular do vaso favorecem endarterectomia) e o risco do procedimento (risco maior que 6% favorece angioplastia). Pacientes com estenoses entre 50 e 69% devem ter a placa culpada mais bem avaliada (ulceração, hemorragia intraplaca e presença de embolia assintomática no Doppler transcraniano) e serem ponderados sobre risco do procedimento, idade, sexo e comorbidades (risco cirúrgico < 6%, idade > 70 anos, sexo masculino e poucas comorbidades favorecem abordagem).

- A presença de forame oval patente (FOP) ocorre em cerca de 25% da população geral, mas pode estar presente em até 50% dos pacientes jovens com AVC (Miranda et al., 2018). Recentemente, uma série de trabalhos tem apontado para menor recorrência de AVC/AIT com o fechamento do FOP nos casos de AVC criptogênico (cuja investigação extensa foi negativa) em jovens, especialmente nos FOPs de alto risco. Algumas ferramentas, como o escore RoPE (*Risk of Paradoxical Embolism*), que avalia a chance de o evento ser devido ao FOP ou não e características ecocardiográficas, como hipermobilidade, aneurisma do septo inter atrial e *shunt* significativo, podem ajudar na indicação de fechar ou não. Para os pacientes que não irão realizar o procedimento, o tratamento pode ser feito com AAS ou varfarina, havendo preferência pelo último (Kuijpers et al., 2018).
- Para os indivíduos que serão submetidos ao procedimento para fechamento do FOP, as técnicas disponíveis parecem ser seguras, apesar de causarem com frequência FA que costuma ser de curta duração. Contudo, parece haver mais benefício do AMPLATZER sobre os demais dispositivos (Ntaios et al., 2018). Vale notar que os pacientes submetidos ao procedimento manterão AAS por tempo indeterminado. Trata-se de um tema ainda recente, com publicação de muitos trabalhos e com pouca experiência no nosso meio, de modo que ponderar bem e individualizar a indicação parece ser a melhor estratégia.
- Pacientes com AVC devem ter seus fatores de risco modificáveis controlados rigorosamente, de preferência com equipe multidisciplinar, e implementar um estilo de vida saudável, realizando atividades físicas, dieta com pouco sal e cessação de tabagismo.
- A Tabela 31.2 pontua os exames rotineiramente realizados nos pacientes com AVC. Dividimos a abordagem em níveis progressivamente complexos, note que ao identificar uma causa, o seguimento da busca pode não ser necessário nos demais níveis. Por exemplo, um paciente idoso, tabagista e diabético, com história sugestiva de AVC aterotrombótico, que tem obstrução de 80% em carótida ipsilateral à lesão, não deverá realizar pesquisa de trombofilias.

Reabilitação

- A reabilitação naturalmente vai depender do quadro clínico. A prescrição de fisioterapia, fonoterapia e/ou terapia ocupacional deve levar em conta as necessidades de cada paciente e família.
- Orientações sobre cuidados nas transferências do paciente, modificações na casa para auxiliar a mobilidade podem facilitar muito a vida e a preservação da funcionalidade do paciente. Atentar para cuidados com a pele, no sentido de evitar úlceras de pressão.
- Em pacientes pós-AVC, a ocorrência de depressão é frequente. A utilização de inibidores seletivos de recaptação da serotonina (fluoxetina, sertralina, escitalopram) é benéfica nas medidas de qualidade de vida.
- A síndrome do ombro doloroso também é frequente e decorre de múltiplos fatores – subluxação deve ser sempre pesquisada. O uso de órteses e medicações (toxina botulínica ou relaxantes musculares centrais) para evitar contraturas e dor, bem como facilitar cuidados, deve ser considerado.

Tabela 31.2 – Investigação do AVCi/AIT de alto risco

Exame	Comentário
Primeiro atendimento	
TC crânio	AVCs prévios? Ateromatose de vasos IC?
ECG 12 derivações + Radiografia de tórax	Ritmo sinusal? Acinesia de parede? Cardiomegalia?
Hemograma, função renal e hepática, perfil lipídico e avaliação de diabetes	Doença renal crônica? Plaquetopenia?
USG Doppler de vasos cervicais	Estenose culpada?
Segunda avaliação	
Ecocardiograma transtorácico	Trombo cavitário? Átrio aumentado?
RM	Padrão sugere etiologia?
Angio-RM IC + cervical*	Estenose culpada? Alto risco? Dissecção arterial?
Holter 24 h	Arritmia emboligênica?
Terceira avaliação	
Angiografia com subtração digital	Diagnóstico e abordagem de lesão
Ecocardiograma transesofágico com pesquisa de shunt	Forame oval patente? Placa em arco aórtico?
Doppler transcraniano com teste de microbolhas	Estenose IC? Presença de microêmbolos? Shunt direita-esquerda?
Sorologias (sífilis, hepatites, HIV)	Vasculite infecciosa?
Atividade inflamatória (PCR, VHS)	Causas sistêmicas?
Autoimunidade (FAN, FR, ANCA, complemento)	Causas sistêmicas?
LCR	Vasculite?
Trombofilias (síndrome do anticorpo antifosfolípide, mutações e proteínas hepáticas, homocisteína)	Trombofilia?
Monitoração eletrocardiográfica prolongada	Forte suspeita de arritmia?

*Pode ser solicitado na primeira avaliação, principalmente se evento de circulação posterior.

Considerações finais

- A boa condução dos pacientes acometidos por um AVC, tanto na fase aguda quanto na crônica, é fundamental para um melhor desfecho clínico. As particularidades de cada caso devem ser ressaltadas, no que diz respeito a mecanismos e abordagem terapêutica. Dessa forma, atingiremos melhor funcionalidade e retorno às atividades previamente exercidas pelo paciente, em uma maior parcela deles.

Leitura sugerida

- Alawieh A, Chatterjee A, Feng W, et al. Thrombectomy for acute ischemic stroke in the elderly: a 'real world' experience Journal of Neuro Interventional Surgery. 2018;10:1209-1217.
- Alerhand S, Lay C. Spontaneous Intracerebral Hemorrhage. Emergency Medicine Clinics of North America. 2017;35(4):825-845. doi: 10.1016/j.emc.2017.07.002.
- Block F, Dafotakis M. Cerebral amyloid angiopathy in stroke medicine. Dtsch Arztebl Int. 2017;114:37-42.
- Cabral NL, Cougo-Pinto PT, Magalhaes PSC, et al. Trends of Stroke Incidence from 1995 to 2013 in Joinville, Brazil. Neuroepidemiology, 2016;46(4):273-281. doi: 10.1159/000445060.
- Chen RL, Balami JS, Esiri MM, Chen LK, Buchan AM. Ischemic stroke in the elderly: an overview of evidence. Nat Rev Neurol. 2010;6:256-265.
- Das S, Mitchell P, Ross N, Whitfield PC. Decompressive hemicraniectomy in the treatment of malignant middle cerebral artery infarction: a meta-analysis. World Neurosurg. 2019;123:8-16.
- Etminan N, MacDonald RL. Management of aneurysmal subarachnoid hemorrhage. Handbook of Clinical Neurology. 2017;195-228. doi:10.1016/b978-0-444-63600-3.00012-x.
- Guzik A, Brushnell C. Stroke epidemiology and risk factor management. Continuum (Minneap Minn). 2017;23(1):15-39.
- Hilditch CA, Nicholson P, Murad MH, et al. Endovascular Management of Acute Stroke in the Elderly: A Systematic Review and Meta-Analysis. American Journal of Neuroradiology. 2018;39(5):887-891.
- Holmes DR, Doshi SK, Kar S, et al. Left atrial appendage closure as an alternative to warfarin for stroke prevention in atrial fibrillation. J Am Col Cardiology. 2015;65(24):2614-2623.
- January CT, Wann S, Calkins H, et al. 2019 AHA/ACC/HRS Focused Update of the 2014 AHA/ACC/HRS Guideline for the Management of Patients With Atrial Fibrillation- A Report of the American College of Cardiology/American Heart Association Task Force on Clinical Practice Guidelines and the Heart Rhythm Society. Circulation. 2019. doi:. org/10.1161/CIR.0000000000000665.
- Kosturakis R, Price MJ. Current state of left atrial appendage closure. Curr Cardiol Rep. 2018;20:42. doi: 10.1007/s11886-018-0981-z.
- Lindley RI. Stroke prevention in the very elderly. Stroke. 2018;49(3):796-802. doi: 10.1161/STROKEAHA.117.017952.
- Nogueira RG, Jadhav AP, Haussen DC, et al. Thrombectomy 6 to 24 Hours after Stroke with a Mismatch between Deficit and Infarct. DAWN trial. N Engl J Med. 2018;378:11-21.
- O'Carroll CB, Barrett KM. Cardioembolic Stroke. Continuum (Minneap Minn). 2017;23(1):111-132.
- Protocolo Gerenciado de Acidente Vascular Cerebral. Hospital Sírio-Libanês Novembro de 2018.
- Rabinstein AA. Treatment of Acute Ischemic Stroke. Continuum (Minneap Minn). 2017;23(1):62-81.
- Smith EE. Leukoaraiosis and Stroke. Stroke. 2010;41(10, Suppl. 1):S139-S143. doi: 10.1161/strokeaha.110.596056.
- Spence JD, Song H, Cheng G. Appropriate management of asymptomatic carotid stenosis. Stroke and Vascular Neurology. 2016;1:e000016. doi: 10.1136/svn-2016- 000016.
- Streib CD, Hartman LM, Molyneaux BJ. Early decompressive craniectomy for malignant cerebral infarction. Neurology Clinical Practice. 2016;6(5):433-443.
- Thabet AM, Kottapally M, Hemphill JC. Management of intracerebral hemorrhage. Handbook of Clinical Neurology. 2017;177-194.
- Thomalla G, Simonsen CZ, Boutitie F, et al. MRI-Guided Thrombolysis for Stroke with Unknown Time of Onset. WAKE trial. N Engl J Med. 2018;379:611-622.
- Tsivgoulis G, Katsanos AH, Schellinger PD, et al. Successful Reperfusion With Intravenous Thrombolysis Preceding Mechanical Thrombectomy in Large-Vessel Occlusions. Stroke. 2018;49:232-235.
- Tun NN, Arunagirinathan G, Munshi SK, Pappachan JM. Diabetes mellitus and stroke: A clinical update. World J Diabetes. 2017;8(6):235-248.
- Wang E, Wang Y, Zhao X, et al. Clopidogrel with Aspirin in Acute Minor Stroke or Transient Ischemic Attack. NEJM, 2013;369:1.
- Winstein CJ, Stein J, Arena R, et al. Guidelines for Adult Stroke Rehabilitation and Recovery. Stroke. 2016;47:e98-e169.
- Yannoutsos A, Dreyfuss-Tubiana C, Safar ME, Blacher J. Optimal blood pressure target in stroke prevention. Current Opinion in Neurology, 2017;30(1):8-14. doi: 10.1097/wco.0000000000000407.

Capítulo
32

Trombóembolia Pulmonar Aguda

Fabrício Martins Valois

Manejo da tromboembolia pulmonar aguda

Introdução

- A tromboembolia pulmonar (TEP) é condição clínica frequente no ambiente hospitalar (unidade de emergência, enfermarias e UTI), e representa um importante diagnóstico diferencial das emergências cardiopulmonares. A doença apresenta mortalidade de cerca de 30% dos casos quando não tratada; com tratamento, cai substancialmente para 8%, o que ainda assim é significativo e explicita bem a relevância de ser adequadamente manejada.

Aspectos fisiopatológicos essenciais

- A TEP decorre de obstrução da artéria pulmonar por êmbolos provenientes do território venoso profundo, principalmente íleo-femoral. No entanto, mais relevante que definir a origem anatômica do trombo, é de reconhecer que há um estado pró-trombótico, favorecido por combinação de dois dos elementos da Tríade de Virchow: estase venosa, lesão endotelial e estado de hipercoagulabilidade. Na prática existem diversas condições, hereditárias ou adquiridas, que são reconhecidas como fatores de risco para TEP (Quadro 32.1).
- A obstrução de ramos da artéria pulmonar interfere nas trocas gasosas, podendo inclusive promover insuficiência respiratória em casos mais graves. No entanto, os desfechos negativos da TEP não apresentam relação direta com esse fenômeno, mas sim com o grau de sobrecarga no ventrículo direito (VD). É que dependendo da reserva cardiopulmonar do paciente e do volume dos trombos na circulação pulmonar e do consequente aumento da resistência vascular pulmonar, pode sobrevir disfunção do VD culminando com parada cardiorrespiratória e óbito.

 Nos casos de TEP sem fator de risco aparente, há indicação de investigação de trombofilias ou neoplasias ocultas?

- Não existe recomendação de investigação rotineira de trombofilias e neoplasias em pacientes com TEP. O rastreamento para câncer deve ser feito se houver indicação por critérios corriqueiros (como feito para câncer de mama, colorretal etc); no caso de trombofilias, a pesquisa pode ser considerada na TEP idiopática associada a: idade inferior a 45 anos, história familiar ou quadros recorrentes.

QUADRO 32.1
Fatores de risco para tromboembolia pulmonar

Odds ratio > 10
- fratura de membro inferior
- artroplastia de joelho/quadril
- trauma maior
- IAM (3m)
- TEV prévio

Odds ratio 2-9
- câncer/quimioterapia
- contraceptivo oral/TRH
- trombofilia
- gestação/puerpério

Odds ratio < 2
- imobilização > 3 dias
- diabetes *mellitus*
- hipertensão arterial sistêmica
- obesidade
- idade avançada
- posição sentada prolongada

Adaptado de ERS Guidelines, 2014.

Quadro clínico

- Não existem manifestações clínicas específicas de TEP. Os sintomas mais comuns são dispneia, tosse, dor pleurítica e hemoptise, isolados ou em conjunto. Ao exame físico, frequentemente há taquipneia e/ou taquicardia, sendo menos frequente o achado de sinais de trombose venosa profunda, cianose e anormalidades na ausculta pulmonar. A rigor, a suspeita acaba sendo feita pelo surgimento de quadro respiratório súbito, principalmente se associado a fatores de risco conhecidos para eventos trombóticos.
- No entanto, o mesmo quadro que gerou a suspeita de TEP valoriza outras hipóteses como asma/DPOC exacerbados, pneumotórax, pneumonia e edema agudo dos pulmões cardiogênico. Sendo assim, a definição diagnóstica exigirá o uso de metodologia complementar.

Exames complementares

Testes inespecíficos

- Diante da necessidade de definir rapidamente o diagnóstico nas urgências cardiopulmonares num cenário habitual de relativa pobreza de dados clínicos específicos, muitos testes são solicitados para auxiliar a elucidação do caso. Hemograma, eletrocardiograma e radiografia de tórax, por exemplo, podem demonstrar anormalidades que não são capazes de definir a presença de TEP, mas precisam ser reconhecidas para evitar confusão com outras etiologias (Tabela 32.1).

Testes específicos – visualização do trombo

- A investigação diagnóstica da TEP tem como objetivo central a identificação da obstrução vascular. Embora tenhamos vários métodos disponíveis, como a cintilografia pulmonar de ventilação e perfusão, a ultrassonografia de membros inferiores e a arteriografia, nas últimas décadas a angiotomografia (angio-TC) se consolidou como o principal teste para avaliação da TEP.
- A angio-TC tem excelente acurácia para o diagnóstico, permitindo visualizar a obstrução vascular (Figura 32.1), mas também auxilia no diagnóstico diferencial (especialmente com

Tabela 32.1 – Exames subsidiários na embolia pulmonar	
Hemograma e DHL	• Pode existir discreta leucocitose e elevação de desidrogenase lática
Gasometria arterial	• A anormalidade mais comum é a hipocapnia com ou sem alcalemia; hipoxemia pode estar presente em casos mais graves, geralmente necessitando de fluxos mais altos de oxigênio suplementar para controle
Eletrocardiograma	• Na TEP, os achados mais comuns são taquicardia sinusal e alterações inespecíficas do segmento ST. Eventualmente podem ser identificados padrões de sobrecarga de câmaras direitas, como o S1Q3T3 (onda S profunda em D1; onda Q e onda T invertida em D3), mas que têm acurácia insuficiente para auxiliar no diagnóstico definitivo.
Radiografia de tórax	• A radiografia pode ser normal, já que inexiste doença parenquimatosa intrínseca. Sinais clássicos como a corcova de Hampton (imagem triangular com a base voltada para a periferia, indicativo de infarto pulmonar), sinal de Westermark ou oligoemia focal (hipertransparência focal por pobreza vascular) ou sinal de Fleischner (dilatação das artérias pulmonares) ocorrem em menos de 15% dos casos.

doenças parenquimatosas e pleurais), e na definição prognóstica, ao avaliar indiretamente a sobrecarga de ventrículo direito (já que a relação dos diâmetros de VD e VE superior a 0,9 pode sugerir maior gravidade).

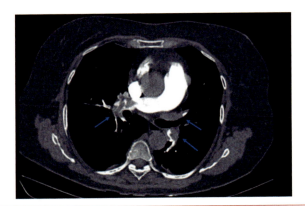

Figura 32.1 – Angiotomografia de tórax em janela de mediastino demonstrando TEP bilateral (setas).

- No entanto, mesmo com aparelhos mais modernos, a sensibilidade para avaliar trombos menores e mais periféricos é limitada, e dependendo da suspeita clínica a angio-TC negativa pode não ser suficiente para afastar o diagnóstico, o que exigirá realização de outro método complementar. Ademais, existem limitações para o exame nos casos de instabilidade hemodinâmica (por impossibilidade de transportar o paciente até a máquina), alergia a contraste, e também na insuficiência renal.
- A ultrassonografia de membros inferiores é uma excelente alternativa diagnóstica quando nos deparamos com o cenário descrito anteriormente. É não-invasiva, pode ser realizada sem necessidade de transporte do paciente, e tem boa acurácia para o território íleo-femoral. Na prática, se houver sinais de trombose profunda, o tratamento já estará indicado; se negativa, no entanto, não permite afastar o diagnóstico.
- Outros exames como cintilografia e arteriografia são muito pouco utilizados atualmente. A cintilografia tem como princípio a identificação de déficit de perfusão segmentar em área

com ventilação normal – esse achado sugere o diagnóstico; quando normal, afasta TEP. No entanto, tem limitações importantes: (a) a interpretação é difícil se já houver doença parenquimatosa (interfere na fase de ventilação), (b) não auxilia no diagnóstico diferencial, (c) não tem disponibilidade ampla.
- A arteriografia foi, por muitos anos, considerada o padrão-ouro no diagnóstico de TEP. No entanto, é teste pouco disponível e com taxa de complicações não desprezível, de cerca de 1,5%. De fato, mesmo outrora, quando os protocolos de angio-TC eram incipientes, o exame já era muito pouco solicitado; seu uso hoje é incomum.

É possível realizar angio-TC em gestantes?

- A gestação não representa uma contraindicação absoluta para a realização de angio-TC, e há respaldo na literatura para uso do exame nesse cenário. No entanto, sempre que possível, deve-se priorizar testes na investigação que prescindam de radiação – como dímero-D e ultrassonografia de membros inferiores.

Testes específicos – dímero-D

- O dímero-D é um produto da degradação da fibrina. Seus níveis guardam relação com a carga de trombos na circulação. O racional para uso na TEP é simples: como na doença há volume maior de trombos que o habitual, o dímero-D sérico se elevaria; na ausência de TEP, permaneceria normal. No entanto, o uso clínico não é tão amplo.
- É que o dímero-D tem especificidade limitada. Diversos fatores estão associados à sua elevação: Idade avançada, gestação, atividade física intensa, sepse, trauma, entre outros. De fato, níveis elevados de dímero-D, independente da magnitude, não definem o diagnóstico de TEP.
- A rigor, a dosagem de dímero-D é interessante por outra característica do teste: possui elevada sensibilidade. Sendo assim, a taxa de falsos negativos é muito baixa, e um resultado normal pode ser útil para afastar o diagnóstico, prescindindo de avaliação adicional com métodos de imagem.
- No entanto, uma ressalva: como a sensibilidade não é de 100%, é possível a ocorrência de resultado falso negativo. Sendo assim, recomenda-se restringir o teste para os casos com probabilidade clínica pré-teste baixa a intermediária, evitando seu uso nos cenários de elevada probabilidade, como discutido a seguir.

Os níveis de dímero-D normais são iguais para todos os indivíduos?

- Ainda que saibamos que vários fatores interferem nos níveis de dímero-D, a única situação em que se considera um ajuste no ponto de corte é a idade acima de 50 anos. Nessa situação, para cada ano adicional, acrescenta-se 10ng/dL ao valor de normalidade (que habitualmente é de 500ng/dL).

Diagnóstico

- O primeiro passo na abordagem diagnóstica da TEP é estimar a probabilidade clínica da doença. É que, como dito, nos casos de probabilidade baixa a intermediária, o dímero-D pode ser solicitado, e se negativo, afasta o diagnóstico, prescindindo de exame de imagem.
- Para tanto, existem diversos escores validados, como o de Wells (Tabela 32.2), que é mais utilizado na prática por prescindir de métodos laboratoriais. No entanto, o uso de critérios específicos não é obrigatório; já foi demonstrado que um médico assistente experiente pode, através de sua impressão subjetiva, definir a probabilidade pré-teste.
- Sendo assim, são dois os cenários possíveis:
  a. Probabilidade elevada: angio-TC; se negativa, considerar ultrassonografia ou cintilografia ventilação perfusão;

Tabela 32.2 – Escore de Wells para avaliação da probabilidade clínica de TEP

Critérios	Pontos
Sinais e sintomas de TVP	3
Outro diagnóstico pouco provável	3
Antecedente de TVP ou TEP	1,5
Taquicardia (FC > 100 bpm)	1,5
Imobilização ou cirurgia recente (últimas 4 semanas)	1,5
Hemoptise	1
Neoplasia diagnosticada ou em tratamento (últimos 6 meses)	1
Probabilidades clínicas	
Baixa (TEP em 5 a 13%)	< 2 pontos
Intermediária (TEP em 38 a 40%)	2 a 6 pontos
Elevada (TEP em 67 a 91%)	> 6 pontos

b. Probabilidade baixa a intermediária: solicitar dímero-D; se negativo, afasta o diagnóstico. Do contrário, angio-TC estará indicada.

Tratamento

- A conduta terapêutica na TEP depende, fundamentalmente, da estratificação do risco de morte, o que possibilita a identificação de pacientes com prognóstico bom – possíveis candidatos à alta precoce e ao tratamento domiciliar – e indivíduos instáveis para os quais terapias mais agressivas têm que ser consideradas, como o uso de trombolíticos.
- Diretrizes internacionais recomendam categorizar os pacientes com TEP em 3 grupos, o que é fundamentado no grau de repercussão nas câmaras direitas, utilizando-se variáveis que avaliam o VD de forma direta ou indireta (Figura 32.2). A principal delas é a hipotensão, que classifica o paciente como portador de TEP de risco elevado; inexistindo hipotensão, marcadores biológicos (BNP e troponinas) e métodos de imagem (ecocardiograma ou angio-TC) podem sugerir disfunção ventricular direita.
- No entanto, esses métodos complementares têm valor preditivo positivo muito baixo, com muitos falso-positivos. Além disso, como a repercussão de VD é incomum na TEP, tem sido sugerido que somente sejam utilizados caso existam dados clínicos que infiram maior mortalidade. Para tanto alguns escores foram propostos, e o mais usado é o *Pulmonary Embolism Severity Index* (PESI) simplificado (Figura 32.2). Caso uma ou mais de suas variáveis estiverem presentes, a mortalidade estimada em 30 dias é de 10,9%, sendo indicada avaliação complementar do VD. Do contrário, se não houver pontuação, o risco de evolução desfavorável é menor que 1%, o paciente é classificado como de risco baixo, prescindindo de avaliação complementar, sendo considerado candidato a tratamento domiciliar precoce (Figura 32.2).

Anticoagulação na TEP

- O advento dos NOACs (anticoagulantes orais não-antagonistas da vitamina K) modificou substancialmente a abordagem terapêutica da TEP. Desde 2016 que diretrizes internacionais (ACCP – *American College of Chest Physicians*) passaram a recomendá-los como terapia anticoagulante preferencial em pacientes com TEP estável (risco baixo ou intermediário-baixo) e sem neoplasia (Figura 32.2). A proposta tradicional, com heparina seguida por varfarina associa-se a risco maior de sangramento, sendo opção secundária (tabela 3).

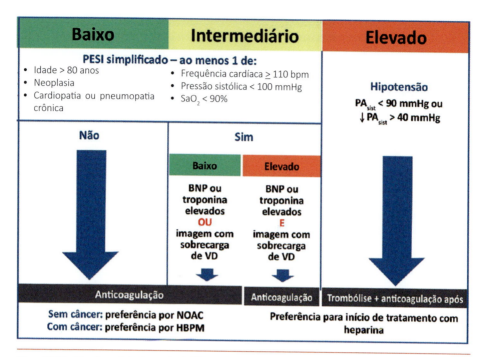

Figura 32.2 – Algoritmo de tratamento da TEP conforme estratificação de risco. (Adaptado de ERS Guidelines, 2014; ACCP Guidelines, 2016). Legenda: PESI (Pulmonary Embolism Severity Index) é um escore que avalia o risco de mortalidade após um episódio agudo de embolia pulmonar, auxiliando na definição do melhor tratamento de acordo com a gravidade do caso. Existe o escore original com 11 variáveis e 5 níveis de risco, variando de classe I (muito baixa) a V (muito alta mortalidade) e a versão simplificada mostrada na figura acima com 6 variáveis e 2 grupos de risco (baixo risco quando nenhuma das variáveis está presente).

- Os dados disponíveis para análise nas diretrizes envolviam um número pequeno de pacientes com instabilidade (risco intermediário-elevado ou elevado). Assim, nesse cenário, a recomendação é utilizar heparina como primeira opção de anticoagulação. Do mesmo modo, pacientes com câncer necessitam de abordagem individualizada. Ainda que tenhamos dados mais recentes favoráveis ao uso de NOACs, a população é muito heterogênea em relação aos riscos de trombose e de sangramento. As diretrizes em vigor da ACCP (2016) recomendam preferencialmente o uso de heparina de baixo peso molecular por todo o período de tratamento, com NOACs e varfarina sendo considerados alternativas secundárias.
- O advento dos NOACs tornou possível o tratamento domiciliar da TEP. De fato, nos pacientes estratificados como risco baixo, a internação não será obrigatória se a reserva cardiopulmonar for boa, a adesão ao tratamento pareça satisfatória e inexista condição predisponente a sangramento (como plaquetopenia); nesses casos, obviamente, deve ser utilizado um NOAC que prescinda de heparina prévia. Em qualquer outro cenário, a internação é recomendada, com período mínimo de monitorização de 24 a 48 horas.

Trombólise na TEP

- A trombólise química tem recomendações muito específicas na TEP. Existem evidências de benefício significativo apenas para casos de TEP de risco elevado, nos primeiros 14 dias após a instalação do quadro. Nesse cenário, na ausência de contraindicações, o trombolítico pode ser considerado (Tabela 32.3). Se houver limitação para a trombólise química, métodos mecânicos, como a trombectomia por cateter podem ser considerados se disponíveis no serviço.

Tabela 32.3 – Principais fármacos utilizados no tratamento da TEP			
Nome da medicação	**Administração**	**Dose inicial**	**Dose de manutenção**
Anticoagulantes injetáveis			
Heparina não fracionada	Intravenosa, em bomba de infusão	80 U/kg em *bolus*	18 U/kg/h (ajuste conforme TTPA)
Enoxaparina	subcutâneo	1 mg/kg 12/12 h	
Fondaparinux	subcutâneo	Ajuste pelo peso: < 50 kg – 5 mg/dia; 50-100 kg – 7,5 mg/dia; > 100 kg – 10 mg/dia	
NOACs			
Apixabana	Oral, sem necessidade de heparina prévia	10 mg 2 vezes ao dia por 7 dias	5 mg 2 vezes ao dia
Dabigatrana	Oral, com heparina prévia por 5 dias	150 mg 2 vezes ao dia	
Edoxabana	Oral, com heparina prévia por 5 dias	60 mg 1 vez ao dia	
Rivaroxabana	Oral, sem necessidade de heparina prévia	15 mg 2 vezes ao dia por 21 dias	20 mg 1 vez ao dia
Antagonista da vitamina K			
Varfarina	oral	5 mg 1 vez ao dia (ajustar conforme RNI)	
Trombolítico			
Alteplase	Intravenoso, em bomba de infusão	100 mg em 2 horas	
Estreptoquinase	Intravenoso, em bomba de infusão	250.000 U em 30 min	100.000 U/h por 24 horas

- Não há evidências suficientes para indicar trombólise química rotineira para os pacientes com TEP de risco intermediário-elevado. Nesse cenário, a definição deve ser individualizada, ponderando muito o risco de sangramento.

 Por quanto tempo a anticoagulação deve ser mantida?

- A tendência atual é de se manter o tratamento da TEP por tempo indefinido. Exceção é quando há um fator de risco identificável e que já foi removido: nesse cenário a anticoagulação será mantida por pelo menos 3 meses.

Exemplo de prescrição

- Paciente feminina, 51 anos, internada no 2º dia pós-operatório de correção de fratura de tíbia direita, apresenta quadro súbito de síncope e dispneia na enfermaria. Sem dor, febre, edema periférico ou sangramento exteriorizado. Na avaliação inicial estava orientada, afebril, taquipneica, com pressão arterial de 110 × 70 mmHg, frequência cardíaca de 120 bpm; a SpO_2 era de 89% em ar ambiente; inexistiam estigmas patológicos adicionais na propedêutica cardiopulmonar.

- Um eletrocardiograma demonstrou taquicardia sinusal. Considerando a hipótese de TEP foi administrado 60mg de enoxaparina (1 mg/kg) e realizada angio-TC, que demonstrou falhas de perfusão bilateralmente em ramos lobares das artérias pulmonares, sem dilatação do ventrículo direito. Como havia dois itens positivos no escore PESI simplificado (taquicardia e hipoxemia), foram avaliados ecocardiograma (normal) e BNP (elevado – 400 pg/ml). A paciente foi estratificada como TEP de risco intermediário-baixo, sendo mantida com enoxaparina 60 mg subcutânea duas vezes ao dia por 48 horas, com transição para rivaroxabana 15mg duas vezes ao dia no terceiro dia pós-evento (iniciada no horário em que seria administrada a próxima dose de enoxaparina).
- A paciente recebeu alta com seguimento ambulatorial. A dose da rivaroxabana foi ajustada após 3 semanas para 20 mg/dia, mantida por pelo menos 3 meses após a remoção do fator de risco (a cirurgia ortopédica). Assintomática, recebeu alta ambulatorial, sem necessidade de exame adicional.

Leitura sugerida

- Kearon C, Akl EA, Omelas J, Blaivas A, et al. Antithrombotic therapy for VTE disease: CHEST guideline and expert panel report. Chest. 2016;149(2):315-352.
- Konstantinides SV, Torbicki A, Agnelli G, Danchin N, et al; Task Force for the Diagnosis and Management of Acute Pulmonary Embolism of the European Society of Cardiology (ESC). 2014 ESC guidelines on the diagnosis and management of acute pulmonary embolism. Eur Heart J. 2014;35(43):3033-69, 3069a-3069k.
- Tamizifar B, Fereyduni F, Esfahani MA, Kheyri S. Comparing three clinical prediction rules for primarily predicting the 30-day mortality of patients with pulmonary embolism: The "Simplified Revised Geneva Score," the "Original PESI," and the "Simplified PESI". Adv Biomed Res. 2016;5:137.

Capítulo 33

Emergências Cardiovasculares na Gestação

Alexandre Jorge Gomes de Lucena

- As emergências cardiovasculares na gestação são situações especiais pelas peculiaridades relacionadas às modificações hemodinâmicas da gestação e pelo potencial dano ao feto. Uma premissa importante é sempre privilegiar o tratamento para salvar a vida materna.
- Neste capítulo vamos comentar particularidades sobre o tratamento de várias comorbidades e intercorrências cardiovasculares na gestante.

Arritmias

- O tratamento das arritmias nas gestantes segue as mesmas recomendações de não gestantes. Podem ser feitas cardioversão elétrica, manobras vagais, fármacos antiarrítmicos, implantes de dispositivos como marca-passos, ressincronizadores/CDIs, e ablação por cateter.

Classificação de acordo com o potencial comprometimento hemodinâmico:

Baixo risco para morte súbita	TPSV e FA com estabilidade hemodinâmica, TV idiopática, síndrome do QT longo de baixo risco, síndrome de Wolff-Parkinson-White
Risco moderado para morte súbita	TSV instável, TV em pacientes com cardiopatia estrutural, síndrome de Brugada, síndrome do QT Longo e TV polimórfica catecolaminérgica de risco moderado
Elevado risco para morte súbita	TV instável em pacientes com cardiopatia estrutural, *torsades de pointes* em pacientes com síndrome do QT Longo, síndrome do QT curto, TV polimórfica catecolaminérgica de alto risco

- O tratamento para as taquicardias paroxísticas supraventriculares (TPSV) deve ser feito da forma habitual (manobras vagais, adenosina ou CVE), nas taquicardias ventriculares (TV) idiopáticas estáveis podem ser feitos betabloqueadores, flecainida, sotalol, procainamida e lidocaína.

A cardioversão elétrica (CVE) é segura na gestante?

- A CVE sincronizada é segura em todas as fases da gestação, tem baixo potencial de risco de induzir arritmia fetal ou trabalho de parto prematuro.
- Entretanto, as medicações podem alterar a hemodinâmica materna e fetal, e alguns cuidados devem ser considerados. **O propofol parece ser mais seguro** (Classe B: estudos em animais mostram riscos, mas estudos em humanos não mostraram). Etomidato, e também os opioides podem ser considerados em baixas doses (Classe C: estudos em animais mostram risco, mas não há estudos em humanos, ou nenhum estudo foi realizado). **Benzodiazepínicos devem ser evitados, pois existem evidências de risco fetal em humanos (Classe D). A cetamina deve ser evitada**, pois não há dados a respeito de sua segurança em grávidas.

    - O tratamento da FA / Flutter com instabilidade hemodinâmica deve ser o mais rápido possível devido às possíveis complicações materno fetais. A CVE é o tratamento preferencial. Quando há FA sem instabilidade, pode-se controlar a frequência cardíaca com betabloqueadores, de preferência o metoprolol e administrar com cautela a propafenona (categoria C) em casos selecionados e que não apresentam cardiopatia estrutural. Dose 600 mg ou 450 se < 70 kg.

E amiodarona? Posso usar na gestante?

- A amiodarona pode causar hipotiroidismo fetal (17 a 25% dos casos) e comprometimento do desenvolvimento neurológico, devendo ser evitada sempre que possível, resguardando uso para situações específicas (TV com doença cardíaca estrutural) e pelo menor tempo possível.

    - A anticoagulação nas gestantes deve ser feita utilizando os mesmos critérios do CHA_2DS_2-VASc.

Posso usar algum dos novos anticoagulantes em gestantes?

- Os anticoagulantes orais de ação direta (DOACs ou NOACs) não tem liberação para uso em gestantes. Algumas pequenas séries de casos mostraram associação duvidosa com malformação e nos grandes trials de anticoagulação a gestação era critério de exclusão.
- Nas gestantes com indicação de anticoagulação, usar enoxaparina nas 12 primeiras semanas devido ao risco de embriopatia varfarínica, trocar por varfarina da 12ª a 36ª semana e após voltar para enoxaparina, suspendendo 12 a 24 horas antes do parto

Insuficiência cardíaca

- A IC na sala de emergência pode ser por uma descompensação de uma cardiopatia prévia, um quadro agudo de miocardite ou cardiomiopatia periparto, o diagnóstico diferencial deve ser feito com estenose mitral, TEP e IAM. O uso de BNP (>100 pg/ml) é agora validado para diagnóstico de IC na gestante, podendo ser útil na sala de emergência.
- O tratamento deve ser feito baseado no perfil hemodinâmico e as drogas necessárias para estabilização materna como diuréticos de alça (furosemida), vasodilatadores, e em casos selecionados o uso de inotrópicos como a dobutamina, milrinone e levosimendana devem ser feitas levando como prioridade a mãe. Trabalhos com pequeno número de pacientes em pacientes com cardiomiopatia periparto sugerem que a levosimendana seria segura durante a gestação.
- Durante a gestação devemos substituir o uso de IECA / BRA (teratogenicidade) por hidralazina e nitrato nas doses habituais. É possível o uso de nitroglicerina venosa e nitroprussiato de sódio . Utilizar pelo menor tempo possível devido ao risco de intoxicação pelo cianeto. Se a IC ocorre após o parto o tratamento medicamentoso e de suporte é similar ao de não gestantes.

Tabela 33.1 – Tratamento medicamentoso da IC na gestação

Droga	Gestação	Aleitamento
IECA	Contraindicado	Permitido
BRA	Contraindicado	Segurança não é bem estabelecida
Espironolactona	Contraindicado	Permitido
Betabloqueadores	Permitido	Permitido
Ivabradina	Contraindicado	Contraindicado*
Diuréticos (alça e tiazídicos)	Permitido	Permitido
Vasodilatadores	Permitido	Permitido
Sacubitril/valsartana	Contraindicado	Contraindicado*
Novos anticoagulantes	Contraindicado	Contraindicado

IECA, BRA, ARNI (Sacubitril/Valsartana- Entresto®)
- Contraindicados durante toda a gestação.
- O IECA é permitido no puerpério e amamentação
- Há pouca evidência da segurança dos BRA no aleitamento e o ARNI não deve ser utilizado

Espironolactona
- Evitar na gestação devido ao risco de feminilização de fetos masculinos

Hidralazina/nitratos
- Hidralazina é o vasodilatador de escolha para tratamento da IC na gestação.
- Compatível com a amamentação, mas é usualmente trocado pelo IECA no puerpério.
- Doses: Hidralazina 25 a 100 mg, três vezes ao dia.
- Dinitrato de isossorbida: 20-40 mg, três vezes ao dia.

Betabloqueadores
- Preferir metoprolol por apresentar menor influência no tônus uterino e menos efeitos adversos para o feto.
- Sugerir amamentação após 3 horas da dose.
- Dose: succinato de metoprolol CR – Inicial: 12,5 mg, uma vez ao dia; alvo: 200 mg, uma vez ao dia.

Diuréticos
- Furosemida é o de escolha. É excretada no leite, mas sem efeito adverso significativo para o feto ou lactente
- Doses: IV até 120 mg/dia.
- VO: 20-600 mg/dia.
- A Clortalidona 25 mg pode ser utilizada (B)

Digoxina
- Volume de distribuição encontra-se aumentado na gestação e os níveis séricos da digoxina podem diminuir em até 50%, devido ao aumento da depuração renal, necessitando de um ajuste de dose. Excretada pelo leite, mas sem efeitos adversos relevantes no feto.
- Dose: 0,25 a 0,125 mg, uma vez ao dia.

Tabela 33.2 – Diagnóstico diferencial de IC na emergência

Cardiomiopatia periparto	Mais frequente no puerpério; IC aguda sem causa aparente (exclusão); troponina e BNP elevados.	Tratamento clássico de IC aguda + bloqueio da prolactina (bromocriptina)
Tromboembolismo Pulmonar	Mais frequente no 3º trimestre e puerpério; hipoxemia + sobrecarga de câmaras direitas / HP; Troponina e BNP elevados, D-dímero ajuda limitada.	Anticoagulação plena (heparina não atravessa barreira placentária) ou Trombólise com rT-PA (se repercussão hemodinâmica).
Infarto agudo do Miocárdio	Dispneia + dor torácica; Troponina em curva + alteração de ECG;	AAS + Clopidogrel (evitar prasugrel e ticagrelor); Cateterismo se necessário.

Continua...

Tabela 33.2 – Diagnóstico diferencial de IC na emergência (continuação)		
Miocardite	IC aguda com história de infecção viral prévia; Ecocardiograma e RM no diagnóstico.	Tratamento clássico de IC aguda.
Estenose Mitral	Causa frequente de insuficiência respiratória no fim da gravidez / início do puerpério; Sopro diastólico em foco mitral;	Controle de frequência cardíaca (betabloqueador / verapamil / digital) + diurético venoso.

Qual a principal causa de insuficiência cardíaca durante a gestação no Brasil?

É a cardiopatia reumática crônica, com destaque para a estenose mitral. Muitas vezes o primeiro sintoma relacionado à valvopatia aparece apenas na gravidez.
Na gestação ocorrem alterações no sistema cardiovascular como taquicardia, aumento da volemia e do débito cardíaco, além da diminuição da resistência periférica associada a redução da pressão arterial, como consequência, as lesões obstrutivas (estenoses mitral e aórtica principalmente) descompensam com maior frequência que as regurgitantes (insuficiências mitral e aórtica).

Síndromes coronarianas agudas

- A causa mais frequente de síndrome coronariana aguda na gestação é a dissecção espontânea de coronárias.
- O tratamento da SCA em gestantes segue em linhas gerais o tratamento de não gestantes com particularidades relativas à idade gestacional, uso de medicações e proximidade do parto.

Dividiremos em 3 situações clínicas:

SCA SST de baixo risco	Manter inicialmente tratamento conservador. Individualizar tratamento na SCA SST de moderado risco.
SCA SST de alto risco	Estabilização clínica + avaliação invasiva dentro de 24 a 48 horas
SCA com supra de ST	Reperfusão coronariana. Cateterismo + ATC (preferencialmente) ou Trombólise química (se não houver acesso a hemodinâmica – contraindicação relativa pelo risco de sangramento placentário) ou Revascularização cirúrgica.

- Lembrar!! Gestação não é contraindicação absoluta à trombólise. É relativa. Lembrando das contraindicações absolutas (5 na cabeça, 1 no tórax e 1 no abdome)
- Caso necessário angioplastia com *stent*, há preferência pelos não farmacológicos ou *stents* farmacológicos de geração mais nova, pelo menor tempo de uso da dupla antiagregação. O clopidogrel deve ser suspenso 7 dias antes do parto por conta da alteração da farmacodinâmica da droga na gestação.

Posso usar ticagrelor e prasugrel em gestantes?

- Os antiplaquetários prasugrel e ticagrelor não possuem liberação para uso na gestação pela falta de dados de segurança. No aleitamento eles são provavelmente compatíveis.

- Medicações antianginosas como nitrato e betabloqueadores (exceto atenolol) são utilizadas de forma rotineira, assim como o uso de heparina.

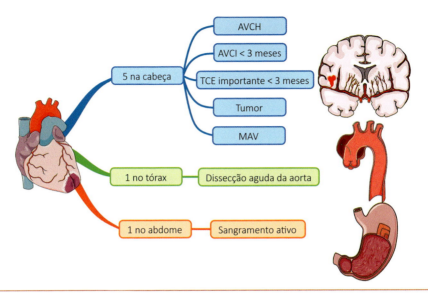

Figura 33.1 – Contraindicações absolutas aos trombolíticos.

 Por que evitar o uso de atenolol em gestantes?

- O atenolol foi associado com grande restrição de crescimento intrauterino e relato de óbitos intraútero, deve ser evitado durante a gestação. O sotalol recentemente também foi associado aumento do risco de morte súbita materno-fetal por conta do prolongamento do intervalo QT e casos de *torsades de pointes*.

Síndromes aórticas agudas

- A própria gestação é fator de risco para dissecção de aorta, e deve ser lembrada como diagnóstico diferencial de dor torácica na emergência junto com TEP e IAM. Pacientes portadoras de doenças de aorta prévia (válvula aórtica bicúspide, síndrome de Marfan, Ehlers-Danlos vascular) com dor torácica devem ser avaliadas com angio-TC de aorta.

Dissecção de aorta tipo A	Cirurgia de emergência – avaliar viabilidade fetal para cesárea seguido de cirurgia de correção da aorta.
Dissecção de aorta tipo B	Se não complicada – tratamento conservador. Considerar tratamento percutâneo se dor persistente, HAS não controlada, progressão da dissecção, isquemia de órgãos ou sinais de rotura de aorta.

Trombose de prótese mecânica

- A gestação é um estado pró-trombótico, principalmente no 3º trimestre e puerpério, mas as gestantes com prótese mecânica estão expostas ao risco desde o começo da gestação pela impossibilidade do uso da varfarina até 12 semanas (teratogenicidade).
- A trombose de prótese pode ser obstrutiva ou não obstrutiva, nas pacientes com tromboses parciais e estáveis, o tratamento pode ser feito com heparinização plena venosa e controle ecocardiográfico.

- Nos casos obstrutivos, a cirurgia é a primeira indicação, com taxa de sucesso de 81% x 70,9% do tratamento trombolítico. Caso não haja condições cirúrgicas ou equipe disponível, a trombólise pode ser feita da seguinte forma:

Estreptoquinase	1.500.000 UI em 60 min sem HNF
Alteplase (rT-PA)	10 mg em *bolus* + 90 mg em 90 min com HNF

- Recentemente foi lançado um novo protocolo com bons resultados, é feito com trombolítico de forma lenta e fracionada: rT-PA- 25 mg intravenosa em 6 h, repetido a cada 24 h por até 6 vezes; dose máxima 150 mg, sem *bolus* ou heparina concomitante).

Parada cardiorrespiratória

- O atendimento da PCR na gestante segue de forma geral as mesmas recomendações do ACLS para qualquer atendimento, as drogas e sequências de desfibrilação devem ser feitas de forma igual.
Algumas particularidades devem ser levadas em conta:
- A suplementação de oxigênio é fundamental pela baixa reserva pulmonar, alto consumo de O2 na gestação e compressão mecânica do diafragma;
- O útero faz compressão aorto-caval levando a diminuição do retorno venoso, nestes casos o útero deve ser deslocado para esquerda por tração manual para melhorar a hemodinâmica materna durante a RCP;
- A cesárea "perimortem" deve ser realizada nos primeiros 4 minutos da RCP nas pacientes com útero acima da cicatriz umbilical para descompressão aorto-caval com aumento de sobrevida materno de 31,7% e melhora do prognóstico fetal. A cesárea deve ser realizada no local onde ocorreu a PCR e a equipe da obstetrícia chamada no início da RCP.

Leitura sugerida

- Avila WS, Alexandre ERG, Castro ML, Lucena AJG, Marques-Santo C, Freire CMV, et. al. Posicionamento da Sociedade Brasileira de Cardiologia para Gravidez e Planejamento Familiar na Mulher Portadora de Cardiopatia – 2020. Arq Bras Cardiol. 2020 Arq Bras Cardiol. 2020; 114(5):849-942.
- Cobb B, Lipman S. Cardiac Arrest: Obstetric CPR/ACLS. Clin Obstet Gynecol. 2017;60(2):425-430. doi:10.1097/GRF.0000000000000273.
- Hayes SN, Kim ESH, Saw J, Adlam D, Arslanian-Engoren C, Economy KE, et al. Spontaneous Coronary Artery Dissection: Current State of the Science A Scientific Statement From the American Heart Association. Circulation. 2018;137(19):e523-e557.
- Jeejeebhoy FM, Zelop CM, Lipman S, et al. Cardiac Arrest in Pregnancy: A Scientific Statement From the American Heart Association. Circulation. 2015;132(18):1747-1773. doi:10.1161/CIR.0000000000000300.
- M Özkan, Çakal B, Karakoyun S, Gürsoy OM, Çevik C, Kalçık M, et al. Thrombolytic therapy for the treatment of prosthetic heart valve thrombosis in pregnancy with low-dose, slow infusion of tissue type plasminogen activator. Circulation. 2013;128(5):532-40.
- Mehta LS, Beckie TM, DeVon HA, Grines CL, Krumholz HM, Johnson MN, et al. Acute Myocardial Infarction in Women A Scientific Statement From the American Heart Association. Circulation. 2016;133(9):916-47.
- Regitz-Zagrosek V, Roos-Hesselink JW, et al. 2018 ESC Guideline for the management of cardiovascular diseases during pregnancy. European Heart Journal 2018 doi:10.1093/eurheartj/ehy340.

Capítulo 34

Manejo da Hiperglicemia Hospitalar

Patrícia Gadelha
Ícaro Sampaio Inácio

Introdução

- A hiperglicemia é uma condição comum em pacientes hospitalizados e para pacientes internados é definida como um nível de glicose no sangue acima de 140 mg/dL. As causas mais frequentes de hiperglicemia no ambiente intra-hospitalar incluem diabetes mellitus (DM) subjacente, medicamentos (por exemplo, corticosteroides, diuréticos tiazídicos), nutrição parenteral, estresse cirúrgico e sepse.
- A hiperglicemia em pacientes hospitalizados, com ou sem diabetes, está associada ao aumento das taxas de infecção, tempo de internação hospitalar e mortalidade. As taxas de complicações e mortalidade são ainda mais altas em pacientes hiperglicêmicos sem histórico de diabetes do que naqueles sabidamente diabéticos.
- Ensaios clínicos randomizados em pacientes hiperglicêmicos críticos e não críticos demonstram que o controle glicêmico apropriado pode reduzir as complicações hospitalares e consequentemente os custos da internação. Por outro lado, a tentativa de realizar um tratamento intensivo eleva o risco de hipoglicemia, que está independentemente associada ao aumento da morbimortalidade em pacientes hospitalizados.

Cuidados na admissão hospitalar

- A glicemia deve ser medida em todos os pacientes hospitalizados, com ou sem DM, no momento da admissão. A glicemia capilar à beira do leito é um método fácil e rápido, mas deve-se utilizar um aparelho calibrado e validado, com acurácia em diferentes amostras.
- A mais recente diretriz publicada pela *American Diabetes Association* (ADA), em 2020, recomenda que seja dosada a hemoglobina glicada (A1C) de todos os pacientes com diabetes ou hiperglicemia (acima de 140 mg/dL) durante a admissão hospitalar caso o exame não tenha sido realizado nos últimos três meses. Um valor de HbA1c maior ou igual a 6,5% sugere que o diabetes precedeu a hospitalização.

Alvos glicêmicos no paciente hospitalizado

- Para pacientes internados, críticos ou não, a maioria das sociedades recomenda alvos glicêmicos entre 140 e 180 mg/dL. A ADA não estipulou diferenças com base no horário das medições, como pré-prandial *versus* pós-prandial. A *Endocrine Society* por sua vez recomenda metas pré-prandias abaixo de 140 mg/dL e níveis de glicemia "aleatórios" abaixo de 180 mg/dL.
- Objetivos mais rigorosos podem ser apropriados para pacientes estáveis com bom controle glicêmico anterior. Valores mais elevados de glicemia devem ser tolerados em pacientes idosos com comorbidades graves, onde o risco aumentado de hipoglicemia pode superar qualquer benefício potencial.
- Diversos estudos já demonstram aumento da incidência de hipoglicemias, bem como aumento da mortalidade em pacientes hospitalizados submetidos a um controle glicêmico rigoroso. O famoso estudo *Normoglycemia in Intensive Care Evaluation Survival Using Glucose Algorithm Regulation* (NICE-SUGAR) randomizou mais de 6000 indivíduos para serem submetidos a controle glicêmico convencional (<180 mg/dL) ou controle glicêmico intensivo (81-108 mg/dL) e relatou aumento da mortalidade durante 90 dias de seguimento (24,9% vs. 27,5%, p = 0,02) no grupo de controle intensivo. Em uma análise subsequente do estudo, os pesquisadores do NICE-SUGAR relataram uma frequência mais alta de hipoglicemia no braço intensivo (6,8% vs. 0,5%) e aqueles com hipoglicemia tiveram um aumento de aproximadamente duas vezes na mortalidade em comparação com pacientes sem hipoglicemia.

Monitoramento das glicemias

- A *Endocrine Society* recomenda que a avaliação do controle glicêmico de pacientes hospitalizados seja realizada por meio dos testes de glicemia capilar. Em pacientes com diabetes (ou hiperglicemia) que estão comendo, o monitoramento da glicemia deve ocorrer imediatamente antes das refeições. Naqueles que não recebem nada por via oral, o monitoramento da glicemia deve ocorrer em intervalos regulares e fixos, geralmente a cada seis horas. É importante ressaltar que tais intervalos podem ser ajustados dependendo da condição clínica do paciente, dos resultados de medições anteriores e das condutas tomadas.
- Em se tratando de pacientes internados em unidade de terapia intensiva, estando em uso de insulina em bomba de infusão contínua, tornam-se necessárias medições horárias de glicose até o controle glicêmico estável.
- Muito estudado no momento, o monitoramento contínuo da glicose em tempo real (CGM), como o sistema *flash* de monitorização da glicemia intersticial (*Freestyle Libre*®) fornece medições frequentes dos níveis intersticiais de glicose, bem como a direção e magnitude das tendências da glicose, o que pode ter uma vantagem sobre o teste de glicemia capilar na detecção e redução da incidência de hipoglicemia no ambiente hospitalar. Apesar dessas potenciais vantagens, diretrizes recentes recomendaram adiar o uso de CGM no ambiente hospitalar até que mais dados sobre precisão e segurança se tornem disponíveis.

Esquemas de insulinização no paciente não crítico

- A insulina é o tratamento de escolha para a grande maioria dos casos de hiperglicemia hospitalar. A terapia insulínica via subcutânea deve ser iniciada para o tratamento da hiperglicemia persistente a partir de um limiar ≥180 mg/dL.
- O uso da insulina basal isolada ou acompanhada de doses de correção de insulina de ação ultra rápida (esquema basal-*plus*) é o tratamento preferido para pacientes hospitalizados não críticos com baixa ou nenhuma ingestão oral.
- Em pacientes com ingestão oral adequada, o esquema basal-*bolus* é recomendado. Nesse caso, utiliza-se um esquema de insulina basal de longa ação, associada à insulina prandial. O

estudo RABBIT-2 relatou que os regimes de basal-*bolus* resultaram em melhor controle da glicose em comparação aos regimes *sliding scale* (uso isolado de insulina regular em escala de correção) em pacientes com DM2 hospitalizados.
- No caso de pacientes previamente diabéticos que fazem uso de hipoglicemiantes orais ou de terapia injetável não insulínica, tais medicamentos devem ser descontinuados, sendo indicada o início de insulinoterapia conforme ilustrado na Figura 34.1.
- Os pacientes tratados com insulina antes da admissão devem ter suas doses totais diárias de insulina reduzidas em 25% para evitar hipoglicemias, e a distribuição deve seguir o esquema basal-*bolus*.
- Estão disponíveis vários tipos de insulina para uso subcutâneo, cada uma com um perfil farmacocinético diferente, conforme descrito na Tabela 34.1.

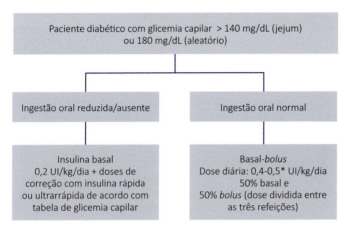

* Prescrever 0,2 a 0,3 UI/kg de peso corporal em pacientes com mais de 70 anos ou insuficiência renal.

Figura 34.1 – Proposta de insulinoterapia inicial para portadores de DM2 hospitalizados.

Tabela 34.1 – Perfil farmacocinético das insulinas

Classe	Nome genérico	Início de ação	Pico	Duração
Rápida	Regular	30-60 min	2-3 h	6-10 h
Ultrarrápida	Aspart/Glulisina/Lispro	5-15 min	1-2 h	4-6 h
Intermediária	NPH	2-4 h	4-10 h	12-18 h
Longa ação	Glargina	2h	Não tem	20-24 h
	Detemir	2h	Não tem	17-24 h
	Degludeca	30-90 min	Não tem	42 h

Esquemas de insulinização no paciente crítico

- Em pacientes que necessitam de internação em UTI, como aqueles com hipotensão, crises hiperglicêmicas ou sepse, a insulina deve administrada por infusão intravenosa (IV) contínua. Utiliza-se preferencialmente a insulina regular humana em soluções de 100 unidades em 100 ml de solução salina a 0,9% (1 UI/ml). A meia-vida curta da insulina IV (< 15 minutos) permite flexibilidade no ajuste da taxa de infusão no caso de alterações imprevisíveis na nutrição ou

nas condições clínicas do paciente. Se a glicemia subir acima de 180 mg/dL, a infusão intravenosa de insulina deve ser iniciada.
- Uma variedade de protocolos de infusão demonstrou ser eficaz em permitir controle glicêmico com baixa taxa de hipoglicemia. Um bom protocolo deve permitir o ajuste da glicemia de maneira flexível, levando em consideração os valores atuais e anteriores da glicose, bem como as alterações na taxa de infusão da insulina.

Terapia não insulínica nos pacientes hospitalizados

- O uso de antidiabéticos orais não foi recomendado em diretrizes anteriores, devido à falta de estudos de segurança e eficácia no ambiente hospitalar. Algumas medicações possuem também particularidades que limitam seu uso em pacientes internados. A metformina é contraindicada para pacientes expostos a contraste, com perda de função renal e risco de acidose láctica. As sulfonilureias aumentam o risco de hipoglicemia, principalmente em pacientes idosos e com perda da função renal. A pioglitazona promove retenção hídrica e os análogos de GLP-1 podem causar náuseas e vômitos.
- Com relação aos inibidores do cotransportador de sódio e glicose tipo 2 (SGLT2), o *Food and Drug Administration* inclui avisos sobre cetoacidose diabética (CAD), infecções do trato urinário e lesão renal nos rótulos dos medicamentos. Uma revisão recente sugeriu que os inibidores do SGLT2 devem ser evitados em doenças graves, durante jejum prolongado e procedimentos cirúrgicos. Até que a segurança e a eficácia sejam estabelecidas, os inibidores da SGLT2 não podem ser recomendados para uso hospitalar de rotina.
- Por outro lado, evidências crescentes indicam que o tratamento com inibidores da dipeptidil peptidase-4 (DPP4), isoladamente ou em combinação com insulina basal, é seguro e eficaz em pacientes clínicos e cirúrgicos com hiperglicemia leve a moderada. O SITA-HOSPITAL, um estudo multicêntrico, randomizado e controlado que avaliou 279 pacientes clínicos e cirúrgicos com DM2 previamente tratados com antidiabéticos orais ou insulina em baixa dose (< 0,6 U/kg/dia) não observou diferenças significativas no controle glicêmico, taxas de hipoglicemia, tempo de permanência hospitalar e complicações hospitalares (incluindo lesão renal aguda ou pancreatite) entre o grupo de pacientes que fez uso da combinação de sitagliptina oral e insulina basal e o grupo tratado apenas com insulinas no regime basal-*bolus*.

Abordagem da hipoglicemia no ambiente intra-hospitalar

- Pacientes com ou sem diabetes podem apresentar hipoglicemia no ambiente hospitalar. Embora a hipoglicemia esteja associada ao aumento da mortalidade, ela pode ser apenas um marcador da doença subjacente e não a causa direta do aumento da mortalidade. No entanto, até que se prove que não é causal, é prudente evitar a hipoglicemia.
- A hipoglicemia no paciente internado pode ser classificada em níveis 1, 2 ou 3, dependendo do valor da glicemia e dos sintomas apresentados (Tabela 34.2). As possíveis causas de hipoglicemia no ambiente hospitalar são múltiplas e incluem:
    1. Descontinuação abrupta da terapia com corticosteroides.
    2. Recuperação de doença aguda/estresse.
    3. Amputação de um membro.
    4. Erro na dose ou horário da insulina.
    5. Vômitos.
    6. Apetite reduzido ou ingestão reduzida de carboidratos.
- Para a correção da hipoglicemia em pacientes conscientes e capazes de engolir, 15-20g de carboidrato via oral é o tratamento de escolha. No caso do paciente estar inconsciente ou

agressivo, recomenda-se terapêutica endovenosa com Glicose a 50%. Também deverá receber glicose endovenosa se existir interrupção do trânsito intestinal por algum motivo ou em pós-operatório com jejum. Na indisponibilidade de acesso venoso imediato, pode-se administrar glucagon 1 mg por via intramuscular.

Tabela 34.2 – Níveis de gravidade da hipoglicemia

Classificação da Hipoglicemia	
Nível 1	Glicemia < 70 mg/dL e $\geq$ 54 mg/dL
Nível 2	Glicemia < 54 mg/dL
Nível 3	Evento grave com alteração do estado mental, necessitando do auxílio de outra pessoa para recuperação

Programação da alta hospitalar

- A alta hospitalar representa um momento crítico para garantir uma transição segura para o regime ambulatorial e reduzir a necessidade de visitas aos serviços de emergência e reinternação. A dosagem da HbA1c durante a internação hospitalar pode auxiliar na adaptação da prescrição dos pacientes diabéticos no momento da alta.
- Pacientes com HbA1C abaixo de 7% geralmente podem receber alta com a mesma terapia ambulatorial prévia (agentes orais e/ou insulinoterapia) se não há contraindicações para os medicamentos (exemplo: pioglitazona e insuficiência cardíaca; metformina e insuficiência renal). Pacientes com HbA1C elevada necessitam de intensificação do tratamento ambulatorial (Figura 34.2).

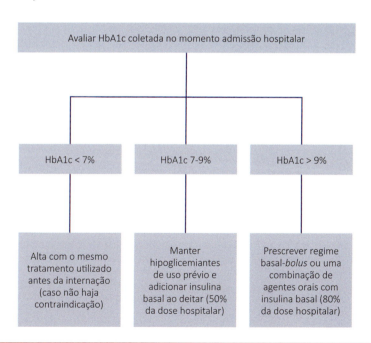

Figura 34.2 – Ajuste do terapia hipoglicemiante no momento da alta hospitalar.

Caso Clínico

- Homem, 58 anos, hipertenso, sem diagnóstico prévio de DM, dá entrada na emergência cardiológica com quadro de IAM com supra de ST. A glicemia capilar da admissão é 278 mg/dL, sendo solicitada HbA1c. O paciente pesa 72 kg e tem função renal normal. Após realização de CATE, como paciente estável e capaz de ingerir dieta oral, foi iniciada insulinoterapia subcutânea, com dose total diária de 0,5 UI/kg/dia (36 UI). A dose foi dividida da seguinte forma: insulina glargina 18 UI uma vez ao dia e insulina lispro 6 UI, 15 min antes do café da manhã, almoço e jantar. A insulina lispro foi também utilizada para doses suplementares de acordo com a glicemia capilar pré-prandial, conforme as doses sugeridas na Tabela 34.3. Ressaltamos que a utilização de insulinas de ação rápida ou ultrarrápida em escala de correção, como único esquema de tratamento, não é aceitável.

Tabela 34.3 – Sugestão de escala de doses de insulina (em unidades) para correção de hiperglicemia

Glicemia (mg/dL)	Sensível	Usual	Resistente
141-180	2	4	6
181-220	4	6	8
221-260	6	8	10
261-300	8	10	12
301-350	10	12	14
351-400	12	14	16
> 400	14	16	18

Pacientes sensíveis: idosos, portadores de insuficiência renal e hepática; usuais: diabéticos tipo 1 e tipo 2 com peso normal; resistentes à insulina: obesos, paciente em uso de altas doses de corticoide.

- No momento da alta hospitalar, o paciente encontrava-se em uso de insulina glargina 12 UI uma vez ao dia e lispro 4 UI antes das três principais refeições. Resgatado o resultado da HbA1c = 8,2%, indicando que o paciente já era diabético antes da hospitalização. Recebe alta com prescrição de metformina 2g/dia e empagliflozina 25 mg/dia, além de orientações dietéticas. Caso o paciente tivesse esse valor de hemoglobina glicada já com uso prévio de algum hipoglicemiante oral, poderia ser acrescentada uma insulina basal (NPH, glargina ou degludeca) 10 UI ao se deitar, na prescrição para casa.

Leitura sugerida

- Agiostratidou G, Anhalt H, Ball D, et al. Standardizing clinically meaningful outcome measures beyond HbA_{1c} for type 1 diabetes: a consensus report of the American Association of Clinical Endocrinologists, the American Association of Diabetes Educators, the American Diabetes Association, the Endocrine Society, JDRF International, The Leona M. and Harry B. Helmsley Charitable Trust, the Pediatric Endocrine Society, and the T1D Exchange. Diabetes Care 2017;40:1622–1630.
- American Diabetes Association. Standards of medical care in diabetes 2019. Diabetes Care. 2019; 42: S173-S181.
- Brazilian Diabetes Society. Official Position SBD nº 03/2015: glycemic control in the hospitalized patient. 2015.

- Capes SE, Hunt D, Malmberg K, Gerstein HC. Stress hyperglycaemia and increased risk of death after myocardial infarction in patients with and without diabetes: a systematic overview. Lancet 2000;355:773-778.
- Gomez AM, Umpierrez GE. Continuous glucose monitoring in insulin-treated patients in non-ICU settings. J Diabetes Sci Technol 2014;8:930–936
- Moghissi ES, Korytkowski MT, DiNardo M, et al.; American Association of Clinical Endocrinologists; American Diabetes Association American Association of Clinical Endocrinologists and American Diabetes Association consensus statement on inpatient glycemic control. Diabetes Care 2009;32:1119–1131.
- Pasquel FJ, Gianchandani R, Rubin DJ, et al. Efficacy of sitagliptin for the hospital management of general medicine and surgery patients with type 2 diabetes (Sita-Hospital): a multicentre, prospective, open-label, non-inferiority randomised trial. Lancet Diabetes Endocrinol 2017;5:125–133.
- Schmeltz LR, DeSantis AJ, Thiyagarajan V, et al. Reduction of surgical mortality and morbidity in diabetic patients undergoing cardiac surgery with a combined intravenous and subcutaneous insulin glucose management strategy. Diabetes Care 2007.
- U.S. Food and Drug Administration. FDA Drug Safety Communication: FDA revises labels of SGLT2 inhibitors for diabetes to include warnings about too much acid in the blood and serious urinary tract infections [Internet], 2015. Available from http://www.fda.gov/Drugs/DrugSafety/ucm475463.htm.
- Ulmer BJ, Kara A, Mariash CN. Temporal occurrences and recurrence patterns of hypoglycemia during hospitalization. Endocr Pract 2015.
- Umpierrez GE, Hellman R, Korytkowski MT, Kosiborod M, Maynard GA, Montori VM, Seley JJ, Van den Berghe G; Endocrine Society. Management of hyperglycemia in hospitalized patients in non-critical care setting: an endocrine society clinical practice guideline. J Clin Endocrinol Metab. 2012 Jan;97(1):16-38.
- Umpierrez GE, Isaacs SD, Bazargan N, You X, Thaler LM, Kitabchi AE. Hyperglycemia: an independent marker of inhospital mortality in patients with undiagnosed diabetes. J Clin Endocrinol Metab. 2002;87(3):978-82.
- Umpierrez GE, Korytkowski M. Is incretin-based therapy ready for the care of hospitalized patients with type 2 diabetes? Insulin therapy has proven itself and is considered the mainstay of treatment. Diabetes Care 2013;36:2112–2117.
- Umpierrez GE, Reyes D, Smiley D, et al. Hospital discharge algorithm based on admission HbA_{1c} for the management of patients with type 2 diabetes. Diabetes Care 2014;37:2934–2939.
- Umpierrez GE, Smiley D, Jacobs S, et al. Randomized study of basal-bolus insulin therapy in the inpatient management of patients with type 2 diabetes undergoing general surgery (RABBIT 2 surgery). Diabetes Care 2011; 34:256–261.

Capítulo

35

Sangramento em Pacientes em Uso de Anticoagulantes e/ou Antiplaquetários

Carlos Frederico Costa Lopes
Fabio Mastrocola

Introdução

- A anticoagulação é a pedra fundamental para o tratamento da trombose e das complicações tromboembólicas de uma variedade de doenças. A incidência das indicações comuns para anticoagulação, como a fibrilação atrial, tem aumentado por causa do envelhecimento da população e aumento das doenças crônicas relacionadas à idade, além dos avanços na detecção precoce, prevenção e tratamento dessas patologias.
- Estima-se que nos Estados Unidos mais de 6 milhões de pessoas estejam em tratamento com anticoagulantes e consequentemente apresentam maior risco para sangramentos que podem ocasionar aumento substancial de morbidade e mortalidade.
- O advento da terapia antitrombótica agressiva, com múltiplas drogas, notadamente nos pacientes submetidos a intervenção coronária percutânea (ICP), tem levado a redução significativa de eventos isquêmicos (trombose aguda de *stent* e novos IAMs) em curto e longo prazo. Contudo, o sangramento após o procedimento é uma complicação relativamente frequente da ATC e confere uma maior morbimortalidade.
- Diversos estudos clínicos apontam que, conforme a definição de sangramento utilizada, taxas de 5-10% podem ser observadas nesse cenário. Taxas similares ou ainda mais expressivas são encontradas na prática clínica diária, constituindo a principal complicação não cardíaca observada na população submetida a ICP.
- O sangramento leva a ativação plaquetária e iniciação da cascata de coagulação para causar hemostasia no local do sangramento. Os mecanismos para prevenção da amplificação sistêmica podem estar deficientes em pacientes com doença vascular porque essas vias estão predominantemente ativas nas células endoteliais, potencialmente levando a um estado de hipercoagulabilidade. A eritropoetina, liberada em resposta a anemia, também pode promover um estado protrombótico através de vias como a ativação plaquetária e citocinas pró coagulantes.

Fatores de risco

- Idade acima de 75 anos, sexo feminino, baixo peso e comorbidades como anemia e doença renal crônica estão entre os fatores de risco mais citados nos diferentes estudos. Outros fatores como uso dos inibidores da glicoproteína IIb/IIIa, duração da terapia farmacológica (principalmente em associação) e hipertensão arterial não controlada também são citados.
- Os fatores de risco relacionados diretamente ao procedimento de angioplastia incluem o tamanho da bainha, a duração do procedimento, uso de balão intra-aórtico, a complexidade da intervenção, a intensidade e duração do regime antitrombótico, tabagismo e pacientes com INR acima de 2.6 nos usuários de varfarina.
- Uma vez que tais características podem coexistir em um mesmo indivíduo, a aplicação do escore de risco de sangramento como o *Can Rapid risk stratification of Unstable angina patients Suppress ADverse outcomes with Early implementation* (CRUSADE) visa a identificar pacientes com maior risco antes e após ICP.

Manifestações clínicas e diagnóstico

- As manifestações clínicas e o diagnóstico vão depender do local anatomicamente afetado.
- Em muitos pacientes, as manifestações clínicas são óbvias: hematêmese ou um grande hematoma. Contudo, sangramento oculto, especialmente retroperitonial, deve ser suspeitado nos pacientes com achados neurológicos inexplicados, hipotensão, instabilidade clínica ou hemodinâmica, ou queda significativa no hematócrito ou hemoglobina.
- Artéria femoral: um sangramento significativo na coxa pode ser evidente pela queixa de dor local e achado de um grande hematoma. Contudo, em pacientes obesos, um sangramento importante pela artéria femoral pode ser mais difícil de diagnosticar ao exame físico. O ultrassom normalmente é suficiente para o diagnóstico. Nos casos de sangramento retroperitoneal relacionados à punção do acesso femoral acima do ligamento inguinal, na parede posterior da artéria femoral, ou punção inadvertida de vasos aortoilíacos, em grande parte das vezes o exame físico é inicialmente normal e é necessário ficar atento para esta possibilidade em casos de hipotensão sem causa estabelecida ou queda significativa da hemoglobina sem sangramento evidente. O exame recomendado para investigação do sangramento retroperitoneal é a tomografia computadorizada com contraste intravenoso.
- Gastrointestinal: esse tipo de sangramento geralmente ocorre em pacientes com lesões gastrointestinais prévias, como úlceras gástricas ou duodenais, gastrite ou pólipos colônicos. Hematêmese e/ou melena são as manifestações clínicas mais comuns. O diagnóstico é feito através dos protocolos com endoscopia digestiva alta (principal exame) e colonoscopia em casos selecionados, entre outros métodos de imagem.
- Sangramento intracraniano: os pacientes podem se queixar de cefaleia aguda ou vômitos, alteração do nível de consciência ou se apresentarem com sinais neurológicos focais. A tomografia de crânio sem contraste é o método diagnóstico inicial de escolha.

Exames laboratoriais

- De forma geral, para os pacientes que se apresentam com sangramento ativo, exames laboratoriais de rotina (hemograma, função renal e hepática) e específicos (TTPa, TP e INR, dosagem de fibrinogênio, tempo de trombina) devem ser solicitados. Para os novos anticoagulantes (NOACS) não temos exames específicos disponíveis no Brasil, a Tabela 35.1 pode nos dar uma orientação inicial sobre a possibilidade de atividade acima do normal desses agentes.

Capítulo 35 – Sangramento em Pacientes em Uso de Anticoagulantes e/ou Antiplaquetários

Tabela 35.1 – Avaliação qualitativa dos novos anticoagulantes quando os testes específicos quantitativos não estão disponíveis

Objetivos clínicos

Drogas	Excluir níveis clinicamente relevantes da droga		Determinar se a dosagem está correta ou a cima da dose terapêutica	
	Teste Sugerido	Interpretação	Teste Sugerido	Interpretação
Dabigatran	TT, TTPa	• **TT Normal:** exclui níveis clinicamente relevantes • **TT Prolongado:** não discrimina entre níveis clinicamente significativos dos sem relevância clínica • **TTPa Normal:** geralmente exclui níveis clinicamente relevantes	TTPa	• **TTPa Prolongado:** sugere dose correta ou acima da dose • **TTPa Normal:** Não exclui dose adequada
Apixaban	TT, TTPa	• **TT e TTPa Normais:** não excluem níveis clinicamente relevantes	TP	• **TP Prolongado:** sugere dose correta ou acima da dose • **TP Normal:** Não exclui dose correta ou acima da dose
Betrixaban, Edoxaban, Rivaroxaban	TT, TTPa	• **TT e TTPa Normais:** não excluem níveis clinicamente relevantes	TP	• **TP Prolongado:** sugere dose correta ou acima da dose • **TP Normal:** não exclui dose correta

* O termo "clinicamente relevante" se refere aos níveis sanguíneos dos novos anticoagulantes que podem contribuir para o sangramento ou risco cirúrgico de sangramento.
TTPa: tempo de tromboplastina parcial ativada. TP: Tempo de protrombina. TT: Tempo de trombina

Tratamento

O tratamento geral dos sangramentos se inicia com alguns passos fundamentais:
- Reconhecimento imediato do sangramento pelos achados de anamnese, exame físico e exames complementares.
- Obtenção da homeostasia.
- Reposição volêmica, se necessário.
- Avaliação da suspensão dos agentes antitrombóticos, com julgamento individualizado.
- Reversão da anticoagulação, quando indicado.

Manejo do sangramento maior

- Nesse caso, o objetivo primordial é a estabilização clínica do paciente, além da suspensão dos agentes antitrombóticos em uso e avaliação individualizada da necessidade ou não de uso dos reversores. De modo prático, seguimos os seguintes passos:
  ▫ Descontinuar o anticoagulante.
  ▫ Reposição volêmica adequada.
  ▫ Reversor quando disponível.
  ▫ Correção da hipotermia e acidose.
  ▫ Manter Hb > 7 g/dL – se síndrome coronariana aguda, > 8 g/dL.
  ▫ Manter fibrinogênio > 100.
  ▫ Manter contagem de plaquetas > 50.000.
  ▫ Avaliar função renal – aumenta os níveis dos anticoagulantes.
    • Dabigatrana 80-85% excretado via renal – pode ser removido na hemodiálise.

- Disfunção hepática grave- TP, INR e TTPa – podem não ser confiáveis:
  - inibidores diretos do fator Xa são parcialmente metabolizados no fígado;
  - considerar ácido tranexâmico ou ácido epsilon aminocaproico.
- Pacientes com varizes de esôfago e hipertensão portal: considerar plasma com cautela devido ao grande volume – pode haver piora do sangramento.
- Estudo PATCH – não houve benefício na administração de plaquetas em paciente em uso de antiagregante plaquetário-> avaliar individualmente caso a caso.

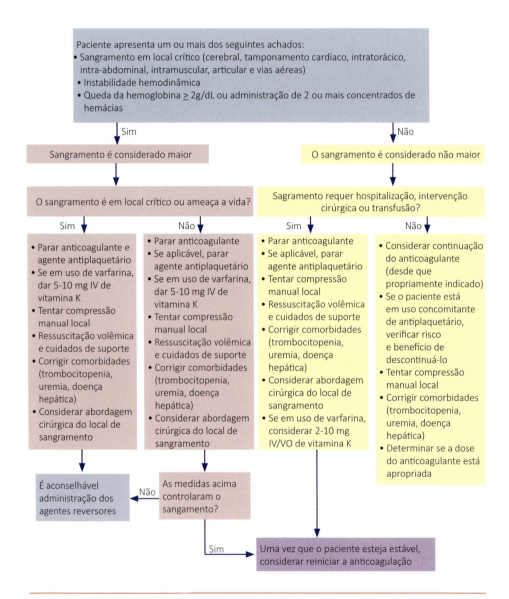

Figura 35.1 – Fluxograma geral da abordagem do paciente com sangramento por uso de anticoagulantes. Adaptado de 2020 ACC Expert Consensus Decision Pathway on Management of Bleeding in Patients on oral anticoagulants.

Manejo do sangramento menor

A avaliação inicial segue os passos descritos para o sangramento maior, porém pode-se manter a terapia anticoagulante nos casos menos graves. É importante avaliar as seguintes questões, onde a presença de um desses seguintes fatores pode indicar a suspensão da terapia anticoagulante:
- A anticoagulação está supraterapêutica (baseado nos testes laboratoriais)?
- Será necessário um procedimento invasivo em breve?
- O risco de sangramento subjacente do paciente aumentou por interação medicamentosa, deterioração aguda da função renal ou hepática?
- É necessária uma avaliação diagnóstica adicional para determinar o local ou o impacto clínico do sangramento?
- O paciente tem anemia grave basal que requer transfusão de ≥1 unidades de hemácias?
- O paciente tem comorbidades médicas relevantes agravadas pelo sangramento?
- Há necessidade de imagens repetidas (por exemplo, trauma na cabeça relacionado ao desenvolvimento de hematoma subdural com uma varredura inicial negativa)?

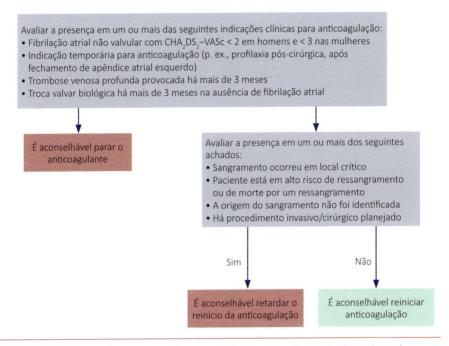

Figura 35.2 – Avaliação complementar geral da necessidade da continuação ou não dos anticoagulantes em diversos cenários clínicos

◾ Reversores específicos dos anticoagulantes

Reversão dos antagonistas da vitamina K (VKA → varfarina)
- Vitamina K: restaura a carboxilação hepática intrínseca dos fatores de coagulação dependentes da vitamina K, superando os VKAs de maneira dependente da dose (1 a 10 mg).
- Administração: via oral, subcutânea ou intravenosa.
- Atualmente as apresentações disponíveis para vitamina K no Brasil são para uso parenteral IV, SC ou IM. Não recomendamos a administração IM em pacientes com intoxicação cumaríni-

ca devido ao risco de hematomas intramusculares e absorção errática, o que também pode ocorrer com a subcutânea. Até 2018 existia a vitamina K1 (fitomenadiona, marca Kanakion) para uso oral, mas sua produção foi interrompida. Existe uma sugestão que é administrar a vitamina K de apresentação IV pela via oral diluída em suco. Entretanto, esta recomendação é *off label* (não recomendada pela bula do medicamento).
- A administração intravenosa lenta (1 ampola de 10 mg diluída em 50 ml de solução salina fisiológica em 30 minutos) acarreta uma redução mais previsível e rápida no INR (4 a 6 horas) em comparação com a via oral (18 a 24 horas) ou subcutânea.
- A administração de vitamina K não resulta em correção imediata da coagulopatia e, para o paciente com sangramento maior (como definido aqui) que justifica reversão, a administração deve ser acompanhada de uma estratégia de reposição. Se o complexo de protrombina de 4 fatores (4F-CCP que contém os fatores II, VII, IX e X) não estiver indisponível, pode ser utilizado o Plasma Fresco Congelado (PFC).
- Quando o complexo de concentrado protrombínico é usado para reverter os VKAs, a vitamina K também deve sempre ser administrada.

Apresentação dos medicamentos e modo de fazer

- Complexo de Concentrado Protrombínico.
- Nome comercial: Beriplex®.
- Apresentação: Pó liofilizado para solução injetável 500 UI + frasco ampola de 20 ml de água para injetáveis + dispositivo de transferência com filtro.
- Após reconstituir não diluir.
- A dose vai depender do valor do INR, do peso do paciente e da gravidade do sangramento.
- Em caso de cirurgias de emergência e urgência que necessitem de rápida correção do distúrbio de coagulação (a mesma tabela também pode ser usada para sangramentos maiores), a dose sugerida pela bula é:

INR pré-tratamento	2,0-3,9	4,0-6,0	> 6,0
Dose aproximada em ml/kg de peso corporal	1	1,4	2
Dose aproximada em UI/kg de peso corporal	25	35	50

- Exemplo paciente de 70 kg com INR de 5,0. 70 kg × 35 UI= 2450, o que equivale a aproximadamente 5 frascos. A solução reconstituída deve ser administrada por via intravenosa através de injeção lenta a uma taxa que não exceda 3 UI/kg/min., máx. 210 UI/min, aproximadamente 8 ml/min. Como sugestão, infundir cada frasco (20 ml) em aproximadamente 5 minutos.
- Outra apresentação comercial do Complexo Protrombínico é o Prothromplex®, 600 UI de complexo protrombínico total (fatores II, VII, IX e X) pó liofilizado + 20 ml de água para injetáveis.
- Repetir INR após 30 minutos da administração do CCP quando utilizadas as doses fixas (como por exemplo administrar 3 frascos sem considerar o peso e INR inicial. Caso INR > 1,5 e sangramento significativo, considerar dose adicional.

Quais as vantagens do Complexo de Concentrado Protrombínico (CCP ou CP) em relação ao Plasma Fresco Congelado?

- O CP leva a uma reversão muito mais rápida e completa da anticoagulação com necessidade de administração de menos volume, com menor risco de infecções e de reações transfusionais como a TRALI. Apesar das vantagens em relação ao PFC, uma das principais e mais temidas complicações do CP são os eventos trombóticos e devido a isso e ao custo elevado, deverão ser reservados para casos de sangramentos maiores ameaçadores à vida ou com potencial de morbidade significativa em pacientes com INR alterado (normalmente > 2).

- Em pacientes com sangramento em mucosas, considerar o uso de agentes antifibrinolíticos como ácido tranexâmico injetável (50 mg/ml com 5 ml) ou ácido épsilon aminocaproico (50 mg/ml ou 200 ml/mL com 20 ml).

Manejo de INR supraterapêutico em pacientes sem sangramento

- O risco de sangramento aumenta substancialmente quando o INR está acima de 4,5. A grande maioria dos pacientes com INR acima dos níveis terapêuticos poderá ser manejada ambulatorialmente com suspensão de algumas doses e redução das doses subsequentes. Considerar a administração de vitamina K em INR muito alterados, especialmente em pacientes com maior risco de sangramento como idosos, portadores de DRC, anemia, sangramento prévio, câncer entre outros. Sempre ponderar risco trombótico X risco sangramento.

Sugestão de manejo em INR supraterapêutico sem sangramento

INR acima do nível terapêutico mas < 4,5- Reduzir dose, em pacientes com maior risco de sangramento, suspender 1 dose

INR entre 4,5 e < 10- suspensão de 2 doses. Reduzir dose após INR voltar à faixa
Normalmente não é recomendada a vitamina K. Considerar a administração de 2,5 mg VO (¼ da ampola diluída em suco) em casos com maior risco de sangramento e INR mais próximo ao limite superior. Monitorização frequente do INR e de sinais de sangramento

INR ≥ 10- suspensão de 3 ou mais doses. Monitorização frequente do INR e de sinais de sangramento. Administrar vitamina K 2,5 mg VO
Repetir INR em 24 horas. Reintroduzir a varfarina em dose mais baixa quando INR em faixa terapêutica

INR supraterapêutico com sangramento menor
Suspender varfarina. Realizar hemostasia mecânica se possível (compressão local como por exemplo numa epistaxe de pequeno volume). Vitamina K VO 2,5 a 5,0 mg. Repetir INR em 24 horas e avaliar dose adicional. Após retorno a faixa terapêutica e cessação do sangramento, reintroduzir dose menor da varfarina

 Dica

- Pacientes que sangram com INR em faixa terapêutica devem ser submetidos à investigação de lesões estruturais. Solicitar EDA para hemorragia digestiva alta, colonoscopia para hemorragia digestiva baixa, USG de vias urinária para investigação de hematúria, etc.

Reversão dos pacientes em uso dos novos anticoagulantes orais

As indicações potenciais para uso de antídotos dos NOACs incluem:
- Sangramento ameaçador a vida (por exemplo: AVEH) ou sangramentos incontroláveis;
- Sangramentos persistentes apesar de medidas hemostáticas;
- Risco de sangramentos recorrentes por overdose de NOACs ou expectativa de retardo no metabolismo (p. ex., insuficiência renal);
- Sangramento em locais não compressíveis ou órgãos vitais (p. ex., retroperitônio, sangramento pericárdico, intraocular ou intramuscular com síndrome compartimental);
- Necessidade de intervenção ou cirurgia de emergência em pacientes de alto risco para sangramento que não possam esperar o tempo de metabolização do NOAC.

O uso de antídotos não parece ser necessário em pacientes que tenham tomado a última dose de NOAC há mais de 24 horas e apresentem clearance de creatinina > 60 ml/min. Em casos de cirurgias ou procedimentos eletivos ou que possam esperar o tempo de clareamento do NOACs, sangramentos controlados ou overdose de anticoagulante sem sangramento, o uso dos antídotos não deve ser indicado.

Para sangramentos relacionados à Dabigatrana, podemos utilizar o carvão ativado (se a última dose tiver sido feita há poucas horas, principalmente se a ingestão foi há menos de 2 horas) e agen-

tes antifibrinolíticos, como o ácido tranexâmico e o ácido épsilon-aminocaproico. Nos sangramentos com risco de vida podemos fazer o uso do seu reversor específico, o Idarucizumab (Praxbind).
- A dose recomendada de PRAXBIND é de 5 g, ou seja, dois frascos de 50 ml (2 × 2,5 g). A dose completa de 5 g deve ser administrada pela via intravenosa, com duas infusões consecutivas durante 5 a 10 minutos cada ou como uma injeção em *bolus*.
- Na ausência deste, considerar o uso de complexo protrombínico e hemodiálise.
- Para os demais agentes, seguir os mesmos passos que a Dabigatrana, com exceção do reversor específico que no caso das drogas anti-Xa é o Andexanet alfa, recentemente aprovado nos Estados Unidos e do fato da hemodiálise ser ineficaz no sangramento relacionado a essas drogas.
- Obs.: plasma fresco, vitamina K e protamina – não adianta usar nesse cenário.

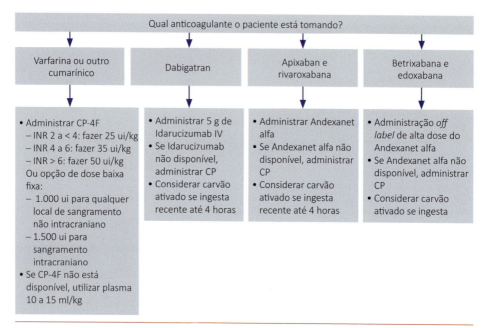

Figura 35.3 – Fluxograma geral dos reversores específicos dos anticoagulantes para casos de sangramentos graves. Adaptado de 2020 ACC Expert Consensus Decision Pathway on Management of Bleeding in Patients on oral anticoagulants.

Reversão dos pacientes em uso de heparinas

- Pacientes em uso de heparina não fracionada (HNF): a protamina intravenosa rapidamente reverte os efeitos da HNF e, em menor grau, da heparina de baixo peso molecular. Em sangramentos vultuosos, a pronta reversão do efeito da heparina pode ser necessária pelo sulfato de protamina. Para estimar a dose de heparina e assim podermos determinar quanto de protamina utilizaremos, devemos lembrar que a meia vida da heparina administrada por via intravascular é de 30-60 min. Após esse período, considerar o número de unidades de heparina como metade da administrada inicialmente. Na infusão contínua de HNF, a dose de protamina recomendada deve ser calculada baseada na dose anterior de HNF realizada há 2-3 horas. Nos casos de sangramento grave associado à HNF administrada por via subcutânea e insensível à dose de 1 mg de protamina para 100 U de HNF (apresentação Protamina 1000 com 5 ml, 1 ml/10 mg neutraliza 1.000 U de HNF), recomenda-se a infusão contínua de protamina, sendo a dose orientada pelo TTPa.

- Obs.: Ponto importante sobre a protamina: Deve-se observar com cuidado sua velocidade de infusão, que deve ser lenta (sugerimos infusão de 2 mg/min até 20 mg/10 min. Conforme a bula não ultrapassar 50 mg/10 min).
- Pacientes em uso de heparina de baixo peso molecular: A reversão do efeito das HBPMs pode ser feita pela protamina, sendo que todo o efeito anti-IIa (antitrombina) é neutralizado, mas apenas 60% do efeito anti-Xa. Isso se deve à cadeia mais curta da HBPM. A dose de protamina depende do tempo decorrido da última aplicação da HBPM.
  - Tempo da última aplicação < 8 h: 1 mg de protamina/1 mg de enoxaparina.
  - Tempo da última aplicação 8-12 h: 0,5 mg de protamina/1 mg de enoxaparina.
  - Tempo da última aplicação > 12 h: o uso de protamina não está indicado.

Condutas nos pacientes que tiveram sangramento gastrointestinal na vigência dos novos anticoagulantes orais

Paciente tem marcadores que indicam baixo risco de sangramento como:

- havia uma causa bem definida para o sangramento (p. ex., úlcera péptica duodenal) e que foi tratada no evento agudo (p. ex., esclerosado a úlcera); pacientes mais jovens;
- Ausência de necessidade de dupla antiagregação plaquetária (DAPT) associada.
  - A tendência é retornar com o NOAC após alguns dias do evento agudo (4-7 dias em geral)

Pacientes que possuem um ou mais marcadores de risco para ressangramento

- sem causa definida para o sangramento no TGI ou que possuem causa definida, mas esta não pode ser tratada (p. ex., múltiplas angiodisplasias)
- necessidade de uso de DAPT associadamente (p. ex., *stent* farmacológico colocado recentemente)
- >75 anos, alcoolistas crônicos
- sangramento que ocorreu enquanto o paciente não estava efetivamente usando o NOAC
  - Nesse caso cabe ao médico avaliar o risco x benefício de manter a anticoagulação e discutir com o paciente a sua visão do assunto.

Condutas nos pacientes que tiveram sangramento intracerebral na vigência dos novos anticoagulantes orais

- O tempo ideal para reinício ou começo da terapia anticoagulante após um episódio de hemorragia intracraniana é desconhecido e varia de acordo com fatores específicos relacionados ao paciente (risco de tromboembolismo, característica da lesão). Outro fator a ser considerado é se foram usados agentes reversores, pois os mesmos podem causar um relativo estado de hipercoagulabilidade e aumentar o risco de tromboembolismo no período agudo e subagudo.
- O risco de expansão hemorrágica é maior nas primeiras horas e dias após o evento, enquanto o risco de tromboembolismo aumenta com o tempo.
- Na opinião da maioria dos especialistas, o anticoagulante pode ser reiniciado em 7 a 14 dias do evento, podendo ser mais precoce ou mais tardio, levado em consideração o risco de trombose do paciente (se alto como nos casos de portadores de válvula metálica), e levando em consideração o risco de ressangramento (mais alto em hemorragias lobares associado a angiopatia amiloide cerebral, pacientes idosos e frágeis ou um paciente com hipertensão fora de controle).
- Quando um início muito precoce é considerado apropriado (< 7 dias), o uso inicial de heparina, que pode ser mais rapidamente revertida que anticoagulantes orais, é recomendado.

Conduta nos pacientes coronarianos em uso de antiplaquetários

- Deve-se fazer um esforço para se continuar a terapia antiplaquetária a não ser que o sangramento traga risco de morte, particularmente nas situações de implante de *stent* recente.
- Um estudo de coorte retrospectivo de pacientes com sangramento gastrointestinal baixo mostrou que a taxa de eventos cardiovasculares foi significativamente maior naqueles que descontinuaram a aspirina (37%) que naqueles que continuaram a droga (23%), enquanto a taxa de recorrência do sangramento foi mais baixa no primeiro coorte (7%) que no último coorte (19%) em 5 anos.
- Em outro estudo de sangramento por úlcera péptica, a mortalidade em 60 dias foi significativamente maior nos pacientes que descontinuaram a aspirina depois da terapia endoscópica que naqueles que continuaram; a taxa de ressangramento não foi diferente entre os grupos.
- Baseado nesses dados, aspirina para profilaxia secundária nos pacientes com doença cardiovascular estabelecida não deve ser interrompida para prevenir eventos trombóticos após sangramento gastrointestinal, exceto em casos selecionados. Contudo, aspirina como profilaxia primária para pacientes que não estão em alto risco de eventos cardiovasculares tem pouco efeito (0,07%) de redução de risco absoluto e deve ser descontinuada.
- Para os pacientes em uso de terapia dupla antiplaquetária, o risco de infarto do miocárdio e morte depois da suspensão da terapia dupla é maior durante os primeiros 30 dias seguintes ao implante de *stent* coronariano e durante os primeiros 90 dias seguintes a uma síndrome coronariana aguda. Estes pacientes são aconselhados a continuar a terapia dupla. Em contraste, descontinuar o segundo agente que não seja a aspirina por até 7 dias é permitido para os pacientes com datas mais distantes das citadas acima, porque parecem correr um risco da descontinuação relativamente baixo desde que a aspirina esteja sendo usada.

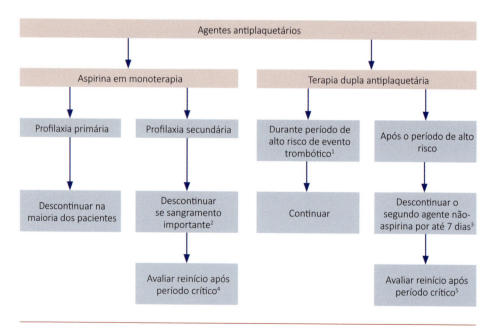

Figura 35.4 – Agentes antiplaquetários. [1]Durante os primeiros trinta dias seguintes a colocação de *stent* coronário e durante os primeiros 90 dias seguintes a uma síndrome coronariana aguda; [2]A influência da descontinuação em curto prazo não foi determinada; [3]Aspirina deve ser continuada; [4]Reinício reduz eventos cardiovasculares mas pode aumentar ressangramento; [5]A influência da descontinuação em longo prazo não foi determinada

Indicação para transfusão de concentrado de hemácias

De maneira resumida, é sugerida a transfusão de hemácias para pacientes estáveis com doença coronariana quando a hemoglobina cai abaixo de 7 a 8 g/dL; para pacientes com síndrome coronariana aguda, é sugerida a transfusão quando a hemoglobina cai abaixo de 8 a 10 g/dL. Sempre considerar a repercussão clínica da anemia, não se guiando apenas pelos valores hematimétricos. A tendência atual é ter uma estratégia mais restritiva em relação às transfusões conforme sugere o estudo REALITY apresentado no congresso europeu de cardiologia.

Indicação para transfusão de plaquetas

- Pacientes que estão sangrando ativamente: a abordagem para tratar sangramentos mais leves em pacientes tomando agentes antiplaquetários é descontinuar a droga, desde que o benefício da suspensão supere o risco. Para sangramentos importantes, particularmente gastrointestinal e intracerebral, não há dados de qualidade do benefício na transfusão de plaquetas, e existe sim alguma evidência que a transfusão de plaquetas pode ser deletéria. Esses casos podem ser complexos, e uma abordagem individualizada é recomendada.
- Como regra geral, pacientes que estejam sangrando ativamente com trombocitopenia devem ser transfundidos com plaquetas imediatamente para manter a contagem plaquetária acima de 50.000/mm3 na maioria das situações de sangramento, e acima de 100.000/mm3 se há sangramento no sistema nervoso central.

Prevenção

- A prevenção do sangramento começa com a identificação dos pacientes com alto risco de sangramento, como descrito acima (fatores de risco).
- Outro aspecto relacionado à prevenção de eventos hemorrágicos diz respeito à individualização das terapêuticas antitrombótica e antiplaquetária. A escolha criteriosa dos agentes baseada nas melhores evidências disponíveis por patologia, a adequada avaliação de possíveis interações com outros fármacos e a correta dosagem dessas medicações representam importantes fatores de risco modificáveis de sangramento.
- Com relação aos procedimentos de angioplastia, particularmente nos pacientes coronarianos agudos, as seguintes medidas devem ser tomadas para redução desse risco:
  - O acesso pela artéria radial, comparado ao acesso femoral, está associado com menor taxa de sangramentos, e, em pacientes com síndrome coronariana aguda, tem sido relacionada a maior taxa de sobrevida nos estudos clínicos randomizados.
  - As complicações relacionadas ao acesso femoral são responsáveis por significativo percentual dos eventos hemorrágicos ocorridos em pacientes com síndrome coronariana aguda tratados com estratégia invasiva. Tais complicações, que incluem hematomas, pseudoaneurismas, fístulas arteriovenosas e hematomas retroperitoneais, são primordialmente influenciadas por variações anatômicas, idade do paciente, presença de obesidade (fatores não modificáveis) e pela técnica da punção. Dados referentes ao procedimento, como a utilização de introdutores arteriais de maior diâmetro e o uso concomitante de inibidores de glicoproteína IIb/IIIa, são preditores de sangramento intra-hospitalar após intervenção pela via femoral. Algumas medidas para prevenção de sangramento incluem: usar a punção guiada por ultrassom para garantir o local preciso da punção, realizar hemostasia adequada (incluindo uso de aparelhos de fechamento vascular), usar bainhas mais finas e diminuir o tempo de duração da inserção.
  - Uso de inibidores da bomba de prótons nos pacientes de alto risco de sangramento gastrointestinal.
  - Monitorização do tempo de coagulação ativado (TCA) é importante para minimizar o risco de sangramento nos pacientes em uso de heparina não fracionada.

□ Nos pacientes em uso de anticoagulantes, considerar suspensão dos mesmos nos pacientes de alto risco de sangramento e baixo risco de trombose (por exemplo, aqueles em tratamento crônico de trombose venosa profunda ou nos pacientes com fibrilação atrial com CHA2DS2-VASc baixo), inclusive sem necessidade de terapia ponte com heparina.

Leitura sugerida

- ACC Expert Consensus Decision Pathway on Management of Bleeding in Patients on Oral Anticoagulants; Gordon F. Tomaselli, Kenneth W. Mahaffey, Adam Cuker, Paul P. Dobesh, John U. Doherty, John W. Eikelboom, Roberta Florido, Ty J. Gluckman, William J. Hucker, Roxana Mehran, Steven R. Messé, Alexander C. Perino, Fatima Rodriguez, Ravindra Sarode, Deborah M. Siegal, Barbara S. Wiggins; J Am Coll Cardiol. 2020 Aug, 76 (5) 594-622.
- Aoki T, Hirata Y, Yamada A, Koike K. Initial management for acute lower gastrointestinal bleeding. World J Gastroenterol 2019; 25(1): 69-84
- Feres F, Costa RA, Siqueira D, Costa Jr JR, Chamié D, Staico R et.al. Diretriz da Sociedade Brasileira de Cardiologia e da Sociedade Brasileira de Hemodinâmica e Cardiologia Intervencionista sobre Intervenção Coronária Percutânea. Arq Bras Cardiol 2017 109(1Supl.1):1-81
- Franco,Eugenio. Conduta de emergência em sangramentos por uso de anticoagulantes | Colunistas. Extraído ONLINE https://www.sanarmed.com/conduta-de-emergencia-em-sangramentos-por-uso-de-anticoagulantes-colunistas
- Periprocedural bleeding in patients undergoing percutaneous coronary intervention. Authors:Paul Sorajja, MDDavid R Holmes, Jr, MD UPTODATE , setembro/2019
- Rull RD, Garcia DA. Management of warfarin-associated bleeding or supratherapeutic INR. UpToDate agosto de 2020.
- Serrano Jr. CV, Soeiro AM, Leal TCAT, Godoy LC, Biselli B, Hata LA et al. Posicionamento sobre Antiagregantes Plaquetários e Anticoagulantes em Cardiologia – 2019. Arq Bras Cardiol. 2019; 113(1):111-134.
- Stefanello B, Borges ATR, Filho CC. Intoxicação cumarínica. Manual de Condutas Práticas da Unidade de Emergência do INCOR. Manole 2015.

Capítulo 36

Emergências Cardiológicas em Crianças

Aline Borges Maciel
Cleusa Cavalcanti Lapa Santos
Fabiana Aragão Feitosa

- Neste capítulo iremos focar em algumas particularidades das emergências cardiológicas em crianças. Serão abordados os temas: crise de hipóxia, crises hipertensivas e manejo de insuficiência cardíaca descompensada na criança.

Crise de hipóxia

- Crise de hipóxia, também chamada de "crise de cianose", "crise hipercianótica", "dispneia paroxística", "crise hipoxêmica", é uma cianose central episódica devido à oclusão severa da saída do ventrículo direito que ocorre em pacientes com doença cardíaca congênita, como a Tetralogia de Fallot.
- Caracteriza-se por hiperpneia paroxística (respiração rápida e profunda), irritabilidade e choro prolongado, aumento da cianose e diminuição da intensidade do sopro cardíaco.
- Se não for tratada a tempo, pode levar a flacidez, convulsões, déficit neurológico e morte.
- Pode ocorrer em crianças com menos de 2 anos de idade, ao acordar de manhã, após esforço físico, choro e esforço ao evacuar, além de outros fatores desencadeantes.

Fisiopatologia

- O nível de cianose e início da crise de hipóxia é determinado pelo desequilíbrio da relação entre a resistência vascular sistêmica e o grau de obstrução pulmonar. No caso de estenose pulmonar leve, as pressões do ventrículo direito geralmente são menores que o ventrículo esquerdo e, portanto, o desvio do fluxo sanguíneo pelo *shunt* intracardíaco presente nas patologias que cursam com a crises hipoxêmicas é geralmente da esquerda para a direita.
- Na estenose pulmonar severa, as pressões do ventrículo direito se tornam altas. Se a resistência vascular sistêmica estiver baixa, o fluxo do *shunt* se tornará da direita para a esquerda. Isso resulta em cianose progressiva.
- A queda resultante na PO2 arterial, além do aumento da PCO2 e da queda do pH, estimulam o centro respiratório a um aumento da frequência e profundidade da respiração, ou seja, hiperpneia; há aumento do retorno venoso sistêmico ao ventrículo direito, e na presença de resistência fixa no trato de saída do ventrículo direito ou resistência vascular sistêmica

diminuída, mantém-se o *shunt* da direita para a esquerda, levando a um círculo vicioso de crises hipoxêmicas.

Etiologia

- O mecanismo da crise de hipóxia não é claro. Aumento na contratilidade infundibular nos casos de paciente com Tetralogia de Fallot ou hiperpneia foram considerados os principais fatores, mas essa explicação parece inadequada.
- Evidências preliminares são sintetizadas em favor de outra hipótese mais plausível de que períodos cianóticos podem resultar da estimulação de mecanorreceptores do ventrículo direito. O aumento da contratilidade (devido às catecolaminas) e a diminuição do tamanho do ventrículo direito (devido a vários fatores) podem desencadear um reflexo que resulta em hiperventilação, alguma vasodilatação periférica sem bradicardia e isso pode iniciar uma crise. Esse mecanismo explica a maioria dos eventos precipitantes e muitas outras questões sobre as crise de hipóxia de maneira mais satisfatória.

Mecanismos envolvidos na patogênese dos episódios de cianose

- Aumento da frequência cardíaca.
- Aumento no débito cardíaco e no retorno venoso.
- Aumento no desvio de sangue da direita para a esquerda.
- Centros de controle respiratório vulneráveis.
- Contração infundibular. A compressão manual da aorta abdominal pode abortar a crise, diminuindo o débito cardíaco e aumentando a resistência vascular sistêmica.

Manifestações clínicas

- Normalmente, as crises de hipóxia ocorrem no início da manhã. Os possíveis gatilhos são ansiedade, febre, anemia, sepse ou mesmo espontaneamente, sem qualquer causa, devido à vasodilatação sistêmica fisiológica matinal.
- A crise é tipicamente iniciada pelo estresse da alimentação, choro ou evacuação, principalmente depois que uma criança acorda de um sono profundo. A criança parece agitada, inconsolável, com choro diferente do habitual e, a partir de então, progredirá com aumento da cianose e hiperpneia.
- A criança mais velha com crise de cianose geralmente se agacha para se recuperar. O agachamento comprime a veia cava inferior e aumenta a resistência vascular sistêmica, direcionando o sangue através da estenose pulmonar e melhorando a cianose.
- Outras causas cardíacas que não a Tetralogia de Fallot que podem se apresentar com crises cianóticas são: atresia tricúspide com estenose pulmonar, transposição de grandes vasos, fisiologia do ventrículo único com estenose pulmonar ou atresia pulmonar.

Tratamento

- O objetivo da terapia é corrigir esse desequilíbrio, aliviando a dor e a ansiedade, aumentar a resistência vascular sistêmica e aumentar o fluxo sanguíneo pulmonar.
- Para manter a criança calma e evitar procedimentos dolorosos sem sedar o paciente, os braços da mãe costumam ser o melhor lugar para a criança.
- Inicialmente, o bebê deve ser posicionado com os joelhos no peito (posição genupeitoral), em um esforço para aumentar a resistência vascular sistêmica e promover o retorno venoso sistêmico para o coração direito. A compressão das artérias femorais ou a compressão manual externa da aorta abdominal também pode ser realizada.

- Se não houver melhora em alguns minutos, deve-se obter acesso venoso para permitir a administração imediata de fluidos e drogas. No entanto, provocar o bebê tentando iniciar uma linha intravenosa, especialmente se não tiver habilidade no procedimento, pode piorar a quadro clínico.
- Uma alternativa de sedação com midazolam intranasal em crianças ansiosas e não cooperantes quando submetidas a procedimentos dolorosos menores, como inserção de linha periférica, pode ser eficaz.

Atenção

- O oxigênio é de valor limitado na crise de hipóxia porque o problema é a redução do fluxo sanguíneo pulmonar. Pode ser ofertado na forma de cateter de O_2, mas se deve tomar cuidado para não aumentar a estimulação do bebê. Se estiver afligindo a criança, esta oferta deve ser interrompida.

- A sedação para diminuir a liberação de catecolaminas é um passo importante no manejo de pacientes com crises cianóticas
- A morfina, 0,1 a 0,2 mg/kg intravenosa, por via intramuscular ou subcutânea é frequentemente recomendada para sedar pacientes acordados com períodos hipercianóticos para aumentar o período de preenchimento do ventrículo direito, diminuindo a frequência cardíaca e promovendo o relaxamento do espasmo infundibular.
- No entanto, a morfina frequentemente causa vasodilatação arterial e venosa, resultando em exacerbação paradoxal da cianose. É sabido que a morfina deprime o centro respiratório, aumentando o risco de apneias repetitivas.
- A cetamina, de 0,25 a 1,0 mg/kg, intravenosa ou intramuscular, possui benefício duplo, causa sedação e aumenta a resistência venosa sistêmica e pode ser uma alternativa à morfina. No entanto, a cetamina tem incidência relativamente alta de complicações nas vias aéreas.
- A infusão de dexmedetomidina, iniciada em uma dose muito baixa de 0,1 a 0,2 mcg/kg por hora (sem *bolus*), demonstrou recentemente ser útil em neonatos hipercianóticos.
- Se a criança permanecer cianótica, ocorrerá acidose e o bicarbonato de sódio 1 a 2 mEq/kg endovenoso deve ser administrado. Reduz a estimulação do centro respiratório por acidose metabólica e pode diminuir o aumento da resistência vascular pulmonar causada por hipóxia e acidose.
- Se essas medidas não forem bem sucedidas, a terapia médica inclui medidas de suporte, como reposição de volume com *bolus* de solução cristaloide de 10 a 20 ml/kg. Isso maximiza a pré-carga e deve ser administrado antes dos medicamentos que podem induzir hipotensão.
- Os betabloqueadores (propranolol endovenoso 0,015 a 0,02 mg/kg ou esmolol de ação mais curta, 0,5 mg/kg) administrados por 1 minuto e posteriormente em infusão contínua, agem diminuindo a contratilidade cardíaca para relaxar a estenose muscular dinâmica da via de saída do ventrículo direito e permitir mais tempo para o enchimento ventricular direito, melhorando o fluxo sanguíneo pulmonar.
- Fenilefrina, 0,1-0,5 µg/kg por minuto, para aumentar a resistência venosa sistêmica e forçar a passagem de mais sangue para os pulmões. Uma alternativa aos agonistas α poderia ser a terlipressina 20 µg/kg, um vasoconstritor potente, relatado como eficaz na reversão de crises hipercianóticas.
- Corrigir outras possíveis causas como anemia, sepse, com introdução de terapia antimicrobiana também são medidas que pode evitar a recorrências das crises de cianose.
- O reconhecimento da crise de hipóxia e a instituição de terapêutica eficaz interferem de forma decisiva no desfecho clínico desses pacientes. Esses episódios são potencialmente graves podendo causar dano cerebral e morte.

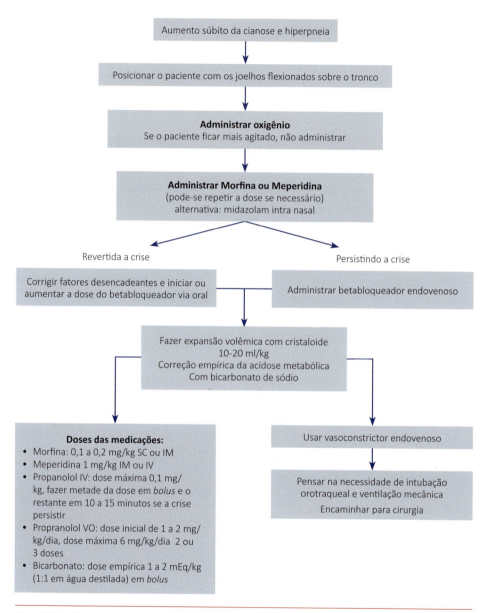

Figura 36.1 – Abordagem da crise de hipóxia.

Crise hipertensiva em pediatria

- Segundo a 7ª Diretriz Brasileira de Hipertensão Arterial, crianças e adolescentes são considerados hipertensos quando pressão arterial sistólica (PAS) e/ou pressão arterial diastólica (PAD) forem superiores ao percentil (p) 95, de acordo com idade, sexo e altura, em pelo menos três ocasiões distintas.
- A HA grave sintomática, também por vezes chamada de crise hipertensiva, é incomum em crianças e adolescentes. Quando ocorre, geralmente é secundária a alguma doença cardíaca

congênita, como a coarctação de aorta ou alteração renal. Tradicionalmente, a HA aguda grave é dividida em emergência hipertensiva e urgência hipertensiva.
- A emergência hipertensiva (EH) caracteriza-se por elevação da pressão arterial (PA) associada a lesão em órgão-alvo (LOA) aguda, que pode incluir acometimento neurológico, renal, ocular, hepático ou insuficiência cardíaca. Alguns autores também consideram a EH níveis tensionais maiores que 30 mmHg acima do P95 para crianças menores de 13 anos e acima de 160 × 120 mmHg para crianças acima dessa idade. A EH requer tratamento em minutos ou horas a fim de evitar maiores complicações e morte.
- A urgência hipertensiva (UH) é descrita como elevação da PA superior ao percentil 99 mais 5 mmHg (estágio 2), associada com sintomas menos graves, em paciente sob risco de evolução para LOA progressiva, sem evidência de acometimento recente. A UH deve ter tratamento mais gradual, em alguns dias, sem prejuízo ao paciente.
- Salientamos que a distinção entre EH e UH não é clara e depende frequentemente do julgamento clínico. Além disso, os números absolutos de PA para idade, peso e altura são menos importantes do que a presença de sintomas e sinais de LOA. Isto porque uma criança com HA crônica pode ter níveis tensionais mais elevados sem sintomas, já outra que apresente elevação súbita da PA pode apresentar-se com uma EH com a pressão moderadamente elevada.
- Por outro lado, existem algumas circunstâncias específicas em que níveis mais baixos de PA (não atendendo à definição de HA grave) podem estar associados a uma LOA com danos significativos e, portanto, requerem intervenção aguda. Esses casos incluem HA perioperatória, pacientes que estão em maior risco de sangramento (por exemplo, pacientes em tratamento oncológico e pacientes transplantados de medula óssea) e pacientes com maior risco de complicações de doenças neurológicas.

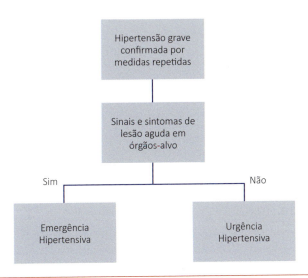

Figura 36.2 – Caracterização da crise hipertensiva aguda.

Etiologia

- A crise hipertensiva pode estar associada a qualquer causa conhecida de hipertensão. Tradicionalmente, a crise hipertensiva na população pediátrica tem sido atribuída principalmente a causas secundárias. Contudo, à medida que a prevalência de hipertensão primária aumenta na faixa etária infanto-juvenil, o número de crianças com hipertensão grave associada à hipertensão primária pode aumentar também.

- Alguns tipos de patologia são mais comuns dependendo da idade do paciente. Por exemplo, condições como coarctação de aorta, trombose de veia ou artéria renal e doença renal policística predominam em recém-nascidos.
- Outras etiologias potenciais mais específicas para essa faixa etária incluem nefroma mesoblástico congênito, hipercalcemia iatrogênica e uso de medicamentos como colírios de fenilefrina. Há também relatos de exposição pré-natal a metildopa como causa de crise hipertensiva após o nascimento.
- Já a hipertensão primária, doença do parênquima renal, doenças endócrinas e autoimunes e abuso de medicamentos são etiologias importantes em crianças mais velhas e adolescentes. Em adolescentes, o abuso de substâncias, especificamente cocaína, anfetaminas, alucinógenos e overdose de remédios para resfriado contendo pseudoefedrina, fenilpropanolaminas e anti-inflamatórios não esteroides se destacam como possíveis causas da crise hipertensiva. Atualmente há evidências crescentes que o uso excessivo de energéticos pode levar à hipertensão grave.

Tabela 36.1 – Causas de hipertensão secundária

Etiologias de emergências hipertensivas secundárias

1. Renal (doença renal parenquimatosa e/ou renovascular): glomerulonefrite, nefropatia por refluxo, uropatia obstrutiva, doença renal policística (especialmente autossômica recessiva), microangiopatia trombótica (especialmente síndrome hemolítico-urêmica), nefrite lúpica, estenose da artéria renal, lesão renal aguda, insuficiência renal em estágio terminal oligoanúrica com sobrecarga de volume, transplante renal
2. Cardiovascular: coarctação de aorta, vasculites sistêmicas
3. Oncológicas: feocromocitoma, tumor de Wilms, neuroblastoma, transplante de medula óssea
4. Endócrino: síndrome de Cushing, tireotoxicose, formas raras de hiperplasia adrenal congênita, disautonomia
5. Neurológica (neuropatia familiar, Guillain-Barré, outras), aumento de pressão intracraniana
6. Imunológico: Lúpus eritematoso sistêmico, arterite de Takayasu, poliarterite nodosa
7. Uso de medicamentos: uso errado de medicamentos anti-hipertensivos, drogas ilícitas (cocaína, MDMA), uso excessivo de remédios para resfriado, anfetaminas, anti-inflamatórios não esteroides (AINEs), esteroides anabolizantes, corticosteroides, inibidores da calcineurina (ciclosporina / tacrolimus), eritropoetina, retirada rápida de anti-hipertensivos (clonidina, bloqueadores beta-adrenérgicos)
8. Hipertensão monogênica: síndrome de Liddle, síndrome de Gordon, hiperaldosteronismo primário
9. Primário: especialmente em combinação com obesidade ou hipertensão com renina alta

Apresentação clínica

- Pacientes com crise hipertensiva apresentam-se com quadro clínico amplo que pode ir desde a ausência de sintomas ou uma leve dor de cabeça até uma crise convulsiva como manifestação inicial. Na primeira avaliação, devemos estar atentos às lesões agudas em órgãos-alvo que compreendem alterações neurológicas, alterações visuais, achados anormais de eletrocardiograma ou ecocardiograma, insuficiência renal ou hepática.
- A encefalopatia hipertensiva é o sintoma mais comum na criança, caracterizado por confusão mental, náusea e até convulsão. Outros achados podem ser: cefaleia, irritabilidade, paralisia facial, alterações visuais. O diagnóstico diferencial da encefalopatia hipertensiva inclui hemorragia intracraniana, trombose e infartos cerebrais, uremia com encefalopatia, tumores cerebrais, encefalite e ansiedade de estados histéricos.
- Em casos específicos, a encefalopatia hipertensiva pode se manifestar em estudos de imagem como síndrome da leucoencefalopatia posterior reversível, em inglês, *posterior reversible encephalopathy syndrome* (PRES). Esta síndrome é frequentemente vista em con-

dições como pós-quimioterapia, pós-transplante, pacientes portadores de doenças autoimunes, e usuário de medicações imunossupressoras.
- Os sintomas são progressivos e compreendem cefaleia, diminuição do nível de consciência, crises convulsivas e alterações visuais. O achado típico na ressonância magnética consiste em edema vasogênico na substância branca subcortical predominantemente na área occipitoparietal, mas pode aparecer em outras áreas. Por definição, a PRES é uma situação reversível, porém se não for tratada, pode levar à sequelas neurológicas.
- As anormalidades visuais que refletem a retinopatia hipertensiva podem incluir escotomas, diplopia, borramento visual, metamorfopsia e fotopsia. A fundoscopia pode mostrar papiledema, hemorragia de retina e exsudatos. Alterações visuais agudas são frequentemente associadas com encefalopatia hipertensiva e PRES.
- Sintomas associados à insuficiência cardíaca são descritos como dor torácica, dispneia, taquipneia, edema pulmonar, B3, B4 ou sopro previamente inexistente.
- Manifestações renais da crise hipertensiva podem incluir insuficiência renal aguda, hematúria e proteinúria.
- É importante salientar que, em neonatos e lactentes, manifestações comuns de crises hipertensivas são irritabilidade, alterações alimentares, taquipneia, apneia, cianose, insuficiência cardíaca congestiva, letargia e convulsões.
- Sintomas específicos e achados da história clínica podem auxiliar na identificação da possível causa da crise hipertensiva como descrito na Tabela 36.2.

Tabela 36.2 – Identificação da possível causa da crise hipertensiva

História clínica, sinais e/ou sintomas	Possível causa da hipertensão
Neurológico: • Traumatismo craniano, dor de cabeça, alterações visuais, convulsões, tremores, letargia, vômitos, papiledema, alterações na retina • Fraqueza muscular	Elevação da pressão intracraniana Hiperaldosteronismo, síndrome de Liddle
Audição: • Perda da audição	Doença renal (Síndrome de Alport), envenenamento
Cardiovascular: • Palpitação, pulso irregular, taquicardia, diferença de pressão entre membros superiores e inferiores, sopros	Excesso de catecolaminas (tumor produtor de catecolaminas), hipertireoidismo, coarctação de aorta
Renal: • Edema, história de internamento em UTI, febre inexplicada, alteração de cor ou odor na urina, disúria, dor abdominal	Nefropatia refluxo
Pele: • Rash cutâneo, sudorese, palidez • Acne, hirsutismo, estrias	Tumor produtor de catecolaminas, disfunção tireoidiana, vasculite (lúpus, púrpura) Síndrome de Cushing
História médica recente: • Faringite e/ou impetigo recente, exposição à E. coli	Glomerulonefrite pós estreptocócica, Síndrome hemolítico-urêmica
Uso de medicações/drogas ilícitas	Efeito colateral de medicações, síndrome de Cushing
História Familiar: • Hipertensão, Infarto precoce, diabetes, acidente vascular cerebral	Hipertensão essencial
História neonatal: • Uso de cateter umbilical	Hipertensão renovascular

Continua...

Tabela 36.2 (continuação)

História clínica, sinais e/ou sintomas	Possível causa da hipertensão
Avaliação do crescimento: • Ganho de peso excessivo, mudanças no percentil de crescimento, retardo no crescimento, fácies sindrômica	Obesidade, disfunção tireoidiana Doença renal crônica Síndrome genética
História Dietética: • Excesso de sal, erro alimentar	Obesidade, hipertensão primária
História sexual: • Pós menarca com vida sexual ativa • Puberdade precoce, ambiguidade sexual, virilização	Pré-eclâmpsia Hiperplasia adrenal Tumores intracranianos

Avaliação inicial

- Se a PA permanece elevada após medidas repetidas, deve-se realizar anamnese, se possível, a fim de identificar a provável causa da crise hipertensiva e exame físico minucioso para detectar possíveis evidências de LOA. O objetivo desta avaliação será diferenciar a urgência da emergência hipertensiva, uma vez que isto irá direcionar o tratamento. Como dito anteriormente, esta diferenciação não é absoluta e depende do julgamento clínico do médico.
- A avaliação laboratorial e radiológica pode incluir diferentes testes baseados no histórico inicial e no exame físico. Embora os resultados dos exames complementares possam informar sobre a causa e os mecanismos da hipertensão aguda grave e eventualmente guiar opções específicas de tratamento. Este, especialmente em caso de EH, deve ser iniciado antes que os resultados estejam disponíveis.

Exames complementares que podem ser considerados a depender do caso

Sangue	Hemograma completo, dosagem de eletrólitos, ureia, creatinina, função tireoidiana, atividade da renina plasmática, cortisol, metanefrinas plasmáticas e teste de gravidez em meninas adolescentes
Urina	Sumário de urina, urocultura e toxicologia na urina quando possível se a história clínica sugere abuso de drogas
Exames de imagem	Eletrocardiograma, ecocardiograma, tomografia computadorizada ou ressonância magnética da cabeça se houver sinais de encefalopatia, radiografia de tórax quando houver sintomas pulmonares, ultrassom Doppler de artérias renais em caso de suspeita de estenose da artéria renal
Exame oftalmoscópico	Fundoscopia

Tratamento

- Dado o potencial para o desenvolvimento de complicações que causem sequelas, especialistas sustentam a opinião que crianças e adolescentes que apresentam quadro agudo HA grave requerem ação imediata e tratamento com medicamentos anti-hipertensivos de ação curta que possam abortar esses efeitos.
- Na urgência hipertensiva, sugere-se redução de PA em 24 a 48 horas, com manejo medicamentoso, sob monitorização. O tratamento pode ser iniciado com agentes orais, se o paciente puder tolerar terapia oral.
- Na emergência hipertensiva, a redução da PA deve acontecer de maneira lenta e progressiva em UTI. A abordagem inicial inclui manter vias aéreas pérvias, dar suporte ventilatório, se necessário e estabilizar a circulação, uma vez que estes pacientes podem rapidamente desenvolver insuficiência cardíaca, confusão mental e/ou convulsões.

- A princípio, devemos reduzir de 25 a 30% do programado em 6 a 12 horas, depois mais 25% em 24 horas e o ajuste final em 2 a 4 dias. A redução muito rápida de PA é contraindicada pois leva a hipotensão, falência de mecanismos autorreguladores e possibilidade de isquemia cerebral e visceral. A EH deve ser tratada inicialmente com drogas por via parenteral.
- A meta final da redução da PA em curto prazo deve ser em torno do percentil 95. É importante e prático definir a PA alvo em números absolutos para as primeiras 6 a 48 horas a fim de assegurar o tratamento correto. Por exemplo, em um paciente de 15 anos que apresenta PA sistólica de 190 mmHg, a PA alvo é de 130 mmHg nas próximas 24-48 h. Nesse caso, idealmente, durante as primeiras 6 h, a PA deve ser reduzida em 15mmHg (25% dos 60 mmHg planejados). Nas próximas 24-48 h, a PA deve ser gradualmente reduzida de 175 para 130 mmHg. No caso de PA menor que a PA alvo ou aparecimento de sintomas de hipoperfusão de órgãos vitais (por exemplo, alterações neurológicas, convulsões ou oligúria), deve-se proceder a infusão intravenosa rápida de soro fisiológico ou inotrópicos para aumentar a PA em direção à PA alvo.
- Não há estudos comparativos que indiquem qual é a melhor classe de medicamentos anti-hipertensivos para uso em caso de crise hipertensiva em crianças. A escolha inicial de um medicamento baseia-se frequentemente na preferência e experiência do médico bem como a disponibilidade de medicamentos no hospital. As drogas também são escolhidas com base em sua rapidez de ação, segurança e facilidade de uso. No entanto, em situações específicas quando a causa da hipertensão aguda é conhecida (por exemplo, doença renal, coarctação de aorta, etc), após redução inicial da pressão arterial, deve tentar maximizar o potencial anti-hipertensivo com a escolha de um medicamento ou tratamento específico direcionado à fisiopatologia que causou o pico de pressão (Tabelas 36.3 e 36.4) A Figura 36.3 descreve esquema para tratamento da crise hipertensiva.

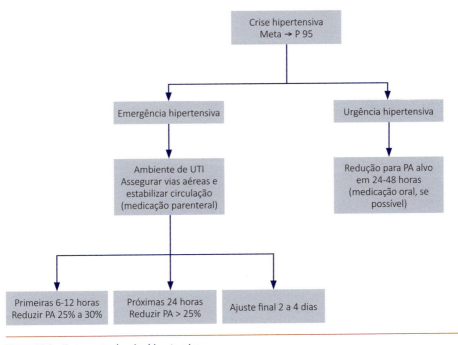

Figura 36.3 – Tratamento da crise hipertensiva.

Tabela 36.3 – Medicamentos orais mais utilizados para o tratamento da hipertensão arterial crônica pediátrica (referência: 7ª Diretriz Brasileira de Hipertensão Arterial)

Medicamento	Dose inicial (mg/kg/dose)	Dose máxima (mg/kg/dia)	Intervalo
Anlodipino (6-17 anos)	0,1	0,5	24h
Nifedipino Oros	0,25-0,5	3 (máx.: 120 mg/dia)	12-24h
Captopril • Criança • Neonato	0,3-0,5 0,03-0,15	6 2	8h 8-24h
Enalapril	0,08	0,6	12-24h
Losartana	0,7 (máx.: 50 mg/dia)	1,4 (máx.: 100 mg/dia)	24h
Propranolol	1-2	4 (máx.: 640 mg/dia)	8-12h
Atenolol	0,5-1	2 (máx.: 100 mg/dia)	12-24h
Furosemida	0,5-2	6	4-12h
Hidroclorotiazida	1	3 (máx.: 50 mg/dia)	12h
Espironolactona	1	3,3 (máx.: 100 mg/dia)	6-12h
Clonidina (≥12 anos)	0,2 mg/dia	2,4 mg/dia	12h
Prazosina	0,05-0,1	0,5	8h
Hidralazina	0,75	7,5 (máx.: 200 mg/dia)	6h
Minoxidil • < 12 anos • ≥ 12 anos	0,2 5 mg/dia	50 mg/dia 100 mg/dia	6-8h

Tabela 36.4 – Principais medicamentos e doses pediátricas utilizados para controle da emergência hipertensiva (referência: 7ª Diretriz Brasileira de Hipertensão Arterial)

Medicamento	Via	DOSE	Início da ação	Duração
Nitroprussiato de sódio	IV	0,5-10 μg/kg/min	Segundos	Somente durante a infusão
Labetalol	IV	0,25-3 mg/kg/h ou dose em *bolus* de 0,2-1 mg/kg, seguida da infusão de 0,25-3 mg/kg/h	2-5 min	2-4 h
Nicardipina	IV	1-3 μg/kg/min	2-5 min	30 min-4 h, maior quanto mais longo o uso
Hidralazina	IV / IM	0,2-0,6 mg/kg em *bolus* IV ou IM, máx. = 20 mg	10-30 min	4-12 h
Esmolol	IV	Ataque 100-500 μg/kg seguido de infusão 50-300 μg/kg/min	Segundos	10-30 min
Fentolamina	IV	0,05-0,1 mg/kg em *bolus*, máx. = 5 mg/dose	Segundos	15-30 min

Prognóstico

- O prognóstico da crise hipertensiva depende de sua duração, extensão da LOA no momento da apresentação, terapia adequada levando à redução gradual da pressão arterial e evitando assim consequências iatrogênicas e o grau em que a PA é controlada cronicamente após superado o evento.
- De modo geral, se a terapia for iniciada acertadamente e em tempo hábil, as alterações clínicas são reversíveis e têm bom prognóstico.

Insuficiência cardíaca na infância

- Insuficiência cardíaca (IC) é causa importante de morbimortalidade na infância.
- Alguns aspectos etiológicos e clínicos têm características que diferem esta situação no adulto e na criança. Com relação à etiologia, enquanto no adulto a causa predominante é a doença isquêmica do coração, no grupo pediátrico as principais causas são as cardiopatias congênitas e cardiomiopatias.
- Definida na década de 50 como uma síndrome clínica decorrente de um baixo débito cardíaco, nos tempos atuais este conceito foi ampliado e IC é definida como uma síndrome com sinais e sintomas típicos e associada a alterações circulatória, neuro-hormonal e molecular.
- A etiologia é multifatorial, podendo ocorrer em crianças com anatomia normal ou nos portadores de cardiopatias congênitas.

Tabela 36.5 – Causas de insuficiência cardíaca na infância

Cardiopatias congênitas	• CIV • Defeito completo do septo AV • PCA • Anomalia de origem da artéria coronária • Janela aortopulmonar • Insuficiência mitral congênita • Insuficiência tricúspide congênita
Cardiomiopatias	**Cardiomiopatia dilatada** • Miocardite • Deficiência de carnitina • Cardiomiopatia familiar dilatada • Distrofia muscular de Duchenne **Cardiomiopatia hipertrófica** • Doença de Pompe • Síndrome de Noonan • Doença mitocondrial **Cardiomiopatia restritiva**
Arritmias	• Taquicardiomiopatia • Bloqueio AV total
Infecção	• Disfunção miocárdica secundária à sepse
Estado de alto débito	• Tireotoxicose • Fístula arteriovenosa sistêmica • Anemia severa

Adaptado de Daniele Masarone et als: Pediatric Heart Failure: a Practical Guide to Diagnosis and Management; Pediatrics and Neonatology(2017)58,303-312

Quadro clínico

- O quadro clínico está intimamente relacionado à idade do paciente. No recém-nascido e lactente jovem a apresentação é caracterizada por dificuldade à alimentação, sudorese, taquicardia, taquidispneia e ganho de peso inadequado.
- Na criança mais velha e nos adolescentes chama atenção fatigabilidade fácil, taquipneia, intolerância ao exercício, podendo também ser observado dor abdominal, oligúria, edema de membros inferiores (achado que não é observado, via de regra, na criança pequena).
- Em resumo, pode-se observar sinais e sintomas decorrentes de:
   □ Congestão sistêmica ou pulmonar (taquipneia, dispneia, tosse, hepatomegalia, ascite, edema periférico).
   □ Comprometimento da perfusão (pele fria, palidez, enchimento capilar lentificado, taquicardia, hipotensão, oligúria, anúria, agitação, sonolência)

Diagnóstico

- Deve ser baseado nos sinais e sintomas apresentados pelo paciente, exame clínico e exames complementares.

Exames complementares da insuficiência cardíaca	
Eletrocardiograma	Analisar ritmo, frequência cardíaca, sinais de sobrecargas, alterações de ST-T.
Radiografia do tórax	Deve ser realizado em toda criança com suspeita de insuficiência cardíaca. Observar cardiomegalia, sinais de edema pulmonar, linhas B de Kerley, derrame pleural.
Ecocardiograma	Exame primordial, de fácil execução, baixo custo e não invasivo. Vai fornecer importantes informações acerca da estrutura do coração, dimensões e volumes cavitários, função sistólica e diastólica, além de poder nos fornecer importante estimativa acerca das pressões intracavitárias e da artéria pulmonar.
Exames laboratoriais	Devem ser considerados, de acordo com o quadro clínico apresentado pelo paciente: hemograma, eletrólitos, ureia, creatinina, função hepática, BNP, NT-proBNP, CK-MB, Troponina I, Lactato, função tireoideana, gasometria arterial.
Outros exames (indicar em casos selecionados)	
Ressonância magnética do coração	Pode ser de grande ajuda nos casos de cardiopatias complexas e doença miocárdica.
Cateterismo cardíaco	Indicado em casos que podem se beneficiar de procedimento intervencionista como estenose aórtica ou pulmonar críticas, cardiopatias que evoluem com CIA restritiva que necessitam atriosseptostomia ou em pacientes candidatos a biópsia miocárdica.

Tratamento

- Objetiva eliminar a causa da IC, controlar sintomas e progressão da doença.

Medidas gerais no tratamento da IC descompensada em crianças

- Repouso no caso de crianças maiores.
- Suporte nutricional adequado, observando pequenas quantidades em curtos intervalos de tempo. Em caso de crianças pequenas que apresentam desconforto e largada às mamadas pode ser necessário alimentar por sonda orogástrica.
- Redução de ingesta de sódio em todo paciente com edema e retenção de líquidos.
- Restrição hídrica é indicada em pacientes com edemas que não respondem ao uso de diuréticos ou apresentam hiponatremia.
- Suporte de oxigênio se necessário.

Tratamento medicamentoso

- Apoiado em 3 pilares:
  1. Diminuição da pressão venocapilar pulmonar
  2. Aumento do débito cardíaco com consequente melhora da perfusão dos órgãos-alvo.
  3. Retardar a progressão da doença
- Importante lembrar que o entendimento do tratamento de IC em crianças deriva de estudos realizados em adultos já que não se dispõe de trabalhos com volume de pacientes pediátricos significativos.

Diuréticos

- Papel relevante no tratamento, promovendo redução da congestão venosa pulmonar e sistêmica.
- Furosemida é um potente diurético de alça sendo droga de 1ª escolha na maioria das crianças com quadro de IC.
- Espironolactona embora seja um diurético pouco potente tem efeito adicional de atenuar a fibrose miocárdica induzida pela Aldosterona.
- Complicações da terapêutica com diuréticos inclui hiponatremia, hipo ou hipercalemia, hipocloremia e alcalose metabólica.
- Lembrar de fazer controle de eletrólitos regularmente.

Inibidor da enzima de conversão da angiotensina (IECA)

- Uso de IECA tem sido amplamente estudado em adultos portadores de IC mostrando melhora da capacidade funcional, diminuição do número de hospitalizações e redução da mortalidade.
- Embora com evidência menos robusta em crianças, os IECA comprovadamente previnem, atenuam ou possivelmente revertem o processo de remodelamento cardíaco nos adultos.
- São recomendados para todos os pacientes portadores de IC com disfunção sistólica do ventrículo esquerdo (VE), devendo ser iniciados em baixa dose com aumento progressivo e cuidadoso monitoramento da função renal e dos níveis de potássio sérico.

Betabloqueadores

- Usados com segurança e eficácia para tratar sintomas e reduzir morbidade e mortalidade, sendo o principal suporte terapêutico no tratamento da IC no paciente adulto.
- Carvedilol é o betabloqueador mais amplamente estudado e prescrito. Diminui os efeitos deletérios das elevadas concentrações circulantes de norepinefrina e pode levar a remodelamento reverso do VE e melhorar a função sistólica.

- Deve ser iniciada no paciente estável, com uma baixa dose e aumento progressivo até alcançar a dose-alvo.

Digitálicos

- Digoxina: classicamente foi uma droga prescrita de forma rotineira na criança com quadro de IC.
- Digital melhora sintomas e qualidade de vida mas não parece aumentar sobrevida.
- Pode ser prescrita para crianças sintomáticas com disfunção do VE.

Aminas simpaticomiméticas

- Dopamina e Dobutamina são eficazes em quadros de IC no recém-nascido, lactentes e crianças maiores.
- Este grupo de drogas aumenta o débito cardíaco e diminui a resistência vascular pulmonar e sistêmica.
- Podem induzir taquicardia e taquiarritmias.
- Devem ser reservadas para pacientes com quadros de baixo débito que não respondem a outras terapias e administradas sob estreita vigilância.

Inibidores da fosfodiesterase

- Fazem parte deste grupo de drogas a anrinona e a milrinona.
- Têm ação vasodilatadora, inotrópica e melhora do relaxamento ventricular.
- Drogas comumente usadas na UTI cardiológica pediátrica, especialmente no pós-operatório de cirurgia cardíaca.

Tabela 36.6 – Drogas usadas em IC na infância

Droga	Via de administração	Dose
Furosemida	oral	1-2 mg/kg/ 6-12h
Furosemida	IV	0,5-2 mg/kg 6-12h
Furosemida	IV (infusão contínua)	0,1-0,4 mg/kg/h
Captopril	oral	0,3-2 mg/kg/ 8h
Enalapril	oral	0,05-0,25 mg/kg 12h
Carvedilol	oral	0,05 mg/kg 12h
Metoprolol	oral	0,25 mg/kg/12h
Espironolactona	oral	0,5-1,5 mg/kg 12h
Hidralazina	oral	0,3-1 mg/kg 8-12h
Digoxina	oral	0,01 mg/kg/dia
Milrinona	IV (infusão contínua)	0,5-1 µg/kg/min
Dopamina	IV (infusão contínua)	2,5-15 µg/kg/min
Dobutamina	IV (infusão contínua)	2,5-10 µg/kg/min

Conclusão

- IC representa causa importante de internamento e morbimortalidade na criança portadora de cardiopatia.
- Reconhecer e tratar esta situação pode ser desafiador para todos que prestam assistência a esta população.
- Pacientes com quadros graves e refratários ao tratamento convencional podem ser candidatos ao transplante cardíaco.

Leitura sugerida

- A Taksande, V. G. (September de 2009). Hypercyanotic spells. J IMGIMS, pp. 7-9.
- Adelman RD, Coppo R, Dillon MJ. The emergency management of severe hypertension. Pediatr Nephrol 2000; 14:422–427
- Al VE (april de 2015). Intranasal midazolam for emergency management of hypercyanotic spells in tetralogy of Fallot. Pediatric Emergency Care, pp. 269-271.
- Azpilicueta Idarreta M, I. d. (2010). Terlipressin as rescue therapy in hypercyanotic spells of Fallot tetralogy. An Pediatr (Barc), 35-38.
- Chandar J. Zilleruelo. G. Hypertensive crisis in children. Pediatr Nephrol 2012. 27:741–751
- Flynn JT, Kaelber DC, Baker-Smith CM, et al. Clinical Practice Guideline for Screening and Management of High Blood Pressure in Children and Adolescents. Pediatrics. 2017;140(3):e20171904
- Flynn JT, Tullus K. Pediatric Nephol. Severe hypertension in children and adolescents: pathophysiology and treatment. 2009; 24(6): 1101
- Guntheroth WG, M. B. (1965). Physiologic studies of paroxismal hyperpnea in cynotic congenital heart disease. Circulation, 31:70.
- Knoester PD, J. D. (2002). Pharmacokinetics and pharmacodynamics of midazolam administered as a concentrated intranasal spray. a study in healthy volunteers. J Clin Pharmacol, pp. 53;501-507.
- Lurbe et al. 2016 European Society of Hypertension guidelines for the management of high blood pressure in children and adolescents. J Hypertens 2016; 34:1887–1920
- Malachias MVB, Souza WKSB, Plavnik FL, Rodrigues CIS, Brandão AA, Neves MFT, et al. 7ª Diretriz Brasileira de Hipertensão Arterial. Arq Bras Cardiol 2016;107(3 Supl.3):1-83
- Paul Modi, F. M.-S. (2004). Basal Metabolic State of Hearts of Patients With Congenital Heart Disease: the effects of cyanosis, age and pathology. Ann Toracic Surgery, 78;1970-6.
- Seeman T, Hamdani G, Mitsnefes M. Hypertensive Crisis in Children and Adolescents. Pediatr Nephrol 2019. 34: 2523.
- Senzaki H, I. H. (2008). Sedation of hypercyanotic spells in a neonate with tetralogy of Fallot using dexmedetomedine. J Pedriar (Rio J), 377-380.
- SS, K. (1992). Mechanism of cyanotic spells in tetralogy of Fallot- the missing link? Journal of Cardio, 37(1): 1-5.
- Wu H P et al. Clinical significance of blood pressure ratios in hypertensive crisis in children. Arch Dis Child 2012. 97:200–205
- Yang WC, Lin MJ, Chen CY, Wu HP. Clinical overview of hypertensive crisis in children. World J Clin Cases 2015; 3(6): 510-513

Capítulo 37

Guia de Administração Intravenosa de Medicamentos Cardioativos

André Gustavo Santos Lima
Fernando Côrtes Remisio Figuinha

Adrenalina ou epinefrina (solução para infusão contínua)

- Nomes comerciais: Epifrin®; Efrinalin®; Drenalin®.
- A adrenalina (ou epinefrina) age como potente agonista alfa e beta-adrenérgico. Discutiremos alguns detalhes do seu uso em infusão contínua.
- Indicação: vasopressor, cronotrópico positivo (em bradicardia instável).
- Apresentação: ampola com 1 ml – adrenalina 1:1.000 = 1 mg/ml.
- Diluição:
  - adrenalina 1 mg .... 12 ampolas (12 ml) EV;
  - soro glicosado a 5% .... 188 ml.
- Concentração da solução: 60 µg/ml.
- Posologia vasopressora: 2 a 10 µg/min ou 0,1 a 2 µg/kg/min, conforme Tabela 37.1.
- Efeitos colaterais: arritmias, dor torácica, cefaleia, tontura.
- Administração: bomba de infusão em cateter venoso central. Incompatível com bicarbonato (precipita em soluções alcalinas).
- Recomendações: manter protegido da luz.
- Outras indicações: parada cardiorrespiratória, choque anafilático, crise asmática grave.

Tabela 37.1 – Tabela de infusão contínua de adrenalina

Dose (µg/kg/min)	0,1 µg	0,5 µg	1 µg	1,5 µg	2,0 µg
Peso 50 kg	5 ml/h	25 ml/h	50 ml/h	75 ml/h	100 ml/h
60 kg	6 ml/h	30 ml/h	60 ml/h	90 ml/h	120 ml/h
70 kg	7 ml/h	35 ml/h	70 ml/h	105 ml/h	140 ml/h
80 kg	8 ml/h	40 ml/h	80 ml/h	120 ml/h	160 ml/h
90 kg	9 ml/h	45 ml/h	90 ml/h	135 ml/h	180 ml/h

Alteplase

- Nomes comerciais: Actilyse®.
- Indicação: fibrinolítico.
- Apresentação: frasco 50 mg/50 ml.
- Diluentes: água para injetáveis esterilizada disponível no produto.
- Posologia: para infarto agudo do miocárdio com supradesnivelamento de ST.
  - Pacientes ≤ 65 kg: 15 mg EV em *bolus*, seguidos de 0,75 mg/kg de peso corpóreo (até máximo de 50 mg) durante 30 minutos, seguido por uma infusão de 0,5 mg/kg de peso corpóreo (até máximo de 35 mg) durante os 60 minutos seguintes.
  - Pacientes > 65 kg: 15 mg EV em *bolus*, seguidos de dose de 50 mg em infusão intravenosa nos primeiros 30 minutos, seguida por uma infusão de 35 mg durante os 60 minutos seguintes.

Amiodarona, cloridrato (solução para infusão contínua)

- Nomes comerciais: Ancoron®, Atlansil®, Miodon®.
- Indicação: antiarrítmico da classe III da classificação de Vaughan Willians – bloqueadores de canais de potássio. Age prolongando a duração do potencial de ação. Tem também propriedades de outras três classes de Vaughan Willians (bloqueador de canal de sódio, bloqueador de canal de cálcio e betabloqueador). Por ser lipofílico, necessita de dose de ataque, e seu tempo de meia-vida é de 58 dias (15 a 142 dias).
- Apresentação: ampola 50 mg/ml com 3 ml-150 mg/ampola.
- Diluente: diluir sempre com soro glicosado a 5%.
- Recomendações: utilizar recipientes de vidro ou poliolefina. Reduzir dose em pacientes com disfunção hepática.
- Administração: bomba de infusão e, preferencialmente, acesso venoso central (risco de flebite em acesso venoso periférico).
- Diluição:
  - Ataque:
    - Amiodarona 150 mg .... 2 ampolas EV em 20 a 30 min (dose de ataque de 5 mg/kg, com dose máxima de 300 mg);
    - Soro glicosado a 5% .... 250 ml (ou 100 ml se paciente congesto)
  - Manutenção por 24 horas (900 mg/24 h) (conforme Tabela 37.2):
    - amiodarona 150 mg .... 6 ampolas (18 ml) EV;
    - soro glicosado a 5% .... 482 ml.

Na fibrilação ventricular resistente as manobras de ressuscitação pulmonar + desfibrilação, fazer 300 mg diluídos em 20 ml de SG a 5% em *bolus*. Uma dose adicional de 150 mg pode ser considerada

- Necessita de dose de ataque (dose de impregnação) de 8 a 10 g (VO ou EV) para então programar redução até dose mínima efetiva.
- Cuidados: pode aumentar o nível sérico de digoxina (50-75%), varfarina (50-100%), diltiazem, sinvastatina (não usar mais do que 20 mg/d de sinvastatina se associação) e ciclosporina. É inibidor de diversos citocromos (3A4, 2D6, 2C9, 2C19), além da glicoproteína P.
- Recomenda-se *avaliação periódica* de enzimas hepáticas (6/6 meses), função tireoidiana (6/6 m), radiografia de tórax (anual) e prova de função pulmonar (no início do tratamento e depois, se sintomas), além de avaliação oftalmológica se sintomas.
- Efeitos colaterais: toxicidade pulmonar (pneumonite intersticial ou fibrose pulmonar, pleurite, bronquiolite e pneumonia obliterante), exacerbação de arritmias e lesão hepática grave (raro). Pode haver tremor extrapiramidal, distúrbios do sono e pesadelos, aumento isolado de transaminases no início do tratamento (até 1,5-3 x), microdepósitos corneanos, visão turva, alteração tireoidiana.

Tabela 37.2 – Tabela de manutenção

Dose	Infusão
1 mg/min durante as primeiras 6 horas	33,3 ml/h da solução
0,5 mg/min durante as próximas 18 horas	16,6 ml/h da solução

Dobutamina (solução para infusão contínua)

- Nomes comerciais: Dobutrex®; Dobtan®; Dobutariston®; Dobutal®; Neobutamina®; Dobutanil®.
- Indicação: agente agonista beta-adrenérgico (especialmente beta-1 cardíaco; inotrópico positivo).
- Apresentação: ampola de 250 mg/20 ml.
- Diluentes: soro glicosado a 5% ou cloreto de sódio a 0,9%.
- Recomendações: não necessita de proteção à luz. Infusão pode ser realizada em acesso periférico ou acesso central com bomba de infusão. Incompatível com bicarbonato de sódio.
- Posologia: usual 2,5 a 20 µg/kg/min.
- Diluição:
- Apresentaremos a solução-padrão e a solução concentrada. Paciente cardiopatas com necessidade de uso de dobutamina geralmente precisam de restrição de líquidos. Por isso, nestes casos, é preferível usar a dobutamina em solução concentrada.
- Solução-padrão (conforme Tabela 37.3):
  □ dobutamina 250 mg .... 1 ampola (20 ml);
  □ soro glicosado a 5% .... 230 ml.
- Concentração da solução: 1.000 µg/ml.

Tabela 37.3 – Tabela de infusão contínua de dobutamina – padrão

Dose (µg/kg/min)	5 µg	7,5 µg	10 µg	15 µg	20 µg
Peso 50 kg	15 ml/h	22 ml/h	29 ml/h	44 ml/h	60 ml/h
60 kg	18 ml/h	27 ml/h	36 ml/h	54 ml/h	72 ml/h
70 kg	21 ml/h	31 ml/h	42 ml/h	63 ml/h	84 ml/h
80 kg	24 ml/h	36 ml/h	48 ml/h	72 ml/h	96 ml/h
90 kg	27 ml/h	40 ml/h	54 ml/h	81 ml/h	108 ml/h

- Solução concentrada (conforme Tabela 37.4):
  □ dobutamina 250 mg .... 4 ampolas (80 ml);
  □ soro glicosado a 5% .... 170 ml.
- Concentração da solução: 4.000 µg/ml.

Tabela 37.4 – Tabela de infusão contínua de dobutamina – concentrada

Dose (µg/kg/min)	5 µg	7,5 µg	10 µg	15 µg	20 µg
Peso 50 kg	3,8 ml/h	5,6 ml/h	7,5 ml/h	11,3 ml/h	15 ml/h
60 kg	4,5 ml/h	6,8 ml/h	9 ml/h	13,5 ml/h	18 ml/h
70 kg	5,3 ml/h	7,9 ml/h	10,5 ml/h	15,8 ml/h	21 ml/h
80 kg	6 ml/h	9 ml/h	12 ml/h	18 ml/h	24 ml/h
90 kg	6,8 ml/h	10 ml/h	13,5 ml/h	20,3 ml/h	27 ml/h

Dopamina (solução para infusão contínua)

- Nomes comerciais: Dopacris®; Dopabane®; Constriction®; Dopimex®.
- Indicação: agente agonista adrenérgico, inotrópico positivo, vasopressor.
- Apresentação: ampola de 200 mg/5 ml.
- Diluentes: soro glicosado a 5% ou cloreto de sódio a 0,9%.
- Recomendações: bomba de infusão em acesso central.
- Posologia: usual 1-5 a 20 µg/kg/min – Máxima 50 µg/kg/min.
- Dose baixa: 1-5 µg/kg/min – aumento do fluxo sanguíneo renal (receptores dopaminérgicos).
- Dose intermediária: 5 a 15 µg/kg/min – aumento do fluxo sanguíneo renal, da frequência cardíaca, da contratilidade cardíaca e do débito cardíaco (receptores beta).
- Dose alta: > 15 µg/kg/min. Vasoconstrição e elevação da pressão arterial sistêmica.
- Diluição:
    - Solução-padrão (conforme Tabela 37.5):
        - dopamina 50 mg/10 ml .... 5 ampolas (50 ml);
        - soro glicosado a 5% .... 200 ml.
- Concentração da solução: 1.000 µg/ml. Pode diluir em soro fisiológico a 0,9% ou soro glicosado a 5%. Não necessita de proteção à luz. Incompatível com soluções alcalinas, como bicarbonato de sódio.
- Efeitos colaterais: náuseas, vômitos, batimentos ectópicos, taquicardia, dispneia. Angina (aumento do trabalho cardíaco sem aumento compensatório do fluxo coronariano).

Tabela 37.5 – Tabela de infusão contínua de dopamina

Dose (µg/kg/min)		5 µg	7,5 µg	10 µg	15 µg	20 µg
Peso	50 kg	15 ml/h	22,5 ml/h	30 ml/h	45 ml/h	60 ml/h
	60 kg	18 ml/h	27 ml/h	36 ml/h	54 ml/h	72 ml/h
	70 kg	21 ml/h	31,5 ml/h	42,5 ml/h	63 ml/h	84 ml/h
	80 kg	24 ml/h	36 ml/h	48 ml/h	72 ml/h	96 ml/h
	90 kg	27 ml/h	38 ml/h	54 ml/h	81 ml/h	108 ml/h

Estreptoquinase

- Nomes comerciais: Solustrep®; Streptase®.
- Indicação: fibrinolítico.
- Apresentação: frasco 1.500.000 UI (pó liofilizado).
- Diluentes: soro glicosado a 5% (preferencialmente), cloreto de sódio a 0,9% ou Ringer.
- Recomendações: bomba de infusão em acesso periférico (acesso venoso exclusivo).
- Posologia: usual no infarto agudo do miocárdio 1.500.000 UI em 30 a 60 min.
- Obs.: Em caso de hipotensão, reduzir a taxa de infusão (ver Tabela 37.6).
- Diluição:
    - Solução-padrão:
        - estreptoquinase 1.500.000 UI .... 1 ampola (5 ml);
        - soro glicosado a 5% .... 100 ml.
- Infundir 100 a 200 ml/h.

Tabela 37.6 – Contraindicações à estreptoquinase

Contraindicações absolutas

- Qualquer sangramento intracraniano
- Acidente vascular cerebral (AVC) isquêmico nos últimos 3 meses
- Dano ou neoplasia no sistema nervoso central
- Trauma significativo na cabeça ou no rosto nos últimos 3 meses
- Sangramento ativo ou diátese hemorrágica (exceto menstruação)
- Qualquer lesão vascular cerebral conhecida (malformação arteriovenosa)
- Suspeita de dissecção de aorta

Contraindicações relativas

- História de AVC > 3 meses ou patologia intracraniana não listada nas contraindicações
- Gravidez
- Uso atual de antagonistas de vitamina K (quanto maior o INR, maior o risco de sangramento)
- Sangramento interno recente (< 2 a 4 semanas)
- Ressuscitação cardiopulmonar traumática ou prolongada (> 10 min) ou cirurgia < 3 semanas
- Hipertensão arterial não controlada (pressão arterial sistólica > 180 mmHg ou diastólica > 110 mmHg)
- Punções não compressíveis
- Úlcera péptica ativa
- Exposição prévia à estreptoquinase (mais de 5 dias) ou reação alérgica prévia

Levosimendana

- Nome comercial: Simdax®.
- Indicação: inotrópico positivo (aumento da sensibilidade miocárdica ao cálcio).
- Apresentação: ampolas de 2,5 mg/ml (5 ml).
- Diluentes: soro glicosado a 5%.
- Recomendações: bomba de infusão em acesso periférico ou central.
- Posologia:
- ataque 12 a 24 µg/kg/min durante 10 minutos (opcional);
- manutenção 0,1 µg/kg/min. Após 30 a 60 minutos, avaliar resposta. Se necessário, aumentar infusão para 0,2 µg/kg/min.
- Duração: infusão durante 24 horas (insuficiência cardíaca descompensada).
- Diluição:
  - Solução-padrão (conforme Tabela 37.7):
    - levosimedan 2,5 mg/ml .... 1 ampola (5 ml);
    - soro glicosado a 5% .... 495 ml.
- Concentração da solução: 0,025 mg/ml.

Tabela 37.7 – Tabela de infusão contínua de levosimendana

Dose (µg/kg/min)		0,1 µg	0,2 µg
Peso	50 kg	12 ml/h	24 ml/h
	60 kg	14,4 ml/h	28,8 ml/h
	70 kg	16,8 ml/h	33,6 ml/h
	80 kg	19,2 ml/h	38,4 ml/h
	90 kg	21,6 ml/h	43,2 ml/h

Lidocaína

- Indicação: antiarrítmico e anestésico. É um antiarrítmico da classe IB de Vaughan Willians. Tem ação direta nos tecidos cardíacos, particularmente na rede de Purkinje. Ação imediata (em 45 a 90 segundos) por via endovenosa. Duração de 10 a 20 minutos.
- Apresentação: ampola de 20 mg/ml.
- Diluente: soro glicosado a 5%.

- Recomendações: não necessita de proteção à luz. Infusão pode ser realizada em acesso periférico ou acesso central com bomba de infusão.
- Posologia:
- Ataque 1 a 1,5 mg/kg (velocidade de infusão de 25 a 50 mg/min). Após 5 min pode-se repetir o ataque de 0,5 a 1 mg/kg (dose máxima de 3 mg/kg). Para o volume do medicamento a ser administrado, utilizar a fórmula:
  - Volume de lidocaína a 2% (ataque) = peso ÷ 20 (p. ex., 70 kg ÷ 20 = 3,5 ml).
  - Manutenção: 0,02 a 0,05 mg/kg/min (velocidade de infusão de 1 a 4 mg/min).
- Diluição: solução-padrão – infusão contínua:
  - lidocaína a 2% sem vasoconstritor .... 25 ml;
  - soro glicosado a 5% .... 225 ml;
  - velocidade de infusão de 30 a 120 ml/h.
- Concentração da solução: 2 mg/ml.
- Efeitos adversos: toxicidade do sistema nervoso central (tontura, parestesia, confusão mental, estupor, tremor, inquietação, coma e convulsões) e do sistema cardiovascular (bradicardia, hipotensão e aumento do limiar de desfibrilação).

Milrinona

- Nome comercial: Primacor®.
- Indicação: inotrópico positivo e vasodilatador.
- Apresentação: ampolas de 1 mg/ml (10 ml).
- Diluentes: soro glicosado a 5% ou cloreto de sódio a 0,9%.
- Recomendações: bomba de infusão em acesso periférico ou central. Precipita em contato com furosemida.
- Posologia:
  - ataque 50 µg/kg lentamente durante 10 minutos (opcional);
  - manutenção 0,375 a 0,75 µg/kg/min. Dose total em 24 horas não deve ultrapassar 1,13 mg/kg.

Ajuste para função renal:

- Cl_{cr} 50 ml/min: 0,43 µg/kg/min;
- Cl_{cr} 40 ml/min: 0,38 µg/kg/min;
- Cl_{cr} 30 ml/min: 0,33 µg/kg/min;
- Cl_{cr} 20 ml/min: 0,28 µg/kg/min;
- Cl_{cr} 10 ml/min: 0,23 µg/kg/min;
- Cl_{cr} 5 ml/min: 0,2 µg/kg/min.

- Diluição:
- Solução-padrão:
  - milrinona 1 mg/ml .... 2 ampolas (20 ml);
  - soro glicosado a 5% .... 80 ml.
- Concentração da solução: 0,2 mg/ml.
- Efeitos colaterais: mais comum (> 10%) – arritmias ventriculares. 1-10%: arritmia supraventricular, cefaleia, hipotensão, angina, dor torácica. < 1%: alteração da função hepática, anafilaxia, FA, broncoespasmo, hipocalemia, *rash* cutâneo, trombocitopenia, tremores, reação no local da transfusão.

Nitroglicerina

- Nome comercial: Tridil®.
- Indicação: vasodilatador, muito utilizado nos quadros agudos de descompensação de doença coronariana, insuficiência cardíaca e no edema agudo pulmonar.

- Apresentação: ampola 25 mg/5 ml e 50 mg/10 ml.
- Diluentes: soro glicosado a 5% ou cloreto de sódio a 0,9%.
- Recomendações: bomba de infusão em acesso central ou periférico. Administrar em frasco de vidro (recipientes de PVC podem adsorver 30 a 80% do princípio ativo).
- Posologia: usual 5 a 20 µg/min – máxima 400 µg/min.
- Modo de usar: iniciar infusão 5 µg/min, aumentando-se 5 µg/min a cada 3 a 5 min com titulação da dose. Início de ação em 5 minutos. Tempo de meia-vida de 1 a 4 minutos.
- Diluição:
  - Solução-padrão (conforme Tabela 37.8):
    - nitroglicerina 50 mg/10 ml .... 1 ampola (10 ml);
    - soro glicosado a 5% .... 240 ml.
- Concentração da solução: 200 µg/ml.
- Efeitos colaterais: cefaleia, taquifilaxia, tontura, xerostomia. Raramente pode provocar metemoglobinemia.

Tabela 37.8 – Tabela de infusão contínua de nitroglicerina

Dose (µg/min)	5 µg/min	10 µg/min	20 µg/min	30 µg/min	40 µg/min	50 µg/min
Volume (ml/h)	1,5 ml/h	3,0 ml/h	6,0 ml/h	9,0 ml/h	12 ml/h	15 ml/h

Nitroprussiato de sódio

- Nomes comerciais: Nipride®; Nitroprus®.
- Indicação: vasodilatador arterial e venoso. Pode ser utilizado em emergências hipertensivas, como hipertensão maligna, encefalopatia hipertensiva, acidente vascular cerebral; em pacientes com insuficiência cardíaca descompensada; em casos de insuficiência valvar mitral ou aórtica grave; no manejo hemodinâmico no intra e pós-operatório de cirurgias cardíacas.
- Apresentação: frasco-ampola de 50 mg (pó liofilizado) – 2 ml.
- Diluentes: soro glicosado a 5%
- Recomendações: bomba de infusão em acesso central ou periférico. Necessária proteção para luz.
- Posologia: usual 0,25 a 10 µg/kg/min.
- Obs.: quando doses > 3 µg/kg/min por mais de 3 dias, devem-se monitorar níveis de tiocianato diariamente.
- Diluição:
  - Solução-padrão (conforme Tabela 37.9):
    - Nitroprussiato 50 mg .... 1 ampola (2 ml);
    - Soro glicosado a 5% .... 248 ml.
- Concentração da solução: 200 µg/ml.
- Efeitos colaterais: hipotensão grave, metemoglobinemia, intoxicação por cianeto. Pode causar náuseas, vômitos, espasmo muscular, cefaleia, diaforese, taquicardia reflexa, *flushing*.
- *Intoxicação por cianeto*: o uso por tempo prolongado de nitroprussiato de sódio pode levar a um acúmulo de cianeto.
- Essa intoxicação se manifesta com acidose metabólica (lática), hiperoxemia venosa, falta de ar, confusão mental e até morte.
- Se dose acima de 2 µg/kg/min por mais de 3 dias, deve-se monitorar níveis de tiocianato diariamente.
- O tratamento da intoxicação por cianeto pode ser feito com o uso da hidroxicobalamina. A hidroxicobalamina é um precursor de vitamina B_{12}, que contém uma porção de cobalto que se liga avidamente ao cianeto intracelular, formando a cianocobalamina. Utiliza-se a dose de 70 mg/kg de hidroxicobalamina (em adulto, aproximadamente 5 g) endovenosa. Pode-se repetir

metade dessa dose se necessário. Efeitos colaterais da hidroxicobalamina são: erupções de pele, cefaleia, náuseas, linfopenia, disfagia.
- Uma alternativa de tratamento é a administração de tiossulfato de sódio, que aumenta a capacidade orgânica de eliminar íons cianeto. O tiossulfato de sódio tem apresentação de 250 mg/ml; em geral, em adultos, administram-se primeiro 300 mg de nitrito de sódio (10 ml da solução a 3%) EV em 20 minutos. Depois, administram-se 12,5 g EV lento (em mais de 10 minutos) de tiossulfato de sódio. Se necessário, repetir após 30 minutos metade da dose do tiossulfato de sódio. Contraindicado o uso associado a hidroxicobalamina.

Tabela 37.9 – Tabela de infusão contínua de nitroprussiato

Dose (µg/kg/min)	0,5 µg	1,0 µg	2,0 µg	4,0 µg	6,0 µg	8,0 µg
Peso 50 kg	7,5 ml/h	15 ml/h	30 ml/h	60 ml/h	90 ml/h	120 ml/h
60 kg	9 ml/h	18 ml/h	36 ml/h	72 ml/h	108 ml/h	144 ml/h
70 kg	10 ml/h	21 ml/h	42 ml/h	84 ml/h	126 ml/h	168 ml/h
80 kg	12 ml/h	24 ml/h	48 ml/h	96 ml/h	144 ml/h	192 ml/h
90 kg	14 ml/h	27 ml/h	54 ml/h	108 ml/h	162 ml/h	216 ml/h
100 kg	15 ml/h	30 ml/h	60 ml/h	120 ml/h	180 ml/h	240 ml/h

Norepinefrina ou noradrenalina

- Nomes comerciais: Novanor®; Epifrin®; Hyponor®. Levophed® (bitartarato de norepinefrina).
- Indicação: agente agonista adrenérgico, vasopressor.
- Apresentação: ampola de 4 mg/4 ml.
- Diluentes: soro glicosado a 5% (preferencialmente) ou cloreto de sódio a 0,9%.
- Recomendações: bomba de infusão em acesso central. Incompatível com bicarbonato de sódio. Infundir em equipo fotoprotegido.
- Posologia: usual 0,01 a 3 µg/kg/min.
- Diluição:
  - Solução-padrão (conforme Tabela 37.10):
    - noradrenalina 4 mg/4 ml .... 4 ampolas (16 ml);
    - soro glicosado a 5% .... 234 ml.
- Concentração da solução: 64 µg/ml.

Tabela 37.10 – Tabela de infusão contínua da noradrenalina

Vol. (ml/h)	3 ml/h	5 ml/h	10 ml/h	15 ml/h	20 ml/h	25 ml/h	30 ml/h	35 ml/h	40 ml/h	45 ml/h	50 ml/h
50 kg	0,06 µg	0,11 µg	0,21 µg	0,32 µg	0,43 µg	0,53 µg	0,64 µg	0,75 µg	0,85 µg	0,96 µg	1,07 µg
60 kg	0,05 µg	0,09 µg	0,18 µg	0,27 µg	0,36 µg	0,44 µg	0,53 µg	0,62 µg	0,71 µg	0,80 µg	0,89 µg
70 kg	0,05 µg	0,08 µg	0,15 µg	0,23 µg	0,30 µg	0,38 µg	0,46 µg	0,53 µg	0,61 µg	0,69 µg	0,76 µg
75 kg	0,04 µg	0,07 µg	0,14 µg	0,21 µg	0,28 µg	0,36 µg	0,43 µg	0,50 µg	0,57 µg	0,64 µg	0,71 µg
80 kg	0,04 µg	0,07 µg	0,13 µg	0,20 µg	0,27 µg	0,33 µg	0,40 µg	0,47 µg	0,53 µg	0,60 µg	0,67 µg
85 kg	0,04 µg	0,06 µg	0,13 µg	0,19 µg	0,25 µg	0,31 µg	0,38 µg	0,44 µg	0,50 µg	0,56 µg	0,60 µg
90 kg	0,04 µg	0,06 µg	0,12 µg	0,18 µg	0,24 µg	0,30 µg	0,36 µg	0,41 µg	0,47 µg	0,53 µg	0,59 µg
95 kg	0,03 µg	0,06 µg	0,11 µg	0,17 µg	0,22 µg	0,28 µg	0,32 µg	0,39 µg	0,45 µg	0,51 µg	0,56 µg
100 kg	0,03 µg	0,05 µg	0,11 µg	0,16 µg	0,21 µg	0,27 µg	0,32 µg	0,37 µg	0,43 µg	0,48 µg	0,53 µg

Tenecteplase

- Nomes comerciais: Metalyse®.
- Indicação: fibrinolítico.
- Apresentação: 40 mg ou 8.000 UI em 8 ml de solução em seringa pré-carregada; ou 50 mg/10.000 UI em 10 ml de solução em seringa pré-carregada.
- Posologia: para infarto agudo do miocárdio com supradesnivelamento do segmento ST, conforme Tabela 37.11, administrado em *bolus*.

Tabela 37.11 – Tabela de infusão em *bolus* da tenecteplase

Peso corpóreo do paciente (kg)	Tenecteplase (UI)	Tenecteplase (mg)	Volume correspondente à solução reconstituída (ml)
< 60	6.000	30	6
≥ 60 a < 70	7.000	35	7
≥ 70 a < 80	8.000	40	8
≥ 80 a < 90	9.000	45	9
≥ 90	10.000	50	10

Vasopressina

- Nome comercial: Encrise®.
- Indicação: vasopressor.
- Apresentação: ampolas 20 UI/ml (1 ml).
- Diluentes: soro glicosado a 5%, cloreto de sódio a 0,9%, Ringer.
- Recomendações: bomba de infusão em acesso central.
- Posologia: usual 0,01 a 0,04 UI/min, como vasopressor.
- Diluição:
  - Solução-padrão (conforme Tabela 37.12):
    - vasopressina 20 UI/ml .... 1 ampola (1 ml);
    - soro glicosado a 5% .... 200 ml.
- Concentração da solução: 0,1 UI/ml.
- Efeitos colaterais: comuns – dor abdominal, náuseas, diaforese, tremor, cefaleia, vômitos e diarreia. Pode causar infarto, intoxicação hídrica, bradicardia, angina, arritmias, hipertensão, broncoespasmo, angioedema, trombose venosa.

Tabela 37.12 – Tabela de infusão contínua de vasopressina

Dose (UI/min)	0,01 UI/min	0,02 UI/min	0,04 UI/min
Volume (ml/h)	6 ml/h	12 ml/h	24 ml/h

Leitura sugerida

- Informações obtidas a partir das bulas oficiais dos medicamentos.

Índice Remissivo

Obs.: números em *itálico* indicam figuras; números em **negrito** indicam tabelas e quadros.

A

AAS, 29
Aberrância de condução, 161
Ablação de fibrilação atrial
    para melhora dos sintomas, *148*
Acesso
    intraósseo, **201**
    venoso central, **201**, 267
        cateterização da veia central, 270
        confirmando a posição do CVC, 274
        definindo o sítio de punção, 268
        materiais e medicamentos necessários, **269**
        preparando para o procedimento, 269
        problemas que podem ser considerados contraindicações e as alternativas propostas, 268
        removendo um CVC, 275
        técnica guiada por ultrassom, 275
        veia femoral, 274
        veia jugular interna, 271
    veia subclávia, 273
    venoso periférico, **201**
Acidente
    isquêmico transitório, 185
    vascular cerebral, 342, 354, 355
        apresentação clínica, 356
        avaliação diagnóstica, 357
        epidemiologia e fatores de risco, 355
        hemorrágico agudo, 363
        investigação, **367**
        isquêmico agudo, 358
            janelas terapêuticas para tratamento do, 361
            novidades no tratamento, 362
        reabilitação, 366
        tempos máximos recomendados no tratamento do, 363
        tratamento, 358
Acidose, 88
Adenosina IV, resposta à administração de, *127*
Adrenalina, 419
    tabela de infusão contínua, **419**
Agente(s)
    antiplaquetários, *400*
    etiológicos da miocardite, 93
Algoritmo
    de aVR, *157*
    do Dr. Francisco dos Santos, *164*
Alteplase (t-PA), 48, 420
Alvos glicêmicos no paciente hospitalizado, 384
Amiodarona, 143, 420
    na gestante, 78
Analgésico não opioide, 256
Análise de líquido, 218
Aneurisma
    e pseudoaneurisma, diferenças entre, **57**
    micótico, 320
    ventricular verdadeiro, **57**
Angina
    instável e IAM sem supra de ST, diferença, 21
    vasoespástica, 67
Angioplastia primária, 41
Angio-TC em gestantes, 372
Angiotomografia
    cerebral, 358
    da aorta, *329*
    das coronárias, 189
    de tórax em janela de mediastino demonstrando TEP bilateral, *371*
Antagonista(s), 260
    da aldosterona, 33
    da vasopressina, 77
    dos canais de cálcio, 33, 49
    dos receptores glicoproteicos IIb/IIIa, 31, 47
Anticoagulação
    fluxograma para decidir sobre a necessidade de, *140*

na tromboembolia pulmular, 373
Anticoagulante(s)
 avaliação qualitativa dos novos, 393
 em pacientes com valvopatias, usar os novos?, 146
 na gestante, 78
 necessidade de continuação ou não, *395*
 orais não antagonistas da vitamina K, 145
 reversores específicos dos, 395
Anticoagular, necessidade ou não de, *140*
Antidiabéticos orais, 386
Anti-isquêmicos, 32, 49
Antiplaquetários, 45
 conduta nos pacientes coronarianos em uso de, 400
Aortic Dissection Detection Risk Score, **327**
Aparelho
 cardioversor-desfibrilador, elementos de um, *247*
 para a cardioversão elétrica, sincronizar, 249
Apixabana, 146
Armadilha para capturar polvo, *102*
Arritmia(s), 377
 cardíacas, 113
 de taquicardia atrial multifocal, *115*
 em gestantes, 377
 término espontâneo, 126
Aspirina, 45
Aumento diastólico, 230

B

Balão
 intra-aórtico, 90, 225
  ajustes, 228
  choque cardiogênico, 232
  ciclagem, 228
  com introdutor, técnica de inserção, 227
  complicações, 230
  contraindicações, 227
  desmame, 231
  efeitos indesejáveis, **229**
  funcionamento, 228
  Impella®, 232
  mecanismo de ação, **226**
  na miocardiopatia avançada, 231
  normofuncionante, *229*
  retirada, 231
  sem introdutor, técnica de inserção, 228
  suporte circulatório no infarto com supra, 232
  técnica de inserção, 227
  uso durante angioplastia de alto risco, 227
Barbitúricos, 258
Benzodiazepínicos, 257
Betabloqueadores, 32, 123
 do canal de cálcio, 124
BIA, *ver* Balão intraórtico
Bicarbonato de sódio, indicações na PCR, **201**

Biologia molecular, 95
Biópsia pericárdica, 218
Bloqueadores dos receptores da angiotensina, 50
Bloqueio(s)
 atrioventricular(es)
  avançado paroxístico, 180
  representação dos, *176*
  total, *116*
 de ramo
  causas, 152
  frequência-dependente, 161
  prévio, 160
 nodais, 175
Bradiarritmia(s), 171
 algoritmo geral de tratamento agudo das, 180, *181*
 avaliação clínica inicial, 171
 disfunção do nó sinusal, 173
 manifestações clínicas das, 172
 sinusais, 175
 tratamento farmacológico, **182**
Bradicardia(s)
 avaliação inicial, *173*
 na emergência ou terapia intensiva, 235
 não associadas ao infarto agudo do miocárdio
  indicações de marca-passo, 236
 no adulto, *236*
 sintomáticas, 235

C

Cabo-eletrodo, posicionamento com auxílio da fluoroscopia com punção de veia jugular interna direita, *241*
Calcificação nodular, 57
Cardiomiopatia
 de estresse, 102
 de Takotsubo, 106
Cardiopatia isquêmica, 167
Cardioversão
 elétrica, 141, 245
  checklist, 251
  é segura na gestante?, 378
  fatores que influenciam o sucesso da, 246, 247
  indicações e contraindicações, 245
  posicionamento adequado das pás para realizar a, *248*
  realizando o procedimento, 247
  sedação para, dica prática, 248
Cataplexia, 185
Catecolaminérgicos, 343
Cateterismo, 44
Cateterização
 da veia cetral, 270
 de artéria pulmonar, 350
Cepas resistentes à penicilina, 316

Cetamina, 256
Choque
    aplicação clínica da pressão de pulso no, 85
    cardiogênico, 83, 86, 232
        caso clínico, 92
        causas, 83
        critérios diagnósticos, 86
        drogas usadas, mecanismo de ação, dosagens e efeitos das, 89
        diagnóstico, 86
        etiologia, 83
        hipotensão e, 85
        quadro clínico, 84
        sinais de, 84
        tratamento, 88
          medicamentoso, organograma do, *89*
        não sincronizado degenerando para fibrilação ventricular, *249*

C

Cianose, mecanismos envolvidos na patogênese dos episódios de, 404
Ciclagem, 228
    ajuste inadequado de, **229**
Cineangiocoronariografia, 189
Cirurgia
    após um evento neurológico, indicação, **342**
    de revascularização miocárdica, 45
Classificação
    de Keith-Wagener, **342**
    de Mallampati, *255*
Clopidogrel, 30, 46
    dose de ataque em diferentes situações, *46*
Cloridrato, 420
Cocaína, 343
Combitube, 200
Complexo
    de Concentrado Protrombínico, 396
    QRS, *164, 165*
Compressões torácicas, como realizar, *198*
Concentrado de hemácias, indicação para transfusão de, 401
Condições incorretamente diagnosticadas como síncope, 185
Congestão pulmonar, 285
Consciência, perda de, 185
Contratura da mão, *192*
Coração, sistema de condução elétrica do, *113*
COVID 19, particularidades da RCP em pacientes com, 203
Criança(s)
    emergências cardiológicas em, 403
    tratamento da insuficiência cardíaca descompensada em, 415

Crise
    convulsiva, 190
    de cianose, 403
    de hipóxia, 403
        abordagem, 406
    hipercianótica, 403
    hipertensiva
        em pediatria, 406
        aguda, caracterização, *407*
        em pediatria, 406
          identificação da possível causa da, **409-410**
          tratamento da, *411*
    hipoxêmica, 403
Critérios
    de Brugada, 152, *153*
    de Duke, 308, 309
        modificados, 308, 309
    de Vereckei, 156
Cruzamento das pernas, *193*
Cuidados pós-ressuscitação, 204
    algoritmo de, 207

D

Dabigatrana, 145
Dano neurológico, 359
Delirium, 257
Derrame
    agudo, variações de volume, *220*
    pericárdico, 217
        causas de, **278**
        causas específicas, 223
          neoplasias, 224
          tuberculose, 223
        etiologias, 217
        idiopático, 218
        significativo, indicações para puncionar, 218
        pericárdico significativo, indicações para puncionar, *219*
Desbalanço oferta *versus* demanda, 69
Desfibrilação, 199
Dexmedetomidina, 259
Diazepam, 257
Dímero-D, 372
Diretriz de assistência circulatória, mecânica da Sociedade Brasileira de Cardiologia, 226
Disfunção(ões)
    da microcirculação coronária, 68
    do nó sinusal, 173
        causas reversíveis, **174**
        ECG na, **174**
Dispneia paroxística, 403
Dispositivo de assistência ventricular, *90*
Dissecção
    aguda de aorta, 326
        abordagem diagnóstica integrada, 330

avaliação clínica inicial, 326
avaliação por imagem, 328
fatores de risco associados à, **327**
tratamento, 330
aórtica
classificações anatômicas da, *326*
fatores de risco associados à, **327**
coronariana espontânea, 69
de aorta, 342
radiografia de tórax mostrando alargamento de mediastino em paciente com, *328*
tipo B, *329*
Dissociação atrioventricular, 154, *155*
Distúrbio(s)
de condução, 321
de condução atrioventricular, 175
ECG nos, *176*
etiologia dos, **178**
do ritmo na fase aguda do IAM, condutas perante, 236
indicações de marca-passo, 236
Diuréticos, 351
para reduzir hipervolemia, 76
Diureticoterapia, ajuste da, 77
Dobutamina, 78, 321
Doença(s)
da microcirculação, 68
pericárdica, etiologias das, 210
valvar reumática, 301
Dor torácica
angiotomografia coronária, 10
caracterização da, 4
cardíaca e não cardíaca na sala de mergência, causas, 1
casos clínicos, 11
causas, 3
cintilografia de perfusão miocárdica em repouso, 10
classificação, **6**
de etiologia isquêmica, localização da, 5
diagnóstico diferencial, 2
ecocardiograma transtorácico, 10
eletrocardiograma, 10
exame físico, 6
fatores de risco, 6
irradiação, *4*
na emergência, investigação da, 1
protocolo de, 7
protocolo negativo, 9
protocolo positivo, 8
protocolo utilizando a troponina ultrassensível, *9*
que aumentam a probabilidade de SCA, características da, **5**
que reduzem a probabilidade de SCA, características da, **5**

teste ergométrico, 32
típica, *4*
Droga(s)
com ação beta-adrenérgica, 175
mais utilizados no manejo de emergência do EAP, **353**
para reversão de FA, 142
usadas em IC na infância, **416**
usadas no choque cardiogênico, **89**
Drop attacks, 185
Dupla antiagregação plaquetária, 31

E

ECG
basal mostra presença de grande área eletricamente inativa anterior, 168
na disfunção do nó sinusal, **174**
nos distúrbios de condução atrioventricular, *176*
Eclâmpsia, 344
Ecocardiograma, beira do leito durante a PCR, 203
Edema
agudo de pulmão, 342, 347
cuidados hospitalares e para a alta, 353
emergência do, drogas utilizadas no manejo de, 354
exames complementares, 348
fisiopatologia, 347
hipertensivo, vasodilatador, 352
manifestações clínicas, 348
tratamento, 350
pulmonar com padrão de borboleta, 349
Edoxabana, 146
Eletrocardiograma
em paciente admitido com dor torácica típica, *22*
em paciente com suspeita de síndrome coronariana guda, 22
endocavitário, *240*
Elevação de pressão arterial, diagnósticos diferenciais de, 336
Embolia, 68
pulmonar, exames subsidiários, 371
Embolizações, 319
periféricas para pés e mãos, *304*
Emergência(s)
cardiológicas em crianças, 403
crise de hipóxia, 403
crise hipertensiva em pediatria, 406
cardiovasculares na, gestação, 377
arritmias, 377
insuficiência cardíaca, 378
parada cardiorrespiratória, 382
síndromes
aórticas agudas, 381
coronarianas agudas, 380
trombose de prótese mecânica, 381

Índice Remissivo

hipertensivas, 335, 407
  avaliação inicial, 338
  casos suspeitos, avaliação dos, 338
  e urgências hipertensivas, diferenças entre, *336*
  medicações em, 339, 341, 345
  medicamentos e doses pediátricas utilizados para controle da, 412
  tipos, **337**, *337*, 341
  tratamento, 338, *345*
sedação e analgesia na, 253
valvopatias na unidade de, 283
Encefalopatia hipertensiva, 341, 408
Endocardite
  de câmaras direitas, 312
    fatores de risco, 313
  de marca-passo ou de cardiodesfibrilador implantável, 311
  de prótese valvar, 310
  em TAVI, 314
  infecciosa, 301
    algoritmo da Sociedade Europeia de Cardiologia para diagnóstico de, 311
    causada pelo grupo HACEK em válvulas nativas ou não, **318**
    causada por *Enterococcus*, **317**
    causada por estafilococos na presença de materiais protéticos, **317**
    classificação, 301
    complicações, 341
    critérios de Duke, 308, 309
    critérios de Duke modificados, **331**
    de marca-passo e CDI, tratamento, 318
    de próteses, 310
    definição de acordo com os critérios modificados de Duke, **310**
    diagnóstico, 304
    em cepas resistentes à penicilina, 316
    em válvulas nativas, **316**
    esquema de antibioticoterapia, 315
    fisiopatologia, **303**
    indicação de cineangiocoronariografia, 319
    indicações de coronariografia antes de cirurgia valvar, 319
    medicina nuclear, 307
    microbiologia, **302**
    preditores de pior prognóstico, *315*
    prognóstico, 313
    sugestões de esquemas de antibióticos, **316**
    suspeita clínica, *321*
    tratamento, 314
  por fungo, 313
Enterovírus, 93
Enzimas hepáticas, avaliação periódica da, 420
Epilepsia, 165

Epinefrina, 419
Erosão(ões)
  de placa aterosclerótica, imagem de tomografia de coerência ótica, *65*
  de placa aterosclerótica, 67
Escala ABCD2, 365
Escore
  CHA2DS2VASc, **141**
  de Wells para avaliação da probabilidade clínica de TEP, 373
  HAS-BLED, 144
Esmolol, 340
Estatinas, 34, 50
Estenose
  aórtica, 292
    apresentação clínica, 293
    classificação, 292
    com base na extensão do dano cardíaco, classificação de estadiamento da, *294*
    conduta na sala de emergência, 294
    exames complementares, 294
    fisiopatologia, 292
    fluxograma de atendimento, 295
    indicação de valvoplastia por balão, 294
    na emergência cardiológica, fluxograma de atendimento de, 295
  carotídea, 355
  mitral, 283
    apresentação clínica, 285
      conduta na sala de emergência, 286
      EAP na, 286
      esquema de heparinização, 287
      exames complementares, 285
      na sala de emergência, *285*
    fatores agravantes, 284
    conduta intervencionista na, 288
    fisiopatologia, *284*
    na emergência, fluxograma de atendimento inicial de pacientes com, **288**
Estimulação
  cardíaca endocárdica temporária, problemas relacionados ao funcionamento da, **241-242**
  temporária, aplicando a, 237
  transcutânea, causas e soluções para problemas durante a, **238**
Estreptoquinase, 47, 422
  contraindicações à, **23**
Etomidato, 259

F

Fármacos utilizados para o tratamento da TEP, 375
Fenômeno de *slow flow*, 68
Fentanil, 256
Feocromocitoma, 343

433

Fibrilação
    atrial (FA), 135
        aguda na emergência, exemplo de prescrição, **148**
        associada ao aumento de eventos tromboembólicos, 135
        classificação de acordo com sua duração, *137*
        com BRD, 163
        com frequência ventricular bastante elevada, *138*
        com pré-excitação ventricular, *162*
        com presença de ondas f visíveis, *136*
        fluxograma adaptado das II Diretrizes Brasileiras de, 147
        frequência cardíaca superior a 100 bpm, *137*
        medicamentos disponíveis para cardioversão química da, 143
        não valvar, 146
        pré-excitada, 163
        reversão para ritmo sinusal, medicações que podem ser usadas para, *142*
Fibrinolíticos, 47
Fludrocortisona, 192
Flumazenil, 260
Flutter atrial, 135
    diagnosticar um, 138
Foco arritmogênico localizado no ápice do VE, *157*
Fundoscopia, 342
Furosemida, 340

G

Gestação, emergências cardiovasculares na, 377
Gestante, que sedativo utilizar, 263
Glicemia, 383
    monitoramento, 384
Guia de administração intravenosa de medicamentos cardioativos, 419

H

Heart Failure Association - European Society of Cardiology Criteria, 109
Hematoma intramural, 332
    em aorta torácica descendente, *333*
Hemoculturas na suspeita de endocardite infecciosa, **305-306**
Heparinas, 32
Heparinização, esquema de, 287
Hidralazina, 340
Hiperglicemia
    em pacientes hospitalizados, 383
    hospitalar, manejo da, 383
        abordagem da hipoglicemia no ambiente intra-hospitalar, 386
        alvos glicêmicos no paciente hospitalizado, 383
        caso clínico, 388
        cuidados na admissão hospitalar, 383
        esquemas de insulinização no paciente crítico, 385
        esquemas de insulinização no paciente não crítico, 384
        monitoramento das glicemias, 384
        programação da alta hospitalar, 387
        terapia não insulínica nos pacientes hospitalizados, 386
Hiperlipidemia, 355
Hipertensão
    arterial crônica pediátrica, medicamentos orais mais utilizados para o tratamento da, **412**
    arterial maligna, 343
    arterial sistêmica, 355
        crônica mal controlada, 335
    secundária, causas, 408
Hiperventilação com hipercapnia, 185
Hipervolemia, diuréticos e outras medidas para reduzir, 76
Hipocinesia difusa, 95
Hipoglicemia, 185
    abordagem no ambiente intra-hospitalar, 386
    níveis de gravidade da, 387
Hipolipemiantes, 34, 50
Holter, 188
Hpóxia, 185

I

ICD, *ver* Insuficiência cardíaca descompensada
Identificação do ritmo, 199
Iinsulinização
    esquemas no paciente crítico, 385
    esquemas no paciente não crítico, 384
Impella®, *90*, 232
    uso do, 233
Índice cardíaco, como avaliar pelo exame físico, 87
Infância, insuficiência cardíaca na, 416, **413**
Infarto
    agudo do miocárdio
        com supra, suporte circulatório, 232
        com supra de ST
            fatores de mau prognóstico, 40
            inferolaterodorsal e VD, *52*
            já em fase subaguda, 65
            mecanismos envolvidos no, *38*
            complicações, 56
        complicações mecânicas do, 55
        critérios para, *38*
        insuficiência mitral aguda, complicação do, 59
        ruptura da parede livre do ventrículo esquerdo, complicação do, 56
    definição universal de, 14

Índice Remissivo

do miocárdio
    com coronárias sem lesões obstrutivas, 19
    diferentes tipos, 15
    prévio, 18
    recorrente, 18
    relacionado a procedimentos coronarianos, 39
    silencioso, 18
    tipos, 15, 16, 17, 18
Inibição do sistema renina-angiotensina-
-aldosterona, 49
Inibidor(es)
    diretos da trombina, 32
    P2Y12, 47
    seletivo do fator Xa, 32
Injúria
    miocárdica, 13
    conceito, 24
    de etiologia não isquêmica, causas, 14
    periprocedimento, 17
Inotrópicos, 78, 352
INR supraterapêutico em pacientes sem sangramento, 397
Insuficiência
    aórtica aguda, 288, 290
        características clínicas e hemodinâmicas da, 290
        causas, *289*
        fisiopatologia, *289*
        fluxograma de atendimento inicial ao paciente com diagnóstico clínico de, *291*
    cardíaca
        causas de descompensação da, **73-74**
        diagnóstico diferencial na emergência, **379-270**
        durante a gestação no Brasil, 380
        exames complementares, 414
        fatores de pior prognóstico, **74**
        na gestação, tratamento medicamentoso, 379
        na infância, causas, **413**
        na sala de emergência, 378
    cardíaca descompensada
        betabloqueador, manutenção ou início de, 79
        classificação de acordo com perfil hemodinâmico, 75
        critérios
          de prescrição, 81
          para alta hospitalar, 80
        diuréticos e outras medidas para reduzir hipervolemia, 76
        inotrópicos, 78
        mapa mental, *80*
        tratamento da, 73
          de acordo com o perfil clínico-hemodinâmico admissional, *75*
          medicamentoso, *76*

vasodilatadores, 78
mitral aguda, 59
    fatores de risco, 60
    manejo, 61
    por ruptura de músculo papilar, fatores de risco, 61
    quadro clínico, 61
Insulina, 384
    escala de doses de, 388
    perfil farmacocinético das, **385**
Insulinoterapia inicial para portadores de DM2 hospitalizados, *385*
International Takotsubo Diagnostic Criteria, 109
InterTAK Diagnostic Criteria, 109
Intervalo P'R e RP', *120*
Intolerância ortostática, 187, 191
Intoxicação exógena, 185
Investigação etiológica, exames para, *212*
Isquemia miocárdica, 13

J

Jarro de polvo, 101

L

Lesão(ões)
    agudas de órgãos-alvo, sugestão de investigação básica para descartar, *338*
    coronarianas descarta a possibilidade de Takotsubo?, 107
    de Janeway, 304
Levosimendana, 78
Lidocaína, 423
Limiar
    de comando, 239
        calculando, *243*
    de sensibilidade, 239
        calculando o, *242*
Loop, 188
Lorazepam, 258

M

Macro-hemodinâmica, 87
Manobra(s)
    musculares, 192
    vagal modificada, *128*
Mapa mental
    insuficiência cardíaca descompensada, *80*
    MINOCA, *71*
    miocardite, *99*
Marcador(es)
    de necrose, elevação significa infarto do miocárdio?, 23
    de necrose miocárdica, 23

435

Marca-passo
  definitivo, implante do, 175
  endocárdico transvenoso, 238
  fisiológico, 171
  provisório, 235
    abordagem inicial das bradicardias na emergência ou terapia intensiva, 235
    causas de QRS com morfologia de BRD após colocação de, 241
    estimulação temporária, aplicando a, 237
    indicações, 236
  transcutâneo, 237
  transverso
    como implantar utilizando o fluoroscópio, 239
    limiares, como calcular, 239
Massagem do seio carotídeo, 173, 189
Mediastino, alargamento do, *328*
Medicação(ões)
  parenterais, 339
  que podem induzir ou exacerbar bradicardia, **172**
  que podem induzir ou exacerbar distúrbios de condução, **172**
  utilizadas no atendimento PCR, **201**
  utilizadas para sedação e analgesia no pronto-socorro, **261**
Medicamento(s)
  analgésicos e sedativos, 255
  cardioativos, Guia de Administração Intravenosa de Medicamentos, 419
  e doses pediátricas utilizados para o controle da emergência hipertensiva, 412
  orais mais utilizados para o tratamento da hipertensão arterial crônica pediátrica, 412
  para cardioversão química da fibrilação atrial, 143
Medicina nuclear, 307
Mesa montada com os principais materiais para a passagem do cateter venoso central, *270*
Meta pós-PCR, 206
Metoprolol, 340
Micro-hemodinâmica, 87
Midazolam, 257
Midodrina, 192
Milrinona, 79, 424
MINOCA (infarto do miocárdio com coronárias sem lesões obstrutivas), 19, 63
  causas
    ateroscleróticas de necrose miocárdica, 67
    específicas, 67
    não ateroscleróticas de necrose miocárdica, 67
  critérios diagnósticos, 65
  epidemiologia, 64
  estratégias de manejo, 69
  fluxograma para avaliação de, *66*
  mapa mental, *71*

  mecanismos causadores, *67*
  tratamento, 70
Miocardiopatia
  avançada, BIA na, 231
  chagásica, 167
  dilatada idiopática, 167
  hipertrófica, 167
Miocardite, 93
  agentes etiológicos da, 93
  aguda, 94
  biópsia endomiocárdica, 95
  diagnóstico, 94
  exames complementares, 94
  exemplo de prescrição, 97
  fluxograma de avaliação e tratamento do paciente com, *98*
  fulminante, 94
  mapa mental, *99*
  quadro clínico, 94
  tratamento, 95
    imunoglobulina, 97
    imunossupressão, 96
    medidas gerais, 96
    suporte geral, 95
Mioglobina, 23
Monitoração hemodinâmica, parâmetros da, 86
Morfina, 255, 352
Morte súbita, 197

N

Naloxona, 260
Necrose miocárdica
  causas
    ateroscleróticas, 67
    não ateroscleróticas, 67
  marcadores de, 23
Nesiritida, 78
Nitratos, 29
Nitroglicerina, 78, 424
  tabela de infusão contínua de, **425**
Nitroprussiato, 78
  de sódio, 339, 425
    tabela de infusão contínua de, 426
Nó sinusal, 113, 114
Nódulo de Osler, 304
Noradrenalina, 426
  tabela de infusão contínua da noradrenalina, 426

O

Onda
  P, *116*
  P sinusal, orientação normal, *114*
Opioides, 255
Oxigenação por membrana extracorpórea, 90

Índice Remissivo

Oxigênio miocárdico, fatores relacionados à oferta e ao consumo de, *14*

P

P2Y12, inibidor, 47
Paciente pré-sedação, avaliação do, 254
Padrão isquêmico, acometimento subendocárdico e transmural, *66*
Parada
  cardiorrespiratória, 197
    algoritmo de cuidados pós-ressuscitação, 207
    causas, **202**
    confirmação de, 197
    diagnósticos diferenciais, 201
    ecocardiograma beira leito durante a, utilidade, 203
    em pacientes coom COVID 19, particularidades, 203
    medicações utilizadas no atendimento, **201**
    suporte avançado de vida, 199
    suporte básico de vida, 197
Pás para realizar a cardioversão elétrica, posicionamento adequado das, *248*
PCR, metas, *206*
Perda de consciência, 185
  causas, 186
Perfil clínico-hemodinâmico, 76
  admissional, fluxograma da ICD de acordo com o, *75*
  nos pacientes com insuficiência cardíaca, *75*
Pericárdio, acúmulo de líquido no, 277
Pericardiocentese, 277
  abordagem subxifoidiana da, *280*
  como realizar, 278
  complicações, 281
  contraindicações, 281
  do que vou precisar, 279
  percutânea, 223
  quando realizar, 278
Pericardiopatias, etiopatogenia das, *211*
Pericardite aguda, 209
  critérios diagnósticos de, 210
  eletrocardiograma de paciente com, *212*
  estágios eletrocardiográficos da, **211**
  exame não invasivo considerado padrão-ouro para diagnóstico de, 212
  fluxograma para tratamento da, *215*
  principais complicações, 213
  tratamento de, *215*
Permeabilidade alveolar, 347
Pill in the pockt
  candidato ideal para usar a estratégia, *143*
  estratégia, *143*
Placa
  rota, 67

transtornos da, 67
Plaque disruption, 67
Plaqueta, indicação para transfusão de, 401
Pós-PCR, sinais de prognóstico neurológico adverso, *207*
Prasugrel, 306
Precordiais, taquicardia de QRS largo com RS nas, *154*
Pré-eclâmpsia, 344
Pressão arterial
  na fase aguda do AVC isquêmico, 359
  no pronto-socorro, tratamento, **339**
Pressure-half-time, 286
Propafenoma, 143
Propofol, 258
Pseudoaneurisma ventricular, **57**
Pseudocrise hipertensiva, 336
Pseudossíncope psicogênica, 185
Pulmão normal, ultrassonografia, *350*
Pulso
  normal, *221*
  paradoxal, 220
    no tamponamento, fisiopatologia do, 222
    representação do, *221*
Punção
  da veia
    subclávia, referências anatômicas, *273*
    jugular, *272*
Puncionar, derrame pericárdico significativo, indicações, 218

Q

Quetamina, 256

R

Reanimação em prona, 204
Reentrada atrioventricular ortodrômica, *132*
Registro TBRIDGE, 225
Reinfarto, 18
Reperfusão, critérios de, 48
Ressonância cardíaca em eixo curto, *96*
Reversão
  de taquicardia atrial com bloqueio, traçado de Holter mostrando pausas após, *174*
  dos antagonistas da vitamina K, 395
  dos pacientes em uso de heparinas, 398
  dos pacientes em uso dos novos anticoagulantes orais, 397
Reversores específicos dos anticoagulantes para casos de sangramentos graves, fluxograma, 398
Ritmo
  chocável, 199
  ectópico atrial, *115*

sinusal
   após cardioversão, manutenção do, 147
   critérios para definir se o, 116
Rivaroxabana, 145
RS
   maior que 100 ms, *154*
   precordiais, ausência de, *153*
Ruptura
   da parede livre do ventrículo esquerdo
      manejo, 56, 57
      quadro clínico, 57
   de placa, ultrassom intracoronário, 65
   do septo interventricular, 58
      fatores de risco, 58
      manejo, 59
      quadro clínico, 59

S

Sangamento
   em pacientes em uso de anticoagulantes e/ou
      antiplaquetários, 391
      reversores específicos dos
         anticoagulantes, 395
      tratamento, 393
Sangramento
   em pacientes em uso de anticoagulantes e/ou
      antiplaquetários
         diagnóstico, 392
         exames laboratoriais, 392
         fatores de risco, 392
         indicação para transfusão de concentrado de
            hemácias, 401
         indicação para transfusão de plaquetas, 401
         manejo do INR supraterapêutico em
            pacientes sem sangramento, 397
         manifestações clínicas, 392
         prevenção, 401
         reversores específicos dos
            anticoagulantes, 395
         tratamento, 393
   gastrointestinal, condutas nos pacientes que
      tiveram, 399
   menor, manejo, 395
   por uso de anticoagulantes, 394
Saturação venosa mista de oxigênio, 88
Sedação
   dissociativa, 253
   níveis de, 253
   sugestão com as devidas características e efeitos
      colaterais, **262**
Sedação e analgesia
   escolhendo a estratégia mais adequada, 261
   monitorando, 262
   na emergência, 253
      avaliação do paciente pré-sedação, 254

casos clínicos, 263
   escolhendo a a estratégia de sedação e
      analgesia mais adequada, 261
   medicamentos analgésicos e sedativos, 255
   monitorando sedação e analgesia, 262
   no pronto-socorro, medicações utilizadas
      para, **261**
Sedativos não barbitúricos, 258
Sinal
   da bailarina, 285
   de bola de tênis, *329*
   de choque cardiogênico, 84
Síncope, 185
   avaliação inicial, 188
   cardíaca, 187, 193
   casos clínicos, 194
   causas, 186
   como diferenciar de uma crise convulsiva, 190
   desliga-liga, 188
   estratificação de risco nos pacientes com, 187
   exames complementares que podem ser
      considerados na investigação de, *189*
   fisiopatologia, 185
   na emergência, escores de avaliação prognóstica
      de, 191
   neuromediada, 187
    o que dizer ao paciente com, 191
   reflexa, 187, 191
   TC de crânio e USG de vasos cervicais de rotina
      em casos de, 190
   tratamento, 191
   vasovagal, 185
Síndrome(s)
   aórticas agudas, 325, 342, 380, 381
      classificação, 325
      como fazer o tratamento das, 331
      fluxograma para diagnósticos, 330
      representação das diferentes, *326*
      tratamento invasivo, indicações, **333**
      vantagens e desvantages dos métodos de
         imagem, **329**
      variantes da dissecção de aorta, 332
   coronariana aguda, 342, 380
      sem supradesnivelamento do segmento ST
         anti-isquêmicos, tratamento, 32
         antiplaquetários, tratamento, 29
         antitrombóticos, tratamento, 32
         diagnóstico, 21
         estratégia invasiva vs. conservadora, 28
         estratificação de risco, 26
         de eventos adversos em pacientes
            com, **27- 28,** *29*
         exemplo de prescrição, 34
         inibição do sistema renina-angiotensina-
            aldosterona, 33

Índice Remissivo

coronariana aguda com supradesnivelamento do segmento ST, 37
   anti-isquêmicos, 49
   antiplaquetários, tratamento, 45
   antitrombóticos, tratamento, 48
   diagnóstico, 37
   exemplos de prescrição, 50
   fibrinolíticos, tratamento, 47
   hipolipemiantes, 50
   inibição do sistema renina-angiotensina--aldosterona, 49
   medidas gerais, tratamento, 45
   nitratos, tratamento, 45
   terapia de reperfusão, 40
   tratamento, 45
   trombolíticos *vs.* angioplastia, 41
coronariana aguda sem supradesnivelamento do segmento ST, 21, 43
   antiplaquetários, 29
   antitrombóticos, 32
   diagnóstico, 21
   estratégia invasiva vs conservadora, 28
   estratificação de risco de eventos adversos em pacientes com, **27, 28**
   estratificação de risco, 26
    do paciente com, 29
   exemplo de prescrição, 34
   inibição dos sistema renina-angiotensina--aldosterona, 33
   suporte geral, tratamento, 29
   tratamento, 29
de Heyde, 293
de Takotsubo, 19, 101
   algoritmo diagnóstico adaptado, *108*
   alterações eletrocardiográficas, pontos principais sobre, 105
   apresentação clínica, 103
   complicações intra-hospitalares da, **104**
   critérios diagnósticos, 108
   dados no Brasil, 102
   diagnóstico diferencial, 104
   epidemiologia, 102
   exames complementares, 104
   fase aguda, fluxograma de tratamento, *110*
   patogênese, 102
   tipos de acometimento que lesões coronarianas na, 107
   tipos de acometimento que podem ser vistos na, *106*
   tratamento, 109
do coração partido, 101
do ombro doloroso, 366
taquicardia-bradicardia, **174**
Sistema
   de condução cardíaco, 171, *172*
   de condução, 171
   de condução elétrica do coração , *113*
Sítio de punção, 268
   venosa de acordo com situações clínicas selecionadas, comparação, **269**
Solução hipertônica, 77
Stent em pacientes com IAM com supra de ST, 45
Sufentanil, 256
Suporte
   avançado de vida 2015-20, 199, *205*
   básico de vida, 197
   respiratório, 351
Supra de ST
   abordagem com estratégia de angioplastia, 51
   em paciente em consulta rotineira no laboratório, *39*
   que preenche critério para evento agudo, *39*

T

Tabagismo, risco de AVC, 356
Tamponamento cardíaco, 219
   causas, *219*
   tratamento, medidas gerais, 223
Tandem Heart®, 90, *90*
Taquicardia
   antidrômica na síndrome de Wolff-Parkinson--White, 162
   atrial
    multifocal, 124, *124*
    por reentrada nodal, 124
   atrial, 123, *123*
   com QRS estreito, 139
   de QRS estreito, 119
    diagnóstico diferencial das, *133*
    fluxograma no tratamento, *130*
    tipos, **119**
   de QRS Largo, 151
    causas, *151*
    com RS nas precordiais, 154
    diagnóstico diferencial, 152
    epidemiologia, 152
    etiologia, 152
   juncional, 121
    causas, 122
    ectópica, 122
    focal, 122
    formas de apresentação, *122*
   paroxísticas supraventriculares (TPSV), 120, *120*
    com aberrância de condução com RS em V6, *155*
    em paciente com presença de bloqueio de ramo direito prévio, 160
    reversão da, *161*
   por reentrada atrioventricular, 130, *131*
    antidrômica, *162*

com alternância elétrica, *132*
por reentrada nodal, 124
   ECG após reversão de, *126*
   exemplo, *125*
   fisiologia, *125*
   reversão, *127*
RP' menor que o P'R, *120*
sinusal, 120, *143*
   causas, 121
   inapropriada, 121
supraventricular com QRS largo, 160
ventricular (TV), 152
   causas de, 152
   em coração estruturalmente alterado, 167
   com entalhe na porção descendente do QRS, *158*
   com instabilidadede, monitor revela, *249*
   com QS em V6, *155*
   com R maior que 30 ms, *156*
   com R puro em aVR, *155*, *158*
   fascicular, 166
   pelos critérios de Brugada e Vereckei, *159*
   secundária à cardiopatia isquêmica, *168*
   sensível
      à adenosina, 166
      ao propranolol, 167
Técnica
   de inserção do BIA
     com introdutor, 227
     sem introdutor, 228
   de Seldinger, 270
   guiada por ultrassom, 275
Temperatura, controle direcionado de, **206**
Tenecteplase (TNK-tPA), 48, 427
   como trombolítico no AVCi?, 361
   tabela de infusão em *bolus* da, **427**
Tensionamento dos braços, *193*
TEP, *ver* Tromboembolia pulmonar
Terapia
   antitrombótica agressiva, 391
   hipoglicemiante no momento da alta hospitalar, ajuste, *387*
   não insulínica nos pacientes hospitalizados, 386
Teste
   de esforço, 188
   de troponina cardíaca, 35
Ticagrelor, 30, 47
Ticagrelor e prasugrel na gestante, 380
Tomografia computadorizada de crânio, 358
Traçado de Holter mostrando pausas após reversão de taquicardia atrial com bloqueio, *174*
Treponina aumentou após cardioversão, 250
Trombectomia mecânica, candidato a, 361
Trombo, aspiração de, 45

Tromboembolia
   pulmonar, algoritmo de tratamento, conforme estratificação de risco, *374*
   pulmonar aguda, 368
      exemplo de prescrição, 375
      fatores de risco, 370
      manejo, 369
   pulmonar bilateral, angiotomografia de tórax em janela de mediastino demonstrando, *371*
Trombólise
   monitoração após, 363
   na TEP, 374
   no AVC isquêmico, 361
   química, 374
   venosa, 359
      checklist de critérios de exclusão para, **360**
      com alteplase, 360
Trombolítico(s)
   contraindicações absolutas aos, 381
   contraindicações relativas ao, 360
   nas síndromes coronárias agudas, contraindicações, 43
Trombose
   coronária, 68
   de prótese
      mecânica, 381
      valvar, 295
         esquemas que posso utilizar para, 298
   não obstrutiva de prótese mecânica do lado esquerdo, tratamento, *297*
   obstrutiva de prótese mecânica do lado esquerdo, tratamento, *296*
Troponina, 13, 45
   acima dos limites de normalidade, interpretações para o aumento de, *15*
   elevação, modelo prático para interpretar elevação, 17
   pré-procedimento, 17
   sensível, 14
   ultrassensível, 14
      em pacientes com suspeita de síndrome coronariana aguda, como interpretar os níveis, 46
      no pronto-socorro, interpretação, 25

U

Úlcera aórtica penetrante, 333
Urgência hipertensiva, 335, *407*

V

Valvopatias na unidade de emergência, 283
   estenose aórtica, 292
   estenose mitral, 283

Valvoplastia
    percutânea por cateter-balão, 287
    apresentação clínica, 290
    cirurgia, 288
    fisiopatologia, 289
    insuficiência aórtica aguda, 288
Vasodilatadores, 78, 352
Vasopressina, 67, 427
    tabela de infusão contínua, 427
Ventilação, 199, 199
Ventrículo esquerdo
    ruptura da parede livre do, 56
    no final da diástole, imagens de RM, *106*
Via(s)
    aéreas, abertura de, 198
    de acesso para administração de medicações, 201
    endotraqueal, **201**
Vt, 159, *159*

W

Wake up stroke, 359